临床并发症丛书

肾脏疾病并发症鉴别诊断与治疗

主　　编	石君华			
副 主 编	王小琴	金劲松	陶海莉	
编　　委	郭向东	袁　军	李成银	刘　雯
	邹新蓉	高　畅	周　华	王力勇
	李　勇	马　俊	关　斌	姚　瑶
	李　鸣	朱　毛	蔡　泉	钱博文
	何　伟	王长江	周方威	付皓云
	李微微	赵　敏		

科学技术文献出版社

Scientific and Technical Documents Publishing House

北　京

(京)新登字 130 号

内 容 简 介

本书对肾脏常见疾病可能发生的各类并发症都进行了全面阐述,特别探讨了并发症的发生原因、鉴别诊断方法及治疗、预防措施,本书是作者多年临床经验的总结,内容实用、言简意赅,非常适合肾病科临床医师及医学院校相关专业师生参考阅读。

科学技术文献出版社是国家科学技术部系统惟一一家中央级综合性科技出版机构,我们所有的努力都是为了使您增长知识和才干。

丛书编委会

总 主 编：黄从新

副总主编：唐其柱　杨德才　肖万泽

编　　委：

黄书岚	董卫国	郝亚荣	江应安	龚　超
万　军	王燕霞	舒胜强	罗和生	江　洪
陈国忠	文重远	丁国华	高清平	陈谦学
黄　杰	王志维	彭　昊	陈家禄	丁佑铭
孙圣荣	童世伦	刘修恒	余墨生	邢怡桥
洛若愚	黄星原	宋启斌	戈　伟	张兆辉
卢祖能	王晓萍	龚作炯	朱刚艳	朱珊珊
华清泉	杨德才	肖万泽	皮先明	吴　斌
徐阳平	石君华	尹　红	万　胜	

学术秘书：舒胜强　刘聘郁

目 录

第一章 急性肾衰竭并发症 (1)

第二章 慢性肾衰竭并发症 (14)

第三章 原发性肾小球疾病并发症 (32)
  第一节 急性感染后肾小球肾炎并发症 (32)
  第二节 急进性肾小球肾炎并发症 (45)
  第三节 肾病综合征并发症 (57)
  第四节 慢性肾小球肾炎并发症 (65)
  第五节 IgA 肾病并发症 (70)

第四章 继发性肾小球疾病并发症 (74)
  第一节 狼疮性肾炎并发症 (74)
  第二节 原发性系统性血管炎肾损害并发症 (85)
  第三节 过敏性紫癜性肾炎并发症 (92)
  第四节 肺出血-肾炎综合征并发症 (95)
  第五节 糖尿病肾病并发症 (99)
  第六节 肾脏淀粉样变性并发症 (104)

第五章 肾小管间质疾病并发症 (109)
  第一节 急性间质性肾炎并发症 (109)
  第二节 慢性肾小管间质性肾炎并发症 (113)
  第三节 肾小管性酸中毒并发症 (128)
  第四节 反流性肾病并发症 (141)
  第五节 梗阻性肾病并发症 (146)

第六章 尿路感染和肾结石并发症 (154)
  第一节 尿路感染并发症 (154)
  第二节 泌尿系结核并发症 (164)

第三节　真菌性尿路感染并发症　　　　　　　　(171)
　　第四节　肾结石并发症　　　　　　　　　　　　(178)

第七章　其他感染相关的肾损害并发症　　　　　　(192)
　　第一节　乙型肝炎病毒相关性肾炎并发症　　　　(192)
　　第二节　流行性出血热肾损害并发症　　　　　　(194)
　　第三节　人类免疫缺陷相关性肾病并发症　　　　(204)
　　第四节　感染性心内膜炎肾脏损害并发症　　　　(211)

第八章　其他肾脏疾病并发症　　　　　　　　　　(220)
　　第一节　高血压肾病并发症　　　　　　　　　　(220)
　　第二节　缺血性肾病并发症　　　　　　　　　　(228)
　　第三节　肾静脉血栓并发症　　　　　　　　　　(231)
　　第四节　多发性骨髓瘤肾损害并发症　　　　　　(238)
　　第五节　肾细胞癌并发症　　　　　　　　　　　(250)
　　第六节　输尿管癌并发症　　　　　　　　　　　(256)
　　第七节　膀胱癌并发症　　　　　　　　　　　　(261)
　　第八节　尿酸性肾病并发症　　　　　　　　　　(267)
　　第九节　脂蛋白肾病并发症　　　　　　　　　　(273)
　　第十节　多囊肾并发症　　　　　　　　　　　　(276)

第九章　慢性肾衰竭替代治疗并发症　　　　　　　(281)
　　第一节　血液透析并发症　　　　　　　　　　　(281)
　　第二节　腹膜透析并发症　　　　　　　　　　　(289)
　　第三节　肾移植并发症　　　　　　　　　　　　(295)

第十章　肾脏病激素与免疫抑制剂治疗并发症　　　(309)

参考文献　　　　　　　　　　　　　　　　　　　(317)

第一章

急性肾衰竭并发症

一、急性肾衰竭

【概述】

急性肾衰竭(acute renal failure, ARF)是指肾小球滤过功能在数小时至数周内迅速降低而引起的以水、电解质和酸碱平衡失调以及含氮废物蓄积为主要特征的一组临床综合征。本综合征包括肾前性、肾后性和肾实质性急性肾衰竭,本文所叙述的主要是狭义的急性肾衰竭,即急性肾小管坏死(acute tubular necrosis, ATN)。

ATN 是 ARF 最常见的类型,约占全部 ARF 的 75%～80%。ATN 是由于各种原因引起肾缺血及(或)肾毒性损害导致肾功能急骤、进行性减退而出现的临床综合征。ATN 的主要病因一般分为急性肾缺血和急性肾毒性损害两大类,但血管内溶血和某些感染引起者亦不少见,有时肾缺血和肾毒性因素可同时存在。根据尿量减少与否分为少尿(无尿)型和非少尿型两种类型。多数 ATN 为可逆性,经及时治疗,肾功能可在数周或数月内完全恢复。

【诊断】

1. 临床表现

根据引起本病的基本病因、病情轻重及病期等而有所不同。通常可因发现患者血肌酐(Cr)或尿素氮(BUN)在严重疾病过程中突然明显上升、尿量明显减少或出现其他有关肾功能急性减退的症状,如神经、心血管或肺部等相应症状而被注意。传统上,为叙述方便常将急性肾衰竭分为少尿期、多尿期以及恢复期三个时期,但在许多病例中该三个时期并不一定均出现。另外,有相当一部分急性肾衰竭患者尿量并不减少,24 小时尿量在 500ml 以上,称之为非少尿型急性肾衰竭,后者大多病情相对较轻,预后也相对较好。

(1)少尿期:一般持续 5～7 天,有时可达到 10～14 天,个别甚至可持续 3～4 周。主要症状如下:

①尿量常明显减少:每日尿量少于

400ml称为少尿,少于100ml称为无尿。非少尿型急性肾衰竭患者尿量虽不少,但肾功能指标之一的血肌酐每日仍可上升44.2～88.4μmol/L(0.5～1.0mg/dl)以上。

②系统症状:根据病情、脏器损害及合并水、电解质、酸碱平衡紊乱严重程度而异。由于肾功能损害突然出现,机体对内环境稳定失调未能及时代偿,因此尿毒症症状较慢性肾衰竭更为明显。

消化系统症状出现最早,常有厌食、恶心、呕吐,严重者消化道出血,少数可出现肝功能衰竭、黄疸等,为预后不良征象。

心血管系统征象根据体液平衡状况而异。由于少尿,如未控制饮水,可使体内水分严重过多,出现气促、端坐呼吸、肺湿性啰音等心力衰竭表现,年龄大者发生心力衰竭机会更大。血压依基本病因而异,由感染、中毒、失水等引起者多偏低。但当上述诱因去除后,肾功能仍未能恢复、尿量仍少者可以较高。

肺部症状常因感染、过量容量负荷等而致,部分病例可发生急性呼吸窘迫综合征,亦为预后严重不良的征象。

神经系统症状表现为性格改变、神志模糊、定向障碍、昏迷、抽搐等。

严重急性肾衰竭可有出血倾向,可表现为弥散性血管内凝血(DIC)。

上述系统症状在急性肾衰竭时表现突出,从而显示该脏器功能衰竭与肾衰竭同时存在时,称为多器官功能衰竭。

③生化及电解质异常:除血肌酐、血尿素氮上升外,酸中毒、高钾血症最为常见。酸中毒主要因为肾脏排酸能力减低,同时又因急性肾衰常合并高分解代谢状态,使酸性产物明显增多。高钾原因除肾排泄过少外,酸中毒、组织分解过快也是主要原因。在严重创伤、烧伤等所致横纹肌裂解所引起的急性肾衰,有时每日血钾可上升1.0～2.0mmol/L以上。低钠血症主要由水潴留过多引起,后者因尿量减少及应激等导致抗利尿激素分泌过多引起。血钙下降、血磷升高在少尿期也常见,但程度远不如慢性肾衰时明显。

(2)多尿期:每日尿量达2.5L称多尿,ATN利尿早期常见尿量逐渐增多,进行性尿量增多是肾功能恢复的一个标志。每日尿量可成倍增加,利尿期第3～5天可达10000ml。进入多尿期后,每日尿量可达3～5L,但肾功能并不立即恢复,多尿期早期GFR仍在10ml/min或以下,肾脏仍不能充分排出血中的氮质代谢产物、钾和磷,故仍可发生高钾血症。多尿期可持续2～3周或更久。持续多尿可发生低钾血症、失水和低钠血症。此外,此期仍易发生感染、心血管并发症和上消化道出血等。多尿期应密切观察水、电解质和酸碱平衡情况。

(3)恢复期:根据病因、病情轻重程度、多尿期持续时间、并发症和年龄等因素,ATN患者在恢复早期变异较大.可无症状,自我感觉良好,或体质虚弱、乏力、消瘦;当BUN和Scr明显下降时,尿量逐渐恢复正常。除少数外,肾小球滤过功能多在3～6个月内恢复正常。但部分病例肾小管浓缩功能不全可持续1年以上。若肾功能持续不恢复,可能提示遗留有永久性损害。

2. 诊断要点

一旦发现病人尿量突然明显减少,肾功能急剧恶化(血肌酐每日升高≥44.2μmol/L)时,即应考虑急性肾衰竭的可能,特别是有心力衰竭、失钠、失水、感染、休克或应用对肾脏有毒性的药物等情况时,更应高度警惕。在确定为急性肾衰竭后,应按肾前性、肾实质性、肾后性次序鉴别。

(1)病史与体征:发病前当有摄入过少,体液丢失,或有心脏、肝脏疾病基础,或有休克、交感神经过度兴奋等背景时,并且体检发现皮肤、黏膜干燥,体位性低血压,颈静脉充盈不明显,应首先考虑为肾前性急性肾衰竭(肾前性氮质血症)。如果高度怀疑,又不能确诊时,可试用输液(5%葡萄糖水200~500ml)和注射利尿剂(呋塞米40~100mg)观察反应情况再确定之。但应仔细观察输液后循环系统负担情况,如测定中心静脉压或肺部毛细血管楔压、留置导尿管等。如果已补足血容量,血压恢复正常,而尿量增加,氮质血症改善,则支持肾前性急性肾衰竭诊断。低血压时间过长,特别是老年患者伴心脏功能欠佳时,应怀疑过长时间肾前性氮质血症已过渡至急性肾小管坏死。

有肌肉挤压、明显抽搐史者,应注意横纹肌溶解引起的急性肾小管坏死。有皮疹、发热、关节痛等常提示药物过敏引起急性间质性肾炎(肾实质性急性肾衰竭的一种)。有明显全身系统症状,例如出现皮肤、肺、关节、中枢神经、胃肠道症状等,应高度怀疑系统性疾病引起的急性肾衰竭,包括系统性红斑狼疮、Wegener肉芽肿或系统性血管炎而致的肾实质性急性肾衰竭。突然而起的浮肿、血尿、高血压、眼底有出血、渗出、严重动脉痉挛,应提示因急进性肾炎或恶性高血压引起的肾实质性急性肾衰竭。突然无尿、腰痛、血尿,提示尿路结石梗阻引起肾后性急性肾衰竭。提示肾后性急性肾衰竭还有尿频、尿急、尿痛或尿流不畅;无尿与多尿交替出现;有腹内、前列腺或宫颈、后腹膜、盆腔肿瘤史者;既往接受过腹腔放射治疗者,应考虑肾后性急性肾衰竭。配合直肠、阴道检查,可以确诊。

(2)尿液检查:常可得到重要提示。肾前性者,尿比重多大于1.020,肾后性或急性肾小管坏死,则呈等渗性尿。尿蛋白在肾小球疾病中最多,其他急肾衰竭时常较少。尿中有红细胞管型则有利于考虑由肾小球肾炎或血管炎引起。而棕色尿,离心后可看到含多数肾小管上皮细胞时,对诊断急性肾小管坏死有重要帮助。尿中有较多嗜酸性粒细胞,提示间质性肾炎。大量尿酸结晶,结合血尿酸水平过高,则多可确诊为急性高尿酸血症肾病引起。有色素管型,提示血红蛋白或肌红蛋白尿引起。

(3)尿液诊断指标检查:包括比重、尿渗透浓度、尿渗透浓度/血渗透浓度、尿钠、尿/血尿素氮或尿/血肌酐、肾衰指数以及钠排泄分数等,对肾前性急性肾衰竭和急性肾小管坏死的诊断及鉴别诊断有帮助。由血容量绝对或相对过少,导致肾脏灌注不足所引起的急性肾衰竭,肾小管功能正常,同时血中抗利尿激素水平甚高,因此尿液浓缩,比重高(>1.020),尿渗透浓度($>500 mOsm/(kg \cdot H_2O)$)明显高于血渗透浓度,大多数滤过$Na^+$在肾小管被重吸收,尿钠浓度较低($<20 mmol/L$)。尿中尿素氮仍能较多排泄,而血尿素氮一般不升高,故比值常大于8;同样,两者肌酐比值也常大于40。肾衰指数及钠排泄分数的计算均将肾小球滤过和肾小管对钠重吸收的情况一并考虑在内,两者在肾前性急性肾衰竭时均小于1,急性肾小管坏死时大于1。

尿指标检查必须在输液、使用甘露醇或者其他肾血管扩张剂之前进行,否则结果不可靠。使用造影剂、袢利尿剂或使用大量羧苄西林等也影响结果。一般同时检查几种指标,全面综合病情,才可确定诊断。

(4)影像学检查:包括B超、肾区腹部平片、CT、尿路造影、放射性核素扫描等,应结合患者具体情况,权衡检查本身对病情影响后选择进行。B超可观察到肾脏的大小、肾脏结石,有无肾盂积水。如果检查肾大小正常,有轻度肾盂积水,也可能仅反映为输尿管或肾盂蠕动无力。反流性肾病或者尿崩症尿量过多伴失水而致的肾前性肾衰竭,有时也能观察到肾盂积水,必须予以注意。腹部平片也可观察到肾脏大小,同时能发现阳性结石。CT对判断结石、肾盂积水、有无梗阻及梗阻原因,特别是对确定有无后腹膜病变引起急性肾衰竭等有帮助。有时常需配合膀胱镜、逆行肾盂造影或静脉肾盂造影等检查结果来判断。

(5)肾穿刺:适用于可以完全排除肾前性、肾后性引起的急性肾衰竭,而肾内病变不能明确者,特别是经临床病史分析,尿液分析及实验室检查估计不符合单纯缺血或特殊肾毒药物引起者,例如各型急进型肾炎、血管炎、溶血、溶血性尿毒症综合征以及急性肾间质性肾炎等,应尽快行肾穿刺活检,明确诊断。

【治疗】

纠正病因和可逆性致病因素,避免治疗引起有效血容量不足或过多。虽然目前在缺血性或肾毒性ATN动物模型中已发现许多药物有防治ATN或促进其恢复的作用,如小剂量多巴胺、甘露醇、袢利尿剂、心房利钠肽、ATP、ROS清除剂、钙通道阻滞剂和多种多肽生长因子等,但在临床上应用都未取得肯定的效果,因此,ATN的治疗仍以对症治疗和防治并发症为主。此外,应禁用有肾脏毒性的药物,并注意根据肾功能调整用药剂量,最好监测药物浓度。

1. 少尿期的治疗

少尿期常因急性肺水肿、高钾血症、上消化道出血和并发感染等导致死亡。故治疗重点为调节水、电解质和酸碱平衡,控制氮质潴留,供给适当营养,防治并发症和治疗原发病。

(1)卧床休息:所有ATN患者都应卧床休息。

(2)饮食:能进食者尽量利用胃肠道补充营养,给予清淡流质或半流质食物为主。酌情限制水分、钠盐和钾盐。早期应限制蛋白质(高生物效价蛋白质0.5g/kg)重症ATN患者常有明显胃肠道症状,从胃肠道补充部分营养先让患者胃肠道适应,以不出现腹胀和腹泻为原则。然后循序渐进补充部分热量以2.2~4.4kJ/d(500~1000kcal)为度。过快、过多补充食物多不能吸收,导致腹泻。

(3)维护水平衡:少尿期患者应严格计算24小时出入水量。24小时补液量为显性失液量及不显性失液量之和减去内生水量。显性失液量系指前一日24小时内的尿量、粪、呕吐、出汗、引流液及创面渗液等丢失液量的总和;不显性失液量系指每日从呼气失去水分(约400~500ml)和从皮肤蒸发失去水分(约300~400ml)。但不显性失液量估计常有困难,故亦可按12ml/kg计算,并考虑体温、气温和湿度等。一般认为体温每升高1℃,每小时失水量为0.1ml/kg;室温超过30℃,每升高1℃,不显性失液量增加13%;呼吸困难或气管切开均增加呼吸道水分丢失。内生水系指24小时内体内组织代谢、食物氧化和补液中葡萄糖氧化所生成的水总和。食物氧化生成水的计算为1g蛋白质产生0.43ml水,1g脂肪产生1.07ml水和1g葡萄糖产生0.55ml水。由于内生水的计算常被忽略,不显性失水量计算常属估计量,致使少尿期补液的准确性受到影响。为此,过去多采用"量出为入,宁少勿多"的补液原则,以防止体液过多。但必须注意有无血容量不足因素,以免过分限制补液量,加重缺血性肾损害,延长少尿期。

下列几点可作为观察补液量适中的指标:

①皮下无脱水或水肿现象。

②每日体重不增加,若超过0.5kg或以上,提示体液过多。

③血清钠浓度正常。若偏低,且无失盐

基础,提示体液潴留。

④中心静脉压在 6～10cmH$_2$O 之间。若高于12cmH$_2$O,提示体液过多。

⑤胸部 X 片血管影正常。若显示肺充血征象,提示体液潴留。

⑥心率快、血压升高,呼吸频速,若无感染征象,应怀疑体液过多。

(4)高钾血症的处理:最有效的方法为血液透析或腹膜透析。若有严重高钾血症或高分解代谢状态,以血液透析为宜。高钾血症是临床危急情况,在准备透析治疗前应予以急症处理。

①伴代谢性酸中毒者可给5％碳酸氢钠250ml 静脉滴注。

②10％葡萄糖酸钙 10ml 静脉注射,以拮抗钾离子对心肌的毒性作用。

③25％葡萄糖液 500ml 加胰岛素 16～20U 静脉滴注,可促使葡萄糖和钾离子等转移至细胞内合成糖原。但 ATN 患者常因少尿限制液体摄入,此方法常受限制。

④钠型或钙型离子交换树脂 15～20g 加入 25％山梨醇溶液 100ml 口服,每日 3～4 次。

由于离子交换树脂作用较慢,故不能作为紧急降低血钾的治疗措施,对预防和治疗轻度高钾血症有效。1g 树脂可吸附 1mmol 钾离子。此外,限制饮食中含高钾的食物,纠正酸中毒,不输库存血和清除体内坏死组织,均为防治高钾血症的重要措施。对挤压伤患者出现难以控制的高钾血症,应细心检查深部坏死肌肉部位,只有清除坏死组织,才能控制高钾血症。

(5)代谢性酸中毒的处理:对非高分解代谢的少尿期,补充足够热量,减少体内组织分解,一般代谢性酸中毒并不严重。但高分解代谢性酸中毒发生早,程度严重,可加重高钾血症,应及时治疗。当血浆实际碳酸氢根低于 15mmol/L, 应予 5％碳酸氢钠 100～250ml 静脉滴注,根据心功能情况控制滴速,并动态随访监测血气分析。对严重代谢性酸中毒应尽早做血液透析较为安全。

(6)低钠血症的处理:由于低钠血症绝大部分为稀释性,故对轻度低钠血症,仅需控制水分摄入即可。如出现定向力障碍、抽搐、昏迷等水中毒症状,则需予高渗盐水滴注或透析治疗。如出现高钠血症,应适当放宽水分的摄入。

(7)低钙血症、高磷血症的处理:对于无症状性低钙血症,不需要处理,如出现症状性低钙血症,可临时予静脉补钙。中重度高磷血症可给予氢氧化铝凝胶 30ml,每日 3 次口服。

(8)心力衰竭的治疗:心力衰竭是急性肾衰竭的主要死因之一。其最主要原因是水钠潴留,致心脏前负荷增加。由于此时肾脏对利尿剂的反应很差,同时心脏泵功能损害不严重,故洋地黄制剂疗效常不佳,合并的电解质紊乱和肾脏排泄减少,则使洋地黄剂量调整困难,易于中毒,应用时应谨慎。内科保守治疗以扩血管为主,尤以扩张静脉、减轻前负荷的制剂为佳。透析疗法在短时间内可通过超滤清除大量体液,疗效确切肯定,有条件时,应尽早施行。

(9)贫血和出血的处理:急性肾衰竭的贫血往往较慢性肾衰竭为轻,血红蛋白一般在 80～100g/L 之间,可不予特殊处理。中重度贫血应注意引起肾衰竭原发病的诊断和肾衰竭合并出血的可能,治疗以输血为主。急性肾衰竭时消化道大出血的治疗原则和一般的消化道大出血的处理原则相似,但通过肾脏排泄的抑制胃酸分泌药(如西咪替丁、雷尼替丁等)在较长期应用时,须减量使用。

(10)呋塞米(速尿)和甘露醇的应用:ATN 少尿病例在判无血容量不足的因素

后,可以试用呋塞米。呋塞米可扩张血管、降低肾小血管阻力,增加肾血流量和肾小球滤过率,并调节肾内血流分布,减轻肾小管和间质水肿。早期使用有预防急性肾衰的作用。关于每日剂量,笔者主张 200mg 静脉滴注为度,1~2 次/d,无效停止继续给药。既往曾有报道每日超过 1g 剂量,如此大剂量呋塞米对肾实质可能有损害,目前血液净化技术已普遍应用,对利尿无反应者有透析指征时应早期透析。过多依赖呋塞米拖延透析治疗,增加并发症发生,同时也增加速尿的耳源性毒性。甘露醇作为渗透性利尿药可应用于挤压伤病例强迫性利尿,但对已确诊为 ATN 的少尿(无尿)患者应停止使用甘露醇,以免血容量过多,诱发心力衰竭和肺水肿。

(11)感染:开展早期预防性透析以来,少尿期患者死于急性肺水肿和高钾血症者显著减少,而感染则成为少尿期主要死亡原因。常见为血液、肺部、尿路、胆道等部位感染,可根据细菌培养和药物敏感试验合理选用对肾脏无毒性作用的抗生素治疗,并注意调整药物剂量。

(12)营养支持:急肾衰竭患者特别是败血症、严重创伤等伴有高分解代谢状态者,每日热量摄入不足,易导致氮质血症快速进展。营养支持可提供足够热量,减少体内蛋白分解,从而减缓血氮质升高速度,增加机体抵抗力,降低少尿期病死率,并可减少透析次数。营养补充尽可能部分利用胃肠道循序渐增热卡量,但重危患者由于常有消化道症状或因外科手术后,部分或全部热卡常需经胃肠道外补充。一般能量供给按 30~35kcal/(kg·d)计算(1cal=4.18J),严重高分解代谢患者则给予 4035kcal/(kg·d),其中以高渗葡萄糖提供约 2/3 热量,由脂类供应 1/3,由于 ARF 患者常伴有糖代谢紊乱,高分解状态易引起机体对胰岛素的拮抗、肝葡萄糖产生增加以及对葡萄糖转化为糖原的能力减退,这些均增加高糖血症,故若接受 25%~50%葡萄糖溶液静脉滴注,可很快产生或加重高糖血症(通常机体对每日逐渐增加葡萄糖的葡萄糖耐受量为 0.5g/(kg·h),而不需要外源性胰岛素),因此可酌情从 10%~15%开始,均匀等量给予,并密切随访血糖浓度。但 ARF 患者能否负荷乳化脂肪及其用量极限,均需进一步研究。脂肪乳剂总热量高,总液量少,渗透压低,并可提供必需脂肪酸,减轻糖代谢紊乱,使用 10%脂肪乳剂每 500ml 可提供 500kcal 的热量,但长链者在体内清除慢,可抑制中性白细胞的趋化和游走,并封闭网状内皮系统清除细菌能力,而中链者在血中清除快,因短链水溶性好、较快氧化,故以使用中、长链混合液为宜。每次静滴至少 4 小时,滴注过快可引起胃肠道症状以及其他不良反应。使用时应观察血电解质,对无高分解代谢状态的患者,治疗数天后常见血钾、血磷降低,故应适当补充,以免发生症状性低血钾、低血磷症。关于氨基酸的补充,一般为 0.5~1.0g/(kg·d),包括必需和非必需氨基酸,静脉滴速宜控制在 40 滴/min 以防不良反应发生;长时间肠外营养支持者由于缺乏谷氨酰胺可引起胃肠黏膜萎缩,黏膜屏障损害使肠道细菌易穿过黏膜及黏膜下移位入血循环,因此要注意适时使用含谷氨酰胺的肠内营养剂。静脉导管或营养配制过程中污染都可能导致医源性感染。透析用静脉留置导管不宜用做胃肠外营养输液或中心静脉压监测,以免导致导管感染和堵塞。

(13)透析疗法:凡保守疗法无效,出现下列情况者应进行透析治疗:

① 急性肺水肿;

② 高钾血症,血钾在 6.5mmol/L 以上;

③ 血尿素氮 21.4mmol/L 以上或血肌酐

442μmol/L以上；

④高分解代谢状态，血肌酐每日升高超过176.8μmol/L或血尿素氮每日超过8.9mmol/L，血钾每日上升1mmol/L以上；

⑤无明显高分解代谢，但无尿2天以上或少尿4天以上；

⑥酸中毒，二氧化碳结合力低于13mmol/L，pH＜7.25；

⑦少尿2天以上，伴有下列情况任何一项者：体液潴留，如眼结膜水肿、心脏奔马律、中心静脉压增高；尿毒症症状，如持续呕吐、烦躁、嗜睡；高血钾，血钾大于6.0mmol/L，心电图有高钾改变。

目前尚无结论性证据说明透析疗法能改变急性肾衰竭的病程，降低急性肾衰竭的死亡率。增加透析的强度，能否改善患者的预后也尚有争论。但透析可使患者度过少尿期，对纠正氮质血症、高钾血症、水中毒所致肺水肿、脑水肿及高血压、纠正酸中毒和改善症状均有显效。

常用的透析技术包括常规间隙血液透析、腹膜透析、连续动静脉血液滤过三种。具体选择时，应根据各种技术的可行性、医疗单位的技术能力、患者的经济条件、血流动力学状态、有无合并高分解代谢、血管条件、患者是否可搬动、是否采取营养疗法等决定。

2. 多尿期的治疗

多尿期开始，威胁生命的并发症依然存在。治疗重点仍为维持水、电解质和酸碱平衡，控制氮质血症，治疗原发病和防止各种并发症。部分急性肾小管坏死病例多尿期持续较长，每日尿量多在4L以上，补充液体量应逐渐减少（比出量少500～1000ml），并尽可能经胃肠道补充，以缩短多尿期。对不能起床的病人，尤应防治肺部感染和尿路感染。

多尿期开始即使尿量超过2500ml/d，血尿素氮仍可继续上升。故已施行透析治疗者，此时仍应继续透析，直至Scr降至265μmol/L以下并稳定在此水平。临床一般情况明显改善者可试暂停透析观察，病情稳定后停止透析。

3. 恢复期的治疗

一般无需特殊处理，定期随访肾功能，避免使用肾毒性药物。对从肾脏排泄的药物应根据内生肌酐清除率进行调整，以防其毒副反应。肾细胞结构和功能完全恢复约需半年。但也有个别患者长期遗留小管或小球功能受损，渐进展至慢性肾衰竭。

二、并发症

（一）急性左心衰

【概述】

急性心力衰竭（acute heart failure）是指心脏在短期内发生心肌收缩力明显降低和(或)心室负荷突然增加，导致心排血量急剧下降，体循环或肺循环急性淤血和组织灌注不足的临床综合征。根据心脏病变的部位和性质，可分为急性左心衰竭和急性右心衰竭。临床上以急性左心衰常见，表现为急性肺水肿，严重者可发生心源性休克或心搏骤停。突发呼吸困难、发绀、咳粉红色泡沫痰，重者可发生心源性休克、昏迷而死亡。

急性左心衰发病急骤，主要表现为急性肺水肿。由于肺毛细血管楔嵌压急剧上升，症状发展极为迅速且十分危重。急性左心衰是急性肾衰竭少尿期的严重并发症和重要死因，主要是体液潴留引起，高血压、严重感染、心律失常、贫血和酸中毒等均为影响因素。

【诊断】

1. 临床表现

由于肺循环急性淤血,导致液体由肺毛细血管内逸出至肺间质、肺泡,可影响气体交换和产生急性肺水肿。典型者常突然发生呼吸困难、高度气急、呼吸浅速、端坐呼吸、咳嗽、以肺泡性肺水肿为主时常咯白色或粉红色泡沫样痰,面色灰白、口唇及肢端发绀、大汗、烦躁不安、心悸、乏力等。以肺间质水肿为主时,只是频频咳嗽而无泡沫样痰。体征包括双肺广泛水泡音和(或)哮鸣音,以间质性肺水肿为主者以哮鸣音和细啰音为主;肺泡性肺水肿则双肺满布大、小水泡音伴哮鸣音,心律增快可伴心律失常,心尖区可闻及奔马律及收缩期杂音,有时因双肺啰音可掩盖原有心脏杂音以致听不清楚,心界向左下扩大,可有交替脉,血压可升高,舒张压常大于90mmHg,重症者血压下降,甚至休克。

2. 诊断要点

(1)有引起急性肾衰竭的病因。

(2)症状

①呼吸困难:患者常突发重度呼吸困难,每分钟呼吸达30~40次,鼻孔扩张,吸气时肋间隙和锁骨上窝内陷。按其渐进性严重程度可依次表现为:端坐呼吸、夜间阵发性呼吸困难、急性肺水肿(这是急性左心衰最严重的表现,患者呈端坐呼吸,极度烦躁不安,口唇发绀,大汗淋漓,有濒死感。咳嗽及吐出大量泡沫样稀薄痰或粉红色泡沫痰,甚至有血痰从鼻孔中涌出)。

②交感神经兴奋表现:伴有周围血管收缩,动脉压常增高及心率增快,四肢苍白、厥冷、出冷汗。

(3)体征:听诊时两肺湿性啰音和哮鸣音。心脏听诊心尖部有舒张期奔马律、P_2亢进、心率增快,但常被肺部啰音遮盖而致听诊困难。随着心衰的加重,交替脉可在触诊周围动脉时被检出(节律正常,而交替出现一强一弱的脉搏)。

(4)辅助检查

①动脉血气分析:左心衰竭引起不同程度的呼吸功能障碍,病情越重,动脉血氧分压(PaO_2)越低。动脉血氧饱和度低于85%时可出现发绀。多数患者二氧化碳分压($PaCO_2$)中度降低,系PaO_2降低后引起的过度换气所致。老年、衰弱或神志模糊患者,$PaCO_2$可能升高,引起呼吸性酸中毒。

②心电图:对确定有无急性心肌梗死有重要意义,如首次检查不能肯定,应在1~2小时后复查1次。对心律失常的准确诊断也离不开心电图检查,必要时需连续监测。

③X线表现:胸部X线检查对左心衰竭的诊断有一定帮助。除原有心脏病的心脏形态改变之外,主要为肺部改变,包括间质性肺水肿和肺泡性肺水肿。

间质性肺水肿:产生于肺泡性肺水肿之前。部分病例未出现明显临床症状时,已先出现下述一种或多种X线征象:肺间质淤血,肺透光度下降,可呈云雾状阴影;由于肺底间质水肿较重,肺底微血管受压而将血流较多地分布至肺尖,产生肺血流重新分配,使肺尖血管管径等于甚至大于肺底血管管径,肺尖纹理增多、变粗;上部肺野内静脉淤血可致肺门阴影模糊、增大;叶间隙水肿可在两肺下野周围形成水平位的Kerley B线;上部肺野小叶间隔水肿形成直而无分支的细线,常指向肺门,即Kerley A线。

肺泡性肺水肿:两侧肺门可见向肺野呈放射状分布的蝶状大片云雾阴影;小片状、粟粒状、大小不一结节状的边缘模糊阴影,可广泛分布两肺,可局限一侧或某些部位,如肺底、外周或肺门处;重度肺水肿可见大片绒毛状阴影,常涉及肺野面积的50%以上;亦有表现为全肺野均匀模糊阴影者。

④超声心动图:对心包积液、心腔扩大、心肌肥厚、瓣膜狭窄及反流、腱索和乳头肌断

裂、血流异常、心肌节段性功能异常等均有较高的敏感性,并能提供心脏收缩和舒张功能,且重复性好、易于随诊。

【鉴别诊断】

急性左心衰需与支气管哮喘鉴别:咳大量粉红色泡沫样痰和心尖部舒张期奔马律有助于急性左心衰竭的诊断,而长期的哮喘病史,有哮鸣音而湿啰音不明显则有助于诊断支气管哮喘。

【治疗】

急性左心衰是危重急诊,应积极而迅速地抢救。治疗的最终目的是改善组织供氧,减少静脉回流,减轻焦虑,治疗原发病和诱发因素。

1. 体位

患者取坐位或半卧位、双腿下垂位,以减少静脉回流,降低呼吸做功,改善氧供。

2. 改善氧供、减轻心肌缺血

高流量鼻导管氧气吸入(4～8L/min),并可在湿化瓶内放入20%～40%的酒精或有机硅消泡剂,使泡沫的表面张力降低而破裂,有利于肺泡通气的改善。如动脉氧分压不能维持在60mmHg左右时,宜予呼吸末正压呼吸(PEEP),增加肺的功能残气量,减轻肺泡萎陷,但要注意PEEP可导致心排血量减少、动脉血压降低。

3. 控制血容量减轻心脏前负荷

(1)限制水、钠的摄入:因此类患者大多有水潴留,排水功能障碍,故应适当限制水、钠的摄入;少尿期应以"量入为出"的原则控制液体入量。少尿型ARF一般入量少于1000ml/d,入液量应不多于前一日尿量+大便、呕吐、引流液量及伤口渗出量+不显性失水500ml,可参考下列指标进行调整:

①由于高分解代谢,患者体重每日应下降0.2～0.3kg,如患者体重不减或增加,提示水潴留。

②如体重每日减轻0.3～0.5kg,血钠为140～150mmol/L,且中心静脉压正常时,可视为补液适量;如体重不变,血钠为140mmol/L,且中心静脉压升高,可视为补液量多;如每日体重减轻1kg,血钠大于145mmol/L,且中心静脉压低于正常,提示有脱水或补液不足。

③红细胞压积进行性下降,若无明显失血,提示水过多。

④心率快,血压升高,呼吸加速,若无感染征象,应怀疑体液过多。轻度水过多时,需严格限制水的摄入。若有明显水过多症状,则应立即进行透析脱水治疗。

(2)利尿:如果患者还有一定的肾功能,可使用利尿药,促进水钠的排出,如使用呋塞米20～100mg,静脉注射或静脉滴注,视病情掌握用量,避免用量过大加重肾损害。

(3)加强透析及超滤脱水:因急性肾衰竭患者大多已无尿或少尿,故必须依靠透析来超滤脱水,可将常规血液透析改为单纯超滤、序贯透析、血液滤过、血液透析—滤过等,因这些方法均有利于尽快排出体内多余的水分,达到或接近患者干体重的目标,从而减少回心血量,减轻心脏的前负荷,单纯超滤一开始即可直接从患者体内排出部分多余的水分,减轻容量负荷;血液滤过则可根据患者水负荷的具体情况,采用通透性较强的滤器,匀速、大量的超滤脱水及清除中分子物质;血液透析—滤过则是一边超滤脱水,一边透析清除体内的尿毒素。这3种方法均为抢救急性左心衰竭的有效方法,应视患者的具体情况作出合理的选择。

4. 控制血压

减轻心脏后负荷血压升高是诱发急性左心衰竭的另一重要原因,迅速控制血压也是抢救急性左心衰竭的关键。除了上述限制水、钠的摄入，超滤脱水，降低血容量的措施外，合理选择降压药物也至关重要。因急性左心衰竭是一个急症，故应选择作用强、起效快的药物。

(1) 硝普钠：硝普钠是一种直接作用于平滑肌的强效血管扩张药，能非特异性扩张没有被去甲肾上腺素、血管紧张素Ⅱ或加压素所预先缩小的小动脉和静脉，能均衡地扩张动脉和静脉，使体循环和肺循环的阻力下降，因而降低外周动脉阻抗和增加静脉血容量，从而降低中心静脉压，增加心排血量，减轻肺淤血，它是抢救肾性高血压致急性左心衰竭的首选扩张血管药。常用量是50mg加5%葡萄糖溶液500ml，静脉滴注，先从小剂量0.5μg/(kg·min)开始，以后根据血压逐渐增加至6~8μg/(kg·min)，直到效果满意时为止，维持12~48小时，症状改善或血压下降幅度超过2.67kPa(20mmHg)时即停药。

使用硝普钠时应注意：①避光，静脉滴注前临时配制，使用时间超过6小时应重新配制；②应从小剂量开始，根据病情调整用量，治疗中以血压不低于12/8kPa(90/60mmHg)为宜，若发现血压显著下降，则应停止用药；③大剂量用药后硝普钠在红细胞及组织中与硫氢基结合形成氰化物，可造成氰化物中毒，故不能长期、大量使用。

(2) 酚妥拉明：酚妥拉明是α-肾上腺素受体阻断药，它无选择地抑制α₁和α₂受体，尤其对α₂受体作用更明显。酚妥拉明可直接松弛血管平滑肌，促使周围血管扩张，直接刺激心脏的β受体，增加冠状动脉血流量，减轻心脏后负荷，因而可增加心肌收缩力。常用量为0.1~0.5mg/min(平均0.3mg/min)。对于急性病例可首先给予冲击量5mg静脉注射，然后用上述剂量静脉滴注维持。使用注意事项：用量过大时可出现心动过速、低血压、胃肠道反应等，故应根据病情调整用量。

(3) 硝酸甘油：小剂量硝酸甘油能明显扩张静脉平滑肌，减少回心血量，使左心室舒张末期压下降，心室容积变小，降低心脏前负荷；大剂量硝酸甘油可扩张动脉系统，降低外周阻力，减轻心脏射血阻抗和后负荷。常用量为10mg加10%葡萄糖溶液500ml静脉滴注，开始用5μg/min，以后每隔3~5分钟增加剂量1次，直到血压下降到理想水平，一般不超过200μg/min。

5. 适当使用吗啡

吗啡能扩张周围静脉，减少静脉回流量，同时吗啡的镇静作用可消除病人的焦虑、躁动不安，使呼吸变慢变深。但有昏迷、呼吸抑制或肺内严重感染者禁用。常用量为每次5~10mg，皮下注射或肌内注射，必要时5~10分钟可重复1次。

6. 洋地黄的使用

洋地黄是一种小动脉收缩药，因此在急性肺水肿时是相对反指征，仅在对地高辛有效的心律失常时使用。对地高辛有效的最常见的心律失常是心房颤动，主要目标是控制快速的心房反应。通常用毛花甙丙，初始剂量为0.4mg用10%葡萄糖溶液40ml稀释后缓慢静脉注射，以后0.2mg 2~4小时1次，总量不超过1mg。

7. 其他

加强支持治疗，补充足量的维生素，尤其是水溶性维生素以改善心肌营养；同时积极治疗肾脏的原发病。

(二) 高钾血症

【概述】

急性肾衰竭的少尿期和无尿期，常发生高钾血症。高钾血症对心肌起抑制作用，可致心脏停搏于舒张期而危及生命,是内科临床的急症、重症。

急性肾衰竭时肾排泄功能在短期内迅速减退,不仅血尿素氮和血肌酐迅速升高,而且可引起水、电解质及酸碱平衡紊乱和多系统尿毒症症状。其中高钾血症是一种十分常见、可导致死亡的主要并发症之一。

ARF少尿期时由于肾小球滤过率急剧减低及尿量减少,钾从尿中排泄减少,可在短期内造成高钾血症。同时由于组织广泛损伤、烧伤、严重感染、败血症等所致的ARF,组织分解极为旺盛,出现高分解状态,致体内蛋白质分解,从而导致细胞大量释放出钾,横纹肌溶解症及特发性肿瘤溶解综合征所致的ARF可致严重的高钾血症。摄入含钾食物、含钾药物、输入库存血、酸中毒时细胞内钾转移至细胞外等,都可造成严重的高钾血症。

【诊断】

1. 临床表现

高钾血症有时表现隐匿,有时可出现恶心、呕吐、四肢麻木等感觉异常及心率减慢,严重者可出现神经系统表现。早期心电图改变不明显,如血钾浓度在6mmol/L以上时,心电图可显示高尖T波,随血钾进一步升高P波消失、QRS增宽、ST段不能辨认,最后与T波融合,继之出现严重的心律失常,直至心室颤动。高钾对心肌毒性作用尚受体内钠、钙浓度和酸碱平衡的影响,当同时存在低钠血症、低钙血症或酸中毒时,高钾血症导致的临床症状更为严重,易诱发各种心律失常。值得注意的是,血清钾浓度与心电图表现有时并不一致。

2. 诊断要点

(1)有引起急性肾衰竭的病因。

(2)临床表现

①轻度增高:手足及口周麻木和感觉异常,肌肉酸痛。

②严重增高(>7mmol/L):出现软瘫,呼吸麻痹,心搏徐缓,心室颤动,心搏停止而死亡。

(3)体格检查:早期可出现肌无力,严重者腹反射消失,肌肉麻痹,甚至呼吸肌也麻痹,循环系统早期脉率缓慢,严重者心律失常,甚至心室纤颤导致心脏停搏。

(4)辅助检查

①测定血清钾大于5.5mmol/L。

②心电图检查:血清钾大于5.5mmol/L时,表现为T波高尖;血清钾大于6.5mmol/L时,P-R间期延长、QRS波增宽以及S波加深;当血清钾大于7.0mmol/L时,P波扁平或消失;当血清钾大于8.0mmol/L时,增宽加深的S波和T波合为一体,使整个心电图呈波浪图形,可出现心律紊乱,常见者有I度、II度、III度房室阻滞;血清钾大于10mmol/L时,则出现心室颤动,并发生心跳骤停。

【鉴别诊断】

血钾的水平和体内总钾含量不一定呈平行关系,钾过多时,可因细胞外液水过多或碱中毒而使血钾不高;反之钾缺乏时,也可因血液浓缩和酸中毒而使血钾增高。

应与假性高钾血症进行鉴别。假性高钾血症见于采血时止血带过紧过久、反复握拳或局部拍打,可使红细胞内的K^+释出,或血标本溶血均可致"假性高钾血症"。临床上需要鉴别。

【治疗】

早期识别和积极治疗原发病,控制钾摄入。高钾血症对机体的主要威胁是心脏抑制,治疗原则是保护心脏,迅速降低血钾。

1. 对抗钾对心脏的抑制,保护心脏

(1)克分子乳酸钠或碳酸氢钠液:急重症

立即用11.2%乳酸钠液60~100ml(或4%~5%碳酸氢钠100~200ml)缓慢静脉滴注,一般数分钟起作用。注射中注意观察,防止诱发肺水肿。

(2)钙剂:可对抗钾对心肌的毒性。常用10%葡萄糖酸钙10~20ml加等量25%葡萄糖溶液,缓慢静脉注射,一般数分钟起作用,但只维持不足1小时,故可一天数次注射。也可用5%氯化钙,有心力衰竭者不宜使用洋地黄。

(3)高渗盐水:作用机制大致同乳酸钠。常用3%~5%氯化钠液100~200ml静脉滴注,效果迅速,但只能维持2小时;因易增加循环血容量,应注意监护心肺功能。若无少尿者,也可应用等渗盐水。

(4)葡萄糖和胰岛素:使血钾转移至细胞内。一般用25%~50%葡萄糖溶液,按每4g葡萄糖给予1U普通胰岛素持续静脉滴注。

(5)选择性β受体激动剂:可促进钾转入细胞内,如沙丁胺醇等。

2. 促进排钾

(1)经肾排钾:肾是排钾的主要器官。可予高钠饮食或静脉输入高钠溶液;应用呋塞米、依他尼酸、氢氯噻嗪等排钾性利尿药。但肾衰竭时效果不佳。

(2)经肠道排钾:可用阳离子交换树脂在肠道与钾交换,清除体内钾。常用聚磺苯乙烯(kayexalate,聚苯乙烯磺酸钠交换树脂)10~20g,一日口服2~3次;或40g加入25%山梨醇溶液100~200ml保留灌肠。可单独和并用25%山梨醇溶液口服,一次20ml,一日2~3次,临床不常用。结肠透析效果不明显。

(3)透析疗法:适用于急重症者伴肾衰竭时,以血液透析为最佳,也可使用腹膜透析。

3. 减少钾的来源

(1)停止或减少经口、静脉的含钾饮食、药物。

(2)供给高糖高脂饮食或采用静脉营养,以确保足够热量,减少体内分解代谢释放。

(3)清除体内积血或坏死组织,减少钾释放。

(4)避免应用库存血。

(5)控制感染,减少细胞破坏释放钾。

(三)代谢性酸中毒

【概述】

代谢性酸中毒为急性肾衰竭最常见的并发症之一。代谢性酸中毒是指体内固定酸过多或碳酸氢盐丢失过多引起的病理生理过程,是临床上最常见的酸碱平衡失调。临床表现为恶心、呕吐、疲乏、嗜睡、呼吸深大等,严重者可出现休克、血压下降。

ARF时酸中毒主要原因如下:

(1)酸性代谢产物的潴留。

(2)肾小管重吸收碳酸氢盐的能力减低。

(3)肾小管泌氢功能受损。

(4)肾小管制造铵的能力下降。

(5)感染发热、组织破坏等体内分解代谢增强时加重酸中毒。

【诊断】

符合急性肾衰竭的诊断标准。

1. 临床表现

代偿阶段可无症状,仅有化验指标异常。失代偿期后,除原发病表现外,早期患者感疲倦、乏力、头晕,突出的表现为呼吸加深、加快,典型者称kussmaul呼吸;随病情加重,进而出现各脏器功能受损表现,有恶心、呕吐、食欲不振、头痛、头胀、淡漠、心率加快、心音低钝、血压下降、皮肤黏膜干燥、颜面潮红等,严重者甚至嗜睡、昏迷。

2. 检查

诊断依赖于实验室检查：HCO_3^-、AB、SB、BB减少，出现碱缺失（BD）。如除外呼吸因素的影响，CO_2结合力下降可作为判定程度的指标：轻度大于15mmol/L，中度在15～8mmol/L之间，重度小于8mmol/L。若发生失代偿，pH＜7.35，H^+浓度大于45mmol/L。

【鉴别诊断】

1. 乳酸性酸中毒

乳酸性酸中毒，此类病人起病急，有感染、休克、缺氧史，有酸中毒、呼吸深快和脱水表现，虽可有血糖正常或升高，但其血乳酸显著升高（超过5mmol/L），阴离子间隙超过18mmol/L。

2. 糖尿病酮症酸中毒

糖尿病酮症酸中毒（DKA）是由于胰岛素不足及升糖激素不适当升高，引起糖、脂肪和蛋白代谢紊乱，以致水、电解质和酸碱平衡失调，以高血糖、高血酮和代谢性酸中毒为主要表现的临床综合征，是糖尿病的急性并发症，尿糖和酮体阳性同时血糖增高有助于鉴别。

【治疗】

轻度酸中毒无需特殊处理，酌予口服碳酸氢钠，每天3～6g。如二氧化碳结合力小于13.5mmol/L，尤其伴有明显酸中毒症状时，静脉补碱，迅速纠正酸中毒，可用碳酸氢钠或乳酸钠，纠正至20mmol/L即可。每提高二氧化碳结合力1mmol/L，可给5％碳酸氢钠每千克体重0.5ml。

治疗过程中要注意防治低钾和低钙，警惕发生高钠血症、高渗血症和诱发心力衰竭。如因纠正酸中毒后而引起低钙，发生手足抽搐时，可给予10％葡萄糖酸钙10～20ml缓慢静注。严重肾功能衰竭引起的酸中毒，则需进行腹膜透析或血液透析方能纠正其水、电解质、酸碱平衡以及代谢产物潴留等紊乱。

第二章

慢性肾衰竭并发症

一、慢性肾衰竭

【概述】

慢性肾衰竭(CRF)是由各种慢性肾脏病引起的肾小球滤过率(GFR)下降(GFR<90ml/min)和肾脏其他功能障碍,及由此产生的代谢紊乱和临床症状组成的综合征,病程呈不可逆进展,最终导致终末期肾病(ESRD)。引起慢性肾衰竭的原发病因主要有原发性和继发性肾小球肾炎、糖尿病肾病、高血压肾损害、肾小管间质性肾病等。慢性肾衰竭的进行性发展的危险因素主要有高血糖、高血压、蛋白尿、吸烟、高尿酸、高血脂等。

【诊断】

慢性肾衰竭是各种肾脏疾病发展的最终通路,故在临床表现上有相同之处。

1. 临床分型

(1)肾功能代偿期:血肌酐133～177μmol/L。

(2)肾功能失代偿期:血肌酐186～442μmol/L。

(3)肾功能衰竭期:血肌酐451～707μmol/L。

(4)尿毒症期:血肌酐大于707μmol/L。

2. 症状

(1)水、电解质、酸碱平衡紊乱:肾脏的基本功能即调节水、电解质、酸碱平衡,肾功能不全时,由于其排泄或代谢功能障碍,必然会引起不同程度的水、电解质、酸碱平衡紊乱。

①水代谢:轻度CRF时,由于健存肾单位保留其溶质重吸收功能而水的重吸收功能下降,自由水排泄相对于GFR的比例得以维持,结果水的排泄不至于发生困难。只有到GFR下降为10ml/min,总自由水排泄低于2000ml/d,加上其他夹杂因素如血容量不足使GFR下降和降低远端肾小管溶液流量时,才会出现水潴留,因此这种情况迫切需要限制摄入,防止水过多和水中毒。

CRF时既可以出现水潴留,又可出现脱水,尿液稀释功能障碍,临床表现为多尿、夜尿。夜尿是因为日间进食以及体内的代谢产物等溶质在日间已不能完全排出，而必须在夜间予以排出。当然，当患者伴有其他急性疾病或精神障碍致饮水量下降或水需求增加，如发热或不显性失水以及呕吐、腹泻亦会引起脱水，出现血容量不足，GFR下降，肾功能进一步恶化，后者又促进更多失水，加重尿毒症，形成恶性循环，但若补水过多过快，又会出现水潴留。

②钠代谢：肾脏维持体液平衡不仅表现在它对水平衡的调节，而且亦在于它对钠平衡和血容量稳定性的调节。CRF时主要表现为钠潴留，其根本原因在于GFR下降所产生钠滤过下降。

随着肾单位毁损，肾小球滤过钠减少，致体钠暂时性增多可使细胞外液容量过多，心血管负荷因而增加，通过心输出量增加促使滤过钠盐代偿性增加。

③钾平衡：随着肾功能下降，只要各种适应功能正常，其排泄分数亦明显增加。因而，只有在严重肾功能不全或突然少尿情况下，才会出现钾潴留。

部分慢性肾功能衰竭的患者，即使肾功能损害尚不太严重，也可在临床上发生顽固性高钾血症。

部分慢性肾功能衰竭的患者亦可表现为血钾过低，主要因为摄入不足、大量使用利尿剂等，部分合并远端肾小管酸中毒患者血钾亦可过低。

④磷代谢：临床上，磷代谢紊乱所引起的一系列表现主要由高磷血症和继发性甲旁亢引起。高磷本身可诱发转移性钙化和组织损害，皮肤和皮下组织转移性钙化则表现为瘙痒，角膜钙化则引起带状角膜瘤，结合膜下钙化则表现为急性刺激症状和"病眼"，关节周围钙化则导致肌腱炎和关节炎，血管壁钙化可引起永久性缺血，其他如在心脏、肺脏、脑部钙化则引起心脏传导障碍、二尖瓣狭窄、限制性和纤维性肺病以及"器质性脑病"，肾组织钙化可引起的肾脏损害并成为肾脏病进展机制之一。其他少见的转移性钙化则表现为软组织坏死、瘤钙质沉积病等。当钙磷乘积超过60～70时，转移性钙化危险性明显增加。然而，即使在CRF时血钙水平亦可较好地得到调节。因此，主要是由磷水平决定。一般认为血磷水平超过4mmol/L（12mg/dl），则表明体内磷负荷增加，当超过4～5mmol/L（12～15mg/dl）则转移性钙化危险性明显增加。

继发性甲状旁腺功能亢进则主要引起骨营养不良，临床上表现为近端肌病、软组织钙化和骨病，骨病主要包括下列一系列表现：

a. 骨软化：表现为骨矿化不全，形成多种类骨质，其发生机制为低钙、高磷、1,25-(OH)$_2$D$_3$活性下降、PTH增多，其他如酸中毒、尿毒症毒素、铝中毒，营养不良亦有一定的关系。

b. 纤维性骨炎：主要由PTH引起，破骨细胞活性增加、骨盐溶解，表现为海绵样病、松质骨骨小梁形成。

c. 纤维囊性骨炎：为继发性甲旁亢最具特征性的病变。临床上表现为骨病、关节炎或关节周围炎、近端肌无力，儿童则表现为生长发育迟缓，生化检查发现碱性磷酸酶增加和不同程度钙磷代谢异常，PTH水平明显增加。此外PTH水平升高同尿毒症智力低下、识别功能下降及贫血亦有一定的关系。

⑤钙代谢：CRF时主要表现为低钙，其机制十分复杂，如磷潴留、PTH作用、尿毒症毒素的毒性作用、肾体积减少及1,25-(OH)$_2$D$_3$产生不足或活性下降等。CRF时钙代谢紊乱主要表现为低钙。

临床上低钙血症会引起神经肌肉应激性增加，是CRF患者手足搐搦等症状的常见原因。

少数CRF时亦可发生高钙血症，大多是

某些肾脏病进展的主要因素,如骨髓瘤、原发性甲旁亢、维生素D中毒、肿瘤组织异位产生PTH、牛奶碱综合征、肉样瘤病等,其他如CRF患者长期卧床及铝中毒等均可引起高钙血症。

⑥镁代谢:主要是高镁,由肾小球滤过减少引起。少数CRF时亦可表现为缺镁,主要见于肾小管-间质性疾病,特别是顺铂,氨基糖苷类抗生素及戊胺治疗的肾毒性。近年研究还发现长期饮酒者可导致可逆性肾小管镁丢失过多。

当GFR低于30ml/min时,各种适应性改变不足以对抗体内镁的潴留,特别是进食含镁的饮食时,可出现高镁血症,但一般临床上无明显表现。当血清镁浓度高于1.64mmol/L(4mg/dl)时,可引起嗜睡、言语障碍、食欲不振;当高于2.05mmol/L(5mg/dL)时可明显抑制神经肌肉功能,出现昏睡、血压下降、腱反射减弱和肌无力;随着血清镁浓度进一步升高,可出现心动过缓、房室传导或心室传导阻滞,严重者可致心跳骤停。

镁对骨的影响主要是干扰其正常矿化过程,与CRF时骨质营养不良有关。

⑦代谢性酸中毒:CRF早期机体酸中毒并不明显,主要由一系列肾内外代偿性改变维持体液中pH值。

临床上,慢性肾衰竭时由于以上一系列适应性改变,往往酸中毒并不严重,HCO_3^-浓度得以维持,然而这是以机体一系列代偿功能增加为代价的,急性酸中毒,最主要的危害是心血管系统和中枢神经系统功能障碍,可产生致死性室性心律失常、心肌收缩力降低以及对儿茶酚胺反应性降低。

酸中毒时血管系统对儿茶酚胺的反应性低下主要以毛细血管前括约肌最为明显,而小静脉变化不大,外周血管扩张,血压轻度下降。对中枢神经系统主要是功能抑制,严重者可致嗜睡、昏迷。酸中毒时在呼吸系统主要引起呼吸贮备不足,临床表现为呼吸加深加快。

(2)糖、脂肪、蛋白质和氨基酸代谢障碍

①糖代谢障碍:主要包括胰岛素抵抗、肝脏葡萄糖输出增加、胰岛素分泌异常、肾脏对胰岛素清除率下降。

随着肾功能下降,肾脏对胰岛素清除率亦随之下降。当GFR下降到40%以前,肾小管周围细胞可增加胰岛素摄取和降解维持血胰岛素水平,然而当GFR下降到15~20ml/min时,最终会导致胰岛素清除下降。

另外,CRF时亦可发生自发性低血糖,糖尿病患者对胰岛素需求下降,主要见于外周组织对胰岛素抵抗不太明显,而肾脏对胰岛素清除已明显下降的病例。

②蛋白质和氨基酸代谢障碍:CRF患者常表现有蛋白质、氨基酸合成低下、分解代谢增加及负氮平衡,若不及时纠正,在儿童可出现生长发育迟缓,成人则表现为蛋白质营养不良,严重影响患者康复、伤口愈合并增加感染机会,是CRF患者发病率和死亡率增加的重要因素。除了厌食和长期低蛋白饮食可引起蛋白质代谢障碍外,主要有代谢性酸中毒、胰岛素抵抗、继发性甲状旁腺功能亢进、皮质激素水平增加、尿毒症毒素及IGF-1抵抗和一些细胞介质等。

(3)各系统功能障碍

①消化系统:消化系统症状是CRF最早和最突出的表现,常为CRF的诊断线索。早期表现为厌食、食后胃肠饱胀感,随着肾功能进展,特别是尿毒症期间可出现恶心、呕吐、腹泻,严重者可致水、电解质和酸-碱平衡紊乱,加重尿毒症症状,形成恶性循环。口腔炎、口腔黏膜溃疡在尿毒症时亦不少见,患者可有口臭、带氨味,腮腺常肿大,食管黏膜可有灶性出血,大部分患者还可出现胃或十二

指肠溃疡症状。

此外，上消化道出血在尿毒症人群中十分常见，可出现呕血、黑便，严重者可致大出血。另外，CRF时血小板功能障碍，血管壁硬化及凝血机制异常亦会或多或少地引起和加重上消化道出血倾向。

②心血管系统：心血管系统疾患是CRF常见并发症，亦是其进展到尿毒症期首位死亡原因。临床上30%的CRF患者可有心功能不全的表现，但超声心动图检查证实几乎85%以上患者出现心脏结构的改变。尿毒症透析患者心血管病死亡率是一般人群的20倍，脑血管病死亡率则在10倍以上，CRF心血管并发症包括动脉粥样硬化、高血压、心肌病、心包炎和心功能不全。

a. 动脉粥样硬化：动脉粥样硬化是CRF患者心血管系统异常重要表现之一，与其冠心病和脑血管意外高发率呈正相关。

CRF合并动脉粥样硬化发生原因包括动脉粥样硬化的结果一方面会引起动脉结构的重塑，包括弥漫性扩张、肥大和大中小动脉僵硬；另一方面可引起心脏结构的改变和心肌供血不足，如左心室肥大和心内膜下心肌血流量下降。

b. 高血压：CRF患者高血压有其固有的特征，表现为夜间生理性血压下降趋势丧失，部分可为单纯性收缩期高血压。

c. 心肌病：亦称尿毒症性心肌病，是指尿毒症毒素所致的特异性心肌功能障碍。临床上尿毒症心肌病最突出的表现为左室肥厚和左室舒张功能下降。

d. 心包炎：可分为尿毒症性心包炎和透析相关性心包炎，前者主要发生于透析前或透析刚开始时，由尿毒症本身代谢异常引起，包括尿毒症毒素、水电解质代谢障碍、继发性甲旁亢、感染等；后者可能与透析不充分，使体液及某些毒素特别是中分子物质和PTH等蓄积有关，其他如透析过程中细胞或病毒感染、肝素应用、血小板功能低下亦有关。

e. 心功能不全：在CRF发展过程会发生，是CRF患者死亡的重要原因。心功能不全常表现为心悸、气促、端坐呼吸、颈静脉怒张、肝大及水肿。严重者出现急性肺水肿。

③呼吸系统：CRF早期常可出现肺活量减低，当伴有代谢性酸中毒时可出现气促，甚至发生Kussmaul呼吸，进入尿毒症期，则可出现尿毒症肺、尿毒症性胸膜炎及肺钙化，并且肺部感染发生率明显增加。主要是由于CRF时体液过多、低蛋白血症、充血性心功能不全和尿毒症毒素潴留引起，特别是一些尿毒症毒素可明显引起肺毛细血管通透性增加。一般多见于尿毒症晚期，临床上常表现为咳嗽、血痰、呼吸困难。

尿毒症性胸膜炎发生率可达15%～20%，严重者可出现胸腔积液，积液可呈漏出液或血性，单侧或双侧可同时发生。

肺钙化是继发性甲状旁腺引起的转移性钙化在肺部的表现。

CRF多伴有免疫功能降低，再加上贫血、营养不良、代谢性酸中毒等使机体防御机制障碍，致CRF患者可出现各种感染，尤其是在糖尿病、胶原病、高龄和使用激素者更易发生。特别值得重视的是，近年来CRF患者肺结核发生率比一般人群增高，常伴有肺外结核如淋巴结、肝脏、骨骼及血行播散性粟粒性肺结核。

④神经系统：CRF神经系统异常可分为中枢神经系统病变和周围神经系统病变。

中枢神经系统早期常表现为功能抑制，如淡漠、疲乏、记忆力减退。病情加重时出现记忆力、判断力、定向力和计算力障碍，并常出现欣快感或抑郁症，妄想和幻觉，可有扑翼样震颤，最后可发展为嗜睡和昏迷。

周围神经病变常见下肢疼痛、灼痛和痛

觉过敏、运动后消失,故患者常活动腿,现称之为下肢不安综合征(restless-leg syndrome)。进一步发展则有肢体无力、步态不稳、深腱反射减弱,最后则出现运动障碍、部分病者尚有自主神经功能障碍,出现直立性低血压、发汗障碍、神经源性膀胱和早泄。

⑤血液系统:CRF血液系统异常可表现为贫血、出血倾向及血栓倾向。

贫血可出现在所有CRF患者,但原发病不同程度有所差异,多囊肾、高血压、肾硬化引起的贫血相对较轻。双肾切除、伴有肾病综合征、明显甲状旁腺功能亢进者贫血相对较重。

临床上贫血的症状取决于贫血的程度和速度,一般主要是过度代偿引起高动力学状态的一系列表现,如心率加快、心输出量和心搏增加、心肌前负荷和收缩力增加,长期可致心肌增厚和血管扩张。

出血倾向是CRF患者常见并发症,一般为轻度出血,主要表现为皮下淤斑、紫癜、鼻出血和牙龈出血。重者亦可出现出血性心包炎、腹膜后、胃肠道甚至颅内出血。外科手术或创伤后出血更为常见。CRF患者亦有血栓形成倾向,表现为透析患者动-静内、外瘘容易阻塞。

⑥运动系统:尿毒症晚期常有肌病,表现为严重肌无力,以近心端肌肉受累为主。可有举臂或起立困难、企鹅样步态等表现;患者可有骨痛、自发性骨折、关节炎和关节周围炎以及肌腱断裂等改变;儿童常有生长发育迟缓及维生素C缺乏病表现,成人亦可发生腰椎侧突或脊柱后突等骨骼畸形。

⑦皮肤变化:尿毒症患者可因贫血面色苍白或呈黄褐色,成为尿毒症患者特有的面容。因继发性甲状旁腺功能亢进可致皮肤瘙痒、溃疡及软组织坏死,尿毒症性瘙痒还与高浓度尿素在皮肤形成尿素霜有关。

⑧免疫系统:CRF患者伴有感染,表现在尿毒症患者抵抗力低下,结核感染率高,病毒感染(如乙肝、巨细胞病毒等感染)机会亦明显增多,而且一旦感染后机体难以清除,可呈病毒携带者。

⑨内分泌系统:除肾脏产生的内分泌激素发生障碍外,性激素也时常紊乱,性功能常有障碍。女性患者可出现闭经、不育;男性患者常有阳痿、精子生成减少或活力下降等表现。

3. 体征

(1)一般体征:大部分患者可以出现水肿,贫血貌、慢性病面容等。

(2)心脏血管系统:可以出现血压升高、左心室肥大,严重时还可以出现心律失常、颈静脉怒张、肝大及水肿。严重者出现急性肺水肿。

(3)呼吸系统:并发有酸中毒时,可以出现Kussmaul呼吸。如果并发感染,可以在肺部听到湿性啰音。

(4)神经系统:病情加重时出现记忆力、判断力、定向力和计算力障碍,并常出现欣快感或抑郁症,妄想和幻觉,可有扑翼样震颤,最后可发展为嗜睡和昏迷。部分患者还可以出现步态不稳、深腱反射减弱,最后则出现运动障碍。

(5)运动系统:表现为严重肌无力,可有举臂或起立困难、企鹅样步态等表现。

(6)血液系统:表现为贫血貌,睑结膜炎,心率加快等。

4. 诊断要点

根据不同的CRF时期,所表现出来的症状也不尽相同。需要及时进行肾功能、肾脏影像学的检查。

(1)临床疑诊:典型病例诊断比较容易,困难在于CRF常常隐匿起病,因肾脏具有巨大的代偿能力,轻度症状往往不易引起人们的注意，患者就诊时往往已进入晚期。因而，临床上对于不明原因的恶心、呕吐、表情淡漠、嗜睡、高血压及视力障碍、贫血、肤色萎黄、呼吸深快或有高血压病和肾脏病家族史者应警惕本症的存在。诊断本病应进行常规尿检查及血肌酐、尿素氮分析以及必要的肾脏影像学检查。各项检查特点如下：

①尿常规：尿常规检查常有蛋白尿、血尿。

②肾功能：可以出现血肌酐、尿素氮、胱抑素C的升高。

③影像学检查：B超和CT检查应表现双肾萎缩，放射性核素肾图表现双侧无功能肾，ECT表现肾血流量极度减少，肾小球滤过率极度下降。

(2)确诊手段

①血生化检查：通过血肌酐、尿素氮可以明确肾脏的情况，是最普遍用来判断肾功能的指标。

②ECT检查：可以显示肾脏的血流量，计算出肾小球滤过率，是判断肾功能最可靠的指标之一。

③影像学检查：影像学的检查可以显示肾脏的大小等形态学的改变，对CRF的原发病有一定的参考价值。

【治疗】

1. 早、中期慢性肾衰竭的治疗

各种病因的慢性肾衰竭往往呈现不可逆性进行性肾脏损害，直至发展成终末期肾衰。因此慢性肾衰的早期预防显得相当重要，所谓早期预防，又称"一级预防"，是指在慢性肾衰发生前对相关因素进行干预性治疗。

(1)积极治疗原发病：对各种急、慢性肾小球肾炎、狼疮性肾炎、紫癜性肾炎或可能累及肾脏的疾病(如高血压、糖尿病)积极治疗，防止慢性肾衰的发生。

(2)避免或消除某些危险因素：应用对肾脏有毒性的药物、严重感染、脱水、尿路梗阻(如结石、前列腺肥大症)、创伤等因素，往往可使原有肾脏疾病加重，肾功能恶化，促使肾功能衰竭发生。

(3)合理的饮食方案：低蛋白、低磷和低脂饮食，对慢性肾脏疾病的肾功能保护作用已被得到实验室及临床的证实。

(4)应用血管紧张素转化酶抑制剂和血管紧张素受体阻滞剂：不仅能控制全身高血压，而且能纠正肾小球高灌注、高滤过状态，有延缓肾衰竭发生的作用。

2. 营养治疗

CRF患者的蛋白质摄入量一般为$0.6 \sim 0.8g/(kg \cdot d)$，动物蛋白和植物蛋白的比例要适当，一般两者各占一半。如果有条件，可以在低蛋白饮食$0.4 \sim 0.6g/(kg \cdot d)$的基础上加上α-KA。它的优点在于可以和$NH_2$结合生成必需氨基酸，有助于尿素氮的再利用和改善营养状况。

另外，热量的摄入要足量，一般在$125.6 \sim 146.5kJ/kg$，以便氮得到充分的运用，减少蛋白的分解。

3. 药物治疗

(1)纠正水、电解质和酸碱平衡失调：保持血清钙磷乘积在30～40之间，低钙血症时口服活性维生素D_3 $0.25\mu g/d$，碳酸钙每日进餐时服，限制磷的摄入。钠盐摄入随GFR下降而相应地减少，低钠血症和高钠血症时，限制水分或输入水分。高钾血症6.5mmol/L时，须紧急处理，方法同急性肾衰。代谢性酸中毒，二氧化碳结合力在13.5mmol/L以上时，口服碳酸氢钠1～6天，3次/d，低13.5mmol/L，应静脉补碱。

(2)心血管并发症的治疗：降压药的使用与一般高血压同，利尿剂中以呋塞米效果较好。尿毒症性心包炎，经积极透析后可望改善,心包填塞时做心包切开引流。心力衰竭的治疗与一般心衰相似,腹透疗效颇满意。

(3)贫血者补充铁剂、叶酸和重组人类红细胞生成素,血红蛋白少于60g/L时予小量多次输血。神经肌肉症状可补充营养和活性维生素D_3,皮肤症状可外用乳化油剂,口服抗组胺药,紫外线照射,控制磷的摄入。

(4)药物的使用应避免肾毒性药物,根据药物代谢与排泄途径、肌酐清除率及透析对其影响等因素,决定药物剂量。

(5)透析疗法和肾移植:透析疗法可代替肾的排泄功能,应用时依据血生化指标、个体差异,结合临床决定。肾移植可恢复肾功能,纠正尿毒症的许多代谢异常,当常规治疗无效时应考虑。

二、并发症

(一)肾性贫血

【概述】

肾性贫血是由于各种因素造成促红细胞生成素产生不足或尿毒症毒素干扰红细胞生成和代谢而导致的贫血。造成肾性贫血的病因主要有以下几种。

(1)红细胞生成素(EPO)产生不足:EPO是促进红细胞生成的主要激素,产生于肾脏,当肾脏广泛受损时,EPO的产生减少。

(2)晚期肾功能不全的患者血清中有红系造血的抑制物。

(3)红细胞破坏增多。

(4)血小板功能障碍引起的出血倾向。

(5)甲状旁腺功能亢进,可导致骨髓纤维化使红系细胞生成减少,还能抑制骨髓红系造血和加速红细胞的破坏。

【诊断】

1. 临床表现

一般贫血表现,如面色苍白、乏力、心悸、气短等症状,而贫血症状常常被原发肾脏疾患及肾功能衰竭的症状所掩盖。只有原有肾脏疾患进展很缓慢,肾衰症状不典型时,贫血才成为肾衰患者重要症状。贫血程度与肾脏原发疾患无关,与肾衰程度粗略相关。但在多囊肾所致肾性贫血时稍有例外,其贫血程度常较其他疾患所致肾性贫血为轻,原因与多囊肾发生慢性功能衰竭时,其产生EPO的细胞相对残留较多有关。部分患者临床上有出血倾向,如皮肤出血,鼻、口腔黏膜渗血,消化道或泌尿道出血等。另外还可以引起一系列生理异常,如心排出量增加、心脏增大、心室肥厚、心绞痛、心力衰竭、认知能力下降、月经周期改变、男性性功能下降等。

2. 诊断要点

单纯肾性贫血为正细胞、正色素性贫血,为轻度或中度,血红蛋白多在60~90g/L(6~9g/dl),红细胞相应减少,为正细胞正色素性贫血。如果伴有铁剂、叶酸的缺乏,也可呈小细胞、低色素性或大细胞性贫血。红细胞比容、网织红细胞计数正常或降低,血小板正常。骨髓有核细胞和幼红细胞计数正常。血清铁浓度正常或升高,铁结合力降低或正常,血清铁蛋白平均在50~200μg/L。

(1)有慢性肾衰竭的病史。

(2)有面色苍白、贫血貌、乏力、气短等临床表现。

(3)血液分析可见红细胞、血红蛋白、红细胞比容的下降。

(4)可以出现血清铁升高或正常,铁结合力降低。

(5)骨髓象:基本正常。红系、粒系、巨核系增生及幼稚细胞各阶段比例均在正常范围。在尿毒症晚期,可见骨髓增生低下,幼红细胞成熟受阻现象。

【鉴别诊断】

本症主要与其他原因引起的贫血相鉴别。

1. 再生障碍性贫血

再生性障碍贫血的特点为全血细胞减少,临床的主要表现为进行性贫血、出血、感染和全血细胞减少(主要为血小板)。血常规检查:红细胞、白细胞、血红蛋白、血小板均低于正常值。常伴有头晕、乏力、面色少华、心慌气短、鼻出血等。一般肾功能正常,没有蛋白尿。

2. 溶血性贫血

溶血性贫血常有不同程度的肝、脾肿大和黄疸,病程中可因某种诱因而使病情加剧。在急性溶血时可突然发病,背痛、胸闷、发热,甚至发生周围循环衰竭、少尿、无尿,以致急性肾功能衰竭。先天性溶血病常从幼年即有贫血、间断的黄疸、脾大、溶血危象、胆石,少数可有小腿溃疡、骨改变;家族史常有贫血、黄疸、脾大、脾切除者;后天者常可查知病因,如感染、中毒、系统性红斑狼疮、慢性淋巴细胞白血病等。

3. 阵发性睡眠性血红蛋白尿

起病缓慢,首发症状为贫血,也有少数部分患者起病较急,因急性溶血,而突然出现酱色尿,最常见慢性贫血症状,为乏力、头晕、面色苍白、心悸、气急、耳鸣、眼花等,阵发性加重或发作性血红蛋白尿是本病的典型症状;患者血红蛋白尿与睡眠有关,溶血发作时可见睡眠后小便褐色与酱油色,发作严重时少数患者可有腰酸、四肢酸痛,食欲减退,发热,恶心呕吐,尿不尽感,尿道疼痛。贫血多为中、重度,血红蛋白尿呈酱油色或浓茶色。一般持续2～3天,不加处理自行消退,重者1～2周,还有部分患者可以出现黄疸等。

4. 多发性骨髓瘤

多发性骨髓瘤是浆细胞异常增生的恶性肿瘤,也可以表现为持续性的无法解释的骨骼疼痛(特别是在背部或胸廓),肾功能衰竭,反复发生细菌性感染(特别是肺炎球菌性肺炎)是最常出现的症状。病理性骨折和椎骨压缩常见,后者可能导致脊髓受压迫和截瘫。由于在肾小管广泛管型形成,肾小管上皮细胞萎缩和间质纤维化而发生肾衰(骨髓瘤肾病)。有些病人以贫血、伴乏力和疲劳为主,少数病人有高黏滞综合征(见巨球蛋白血症)。淋巴结和肝脾肿大不常见。细胞学检查可以发现浆细胞和(或)骨髓瘤细胞大于10%,骨或软组织活检可以找到浆细胞瘤。血浆和尿蛋白电泳均可以见到骨髓瘤蛋白(M成分),X线可以见到溶骨性改变。

【治疗】

1. 透析

维持性透析,无论是血液透析还是腹膜透析均可以改善肾性贫血。

2. 人重组红细胞生成素(rHuEPO)

适用于已做透析和未做透析的肾性贫血,为使EPO充分发挥作用,需要同时补足铁剂和其他造血原料,如叶酸、维生素B_{12}。使用时一般开始剂量要比维持期高20%～30%,K/DOQI(2002)推荐初始剂量为每周80～120U/kg,分2～3次皮下注射。应定期检测血红蛋白。在贫血纠正期或剂量调整期,至少每2～4周查一次血红蛋白;维持期至少每月1次。在贫血纠正期,血红蛋白增长的目标为每月20～30g/L;若血红蛋白增长小于每月10g/L,每周用量增加25%,若大于每月20g/L,则每周减量20%～50%,不主张停药。在维持期,若血红蛋白波动大于每月10g/L,则每周用量需要酌情增加或减少25%,若遗漏给药,应该尽早补足。同时需要补足造血原料,如铁剂、叶酸等。

3. 铁剂的适用

补铁有三种途径:口服、肌肉注射及静脉滴注。由于肌肉注射局部组织反应大,现已淘汰。口服补铁方便简单、价格低廉、相对安全,对于非慢性肾衰竭患者可有效补铁。但对于慢性肾衰竭患者而言,由于其网状内皮系统存在铁释放障碍,加之胃肠道对铁的吸收不良,故口服铁剂已不能满足EPO治疗过程中骨髓对铁的需求。另外,口服铁剂所引起的副作用(如食欲下降、恶心、腹痛、便秘等),也是患者难以坚持口服铁剂的一个问题。全球范围内使用的铁剂主要有四种:蔗糖铁注射剂、葡萄糖酸钠铁注射剂、低分子右旋糖酐铁注射剂及高分子右旋糖酐铁注射剂。国内以右旋糖酐铁和蔗糖铁为主。

(1)右旋糖酐铁:在体内需经网状内皮系统加工才能释出铁离子,给药后7~14天转铁蛋白才上升,起效较慢,静脉滴注最大量为1000mg/次。过敏反应是其主要副作用,严重反应发生率可达0.65%~0.70%。静脉滴注右旋糖酐铁前须做过敏试验,可有效防止过敏反应的发生。

(2)蔗糖铁:是目前较为安全有效的静脉铁剂,不易发生过敏反应及急性铁中毒。起效较快,给药1~2天后转铁蛋白即上升,静脉滴注最大量为500mg/次。为使慢性肾功能不全患者达到Hct 33%~36%或Hb 110~120g/L。机体应有足够的铁来维持单纯转铁蛋白饱和度超过20和转铁蛋白超过100ng/ml。

(二)肾性骨病

【概述】

肾性骨病(Renal osteodystrophy, ROD),又称肾性骨营养不良,是慢性肾功能衰竭(CRF)伴随的代谢性骨病。维生素D缺乏、甲状旁腺功能亢进和铝沉积等是其主要原因,发生率随着透析时间的延长而增高(尿毒症患者100%有ROD存在)。

根据发病机制,主要与以下几个方面有关:①钙磷代谢障碍;②维生素D代谢障碍;③甲状旁腺机能亢进;④铝中毒;⑤代谢性酸中毒ROD;⑥软组织钙化。

病理组织学类型可以分为:①高转运型(或Ⅰ型):即继发性甲旁亢性ROD;②低转运型(或Ⅱ型):系由铝中毒为主引起的动力缺乏型与骨软化病;③混合型(或Ⅲ型):既有高转运型ROD骨损害,又有低转运型ROD骨损害的特点,在不同的患者中二者呈不同的组合。

【诊断】

1. 临床表现

(1)骨痛、骨折:以骨软化为主的患者常述骨痛,疼痛性质常模糊不清,多局限于下腰、膝和下肢部位,下背部疼痛可由椎体塌陷所致。胸部刺痛常提示有肋骨骨折,多数骨折常发生于肋骨、股骨颈。

(2)近端肌病:呈缓慢进展的近端肌无力,并进行性加重。上楼困难,从坐位站起需他人帮助,严重者甚至不能行走。

(3)关节疼、关节炎:关节周围痛的常发部位为足跟和膝关节。局部红、肿、热、痛,可单一关节或多个关节发作。

(4)转移性钙化:由于血管广泛钙化,出现手指(趾)端、趾、股和臂部缺血性坏死和皮肤溃疡。

(5)骨骼变形和生长延迟:肾衰儿童患者处于发育中,以股骨弯曲及由骨骺端滑脱引起的变形常见,并且生长延迟。成年患者骨骼变形与骨的再成形异常和反复发生骨折

(6)与甲状旁腺功能亢进有关的症状：由于转移性钙化，可出现皮肤瘙痒和结膜刺激症状。如有纤维性骨炎可出现自发性肌腱断裂。

2. 诊断要点

诊断继发性甲旁亢的金标准为骨活检，可发现纤维性骨炎的病变。但此为损伤性，患者不易接受。尿毒症患者如有高磷血症和（或）低钙血症，血碱性磷酸酶水平升高，要高度怀疑本病，应再做血 $1,25-(OH)_2D_3$ 测定，如高于正常上限 3 倍，即可确定诊断并开始治疗。

(1) X 线：该检查对 ROD 并不敏感，也是非特异的，除非发生骨折。骨膜下侵蚀、吸收最常见；尤以指、趾骨明显，可发生异位钙化。X 线主要表现为：①中、小血管出现中层钙化，病变弥漫而又连续，并可引起周围软组织缺血；②关节周围钙化或瘤样骨质增生；③内脏钙化，包括心、肺、肾、骨骼肌、胃等。

(2)全段甲状旁腺激素(iPTH)：反映骨转化状态。

(3)骨扫描（骨骼闪烁法扫描）：可以获得 CKD 患者异常骨骼区域的锝焦磷酸盐敏感图像（其主要沉积于骨转化增加区域以及骨折区域）。

由于骨活检的有创性、价格相对昂贵、整个过程的复杂等原因，开展并不广泛。

【鉴别诊断】

本症需要与其他原因引起的骨质疏松鉴别。

1. 内分泌代谢疾病

最常见的引起继发性骨质疏松的内分泌代谢疾病包括甲状旁腺功能亢进症、库欣综合征等均可引起骨质疏松。原发性甲状旁腺亢进是甲状腺本身病变引起的甲状旁腺激素分泌过多，可以导致高钙血症和低磷血症，主要表现为骨痛、腰腿痛、牙齿脱落、肾结石、肾钙化、恶心、腹胀、便秘等，严重者可出现溃疡病、胰腺炎、心悸、室性期前收缩等心电图的改变。库欣综合征为各种病因造成的肾上腺分泌过多糖皮质激素（主要是皮质醇）所导致的疾病的总称，可以表现为情绪不稳定，易冲动，失眠，定向障碍。严重者可呈抑郁状态，个别病例可出现幻觉、幻想。经治疗后，一般精神症状可以很快消失，而抑郁症状则可持续数月至两年，个别患者可能持续更久。女性患者多有月经减少或闭经。脸部及躯干的向心性肥胖为本病特征性体型，有骨质疏松，脱钙，以支重骨为明显，如脊柱，骨盆可能发生病理性骨折。病人多自觉腰背痛，四肢乏力，伤口愈合困难。经恰当治疗后症状可有不同程度的改善。

2. 结缔组织病

几乎各种弥漫性的结缔组织病都可能引起骨质疏松，其病因有两个方面：一个是疾病本身引起的，如一些炎症因子引起的骨质疏松；另一个是由结缔组织病的治疗引起的，如使用较大剂量和长疗程的激素治疗，或者免疫抑制剂治疗。

3. 消化系统疾病

骨骼的很多营养物质需要由胃肠道吸收获得，因此，胃肠道疾病也可以引起骨质疏松，比如吸收不良。另外，肝脏是一些激素重要的代谢场所，一些慢性肝脏、胰腺疾病，都可能导致骨质疏松。

4. 血液系统疾病

临床上部分白血病病人以"骨质疏松"首诊；多发性骨髓瘤本身可以引起严重的骨量丢失和骨骼破坏；其他一些血液疾病如淋巴瘤、戈谢病和骨髓增生异常综合征也可引起骨质疏松。

5. 神经系统疾病

各种原因所致的偏瘫、截瘫、运动功能障碍、肌营养不良症、僵人综合征和肌强直综合征等，由于肌肉能力的降低和废用性的原因，也可能导致严重的骨质疏松。

6. 药物及毒物

引起骨质疏松的药物包括糖皮质激素、免疫抑制剂、肝素、抗惊厥药、抗癌药、铝制剂及甲状腺激素等；氟中毒、促性腺激素释放激素的类似物（GnRHa）以及治疗肾衰用的透析剂，也可能导致骨质疏松。

【治疗】

1. 控制血磷

饮食控制，CDK患者控制饮食中磷的摄入量是控制血磷水平的最有效方式。药物治疗，常用磷结合剂，大多数没有高钙血症的患者可以使用基于钙的磷结合剂，如碳酸钙，其价格低廉易于获得；有高钙血症的患者可以选择醋酸钙，其钙含量低于其他基于钙的磷结合剂；也可选用非钙磷结合剂，如盐酸司拉姆、碳酸镧。

2. 控制血钙

血钙控制，由于缺乏 $1,25-(OH)_2D_3$，CKD患者通常存在钙吸收不良。目前国内主要使用骨化三醇和阿法骨化醇。活性维生素D治疗前必须纠正钙、磷水平异常，使血清钙少于 2.37mmol/L，血磷少于 1.49mmol/L。

3. 甲状旁腺切除术

有时因难以逆转甲状旁腺的增生、肥大或患者的依从性差，难以达到目的时，对于严重的SHPT，可以进行甲状旁腺切除术。其手术指征为持续的严重高钙血症、进行性异位钙化、钙化防御、透析或其他治疗无效的顽固性皮肤瘙痒、严重的进行性骨痛和骨折、难以解释的肌病表现。

4. 甲状旁腺内注射

甲状旁腺经皮乙醇注射可作为甲状旁腺切除术的替代治疗，但其有喉返神经损伤的可能。因而目前多采用静脉内或腺体内骨化三醇注射，或腺体内注射无水酒精。

5. 透析用水必须净化

主张使用反渗水。透析液中的钙为离子钙，可以自由通过透析膜，而血钙中只有60%的离子钙。透析过程中血钙可以降低，也可以增加，取决于透析液和血液中钙的浓度、透析液中含钙量和血液中可以扩散钙的浓度。

（三）尿毒症肺炎

【概述】

肺是尿毒症的最常见受累脏器之一。狭义的尿毒症肺炎是指尿毒症时，胸部X线片呈现以肺门为中心向两侧放射的对称型蝶翼状阴影，病变主要是肺水肿表现。最常见为呼吸困难，多为轻中度，以能平卧为其特征，发生率为30%～80%，病情严重时气促明显，呈深大呼吸。其次为咳嗽，发生率50%～65%，通常干咳或咳少量白黏痰，合并感染时出现大量黄脓痰。少数病人还感到双下胸部胀痛。

【诊断】

1. 症状

(1)必有严重的肾脏病，检测肾功能符合尿毒症标准。

(2)多见于少尿、无尿、水钠摄入过多或透析超滤不充分者。

(3)临床最主要的症状是呼吸困难，但能平卧。

2. 实验室检查

(1)血液检查白细胞总数及中性粒细胞

比值不增高,痰培养无病原菌,X线胸片表现与感染不相符。

(2)动脉血气分析为低氧血症和代谢性酸中毒。早、中期$PaCO_2$下降或正常,当$PaCO_2$明显升高时,提示病情危重。

(3)肺功能检测弥散功能下降出现最早且一直存在,限制性通气改变占51%以上。

(4)抗感染效果不明显,血液透析疗效明显。

3. 其他辅助检查

(1)胸部X线

①肺部的影像特点

形态多样:可呈蝶翼状、粟粒状、孤立或弥漫小片状,单发或多发大片状,团块状或多发结节状等各种阴影,典型的蝶翼状少见,占4%~10%左右,肺纹理增多、粗乱最常见,占71%。

密度不等:密度可淡可浓,可均匀或多种影像混杂。

位置不定:可居于两侧或一侧肺部,可位于两侧全肺或两肺中下野,亦可见于一侧全肺或某一肺叶肺段。总的印象是右肺多于左肺,中内带多于外带,中下肺叶多于上肺叶,右肺下叶极易受侵犯。

变化较快:经血液透析、强心、利尿等治疗后,随着肾、心功能的改善,肺部阴影短时间内可明显吸收或完全消散。

②肺部影像分型

肺淤血症型:临床最常见,约占60%,表现为双肺门阴影增大、模糊,肺纹理增粗。

间质性肺水肿型:肺门影增大,边缘不清,上下肺纹理增多、增粗和模糊。约13%出现K线,B线占7%,A线2%~3%。

肺泡性肺水肿型:两下肺出现广泛小片状或大片状影,密度不高,连续且模糊,典型者即蝶翼状。此型占临床19%左右。

肺间质纤维化型:肺野内多数条索状及网格状阴影,约占临床21%。

心脏扩大:肺泡性和间质性水肿型多见心脏扩大和心力衰竭,心:胸大于0.5者占61%。

胸膜炎:少量或中等积液,一般只肋膈角变钝,临床占31%。

(2)CT和磁共振:高分辨CT和磁共振成像(MRI),现已被临床广泛应用,可发现这类患者的亚临床性肺水肿,更具有特异性和敏感性。

(3)肺功能:尿毒症患者早期即有肺功能异常,其中47%患者出现肺功能异常时,胸部X片尚正常,可见肺功能检查对早期发现尿毒症患者的肺部侵犯有一定意义。肺活量和用力呼气肺活量及1秒用力呼气容量均低于正常预计值。尿毒症患者肺通气功能,弥散功能和大小气道通气功能均有下降,表现为用力呼气一秒率(FEV1%)、50%和25%肺活量最大呼气流量(V25、V50)均下降,一氧化碳弥散量下降。

上述肺功能指标的下降与血浆尿素氮浓度升高呈负相关,其中一氧化碳弥散功能(DLCO)改变最为重要,在尿毒症早期即下降,肺泡膜的水肿,继发的肺间质纤维化,使肺泡毛细血管面积减少,贫血时肺毛细血管的血红蛋白减少,均是弥散功能下降的病理基础。随着病情加重,混合性通气功能障碍逐渐明显。

【鉴别诊断】

本症主要与左心功能不全、细菌感染性肺炎相鉴别。

1. 左心功能不全

左心功能不全有冠心病、心肌病等病史,典型者有胸闷、气急、心前区疼痛、咳粉红色泡沫样痰、痰多、不能平卧,早期有卧位咳嗽史、端坐呼吸史,发绀明显;双肺听诊可闻及广泛的干湿性啰音;心电图有(和)原发病相关的特殊改变;X线胸片早期是间质性肺水肿,继之是肺血样改变,肺淤血主要表现为上肺的血管怒张和血管边缘模糊,强心、利尿治疗有明显效果。

2. 细菌感染性肺炎

细菌感染性肺炎有发热、咳嗽加重、咳脓性痰、气急加重,肺部听诊可闻及干、湿啰音,血常规检查,发现白细胞总数升高,中性粒细胞比例升高,C-反应蛋白测定值明显升高,痰培养可获得阳性结果,根据药敏试验抗感染治疗效果明显。

【治疗】

1. 血液透析

充分透析,可除去多余的水分和尿毒素,症状缓解,是目前临床最基本、最重要的治疗手段。透析后通气功能的恢复早于弥散功能的恢复,尤其是小气道通气功能恢复快,这可能与小气道水肿易缓解而肺泡水肿消退较慢有关。国内报道肺功能各项指标在血液透析2个月后明显改善。

2. 腹膜透析

尿毒症病人一般应少用这种透析方式,因为腹透液的植入多于3L时,使膈肌抬高,造成肺下叶塌陷、肺不张、肺炎、胸腔积液等肺部并发症,直接影响肺功能,特别是弥散功能下降最明显。如在认真控制腹透液量和腹内压情况下,透析3个月,肺功能也有明显改善。

3. 肾移植

肾移植的历史近40年,现已成为治疗尿毒症的重要手段。

(1)肾移植后对心肺功能恢复有利因素

①排尿功能恢复有利于机体内环境稳定和心肺功能改善。

②贫血改善,红细胞计数上升,携氧能力恢复。

③原有高血压恢复正常。

④纠正了钙磷代谢紊乱。

(2)肾移植后对心肺功能恢复不利因素

①大剂量激素和免疫抑制药的应用,易诱发肺部感染。

②肺功能中的一氧化碳弥散功能在移植后难以恢复,最可能的解释是在移植之前,由于反复肺水肿发作,已经进展为肺纤维化,这种纤维化还可进一步使移植者的残气量下降。

4. 其他治疗

(1)防治肺部感染

①抗病毒治疗:可选用抗病毒冲剂,1~2袋,3次/d,口服;板蓝根冲剂,1~2袋,3次/d,口服;利巴韦林片0.2g,3次/d,口服;其他抗病毒药物使用,要注意是否有肾毒性。

②抗感染治疗:根据药物敏感试验,可选用头孢曲松(头孢三嗪),1~2g,静脉注射,1次/d,只要肝功能正常,可常规应用。红霉素、利福平、头孢哌酮、氨苄西林(氨苄青霉素)、哌拉西林等在肾功能轻度损害时常规剂量应用,中度以上肾功能损害时要减量应用。

(2)加强营养和防治贫血:低蛋白、低磷饮食;补充足够的必需氨基酸和维生素类。必需氨基酸疗法是每天每千克体重0.1~0.2g,分3~4次口服。维生素B族、维生素C按常规量供给,维生素B_6需加大量供给。必要时予以输血。

(3)减轻心脏负荷,改善肺水肿症状

①限制水、钠的摄入。

②利尿剂应用:可用呋塞米(速尿),剂量从20~80mg开始,疗效不理想时再增加。噻嗪类和潴钾类利尿剂无效。

③强心剂应用:对洋地黄应用一直有争议,多数学者认为其临床应用仍有其他药物不能取代的必要性,应选用半衰期短的洋地黄毒苷和地高辛,但一定注意洋地黄的毒性

反应。

④血管扩张剂应用:可改善肺水肿的临床表现,临床用酚妥拉明(苄胺唑啉)、硝普钠、硝酸酯类。

⑤其他物:氨茶碱、川芎、丹参等药都有改善尿毒肺水肿的报告。

(4)对症治疗

①止咳首选中枢性非麻性镇咳药,如右美沙芬片、右美沙芬糖浆、咳嗪片、白葡菌止咳片等。

②化痰药适用痰稠不易咳出者,可选用氨溴索(沐舒坦)、二酰半胱氨酸等。

③根据呼吸困难情况予以吸氧。

(四)尿毒症性脑病

【概述】

尿毒症性脑病是指急、慢性肾脏疾病所致的肾功能衰竭引起以氮质潴留为主的发生严重精神障碍一组疾病,又称肾性脑病。

1. 病因

本症是由于慢性肾小球、慢性肾盂肾炎和肾小动脉引起慢性肾功能衰竭。

2. 发病机制

可能与血内胍类、酚类、尿素、尿酸增高、电解质代谢障碍等有关。

【诊断】

1. 临床表现

(1)精神障碍:神经衰弱综合征,早期多见;抑制状态;意识障碍:嗜睡、谵妄甚至昏迷;幻觉或妄想状态;智力障碍等。

(2)神经症状:癫痫样痉挛发作、神经炎、扑翼样震颤、面瘫、眼球震颤、听力减退、视力障碍、脑膜刺激症等。

2. 诊断要点

(1)有充分证据证明患有慢性肾脏疾病,伴有肾功能衰竭和氮质潴留,其精神症状的发生和病程与肾脏疾病密切相关。

(2)精神障碍

①初期多为神经衰弱综合征。

②伴有明显焦虑的抑郁状态。

③不同程度的意识障碍,常由嗜睡、谵妄向昏迷移行。

④寡言、少动、迟钝、有的可呈类木僵状态。

⑤慢性肾功衰竭者可出现痴呆状态。

(3)神经症状:以癫痫样痉挛发作为多,常见的还有神经炎、扑翼样震颤、眼球震颤、面瘫、听力和视力改变、手足搐搦、脑膜刺激征、小脑症状等。脑电图改变为基本节律减少、慢波节律增多,慢波出现频繁时与精神障碍的程度有密切关系。

(4)排除其他原因引起的脑病。

【鉴别诊断】

本症须与以下几种疾病相鉴别。

1. 脑血管意外所致的昏迷

尿毒症患者易合并脑出血或脑血栓,这时除基础疾病外,患者应有神经系统定位体征,CT可确定诊断。

2. 糖尿病酮症酸中毒或高渗性昏迷

特别是原发病为糖尿病肾病的患者更应警惕。糖尿病酮症酸中毒或高渗性昏迷患者的血糖明显升高,尿糖和尿酮体明显升高。

3. 肝性脑病

肝性脑病患者有肝炎、肝硬化病史。有长期酗酒史,有肝硬化失代偿期表现,如脾脏肿大、腹水、上消化道出血、腹壁静脉曲张、蜘蛛痣、肝病面容等,有引起肝性脑病的诱发因素,如感染、大量放腹水、大量利尿、水电解质丢失等,血氨增高。据此可与肾性脑病相鉴别。

4. 肺性脑病

有慢性阻塞性肺疾病(COPD)史，呼吸衰竭的表现，右心增大，肺动脉高压，体循环淤血等，可使二者区别开来。

5. 癫痫、精神病

二者不具备引起肾性脑病的基础疾病，血尿素氮、肌酐正常，和肾性脑病鉴别不难。

6. 威尼克脑病

见于长期酗酒、严重营养不良、反复呕吐、长期血液透析或静脉输液等，主要是由于维生素B_6缺乏引起，临床表现为眼肌麻痹、躯干性共济失调和遗忘性精神症状。给予维生素B_6后病情迅速缓解。

【治疗】

目前尚无肯定有效的治疗方法，可能有效的防治措施有透析疗法和精神症状的治疗。

1. 透析疗法

透析疗法是治疗此种脑病的主要措施。多数病人长期血液透析后，症状可改善，轻者能完全恢复。但对昏迷病人不宜作透析治疗，以防脑水肿及心血管机能不全，必须慎重，可考虑CRRT。

2. 精神症状的治疗

除非万不得已，一般不使用镇静、催眠、麻醉药品、抗精神病药等精神药物。需要使用精神药物时，应特别警惕肾脏排泄功能下降易于引起药物蓄积中毒的问题。因而，用量宜小，使用时间宜短。有谵妄或兴奋躁动者，可静脉注射地西泮10～20mg，也可用副醛、氯丙嗪或奋乃静。癫痫发作者，在血压及心电监护下，以每分钟不超过50mg的速度静脉注射苯妥英钠100mg或缓慢静滴地西泮100～150mg/24h。必要时加用利多卡因，先静脉内一次给药1mg/kg，若无效，在2分钟内再给0.5mg/kg，抽搐停止后，予每分钟30μg/kg，作为维持量。

(五) 尿毒症心肌病

【概述】

尿毒症心肌病是尿毒症时心肌的压力和容量负荷过重，代谢毒素的毒性作用及某些营养物质的缺乏(如白蛋白、微量元素)等综合作用导致的特异性心肌病变。尿毒症心肌病分为扩张型心肌病和肥厚性心肌病。

【诊断】

本病的特点为在尿毒症之后出现心肌病的临床表现，结合病史、体征及实验室检查，诊断一般不难。

1. 临床表现

尿毒症性心肌病为在原有肾脏疾病的基础上出现心血管系统损害的症状和体征。主要表现有以下几方面：

(1) 充血性心力衰竭：是尿毒症性心肌病的严重表现之一，高血压、贫血、低蛋白血症、严重钠水潴留及心肌损害等致心脏负荷增加和(或)心肌收缩力减退，是导致心衰的主要原因。临床上表现为水肿、少尿伴心悸、呼吸困难等心力衰竭的症状和体征。终末期肾病心衰发生率较高(30.0%～52.9%)，是死亡的主要原因。

(2) 心律失常：心律失常的发生与心室功能障碍及电解质和(或)酸碱平衡紊乱有关。各种心律失常均可发生，以窦性心动过速、期前收缩及传导阻滞多见，起搏系统钙化与各种缓慢性心律失常的发生有关。

(3) 缺血性心肌损害：冠状动脉血管床的增加与心肌质量增加不相适应，可导致心肌缺血缺氧，临床上主要表现为心绞痛甚至心肌梗死。

(4) 贫血：最为常见，血红蛋白水平与血肌酐水平呈负相关。造成贫血的原因主要为

CRF时促红细胞生成素(erythropoietin EPO)减少,其他因素包括造血原料不足、继发性甲状旁腺功能亢进、铝中毒、红细胞破坏增加等。

(5)其他:瓣膜病变多见,部分患者可出现感染性心内膜炎、心包炎、体循环栓塞等。其中瓣膜钙化发生率可高达70%,渗出性心包炎和左房血栓均为7%。

2. 并发症状

尿毒症性心肌病可并发心力衰竭、心律失常、透析性低血压等。

(1)心功能不全:发生原因主要有:①高血压可增加心脏后负荷,而钠水潴留则增加心脏前负荷;脂质代谢异常可致冠心病,影响心肌供血;而尿毒症性心包炎能限制心室充盈和舒张;②贫血可加重心肌缺氧;③继发性甲状旁腺功能亢进参与血管钙化,并可累及传导系统及瓣膜,产生心功能不全。

(2)心律失常:心肌细胞肥大缺氧时,其自律性增加;心肌细胞坏死,间质纤维化易产生折返;心肌细胞膜离子功能障碍,心肌除极复极异常,可导致各种快速心律失常;起搏传导系统钙化可导致各种缓慢心律失常;低钾或高钾血症导致或加重心律失常。

(3)透析性低血压:在透析超滤脱水的情况下,若心肌收缩功能已发生严重损伤时,心肌不能发生代偿性收缩增强,即可出现透析性低血压;此外左室肥大常伴有左心室顺应性降低,透析时左心室回心血量减少,心排出量下降,参与低血压的发生。

3. 检查

(1)X线:心影增大,典型者如球形,也可增大不明显。

(2)ECG:左心室高电压、左室肥厚、ST-T变化各类心律失常。

(3)HCG:左室、左房内径增大、A波增高,A/E比值降低。室间隔厚度增加或活动异常。心瓣膜与乳头肌可以正常或异常,也可伴心包积液。

(4)血流动力学:心排量增加,血管内容量增加。全身血管阻力增加、左室舒张末期压增高、心搏排血量和左室喷血分数偏低。

【鉴别诊断】

1. 高血压性心脏病

本病多在肾功能损伤出现的早期即有明显的心肌损害,且有眼底、脑血管等病变,其尿毒症出现前多有长期的原发性高血压史及心脏扩大。超声心动图有助于鉴别:尿毒症性心肌病者心肌重量明显大于高血压者,容量负荷过重的表现更为明显。

2. 系统性红斑狼疮和心肌淀粉样变

两者的共同特点均为全身性损伤,常在早期即可有心肌病变、肾功能损伤及贫血等但双肾不缩小甚至增大。系统性红斑狼疮常伴有发热关节炎抗核抗体阳性、补体下降等。淀粉样变可为特发性或继发性,后者常有慢性感染性疾病、多发性骨髓瘤病史并有肝脾及淋巴结肿大,在肝或肾活检组织中可有淀粉样物质沉积。

3. 原发性心肌病

心肌损害出现较早,多无贫血和严重的肾功能损伤。心功能不全严重时可出现肾功能障碍,心功能改善后肾功能可随之好转,一般无需进行透析治疗。

【治疗】

1. 控制CHF,纠正心律失常

ACEI可以使CHF死亡率降低,是首选的扩血管药物之一。地高辛对部分单纯左心室扩张的收缩功能障碍者是有效利尿药,有助于减轻前负荷;改善心肌功能心律失常,可根据发生类型选择相应的抗心律失常药物治疗。

2. 控制左心室肥厚及心肌纤维化

(1)控制促进左心室肥厚进展的高危因素,主要为高血压和贫血;

(2)控制左心室肥厚,逆转心肌纤维化,常选用 ACEI 和钙离子拮抗药。

3. 透析治疗

透析可直接清除血液中对心肌有毒性的物质,如尿素肌酐、胍琥珀酸等,同时纠正水电解质紊乱及酸碱平衡失调,减轻钠水潴留,降低过高血压,纠正血流动力学异常,降低心肌前后负荷,改善心肌功能。因此从心肌损害的角度考虑,尿毒症患者一旦出现心功能不全应尽早透析。

4. 纠正钙磷代谢紊乱,降低血 PTH

限制饮食中磷含量,口服磷酸盐结合剂及透析治疗等,均可降低血磷,升高血钙,并使 PTH 分泌下降,维生素 D 可增加肠道钙的吸收,升高血钙,抑制继发性甲状旁腺功能亢进,从而减少钙在心肌和血管内的沉积,防治心血管钙化和心肌纤维化,减轻甚至消除 PTH 对心肌收缩力的抑制作用。

5. 纠正贫血与低蛋白血症

纠正贫血可明显改善患者心功能。贫血的原因主要为 EPO 减少,故治疗首选人类重组红细胞生成素(rHuEPO)维持血红蛋白在 100～120g/L。血清铁蛋白小于 50g/L 时应补充铁剂,并适当补充各种维生素、微量元素和叶酸等。给予优质低蛋白饮食及应用必需氨基酸,纠正低蛋白血症。

6. 肾脏移植

可终止尿毒症心肌病的起始因素,从而使心功能恢复正常,并逆转心脏的形态结构,当透析后心功能无明显改善时应考虑肾脏移植。

(六)尿毒症性心包炎

【概述】

尿毒症症状严重时发生的心包炎,称为尿毒症性心包炎。尿毒症性心包炎是死亡的先兆,慢性肾衰患者的发生率在 40%～50%。从心包炎出现到死亡,平均存活 10 天。心包炎的发生机理可能是代谢产物刺激心包膜引起的。心包炎可发展为包填塞,患者的临床症状为胸憋气短,30%～60%有胸痛,多数伴有低热。重要体征为血压和脉压下降,可听到广泛粗糙的心包摩擦音,当心包积液较多时心音遥远。还可做胸部 X 线照片与超声协助诊断。患者常有持续性心前区疼痛,卧位及深呼吸时加剧,往往由于听到心包摩擦音而得到诊断。

【诊断】

(1)尿毒症患者在心前区如听到心包摩擦音,则尿毒症心包炎诊断可确定。

(2)实验室检查:化验检查可有尿毒症病人相关的贫血、水、电解质紊乱、酸碱平衡失调的表现。

(3)其他辅助检查

①超声心动图可显示心包积液。

②诊断性心包穿刺和治疗性穿刺抽液,可见心包积液一般为无菌的浆液纤维蛋白性或血性渗液。在"透析相关的心包炎"中心包渗液常为浆液血性。

【鉴别诊断】

诊断本病需除外心包的其他炎症,如化脓性、结核性心包炎等。同时除外和确定有否尿毒症性心肌炎。

1. 化脓性心炎

化脓性心炎由胸内感染直接蔓延、膈下

或肝脓肿穿破或心包穿透性损伤感染而来；少数也可由血行细菌（败血症）播散所致；初起时为纤维蛋白性，然后转为脓型。临床上有发热、白细胞增多及毒血症表现，同时可有呼吸困难、颈静脉怒张或心脏压塞。心包穿刺为脓性分泌物。

2. 结核性心包炎

结核性心包炎常见症状为发热、胸痛、咳嗽和呼吸困难。心包填塞或缩窄性心包炎则可出现外周静脉搏血循环压力增高表现，如下肢水肿、腹水等。体征为心浊音界增大，心音遥远，心包摩擦音，心动过速等。部分病人临床表现并不典型，起病隐匿，无结核中毒症状。心包积液中结核菌检查和培养阳性，OT实验为阳性或强阳性，心包积液结核杆菌PCR检查阳性。

3. 尿毒症性心肌炎

尿毒症心肌炎主要表现为充血性心力衰竭、心律失常、感染性心内膜炎、心包炎、体循环栓塞等。X线检查可见心影增大，典型者如球形；ECG可见左心室高电压、左室肥厚、ST-T变化各类心律失常；HCG可见左室、左房内径增大、A波增高，A/E比值降低。室间隔厚度增加或活动异常。心瓣膜与乳头肌可以正常或异常，也可伴心包积液；血流动力学检查可见心排量增加，血管内容量增加。全身血管阻力增加、左室舒张末期压增高、心搏排血量和左室喷血分数偏低。

【治疗】

血液透析是有效的治疗措施，应尽早进行。尽量减少肝素用量，避免出血致心脏压塞，必要时行无肝素透析或作体外肝素化法。积液量大者可行心包穿刺或心导管心包腔内引流术，放液后心包腔内注入甲泼尼龙（甲基强的松龙）60～100mg可助炎症吸收。若心脏压塞持续存在或反复出现心包积液，上述治疗无效或已发展至心包缩窄可行心包切除术。

有明显心包填塞的病人需要紧急治疗，包括心包穿刺或手术制造一个"心包窗"，尿毒症性心包炎可通过每日基础量的透析治疗直到有明显的缓解。肝素的使用保持最小量以减少出血流入心包腔的危险。透析性心包炎有相似的治疗，不用肝素的每日透析和仔细检查透析过程的各个方面寻找导致透析不足的问题，如有液体超负荷的证据应减少容量。改善通常出现在1～2周内，如果没有透析不足的证据其他原因也被排除。病毒性病因可被假定，透析日程不必变动。持续胸痛可给予非类固醇抗炎药治疗，尽管这些药物可增加心包出血的危险，应谨慎使用。缓慢发展心包填塞的病人或持续、大量心包积液的病人，除了每日透析，可以给予单一的心包穿刺或者持续导管心包腔内灌注不可吸收性的类固醇数天。很少病人需要实行心包窗或心包切除术。

第三章

原发性肾小球疾病并发症

第一节 急性感染后肾小球肾炎并发症

一、急性感染后肾小球肾炎

【概述】

急性感染后肾小球肾炎(Acute Postinfectious Glomerulonephritis),简称急性肾小球肾炎或急性肾炎(Acute Glomerulonephritis),是一种常见的肾脏病。急性起病,以血尿、蛋白尿、高血压、水肿、少尿及肾小球滤过率一过性降低为主要表现的原发性肾小球疾病,好发于少年儿童,有自愈倾向,多数患者仅需对症治疗,预后好。这是一组临床综合征,又称之为急性肾炎综合征(Acute Nephritic Syndrome)。

本病主要由 B 溶血性链球菌 A 族中的 12、49 型等致肾炎菌株感染引起,其他细菌、病毒、支原体及寄生虫等感染后亦可致病。

目前认为本病是感染后抗原抗体免疫复合物引起的肾小球免疫炎症反应,由循环免疫复合物和(或)原位复合物形成。急性肾炎时蛋白尿的发生是由于沉积于肾小球上的免疫复合物引起肾小球滤过膜结构屏障/电荷屏障发生改变,使血浆中的蛋白质逸出至尿中所致,血尿的发生是由于肾小球毛细血管基底膜因炎症而受到破坏,致血液中的红细胞漏出所致。由于急性肾炎时主要是肾小球受累,故有肾小球滤过率下降,而肾小管重吸收功能相对正常,即存在管-球失衡,引起尿量减少,少尿、水肿、高血压甚至氮质血症等变化。本节所讲的是指最常见的急性链球菌感染后肾炎。

【诊断】

1. 临床表现

本病好发于儿童及青少年,也偶见于老

年人,男性发病率高于女性,约为(2~3):1。在链球菌感染后常有1~3周的潜伏期。起病急,临床表现的严重程度波动很大,轻者可仅有尿检及血补体异常,作肾活组织检查时被发现有典型的急性肾小球肾炎表现,有人称之为"亚临床型急性肾小球肾炎"。约有3%~5%的病例病情甚重,重者不仅有急性肾炎综合征的表现,而且常并发急性心衰、急性肾衰和高血压脑病等,此型肾小球肾炎如以急性血管炎症及细胞浸润为主者,多数仍能康复。

(1)潜伏期:大部分病人有前驱感染史(咽部或皮肤),轻者可无感染的临床表现,仅抗链球菌溶血素"O"滴度上升。肾炎的严重程度并不取决于前驱感染的严重程度。

链球菌感染与急性肾炎发病之间的潜伏期,通常为1~2周,平均为10天,少数病人可短于1周,也有的长达3~4周。一般认为咽部链球菌感染后急性肾炎的潜伏期较皮肤感染后为短。等开始出现肾炎临床症状时,原发感染灶的临床表现大部分已消失。在链球菌感染过程中亦可有一过性轻度蛋白尿及镜下血尿。这是一般发热性疾病时的尿改变,或与细菌的红斑毒素作用于肾小球基底膜有关。但这些病人常常发生急性肾炎,所以亦可能是肾炎的初起表现。

(2)症状

①水肿:发生率在70%~90%左右,轻重不等,常在清晨起床时眼睑水肿,此与平卧位置及该处组织松弛有关。下肢及阴囊部也较显著,严重时尚可有浆膜腔积液,以胸膜腔较多。引起水肿的原因主要由于肾小球毛细血管病变以及血管外的压迫,使肾血流量减少,发生滤过障碍,加之肾小管功能相对正常,以致液体重吸收相对增多。此外,少尿时摄入过量钠盐及水分使水肿加剧。钠和水的潴留使细胞外和血管内容量扩张,部分病例的水肿与心力衰竭有关。一般水肿持续约1~2周即开始消退,重者历时较长,可达3~4周。目前由于注意对病人限盐、利尿,故水肿程度一般较轻。如水肿持续发展,常提示预后不佳。

②少尿或无尿:尿量在水肿时减少,一日尿量常在400~700ml上下,持续1~2周后逐渐增加,少尿时尿比重稍增高。少数病例(<5%)尿量明显减少,少于300ml,以至无尿,为严重表现。

③全身表现:患者常有疲乏、厌食、恶心、呕吐(与氮质血症不完全成比例)、嗜睡、头晕、视力模糊(与高血压程度及脑缺血、脑水肿有关)及腰部钝痛(因肾实质肿大,撑胀肾被膜,牵扯感觉神经末梢所致)。偶有个例与风湿热并存。

(3)体征

①高血压:发生率在70%~90%左右,程度不一,一般为轻度或中度,成人多在$150\sim180/90\sim100$ mmHg上下,经常有波动,可能与血管痉挛程度有关;少数较严重,可发展为高血压危象。高血压与水肿持续时间不完全一致,多数在2周左右趋于正常,小儿较成人为速;有时高血压可持续很久,是转变为慢性的先兆。引起急性肾小球肾炎高血压的原因,以往设想是由于肾小球肾炎时肾缺血,可导致肾素分泌过多而形成肾炎高血压,但测定急性肾小球肾炎患者血中肾素浓度,则多正常或偏低。因此,人们逐渐认为,肾小球滤过率降低而造成钠、水潴留,血容量增加及血管痉挛,可能为引起高血压的主要原因。

②眼底检查:大多数病人眼底正常,少数可出现小动脉痉挛及轻度视乳头水肿,与血压升高有密切关系。若有出血、渗出等表现,则很可能为慢性肾小球肾炎急性发作。

(4)实验室检查

①血尿:几乎每例都有,但轻重不等,严

重时为全血尿,大多呈浑浊咖啡色,很可能是由于红细胞穿过受损的肾小球和(或)肾小管周围的毛细血管壁移行至肾单位而引起。肉眼血尿持续时间不长,大多数天后转为镜下血尿,此后可持续很久,但一般在6个月以内消失,也有持续2年才完全恢复。

②蛋白尿:阳性率达95%以上,常为轻、中等度蛋白尿,大量者较少见。蛋白尿或为毛细血管壁阴离子层丢失的结果即电荷选择性缺如,或为肾小球毛细血管的孔径增大,而使血浆中大分子蛋白经肾小球滤过膜漏出。一般病后2～3周尿蛋白转为少量或微量,2～3个月多消失,成人患者消失较慢。持续性蛋白尿是转为慢性趋向的表现。

③尿沉渣:早期除有多量红细胞外,白细胞也常增加,上皮细胞及各种管型也常见。管型中以透明管型及颗粒管型最多见,红细胞管型的出现表示病情的活动性。

④尿中纤维蛋白降解产物(FDP)和C_3含量常增高,尤其在利尿期。

⑤肾功能:表现不一,大多数病人有程度不等的肾功能不全,以肾小球滤过率的改变最为明显,内生肌酐清除率及菊粉清除率均降低,而肾血流量大多正常,肾小管功能也有改变。或许是由于肾小球毛细血管被炎性细胞浸润,使滤过面积减少,或许是由于能够可逆性收缩系膜细胞的局部血管活性物质增加,如血管紧张素Ⅱ、白三烯增加,使有效滤过面积减少,从而导致肾小球毛细血管的灌注减少。

⑥血液检查:红细胞计数轻度降低,可能与水滞留后血液稀释有关。白细胞在发病初期可增多,嗜酸粒细胞百分比也可增高,红细胞沉降率增快。在大部分病例中血液尿素氮浓度正常,少数可偏高,而肌酐一般正常,在尿闭时两者均上升。血浆总蛋白量及胆固醇测定多数正常,电泳可发现白蛋白含量略见降低。70%～90%患者血清抗"O"抗体效价升高,但正常者并不能排除链球菌感染引起的可能性。其他抗体包括抗脱氧核糖核酸分解酶抗体、抗链激酶抗体、抗透明质酸酶抗体和DPN酶抗体均可升高。在本病早期,血清总补体浓度(CH_{50})及C_3均可明显降低,以后随病情好转而恢复。另外可有一过性冷球蛋白血症,循环免疫复合物阳性。C-反应蛋白和类风湿因子多正常或阴性。

2. 诊断要点

(1)临床疑诊

①病史:发病前有前驱感染,呼吸道感染前驱期为1～2周,皮肤感染前驱期为2～3周。

②临床表现:有急性肾炎综合征的临床表现如少尿、血尿、水肿、蛋白尿、高血压等。水肿表现为下行性,病初晨起时双眼睑水肿,渐及下肢或遍及全身,多数为非凹陷性,重者可有少量胸腔积液或腹水,肿时尿少;血尿为必须条件,表现为肉眼血尿或镜下血尿,伴或不伴蛋白尿;部分出现头晕头痛等轻、中度高血压表现。

③严重表现:在起病1～2周内,特别是小儿肾炎的重症病例可有循环充血、高血压脑病和急性肾功能不全等严重表现。

④实验室检查:尿常规可见蛋白、红细胞或少许白细胞。或有血沉增快、补体C_3降低、抗链球菌溶血素O(ASO)增高等。其中连续进行的血清补体水平测定具有较好临床意义,多数患者2个月内补体水平可以恢复正常。

(2)确诊手段

①链球菌感染后1～3周,出现血尿、蛋白尿、水肿、高血压,甚至氮质血症等急性肾炎综合征。

②血补体C_3呈急性期下降,4～8周后恢复典型改变。

③4~8周后病情全面好转。

具备以上三条即可临床确诊。

【鉴别诊断】

本症应注意与表现为急性肾炎综合征的全身性疾病进行鉴别,如亚急性及急性细菌性心内膜炎、系统性红斑狼疮、过敏性紫癜、急性病毒感染后肾炎、系统性小血管炎、分流性肾炎、特发性冷球蛋白血症;IgA肾病及膜增殖性肾炎等。除考虑全身受累的表现及其他临床症状以外,连续进行的血清补体水平测定具有较好临床鉴别诊断的意义,虽然大多数急性链球菌感染后肾小球肾炎、膜增殖性肾炎、弥漫增殖型狼疮性肾炎、亚急性细菌性心内膜炎、分流性肾炎及特发性冷球蛋白血症患者均有血清补体水平降低,但96%的急性链球菌感染后肾小球肾炎患者在2个月内补体水平可以恢复正常,持续低补体水平则应考虑膜增殖性肾炎、狼疮性肾炎或特发性冷球蛋白血症等疾病。一些非典型病例或病情于2个月不见缓解者,需做肾活检排除下列疾病。

1. 急进性肾炎

病初与本病很相似,但患者病情进展迅速,肾功能进行性恶化。50%以上肾小球有新月体形成且占据大部分囊腔。

2. 系膜毛细血管性肾炎

与急性肾小球肾炎起病、临床表现均很相似。但病程不一样,其病变持续进展且无自愈倾向,约50%~70%病例血清补体C_3持续降低。

3. 系膜增生性肾炎

有一小部分此类患者也可呈急性肾炎综合征的表现,但它具有潜伏期短、易复发、血补体正常,部分IgA肾病患者血IgA升高等特点,且病情无自愈倾向可与急性链球菌感染后肾小球肾炎相鉴别。

4. 狼疮性肾炎

病变累及多个器官或系统,ANA、抗ds-DNA抗体阳性,肾活检有其病理特点。

5. 过敏性紫癜性肾炎

肾损害常有皮肤紫癜、关节疼痛及胃肠道疼痛不适等肾外表现,肾活检表现为以IgA沉着为主的系膜增殖性病理改变。

6. 慢性肾炎急性发作

可与急性肾炎相混淆,前者可有肾脏病史,多在感染后2日内发病,有慢性肾炎迹象,如贫血较重,持续高血压,肾小球、肾小管功能损害及肾影缩小。

7. 急性肾盂肾炎

急性肾炎可有排尿不适、腰痛及尿白细胞增多,需与急性肾盂肾炎相鉴别,后者多有全身及局部感染表现且尿细菌培养阳性,经抗感染治疗有效可鉴别。

【治疗】

本病有自愈倾向,因此以对症治疗为主,其中重点是防治水钠潴留,控制升高的血容量,以减轻水肿及高血压。对重症病人还要积极防治并发症,以减少病死率。

1. 一般治疗

应根据以下原则掌握病人的休息及饮食。

(1)休息:疾病初期应卧床休息,至肉眼血尿消失、水肿消失、血压恢复正常,一般约2~3周,然后逐步增加活动,长期卧床无必要,并不改善长期预后。

(2)饮食:有水肿及高血压时,应予低盐(<3g/d)饮食。出现少尿又未作透析的病人,应控制水的摄入量(按尿量加不显性失水减内生水计算),并限制钾入量。无氮质血症的患者不必限蛋白质入量,仍为$1g/(kg \cdot d)$;有氮质血症患者应限制蛋白质入量至$0.6g/(kg \cdot d)$,并选用优质蛋白(富含必需

氨基酸的动物蛋白,尤其是蛋和奶),可减轻氮质血症,而又保证所需营养。若病人已开始透析,则不再限制蛋白质入量,反而应补足透析丢失量。

2. 控制感染灶

对尚留存在体内的前驱感染如咽峡炎、扁桃体炎、脓皮病、鼻窦炎、中耳炎等应积极治疗。由于前驱感染病灶有时隐蔽,不易发现,故即使找不到明确感染病灶的急性肾小球肾炎,一般也主张用青霉素(过敏者用林可霉素或红霉素)常规治疗10~14天,使抗原不再继续侵入机体,以防止肾小球肾炎反复或迁延发展。在选用抗生素时,应避免肾毒性药物。对于急性肾炎迁延3个月至半年以上,或病情常有反复而且扁桃体病灶明显者,可以考虑作扁桃体切除术。

3. 对症治疗

包括利尿消肿、控制高血压及矫正高钾血症等治疗。

(1)利尿消肿:急性肾炎时主要病理生理变化为水钠潴留、细胞外液量扩大,因而导致临床上水肿、高血压、循环负荷过重乃至心功能不全等,故利尿剂的应用不仅能达到利尿消肿作用,而且有助于防治并发症。水肿明显时应予利尿剂。可首先试用噻嗪类利尿药,如双氢克尿塞25~50mg,每日3次口服。若无效则换袢利尿剂,如呋塞米20~50mg,每日3次口服,或40~120mg静脉注射;或丁尿胺0.5~1mg,每日3次口服,或1~5mg静脉注射;或托拉塞米100mg静脉滴注。袢利尿剂为强效利尿药,常能获较好利尿效果。如果利尿效果不佳,还可以在短时间内用更大量,但此时有可能引起一过性耳聋及眩晕,应予注意。噻嗪类利尿剂及袢利尿剂均增加尿钾排泄,有利于控制高钾血症,但血钾正常者,显著利尿后,却又需预防低血钾。渗透性利尿药(如甘露醇)因能增加血容量,加重心脑并发症应慎用。贮钾利尿药(如氨苯蝶啶及螺内酯)一般不用,以免致成或加重高钾血症。

(2)控制高血压:利尿使水钠潴留减轻后,高血压往往也恢复正常,很少再需要其他降压药。若单纯利尿治疗血压仍控制不满意时,可配合减压药物。血压增高明显,需迅速降压时近年还常用钙通道阻滞剂,如硝苯吡啶,口服或舌下含服,20分钟后血压开始下降,1~2小时作用达高峰,持续6~8小时,或用血管紧张素转移酶抑制剂。发生高血压脑病需紧急降压者可选用静脉用药:硝普钠,对伴肺水肿者尤宜,本药作用迅速,滴注后数10秒钟即见效。但维持时间短。停用后3~5分钟作用消失,须维持静点,小儿可给5~20mg溶于100ml葡萄糖液中,以1mg/(kg·min)速度开始,视血压调整滴数。应注意点滴速度、需新鲜配制、输液瓶应黑纸包裹避光。既往常用的降压药硫酸镁,因已有其他有效药物,并且肾功能不全、少尿时有镁中毒危险,近年已少用。

(3)纠正高钾血症:急性肾炎时由于尿量减少、肾功能减退,故较易出现高钾血症。首先应预防其发生,应限制饮食中钾入量,禁用保钾利尿药及血管紧张素转换酶抑制剂,高钾血症一旦发生,则应采取下列措施积极治疗:

①袢利尿剂静脉注射,以利尿排钾;

②口服离子交换树脂(用铝型、钠型或钙型离子交换树脂,10~20g装于胶囊中或加到100ml山梨醇溶液里饭前服用,每日2次),使钾从肠道随粪便排出;

③高张葡萄糖加胰岛素静脉滴注(25%葡萄糖100或200ml加普通胰岛素6或12单位静滴),使血钾转移至细胞内;

④高渗碳酸氢钠静脉滴注或静注(5%碳酸氢钠200ml静滴,严重高钾血症时可先静

注60ml再静脉滴注),以迅速纠正酸中毒,使钾进入细胞内;

⑤静脉注射钙剂(10%葡萄糖酸钙20ml静注),以拮抗高血钾心肌毒性。

若口服钠型离子交换树脂,或应用上述③、④治疗措施,均会加重机体水钠潴留,增加血容量,此应注意。严重高钾血症的最有效治疗措施是透析(用低钾透析液作血液透析或腹膜透析)。

4. 中医治疗

在我国悠久的医疗实践中,早已观察到急性肾炎的表现,并名之为"风水"。按中医学观点,本病常因外感风寒、风热或寒湿所引起。外邪首先犯肺,故肺失宣降以致三焦水道不利,是急性肾炎的主要病机。治疗上针对表邪、水湿、清热三个环节,其中解表是中医治疗外感病祛邪外出的主要原则。急性期以发汗、利水为主;恢复期以扶正祛邪为法,不可过早补益,应掌握补益不助邪,祛邪不伤正的原则。变证,根据证候分别采用通腑降浊、泻肺逐水、温补心阳、平肝熄风为主。必要时中西医结合抢救治疗。

二、并发症

(一)心力衰竭

【概述】

心力衰竭(Heart Failure)是指在静脉回流正常的情况下,由于原发的心脏损害引起心排血量减少,不能满足组织代谢需要的一种综合征。临床上以肺循环和(或)体循环淤血以及组织血液灌注不足为主要特征,又称充血性心力衰竭,常是各种病因所致心脏病的终末阶段。充血性心力衰竭和心功能不全的概念基本上是一致的,但后者的含义更为广泛,包括已有心排血量减少但尚未出现临床症状的这一阶段。往往由各种疾病引起心肌收缩能力减弱,从而使心脏的血液输出量减少,不足以满足机体的需要,并由此产生一系列症状和体征。心瓣膜疾病、冠状动脉硬化、高血压、内分泌疾患、细菌毒素、急性肺梗塞、肺气肿或其他慢性肺脏疾患等均可引起心脏病而产生心力衰竭的表现。妊娠、劳累、静脉内迅速大量补液等均可加重有病心脏的负担,而诱发心力衰竭。

急性肾炎并发心力衰竭多见成年人或老年人(可能原有心脏疾患),但遇见小儿急性肾炎的首发症状即为急性左心衰竭。其原因与急性肾小球滤过率降低及内分泌因素引起水钠潴留,血容量增加,出现循环充血状态有关。高血压增加心脏负荷及急性肾炎时存在弥漫性血管炎(冠状动脉痉挛、炎症和渗出)而引起的心肌损害也是导致心力衰竭的原因。急性肾炎合并心力衰竭时有肺淤血、肝淤血的典型表现,病人可出现咳嗽气急,卧位加重,甚则咳粉红色泡沫痰等临床表现,听诊时两肺可闻及对称性湿啰音,心率加快,出现舒张期奔马律,心尖区有Ⅱ~Ⅲ级收缩期杂音,X线胸片约1/3患者可见肺门阴影扩大,肺纹增粗,心影扩大。并可见肝脏肿大,颈静脉怒张,肝颈静脉回流征阳性等。血压常降低。心电图一般无特异性变化,常见低电压、T波倒置,偶见Q-T间期延长及心律失常。

【诊断】

心力衰竭是急性肾小球肾炎中最严重的并发症,病人多有全身浮肿、尿少、水钠潴留,使全身血容量增加,且以血浆容量增加为主,导致高输出量型心力衰竭。心力衰竭以急性左心衰为主,表现在患肾炎数天后突然呼吸困难,端坐呼吸,咯粉红色泡沫痰。检查两肺满布于湿啰音,心前区可听到奔马律和收缩期杂音,心率增快,肝脏肿大,有压痛和皮下水肿等心力衰竭的体征。

1. 临床表现

突发严重呼吸困难,呼吸频率常达每分钟 30～40 次,强迫坐位、面色灰白、发绀、大汗、烦躁,同时频繁咳嗽,咳粉红色泡沫状痰。极重者可因脑缺氧而致神志模糊。发病开始可有一过性血压升高,病情如不缓解,血压可持续下降直至休克。听诊时两肺满布湿性啰音和哮鸣音,心尖部第一心音减弱,频率快,同时有舒张早期第 3 心音而构成奔马律,肺动脉瓣第二心音亢进。胸部 X 线片显示:早期间质水肿时,上肺静脉充盈、肺门血管影模糊、小叶间隔增厚;肺水肿时表现为蝶形肺门;严重肺水肿时,为弥漫满肺的大片阴影。重症患者采用漂浮导管行床边血流动力学监测,肺毛细血管嵌压(PCWP)随病情加重而增高,心脏指数(CI)则相反。

2. 实验室检查

(1) X 线检查:①心影大小及外形为心脏病的病因诊断提供重要的参考资料,根据心脏扩大的程度和动态改变也间接反映心脏功能状态。②肺淤血的有无及其程度直接反映心功能状态。

(2) 超声心动图:①比 X 线更准确地提供各心腔大小变化及心瓣膜结构及功能情况。②估计心脏功能。

(3) 放射性核素检查:放射性核素心血池显影,除有助于判断心室腔大小外,以收缩末期和舒张末期的心室影像的差别计算 EF 值,同时还可通过记录放射活性-时间曲线计算左心室最大充盈速率以反映心脏舒张功能。

(4) 心-肺吸氧运动试验:在运动状态下测定患者对运动的耐受量,更能说明心脏的功能状态。本试验仅适用于慢性稳定性心衰患者。

(5) 有创性血流动力学检查:对心功能不全患者目前多采用漂浮导管在床边进行,经静脉插管直至肺小动脉,测定各部位的压力及血液含氧量,计算心脏指数(CI)及肺小动脉楔压(PCWP),直接反映左心功能,正常时 $CI > 2.5 L/(min \cdot m^2)$;PCWP 12mmHg。

3. 诊断基础

(1) 左心衰竭:早期肺静脉充血阶段 X 线检查显示肺上叶静脉扩张。间质性肺水肿阶段则显示肺血管影增多增粗、模糊不清和肺叶间淋巴管扩张,而出现特征性的 Kerley B 线。到肺泡性肺水肿阶段,两肺显示云雾状阴影,肺门呈蝶影。此外,尚可能显示有胸腔积液和(或)胸膜增厚。

(2) 右心衰竭:X 线检查示右心房和右心室增大,上腔静脉增宽而肺野清晰。继发于左心衰竭者则全心增大伴肺纹理增加。静脉压测定示有明显增高(正常不超过 1.37kPa),压迫肝脏后则增高更显著。

【鉴别诊断】

1. 风湿热和风湿性心肌炎

风湿热和风湿性心肌炎是学龄儿童心力衰竭的首要病因,常在冬春季节发病。心力衰竭多见于重症心肌炎患儿,急性期以左心衰竭或全心衰竭多见,主要表现有:①发病前 2～3 周常有急性扁桃体炎或咽炎发作史;②有发热贫血等全身症状;③心悸、气急、心前区不适、心动过速(与体温不相称×心脏增大、收缩期杂音、舒张期奔马律心前区刺痛与心包摩擦音等心包炎的征象;④有急性关节炎、关节酸痛、环形红斑结节性红斑。皮下小结等心脏外表现;⑤心电图 P 五间期延长;⑥红细胞沉降率增快、抗链"O"滴定度升高 C-反应蛋白阳性有辅助诊断意义。病毒性心肌炎常在婴儿中引起心力衰竭,与风湿性心脏炎鉴别困难,如杂音明显提示心瓣受累,则支持风湿性心肌炎的诊断。

2. 风湿性心脏瓣膜病

风湿性心脏瓣膜病是青年和成年人心力衰竭最常见的病因,亦可见于学龄期儿童。常由上呼吸道感染、风湿活动劳累、心房颤动、妊娠分娩或贫血而诱发心力衰竭。早期心力衰竭多表现为肺淤血或左心衰竭,严重时可发生肺水肿,晚期通常为慢性全心衰竭。风湿性心瓣病表现为二尖瓣狭窄,或二尖瓣双病变(狭窄合并关闭不全),或双瓣膜病变(二尖瓣与主动脉瓣狭窄和(或)关闭不全)。可根据杂音特点等作出心瓣受损的诊断,但在心力衰竭时,二尖瓣狭窄或主动脉瓣关闭不全的舒张期杂音可被肺淤血的呼吸音或肺部啰音所覆盖,引动房颤动或心室率加速影响心室肌充盈,也可使杂音减轻或消失给诊断带来困难,直至心力衰竭控制后杂音才易于听清。扩张型心肌病和贫血性心脏病亦可因心腔扩大形成二尖瓣相对性关闭不全可在心尖区出现2/6~3/6级收缩期杂音或伴有舒张期杂音,与器质性二尖瓣关闭不全的鉴别是在心力衰竭或贫血控制后减轻或消失。超声心动图对诊断有无器质性二尖瓣狭窄主动脉瓣狭窄有独特价值。

3. 高血压性心脏病

心力衰竭多见于原发性高血压、肾性高血压和妊娠毒血症患者,早期多表现为左心衰竭。劳力后有心悸气急、端坐呼吸。重者在夜间出现心源性哮喘,呼吸带有哮鸣音,伴咳嗽、极度呼吸困难也可迅速发展为急性肺水肿或血压突然下降,出现休克。原发性高血压并发心力衰竭多见于中年以上患者,男性稍多,常有5~10年高血压史,血压高达21/13kPa(160/100mmHg),X线与心电图显示明显的左心室肥厚与劳损等改变,超声心动图显示左室内径增大、主动脉增宽、主动脉壁较僵硬,并有室间隔与左室壁厚度增加

妊娠中毒症引起动力衰竭,是突然在妊娠晚期、分娩期或产后10天之内或产后更长时间内出现心力衰竭。一般都有不同程度的高血压蛋白尿和水肿等妊娠中毒症的基本病征。发病急骤,以左心衰竭为主,常在卧床休息或睡眠中突然发作。X线检查心影增大,心电图有ST-T改变,与原发性高血压和慢性肾炎心力衰竭的鉴别是本病无既往史,且在产后心力衰竭控制半年后心脏形态可恢复正常。

4. 慢性肺源性心脏病

慢性肺源性心脏病是中老年人心力衰竭最常见的病因之一,多见于40岁以上。诊断主要依据:①长期肺或胸部表现,如慢性支气管炎与肺气肿的症状与体征;②明显的体循环淤血症状群;③呼吸困难和发绀较其他病因所致的心力衰竭显著,心力衰竭控制后发绀明显减轻或消失;④实验室检查氧分压降低二氧化碳分压升高、血压降低等改变。

5. 贫血性心脏病

严重贫血患者可产生心脏扩大和心力衰竭,常表现为渐进性动力衰竭。其临床表现有:①严重贫血血红蛋白多少于30g/L;②心脏极度扩大,心底与心尖出现吹风样收缩期杂音,有些可因通过二尖瓣血流量增多而在心尖部出现舒张期流量杂音或奔马律,也可因主动脉瓣环扩张而产生主动脉瓣舒张期杂音,上述情况酷似风湿性心瓣病;③常有心动过速、心搏增强、周围血管扩张、皮肤温暖、水冲脉和脉压增宽等高动力循环表现;④X线显示心脏普遍性扩大和肺淤血。多见于妊娠期妇女及有钩虫病营养不良性贫血等病史。随着贫血的缓解,心力衰竭和心脏体征也随之消失或不明显,这对诊断至关重要。急性白血病、再生障碍性贫血和溶血性贫血贫血程度也很重,也有心脏扩大,却很少发生心力衰竭。

6. 原发性心肌病

原发性心肌病是指病因尚不十分清楚的心肌损害，主要表现为心脏扩大，最后发生心力衰竭，按 Goodwin 分型有扩张肥厚和限制型等三种。肥厚型心肌病除非晚期，一般很少发生心力衰竭，限制型心肌病临床少见。

扩张型心肌病主要见于生活条件较差的地区，男性患病较多，发病多在 20～50 岁之间，国内报道十多年来发现有所增加。本型心肌病病因未明，病毒感染、免疫机制缺陷、易感因素（营养不良、酗酒、高血压、妊娠等）受到注意。其临床特征为心脏增大、心力衰竭和心律失常等弥漫性心肌病变，心力衰竭为渐进型，最后发展为难治性心力衰竭。部分患者可发生各种栓塞并发症。下列改变支持扩张型心肌病的诊断：①心浊音界扩大，心尖搏动相应外移，心音低钝。②心力衰竭多起病缓慢，早期为活动后心悸气急、胸闷疲乏。急性肺水肿与典型夜间阵发性呼吸困难少见。心力衰竭时常出现室性奔马律或同时有房性奔马律，动力衰竭控制后奔马律仍可持续存在。③由于扩大的左室腔内易有附壁血栓，一旦脱落可造成动脉血栓。④X 线检查示心脏常有中、高度扩大，心脏外型呈"普大"或"主动脉"型，心脏搏动呈普遍性减弱，伴有不同程度的肺淤血。⑤心电图检查可显示各种类型心律失常，以束支传导阻滞或心室内传导阻滞最为多见，异常 Q 波室性心律失常、心房颤动等亦可见之。⑥超声心动图检查显示以下特点："一大"（全心腔扩大）；"二薄"（室壁室间隔变薄）；"三弱"（室壁及室间隔运动减弱）；"四小"（瓣膜口开放幅度变小）。以上所见有重要诊断价值。

7. 急性心肌梗死与心肌硬化

急性心肌梗死并发泵衰竭时可并发心源性休克与急性左心衰竭，重者可发生肺水肿。心力衰竭通常在发病最初几天内，或在疼痛休克好转阶段出现，呼吸困难，严重时可发生肺水肿。患者多为中老年男性，常有高血压、高脂血症、糖尿病、肥胖吸烟等易患因素。患者主要表现为胸骨后或心前区持续时间较长而剧烈的疼痛，并向左肩或左上肢内侧放射，或伴有恶心、呕吐、出汗等心率增快，心律失常，心音低钝可出现房性或室性奔马律，少数有心包摩擦音，若并发室间隔穿孔或乳头肌断裂可突然出现响亮的收缩期杂音。如急性心肌梗死面积较大，心肌坏死超过左心室总面积 40%～60% 时可发生心源性休克，血压下降、烦躁不安、面色苍白、皮肤湿冷、大汗、脉细弱、尿量减少等休克表现。心电图示有 ST 段抬高、病理性 Q 波及 T 波倒置或高耸。心电向量示 T 向量和 QRS 向量背离梗死区，ST 向量指向梗死区当左束支传导阻滞时，心肌梗死的心电图改变可被掩盖。实验室检查谷草氨基转移酶（SGOT）肌酸磷酸激酶（CPK）和乳酸脱氢酶（LDH）及同工酶 LDH1 升高，LDH1>1。血和尿肌红蛋白在梗死后 2～4 小时开始升高且恢复较慢。放射性核素扫描或照相均可显示梗死的部位和范围。

心肌硬化系由于长期心肌缺血营养障碍，心肌萎缩；或大片多次小灶性心肌梗死后，瘢痕形成心肌细胞减少，纤维结缔组织增多。主要临床特点为：①心肌收缩力逐渐降低，心脏逐渐扩大，以左室为主，晚期两侧心脏均扩大；②心力衰竭先发生左心衰竭，以后为全心衰竭；③心律失常。本病的诊断主要依据动脉粥样硬化的证据和排除其他器质性心脏病冠状动脉造影具有确诊价值，二维超声心动图及放射性核素心脏检查有助于诊断。

【治疗】

去除心力衰竭的诱因；卧床休息，减轻心

脏负担;限制钠盐摄入,减轻钠水潴留;强心、利尿治疗;应用血管活性药物,降低心脏前后负荷,改善肾脏血流量,改善肾脏功能。

1. 一般治疗

(1)休息:根据病情适当安排病人的生活、活动和休息。轻度心力衰竭病人,可仅限制其体力活动,以保证有充足的睡眠和休息。较严重的心力衰竭者应让患者取坐位,双腿下垂,以减少静脉回流;休息,包括适当的脑力休息。当心功能改善后,应鼓励病人根据个体情况尽早逐渐恢复体力活动。对有兴奋、烦躁不安的病人,可酌情给予镇静剂如地西泮、利眠宁等,对老年或重症病人尤其有肺气肿者应慎用。

(2)控制钠盐摄入:减少钠盐的摄入,可减少体内水潴留,减轻心脏的前负荷,是治疗心力衰竭的重要措施。在中、重度心力衰竭病人应限制钠盐在0.5～1.0g,相当食盐1～2.5g,心力衰竭控制后可给予低盐饮食,钠盐摄入量限制在2～3g(相当食盐5～7g),在大量利尿的病人,可不必严格限制食盐。

(3)吸氧:立即高流量鼻管给氧,对病情特别严重者应采用面罩呼吸机持续加压((2PAP)或双水平气道正压(Bipap)给氧,使肺泡内压增加,一方面可以使气体交换加强,另一方面可以对抗组织液向肺泡内渗透。

2. 对症治疗

一般患者的治疗都遵循在病因治疗的基础上,进行强心、利尿及扩血管三条基本原则。

(1)利尿剂的应用:可使体内潴留过多的液体排出,减轻全身各组织和器官的水肿,使过多的血容量减少,减轻心脏的前负荷。肾炎患者对利尿剂反应不佳,用药后尿量增加不显著。氢氯噻嗪和呋塞米联合应用,可以产生良好的利尿作用,但是容易诱发低钾血症。常用利尿剂有以下几种:

①噻嗪类:双氢克尿噻25～50mg,口服,一日3次。

②袢利尿剂:作用快而强,静脉注射可在5～10分钟内产生利尿作用,1小时达高峰,适用于急性左心衰竭或顽固性心力衰竭。呋塞米20～40mg,口服,每日2～3次,肌内或静脉注射,每日1～2次;利尿酸钠25～50mg,静脉注射,每日1次。

③保钾利尿剂:螺内酯20～40mg,口服,每日3～4次。

④碳酸酐酶抑制剂,醋氮酰胺0.25～0.5g,口服,每日1次。

使用利尿剂时注意事项:①利尿剂的选择应根据病情而定,轻度心力衰竭可选用噻嗪类利尿剂,同时补钾,中度心力衰竭可首选噻嗪类加潴钾利尿剂,如无效再选用袢利尿剂。重度心力衰竭则应首选袢利尿剂加潴钾利尿剂,疗效不满意者可加肾上腺皮质激素。②联合用药及间歇使用。联合用药可发挥最大的利尿效果,减少副作用。间歇用药使机体有时间恢复电解质的平衡,可提高疗效。③及时处理电解质紊乱如低钠血症,低钾血症等。④应注意有无其他药物的相互作用,如应用吲哚美辛,可能通过抑制前列腺素的合成而拮抗呋塞米的作用。

(2)血管扩张剂的应用:血管扩张剂治疗心力衰竭的基本原理是通过减轻前或(和)后负荷来改善心脏功能。心力衰竭时,由于心排血量减少,反射性交感-肾上腺系统兴奋,导致外周血管收缩,左室射血阻抗增加,后负荷加重。应用小动脉扩张剂如肼苯哒嗪等,可以降低动脉压力,减少左心室射血阻抗,因而心搏出量和心排出量增加。应用容量血管扩张剂如硝酸甘油、二硝酸异山梨醇等,可直接扩张容量血管,使静脉系统容量增大,减低静脉张力,使回到右心血减少,从而降低心室舒张末压,减轻心脏前负荷,心室收缩时室壁张力下降,心肌耗氧量减少,有利于心功能改善。

常用的血管扩张剂种类繁多,根据其主要作用机制可分为:①静脉扩张剂,如硝酸甘油和硝酸盐类等;②小动脉扩张剂,如肼苯哒嗪、敏乐啶等;③小动脉和静脉扩张剂,如硝普钠、酚妥拉明、哌唑嗪、巯甲丙脯酸等。静脉扩张剂可减轻后负荷。

应用血管扩张剂时,应密切观察血压、脉搏的变化。血液动力学监测对指导心力衰竭的治疗、血管扩张剂的选用有重要的价值,可酌情放置漂浮导管,进行血流动力学监测,根据病人前后负荷情况确定治疗方案。同时还应注意药物的副作用。

(3)加强心肌收缩力:洋地黄类强心甙主要能直接加强心肌收缩力,增加心脏每搏血量,从而使心脏收缩末期残余血量减少,舒张末期压力下降,有利于缓解各器官淤血,尿量增加,心率减慢。

适应证:①除洋地黄中毒所诱发的心力衰竭外,其他原因所引起的心力衰竭均可用;②快速性室上性心律失常,如快速心率的心房颤动及扑动,阵发性室上性心动过速等。

禁忌证:①有洋地黄中毒的心力衰竭;②预激综合征伴有心房颤动或扑动者;③梗阻型心肌病,洋地黄可加重左室流出道梗阻,故不宜使用,但在伴发心力衰竭时仍可应用;④房室传导阻滞,仅在伴有心力衰竭时可小心使用,完全性房室传导阻滞伴心力衰竭时,应在放置心室起搏器后,再用洋地黄;⑤窦性心动过缓心室率在每分钟50次以下者,心房颤动或心房扑动伴有完全性房室传导阻滞或心室率低于每分钟60次者。

常用制剂:临床上常用的洋地黄制剂,按其作用的快慢可分为:①快速作用制剂,如毒毛旋花子甙K、毛花甙丙、地高辛等;②缓慢作用制剂有洋地黄叶、洋地黄毒甙等。

3. 避免使用肾毒性药物

对于伴有感染的患者不要将氨基糖苷类抗生素与利尿剂联合使用。

4. 注意调整剂量

注意调整主要经过泌尿系统排泄药物的临床使用剂量。

5. 血液净化治疗

普通血液透析,建立动脉-静脉血路对并发充血性心力衰竭患者的全身血液动力学的影响较大,有时会恶化心血管的不稳定性。对于严重水潴留、显著肾功能衰竭或高钾血症伴少尿的患者可以进行持续性静脉-静脉血液滤过,或在静脉-静脉血路的基础上进行血液透析。

【预防】

为了预防心力衰竭的出现,对肾炎尿少病人应限制水钠摄入量。

(二)高血压脑病

【概述】

高血压脑病(Hypertensive Encephalopathy)是指在高血压病程中因血压急剧持续升高导致的急性脑循环障碍综合征。任何类型高血压只要血压显著升高,均可引起高血压脑病。但临床上多见于既往血压正常而突然发生高血压者,如急性肾小球肾炎、妊娠中毒症等,也好发于急进型或严重缓进型高血压伴明显脑动脉硬化的病人。除血压突然升高外,常伴剧烈头痛与神志改变,有时还出现肢体活动障碍,眼底检查有局限性或弥漫性视网膜小动脉痉挛,但不一定有出血、渗出或水肿,降压治疗后可迅速恢复。

急性肾炎发生高血压脑病以儿童较多见,但近年来有锐减趋势,常见症状为剧烈头痛,频繁呕吐,神志不清,嗜睡,视力下降,严重者可发生阵发性惊厥及昏迷,少数病人出现偏瘫。眼底检查仅有视网膜小动脉痉挛,严重时也可见视网膜出血、渗出,视乳头水肿。临床上若在血压(尤其是舒张压)急剧增高的同时,又出现视力障碍、惊厥、昏迷三项中任何一项者,即应警惕高血压脑病的发生。

【诊断】

1. 临床表现

急骤起病,病情发展非常迅速。肾功能损害者更容易发病。

(1)动脉压升高:原来血压已高者,在起病前,再度增高,舒张压达 16kPa 以上,平均动脉压常在 20.0～26.7kPa 之间。

(2)颅内压增高:由脑水肿引起。患者剧烈头痛,喷射性呕吐,视乳头水肿,视网膜动脉痉挛并有火焰样出血和动脉痉挛以及绒毛状渗出物。

(3)意识障碍:可表现为嗜睡及至昏迷,精神错乱亦有发生。

(4)**癫痫**发作:可为全身性局限性发作,有的出现癫痫连续状态。

(5)阵发性呼吸困难:由于呼吸中枢血管痉挛,局部缺血及酸中毒所引起。

(6)其他脑机能障碍的症状:如失语、偏瘫等。

(7)头痛:常是高血压脑病的早期症状,多数为全头痛或额、枕部疼痛明显,咳嗽、活动用力时头痛明显,伴有恶心、呕吐。当血压下降后头痛可得以缓解。

(8)脑水肿症状:大多数病人具有头痛、抽搐和意识障碍三大特征,谓之为高血压脑病三联征。

2. 实验室检查

脑脊液检查时压力增高(诊断已明确时禁作),偶可正常。细胞数正常;极少数患者有少量红细胞蛋白轻微增高。

3. 影像学检查

头颅的影像学检查对诊断具有重要意义。

(1)脑部 CT:出现局限或广泛的低密度灶脑水肿表现,主要累及皮质下白质,偶尔累及皮质。Schwartz 等发现,在高血压并发的高血压脑病,脑水肿常为双侧性,主要位于枕叶,也有位于顶叶、后额叶、小脑胼胝体的带状结构等处。颈动脉内膜剥离术后的高血压脑病,脑水肿位于手术同侧的大脑前、中动脉供血区域。高血压脑病缓解后,CT 异常所见消失。

(2)脑部 MRI:与 CT 改变相似,MRI 上 T_1 下降、T_2 上升。

(3)SPECT:在 CT 或 MRI 显示异常的部位可见血流灌注增加。

4. 眼底检查

视网膜动脉呈弥漫性或局限性强烈的痉挛、硬化或有出血、渗出和视盘水肿。

5. 脑电图

出现局限性异常或双侧同步锐性慢波,有时表现为节律性差。

【鉴别诊断】

1. 高血压脑病与高血压危象

高血压脑病与高血压危象都是高血压的特殊临床表现,共同特点均表现血压急剧升高,但发病机制及临床表现不同。

2. 出血性卒中

脑出血或蛛网膜下腔出血(SAH)均可出现脑水肿及颅内压增高症状,如高血压剧烈头痛、呕吐、癫痫发作,甚至昏迷等。高血压脑病以舒张压升高为主,神经功能缺失症状体征为一过性,脑出血神经功能缺失体征固定并可加重,SAH 可见脑膜刺激征,CT 检查有肯定的鉴别价值,高血压脑病显示弥漫性脑水肿,脑卒中可见高密度或低密度病灶证据。

3. 尿毒症性脑病

尿毒症合并高血压并出现脑部症状时，须鉴别为高血压脑病或尿毒症脑病引起。高血压脑病常伴癫痫发作和黑蒙，降压后症状迅速好转；尿毒症肾功能障碍严重，常伴扑翼样震颤或肌阵挛，血尿素氮或肌酐增高，透析治疗后症状可缓解；尿毒症患者很少发生癫痫样发作和黑蒙，有助于鉴别。

4. 高血压性心脏病

引起的肺水肿需与高血压脑病鉴别，前者有明显肺水肿症状体征，纠正肺水肿后血压下降，可资鉴别。

5. 颅内占位性病变

虽有严重头痛，但为缓慢出现，非突然发生，其他颅内压增高症状和局灶性神经体征亦是进行性加重。血压虽可升高，但不及高血压脑病的显著增高。

6. 颅内肿瘤

可通过脑超声波、脑血管造影或 CT 等检查加以确诊。

【治疗】

本病及时处理预后良好，处理不当可导致死亡。因此应力争早期确诊，卧床休息，尽快降血压、降低颅内压及减轻脑水肿，控制癫痫发作，预防心力衰竭等。

1. 迅速降低血压

高血压脑病发作时应在数分钟至1小时内使舒张压迅速降至110mmHg（高血压患者）或80mmHg以下（血压正常者），恢复脑血管自动调节机制，但降压不要过快、过低，以防发生脑血流灌注不足诱发脑梗死；老年人个体差异大，血压易波动，用药应从小量开始，逐渐加量，以免血压降得过快、过低引起心肌梗死等不良后果。

（1）硝普钠 30～100mg 加入 5％葡萄糖液 500ml 中，缓慢静滴，以血压调节滴速，注意避光。

（2）25％硫酸镁 10ml，深部肌注或用 5％葡萄糖 20ml 稀释后缓慢静注。

（3）利血平 1～2mg 肌注，1～2次/d，本药起效慢而平稳，适于快速降压后，维持血压应用。

（4）酚妥拉明 5～10mg，肌注或静注，亦可稀释后静滴。

2. 降低颅内压，消除脑水肿

用 20％甘露醇 250ml 快速静脉滴注，每6～8小时 1次，心肾功能不全者慎用；可与呋塞米 40mg 静脉注射。10％人血白蛋白 50ml 静脉滴注，或地塞米松 10～20mg 静脉滴注合用。

3. 控制癫痫

癫痫频繁发作或癫痫持续状态首选地西泮 10～20mg 缓慢静脉注射，若不能控制可用地西泮 40～50mg 加于 10％葡萄糖溶液 500ml 中静脉滴注，应注意呼吸情况。也可用苯妥英钠与地西泮合用作为维持用药或用于出现呼吸抑制者，首剂 500mg 加入 5％葡萄糖 500ml 中静脉滴注；300～500mg/d 维持疗效。随后成人可用苯巴比妥 0.2g 肌内注射，与 10％水合氯醛 30ml 灌肠，6 小时交替使用；控制发作 1～2 天后改用苯妥英钠或卡马西平口服维持 2～3 个月以防复发。

4. 病因治疗

症状控制后，肾功能衰竭者可行透析治疗。

【预防】

（1）严格控制血压在 140/90mmHg 以下，年龄越小，控制越严，最好每天监测血压变化，至少每周测一次血压。

（2）坚持服用降压药物，不可随意停药，

应按医嘱增减降压药物。

(3)24小时稳定控制血压,使血压波动较小,不可将血压降得过低。

(三)急性肾功能衰竭

详见第一章急性肾衰竭。

第二节 急进性肾小球肾炎并发症

一、急进性肾小球肾炎

【概述】

急进性肾小球肾炎(Rapidly Progressive Glomerulonephritis,RPGN)简称急进性肾炎,是一组临床表现、病理改变相似,但病因各异的肾小球肾炎。除具有急性肾炎综合征的通常表现外,肾功能快速、进行性损害,早期即可出现少尿或无尿的肾小球疾病,不经治疗大多在几周或几月内出现终末期肾功能衰竭。其病理表现常常为包氏囊腔内有广泛的新月体形成,病理学术语"新月体性肾小球肾炎",与临床术语"急进性肾小球肾炎"在临床实践中常可交换使用。

病因多样,主要有4种:①原发性肾小球疾病;②与感染性疾病有关;③与多系统疾病有关;④与药物的应用有关。

按免疫病理及发病机制,可分为3型:①抗肾小球基底膜抗体型(Ⅰ型):抗肾小球基底膜(GBM)抗体介导的急进性肾炎,由抗肾小球基底膜抗体广泛沉积在肾脏及肾外组织(特别是肺泡),电镜下可见肾小球基膜内侧呈线状沉积物。临床产生以肾脏和肺为主要损害的一类疾病,绝大多数患者肺泡症状先于肾脏症状或同时出现,如不及时处理,1年内可发展成为尿毒症,此型患者预后较差;②原发性免疫复合物型(Ⅱ型):免疫复合物介导的急进性肾炎,是由免疫复合物广泛沉积在肾小球内激活补体系统及巨噬细胞系统,使之释放多种蛋白酶及炎症介质,导致肾小球毛细血管襻坏死、大量新月体形成。本型多继发于狼疮性肾炎、紫癜性肾炎等全身性胶原性疾病或严重的原发性肾小球疾病。我国绝大多数急进性肾炎属于此型。本型预后较Ⅰ型好;③少免疫复合物沉积型(Ⅲ型):此型与细胞免疫有关,肾脏中未见抗肾抗体或免疫复合物。该型主要为特发性新月体肾炎,以肾小球广泛新月体形成为特征。此型预后较Ⅰ型、Ⅱ型好。

【诊断】

1. 临床表现

本病的发病率不高,国外报道占肾活检总数的2%~5%,我国为3%左右,其中,Ⅰ型好发于青中年;Ⅱ、Ⅲ型多发于中老年。我国以Ⅱ型为主,男女之比约为2:1。

(1)起病情况:除非合并系统性疾病,典型的RPGN患者起病隐匿,伴有非特异性症状,如皮疹和嗜睡,但病情发展迅速,很快发展为尿毒症(数周至半年内)。半数以上病例发病前有上呼吸道感染的前驱症状,血管炎所致者常以关节痛、肌痛、腰痛为前驱表现。

(2)尿改变:患者尿量显著减少,出现少尿或无尿,部分病人出现肉眼血尿。蛋白尿程度不一。

(3)浮肿:约半数以上病例有浮肿,部位以颜面及双下肢为主,肾病综合征病人可出现高度浮肿。

(4)高血压:部分病人可出现高血压,血压持续升高,短期内可出现心脑并发症。

(5)肾功能损害:持续、进行性肾功能损害为其特点。尿素氮、血肌酐持续升高,内生肌酐清除率显著下降,肾小管功能也出现障碍。最终发展为尿毒症。

(6)全身症状:可有疲乏、无力、精神萎靡、体重下降、发热等表现,随着肾功能的恶化,患者可出现恶心、呕吐,甚至上消化道出血、心衰、肺水肿、严重的酸碱平衡及电解质紊乱,感染是常见的并发症。

(7)肾功能迅速进行性减退:早期出现少尿或无尿,病人常在数周至数月内发展成尿毒症而出现水肿,恶心呕吐、呃逆、上消化道出血等症,并可发生肺水肿、心包炎、脑水肿、酸中毒、高血钾、贫血等并发症。

2. 辅助检查

(1)常规检查:常呈严重贫血,有时伴白细胞及血小板增高,如后者与C-反应蛋白(CRP)同时存在则提示急性炎症。

(2)尿常规检查:蛋白程度不一,从少量到大量蛋白尿;可有肉眼或镜下血尿,常见红细胞管型;尿中白细胞也常增多;尿蛋白电泳呈非选择性,尿FLIP可阳性。

(3)肾功能检查:尿素氮,血肌酐持续上升,肌酐清除率呈进行性下降。

(4)免疫学检查:Ⅰ型患者血清抗肾小球基底膜抗体阳性;Ⅱ型血循环免疫复合物及冷球蛋白常阳性,血补体C_3降低;Ⅲ型由小血管炎引起者血清抗中性粒细胞胞浆抗体阳性。

(5)影像学检查:急性期B超显示双肾增大或大小正常,但皮质与髓质交界不清。晚期双肾缩小,肾实质纤维化。

(6)肾活检:凡怀疑本病者应尽早行肾活检,50%以上肾小球有大新月体形成。

3. 诊断要点

(1)以急性肾炎综合征起病(发病急,蛋白尿、血尿、少尿、浮肿、高血压)。

(2)病情进展快,短期内发展成尿毒症。

(3)肾活检,50%以上肾小球有大新月体形成。

(4)免疫学检查相应抗体阳性。

(5)影像学检查双肾体积增大或正常,以后逐渐缩小。

如病理诊断为新月体肾炎,在除外继发性的因素后,诊断方可成立。

【鉴别诊断】

1. 非肾小球损害引起的急性少尿或无尿性尿毒症

(1)急性肾小管坏死:本病有以下特点:①常有明确的发病原因,如中毒因素(药物、鱼胆中毒等)、休克、挤压伤、异型输血等;②病变主要在肾小管,故尿少而比重低于1.010,肾小管回吸收钠功能受损,尿钠常超过20～30mmol/L(急进行肾炎时因原生尿减少,尿钠排出很少)。可见特征性的大量肾小管上皮细胞。

(2)尿路梗阻性肾衰竭(肾后性尿毒症):常见于肾盂或输尿管双侧性结石,或一侧无功能性肾伴另侧结石梗阻,膀胱或前列腺肿瘤压迫或血块梗阻等。本病特点为:①如原来尿量正常而骤减以至无尿者,以梗阻可能性大;②有肾绞痛或明显腰痛史;③超声检查发现膀胱或肾盂积水,X线平片可有结石及肾脏增大,同位素肾图有排泄段障碍的梗阻图形;④膀胱镜及逆行肾盂造影可发现梗阻病损及部位。

(3)急性间质性肾炎:亦可以急性肾功能衰竭起病,尤其是伴血尿时出现的肾功能不全易与急进性肾炎混淆。常伴发烧、皮疹、嗜酸性白细胞增高等过敏表现。故过敏史、白细胞尿,特别是尿沉渣中大量嗜酸性白细胞的存在,常支持急性间质性肾炎的诊断。多数可查出药物过敏的原因,但有时仍需肾脏病理鉴别。

(4)肾髓质坏死(坏死性肾乳头炎):多见于糖尿病或长期服用止痛药发生泌尿系感染的患者,在少尿、无尿及尿毒症发生前,常有暴发性肾盂肾炎及菌血症的表现(高热、腰痛、脓尿),尿沉渣可见脱落的坏死组织片块,静脉肾盂造影有助于鉴别。

(5)血栓性微血管病:包括溶血性尿毒症、血栓性血小板减少性紫癜、急性产后肾衰、进行性系统硬化和恶性高血压等,这组疾病的共同特点是具有急性肾功能不全及微循环溶血的表现,因而通常伴有血小板减少,破碎红细胞及其他溶血性贫血的实验室检查异常。肾活检病理呈现特殊的血管病理改变。

(6)肾静脉血栓:有引起血液浓缩,血小板黏着性增高的病史;严重的背痛、腹痛,伴有消化道症状;超声波及肾扫描可见肾脏明显增大;静脉肾盂造影可见输尿管上1/3处串珠项圈样改变,均有利于鉴别。

2. 急进性肾炎或是慢性肾炎由于某些诱因导致肾功能迅速恶化

某些慢性肾小球疾病患者由于各种限制忽略了有关病史,又缺乏正规的体检记录,直至感染、劳累、水电解质平衡紊乱等诱因导致肾功能迅速恶化而出现肾功不全的症状时方来就诊,有时难于与急进性肾炎区别。此时应用B超等测量肾脏大小是一项有用的无创伤性辅助检查,与急进行肾炎不同,大部分慢性肾小球疾病发生肾功能不全时肾脏体积多已缩小,指甲肌酐数值有辅助于了解3个月前血肌酐数值。实在困难者,肾活检有助鉴别。此类患者于诱因纠正后肾功能可能有部分恢复。

3. 继发性急进性肾炎

如肺出血肾炎综合征、过敏性紫癜、系统性红斑狼疮、韦格内氏肉芽肿、结节性多动脉炎、硬皮病、恶性高血压、过敏性血管炎、溶血性尿毒症及血栓性血小板减少性紫癜等,均可继发本病,可根据原发病的特点进行鉴别。

【治疗】

对本症的治疗宜及早进行,若新月体在70%以上,虽积极抢救,但肾功能恢复机会不多,然常有个案报道严重病例经血透及积极治疗好转者。在此类病人血中常有高浓度抗基底膜抗体或免疫复合物,若不清除可继续作用于肾小球,造成不可逆的损害。此外,免疫反应激发的凝血,是刺激球囊上皮细胞增殖,形成新月体的主要条件。动物实验中早期使用肝素,可减少或防止新月体形成,因此可采用下列措施。

1. 一般治疗

卧床休息,进低盐、低蛋白饮食,每日每千克体重所给蛋白质量及水分可按急性肾炎原则处理。纠正代谢性酸中毒及防治高钾血症。

2. 药物治疗

(1)使用大剂量肾上腺皮质激素及免疫抑制剂,以抑制炎症反应,减少抗体生成。用480~1000mg 甲泼尼龙或 500~1000mg 琥珀氢化考的松静脉注射,连续4日,或间日注射4~6次;如无静脉注射剂,则服用大剂量泼尼松或地塞米松。早期病例伴有间质水肿和炎症细胞浸润者,短期大剂量使用激素效果可能较好。对新月体和间质已纤维化以及后期病例,采用透析疗法为宜。

(2)应用抗凝剂低分子量肝素、尿激酶、华福林(Warfarin)配合双嘧达莫等治疗。肝素治疗要早,持续用药时间要长,剂量适中,并严密观察出血倾向,每日50~75mg 加在5%葡萄糖液 250ml 中静脉滴注较为安全;尿激酶用法为每日2次,每次2万~4万单位,静脉注射。只要无出血等禁忌证发生,应长期连续使用肝素,并配合双嘧达莫静脉滴注或口服,两者可有协同作用。

3. 透析疗法

由于本病病程为持续进展,预后甚差,非透析疗法无肯定疗效,出现终末期肾功能衰竭病例应采用腹膜透析或血液透析,后两者较长期使用激素或免疫抑制剂为安全;对年龄大、心血管功能差、有出血倾向者,以选用腹膜透析为宜;拟采用血浆置换者可先做血液透析。

4. 血浆置换疗法

以降低血中抗体或免疫复合物浓度。每天置换掉血浆2～4L或每周3次,联合应用类固醇激素、细胞毒药物治疗 RPGN,尤其肾小球内 Ig 线性沉积者近期效果显著。对非抗基底膜抗体介导的 RPGN,血浆置换联合免疫抑制剂治疗也可获得疗效。这类病人可能存在着"顿挫型"的系统性坏死性血管炎。由于缺乏糖皮质激素冲击加免疫抑制和血浆置换加糖皮质激素和免疫抑制剂疗效的对比性前瞻性研究,因此血浆置换的疗效还不能肯定。目前由于血浆置换技术已有改进,特制的血浆滤器,且加用吸附血浆中抗体的容器,大部分血浆又可回输入病人体内,可节省大量的新鲜血浆,又可降低丙型肝炎的发生率。

5. 肾移植

肾移植后 RPGN 病人有可能复发,但难以确定每一个病例究竟有多少复发的可能性。循环中存在抗基底膜抗体的患者,在开始血透治疗后观察3～6个月,然后再进行肾移植。在肾移植前,先行双肾切除术能否降低复发并无定论。

抗 ICAM-1 和 VCAM-1 及它们的反受体 LFA-1、Mac-1 和 VLA-4 能抑制抗 GBM 抗体引起鼠模型的蛋白尿和肾小球中白细胞的浸润。

【预防预后】

预后差,病死率高,5年生存率约25%。但也有报道新月体可以消失,病变可减轻,肾功能可望恢复,故应积极诊治。

预后与下列因素有关:①基本病因;②新月体形成程度;③增殖病变;④间质病变;⑤早期诊断;⑥并发症。

二、并发症

(一)心包炎

【概述】

心脏外面有脏层和壁层两层心包膜,如它们发生炎症改变即为心包炎(Pericarditis),是最常见的心包病变。由多种致病因素引起,常是全身疾病的一部分,或由邻近组织病变蔓延而来。心包炎可与心脏的其他结构如心肌或心内膜等的炎症同时存在,亦可单独存在。心包炎可分为急性和慢性两种,前者常伴有心包渗液,后者常引起心包缩窄。可使心脏受压而舒张受限制。

急进性肾炎发展成尿毒症后并发心包炎,可见肾功能不全的症状基础上,在心前区如听到心包摩擦音。出现胸骨后疼痛、呼吸困难、咳嗽、声音嘶哑、吞咽困难等;心脏舒张受限,使静脉压增高可产生颈静脉怒张、肝肿大、腹水、下肢浮肿、奇脉等。

(1)分类:①尿毒症性心包炎:见于进展性的急性或慢性肾功能衰竭;②透析相关性心包炎:见于13%接受持续性透析的患者,本型亦偶见于腹膜透析不充分和(或)液体过载的病人。

(2)发病机制:①尿素氮等毒性物质所致包膜化学性炎症;②营养不良免疫功能低下,

频发细菌、病毒感染极易波及心包;③患者血小板功能和凝血功能障碍纤溶活性降低,导致出血性心包炎或出血纤维性心包炎,增加心脏压塞的危险;④免疫功能异常;容量超负荷;患者甲状旁腺功能亢进,钙盐增加,沉积心包;伴有高尿酸血症、低蛋白血症,也增加其发生。尿毒症性心包炎和"透析相关的心包炎"病理表现相似,都为纤维素性心包炎有炎性细胞反应、纤维素渗出、出血、心包壁层与脏层变粗糙,可发展成心包纤维化、亚急性或慢性缩窄性心包炎。

【诊断】

1. 临床表现

尿毒症性心包炎有明显症状者仅占6%～17%,心包炎的症状常被尿毒症和其他并发症,如心力衰竭等掩盖,患者常有持续性心前区疼痛,卧位及深呼吸时加剧,往往由于听到心包摩擦音而得到诊断。发热和较大量心包积液在"透析相关的心包炎"中较为常见,表现为心动过速、呼吸困难;也可在透析中出现低血压、急性循环障碍致死。体检时心前区能闻及粗糙的心包摩擦音或扪及摩擦感,可有不同程度的心包积液体征。

2. 辅助检查

(1)实验室检查:化验检查可有尿毒症病人相关的贫血、水、电解质紊乱、酸碱平衡失调的表现。

(2)其他辅助检查:①超声心动图可显示心包积液。②诊断性心包穿刺和治疗性穿刺抽液可见心包积液一般为无菌的浆液纤维蛋白性或血性渗液。在"透析相关的心包炎"中心包渗液常为浆液血性。

3. 诊断要点

尿毒症患者在心前区如听到心包摩擦音,则尿毒症心包炎诊断可确定。但应注意以下两点:

(1)肾功能衰竭合并心包炎大多数无症状,仅少数有胸膜型胸痛与发热,且因伴自主神经功能障碍,故合并心脏压塞时仅表现为低血压而无心率明显增快,心电图亦无典型心包炎的ST/T改变,这是由于心肌无炎症改变所致。

(2)如尿毒症病人出现典型心包炎的心电图改变,应考虑合并心包感染。

【鉴别诊断】

1. 结核性心包炎

临床特点是发病较缓慢,毒血症症状较轻,渗出液多为大量,且多为血性,病程经过较长,最后常发展为慢性缩窄性心包炎。

2. 病毒性心包炎

病毒性心包炎近年有增多的趋势,甚至有人称病毒性心包炎为目前心包炎中的首位。有病毒感染的病史,心包积液量不太多,可为一过性的,但可以再发。轻者可毫无症状,也可有心前区隐痛,重者心前区剧痛,类似心绞痛或心肌梗死。

3. 化脓性心包炎

化脓性心包炎是病情经过急重,预后较差的心包疾病,只有早期诊断与积极治疗方有治愈的希望。致病菌大多为金黄色葡萄球菌,其次为大肠杆菌、肺炎双球菌、链球菌等。化脓性心包炎常继发于胸腔内化脓性感染、败血症播散至心包、心包穿入性损伤污染所致。

4. 风湿性心包炎

风湿性心包炎多发生于青年人,而中老年人少见。临床上诊断为单纯性风湿性心包炎少见,常合并风湿性心肌炎与心内膜炎。患者突然出现体温升高、血沉加快、心脏搏动与呼吸明显加速,提示风湿病活动性加重。

5. 系统性红斑狼疮性心包炎

系统性红斑狼疮性心包炎多发生在该病

的急性期。心包炎多数为干性,主要体征为心包摩擦音,痊愈后遗留心包粘连增厚。

6. 放射性心包炎

纵隔X线放射治疗后可引起放射性心包炎,有时可引起心包缩窄。发生率取决于放射部位和剂量的大小。

7. 急性非特异性心包炎

本病又称为特发性心包炎或急性良性心包炎。病因不明,病毒感染和感染后发生的过敏反应,可能是主要病因。起病多急骤,表现为心前区痛,呈较剧烈的刀割样痛,发热,呼吸困难等。心包摩擦音是最重要的体征。

8. 心肌梗死后综合征

心肌梗死后综合征的发病机理可能与自身免疫有关,病情经过良好。典型病例发生在心肌梗死后数周内,其主要临床表现有持续发热、胸痛、血沉加快、白细胞增多、心包炎、胸膜炎与肺炎等。

9. 心包切开术后综合征

在心脏手术(如先天性心脏病手术、二尖瓣分离术)后1天至4周间,患者可出现发热、胸痛、心包炎、胸膜炎等症状,其症状轻重不一。发病机制认为与自身免疫作用有关。

10. 肿瘤性心包炎

往往为继发性,其原发性肿瘤通常为乳腺癌、支气管癌与腹腔脏器癌,但身体任何部位的癌瘤均可转移至心包。心包积液常为血性,可为大量,虽经反复穿刺抽液仍可再重新渗出积聚。

11. 心包积水

非炎症性漏出液积聚于心包中,称为心包积水。可见于低蛋白血症、维生素B缺乏病、充血性心力衰竭、肾病综合征等,心包积水通常为全身性水肿的一部分。

【治疗】

(1)血液透析是有效的治疗措施,应尽早进行。

(2)尽量减少肝素用量、避免出血致心脏压塞,必要时行无肝素透析或作体外肝素化法,积液量大者可行心包穿刺或心导管心包腔内引流术,放液后心包腔内注入甲泼尼龙(甲基强的松龙)60~100mg可助炎症吸收。

(3)若心脏压塞持续存在或反复出现心包积液,上述治疗无效或已发展至心包缩窄可行心包切除术。

【预后】

在没有血液透析时出现尿毒症性心包炎,通常是死亡的先兆。近来广泛采用血液透析,使预后改善,尿毒症性心包炎的发病率降低,死亡率也降低。但在维持性血液透析患者中,因出血性心包炎致死者占死因的5.5%~6.0%,是少见但极为严重的并发症,常是因全身肝素化引起。

【预防】

尿毒症性心脏病是由多种因素所致,要改善其预后除病因治疗外,应采用综合性治疗及预防措施。合理的饮食以补充蛋白质、必需氨基酸配以各种维生素微量元素等,有助于改善心脏功能。对水肿的患者,要限制水钠减轻容量负荷同时强调低脂饮食,适当运动以免诱发尿毒症性冠状动脉病变。适当服用降脂药物改善脂类代谢,以及纠正贫血、钙磷代谢紊乱电解质紊乱。这些措施对于改善尿毒症性心脏病的预后是有益的。

(二)肾性贫血

【概述】

贫血(Anemia)是临床上常见的一个综合征,是指全身循环血液中血红蛋白量、红细胞数及血细胞比容低于正常的病理状态。许多不同性质的疾病都可产生贫血,肾脏疾患是产生贫血的原因之一。肾脏疾病随着肾功能不全的发展,都可能发生贫血,但发展缓慢。少数肾髓质囊性变及部分膜增殖性肾炎在无氮质血症时也可出现贫血。慢性肾功能衰竭发展到终末期可并发血液系统的多种异常,如贫血、血小板功能障碍、粒细胞和淋巴细胞功能受损和凝血机制异常等,其中以贫血最为常见。

急进性肾炎发展到肾功能衰竭时也可发生贫血。肾性贫血是指由各种因素造成肾脏红细胞生成加产生不足或尿毒症时血浆中一些毒性物质干扰红细胞的生成和代谢而导致的贫血。贫血的程度常与肾功能减退的程度相关。

1. 肾性贫血的主要病因

(1)红细胞生成素(EPO)相对或绝对不足:EPO是促进红细胞生成的主要激素,产生于肾脏,当肾脏广泛受损时,EPO的产生减少。

(2)红细胞生长抑制因子影响:晚期肾功能不全的患者血清中有红系造血的抑制物,如甲状旁腺激素(PTH)、精氨和多胺精氨、核糖核酸酶、大分子蛋白质和铝中毒等。

(3)红细胞寿命缩短:红细胞破坏增多。

(4)失血:血小板功能障碍引起的出血倾向;尿毒症时由于存在出血倾向;频繁的抽血化验,血透时的少量丢失;透析用水不纯或透析液配制不当等均可发生溶血。

(5)甲状旁腺功能亢进:可导致骨髓纤维化使红系细胞生成减少外,还能抑制骨髓红系造血和加速红细胞的破坏。

(6)造血原料缺乏:长期低蛋白饮食,营养不良,血浆蛋白低下,造血原料不足,如铁剂、叶酸、维生素B_{12}的缺乏,也是造成贫血的原因。

2. 发病机制

急性肾功能衰竭常伴血常规异常,一般在数天后就会发生贫血,因横纹肌溶解及溶血引起者,贫血发生更快。贫血的原因是由骨髓造血减少及伴不同程度的细胞外溶血所致。此外尚与水分潴留,血液稀释,胃肠道出血,药物或感染引起的骨髓抑制有关。贫血呈正细胞正色素性贫血。血小板减少及一些不明原因的血液凝固异常,常造成患者出血倾向增加,这也是加重贫血的又一因素。

各种原发性或继发性慢性肾脏病变,由于病情进展,肾单位毁损,发展到后期都可能发生慢性肾功能不全。一般来说,当血清肌酐浓度大于308mmol/L时,病人都可发生贫血,但贫血程度较稳定,但个体之间贫血程度可有较大差异。多囊肾病发生贫血性肾衰时,贫血程度比其他原因肾衰引起的贫血轻。慢性肾衰贫血的临床症状也比其他种类贫血轻。

【诊断】

1. 病史

肾性贫血多有较长的肾脏病史,部分病例以贫血为首发症状而就诊,Lb胶病史缺如,易被忽视,常误诊为缺铁性贫血、溶血性贫血或再生障碍性贫血,因尿毒症病人常有红细胞破坏增多和白细胞及血小板减少,也可误诊为难治性贫血或原因不明的贫血。有时夜尿增多可能为惟一慢性肾功能不全的病史,应注意仔细询问。对难治性贫血和原因不明的贫血,应常规作有关肾功能检查,避免漏诊肾性贫血。急性肾功能衰竭有肾脏中毒、感染、缺血等原因,可表现为少尿,进行性肾功能损害。慢性肾炎可有水肿、高血压等症状,同时伴有尿检异常。肾病综合征病人可有大量蛋白尿、水肿、低蛋白血症、高脂血症。

2. 肾功能检查

贫血是慢性肾衰最常见的症状,当 Ccr 下降至 30ml/min 时,即开始出现贫血,随着肾功能的恶化,贫血的严重度也增加,一般贫血与肾功能损害呈平行关系。对贫血病人应及时检测血尿素、肌酐及其他有关肾功能检查。

3. 血液学检查

无并发症的慢性肾衰中的肾性贫血是正色素、正细胞性的;当合并铝中毒时可呈现低色素、小细胞性贫血。外周血常规可见少数形态不规则细胞,如"芒刺"细胞。网织红细胞减少。骨髓象红细胞系统增生近于正常,表现为非增生性贫血。

【鉴别诊断】

1. 再生障碍性贫血

再障是由多种病因所引起的骨髓造血功能衰竭的一组贫血,其特点是全血细胞减少、网织红细胞绝对数减少、骨髓增生明显减低、骨髓至少一个部位增生减低或重度减低,如骨髓呈增生活跃,须有巨核细胞明显减少,一般无脾肿大,可呈进行性贫血伴出血和继发感染,一般抗贫血药物治疗无效,但须除外引起全血细胞减少的其他疾病。肾性贫血也可有全血细胞减少,应注意与再障鉴别。

2. 小细胞低色素性贫血

小细胞低色素性贫血是由铁缺乏和铁利用障碍引起血红蛋白合成减少的一组贫血。慢性感染、地中海贫血和铁粒幼细胞性贫血是由铁剂利用障碍所致,此类贫血中以缺铁性贫血为最常见。缺铁性贫血者有缺铁的病史,血清铁明显降低,总铁结合力增高,铁饱和度明显减低,骨髓铁粒幼细胞明显减少;而铁粒幼细胞贫血有用药和毒物接触史,可有风湿病、溶血、叶啉病等病史,其有关检查与缺铁性贫血相反。肾性贫血也可有铁缺乏,但其常是正色素、正细胞性贫血。

3. 巨幼细胞性贫血

主要是由于缺乏维生素 B_{12} 和(或)叶酸缺乏所致。其特征是外周血红细胞 Mcv 和 Mch 均高于正常,骨髓幼红细胞显示典型巨幼细胞改变,幼红细胞糖染色呈阴性反应有明确叶酸或维生素 B_{12} 缺乏的病因。须与红白血病、骨髓增生异常综合征相鉴别。其他原因所致巨幼细胞性贫血,如抗代谢药物的应用、慢性溶血、肝病等也可出现骨髓红细胞巨幼样变,但可根据病史和原发病自临床表现及相应检查而得到确诊。尿毒症病人和血液透析病人也可有叶酸和维生素 B_{12} 缺乏,发生巨幼细胞性贫血。

4. 溶血性贫血

溶血性贫血系指红细胞破坏加速,而骨髓造血功能代偿不足时发生的一类贫血。如果骨髓能够增加红细胞生成,足以代偿红细胞的生存期缩短,则不会发生贫血,这种状态称为代偿性溶血性疾病。溶血性贫血是红细胞过度破坏所引起的贫血,但较少见;常伴有黄疸,称为"溶血性黄疸"。

5. 继发性贫血

常为慢性病性贫血,除慢性肾病外,还可继发于慢性感染、慢性肝病、风湿性疾病、恶性肿瘤、内分泌疾病(如腺垂体功能减退症、甲状腺功能减退症等)及胃肠道疾病等。这些继发性贫血出于贫血发病机制复杂,临床表现多种多样,贫血程度轻重不一,血液学异常也不尽一致,有时原发病隐匿,常易引起误诊、漏诊。因此,对贫血原因不明者,应详细询问病史,认真进行体格检查,全面作有关实验室检查,尽量找出原发病。在继发性贫血中,肾性贫血是最常见之一,应注意识别。慢性尿毒症病人,有时以贫血为主要表现,而多次就诊由于忽视了有关肾功能的检查致使贫血长期原因不明。慢性肾炎、肾病综合征也可发生不同程度的贫血。此外,许多继发性肾脏病,如狼疮性肾炎、紫癜性肾炎、溶血尿毒综合征、血栓性血小板减少性紫癜,都可表现为多种类型的贫血,应注意鉴别。

【治疗】

1. 开始治疗肾性贫血的指征

建立了肾性贫血的诊断后,且不存在缺铁状态,应开始应用EPO治疗肾性贫血。目前认为贫血的存在对病人的心血管和其他脏器及肾脏本身都是不利的,及早开始治疗肾性贫血有较多的益处。

2. 铁缺乏的诊断与补铁

(1)诊断:肾性贫血患者,血清铁蛋白小于100ng/ml和(或)转铁蛋白饱和度小于20%应诊断为铁缺乏,应进行补铁治疗。

(2)口服补铁:剂量每日应大于100mg元素铁。为了提高口服补铁的效果,可每日分2~3次口服,空腹口服,不要与其他药物同服。为了提高口服补铁的耐受性,可试用小剂量、多次口服;小剂量逐渐加量;应用不同的口服铁剂产品;服药后卧床休息的方法;

有证据证明,口服补铁不能很好的纠正铁储备不足的状态,也不能很好的产生提高EPO经济性的目的,如有条件,应尽量选择静脉补铁。

(3)静脉补铁:可选择葡萄糖酸(钠)铁或右旋糖酐铁,现推荐剂量和用法是每周静脉滴注100mg的铁剂,连续10周,如血清铁蛋白不低于8800ng/ml和(或)转铁蛋白饱和度不低于50%,可暂停静脉补铁,如低于上述标准,应继续应用静脉补铁,每周100mg,直到达到上述标准。达到上述标准后,应每三个月检查一次血清铁蛋白和转铁蛋白饱和度。一般至少每年静脉补铁两个疗程以上。儿童每次用量为成人的1/2~1/4。

给予静脉补铁前应常规行静脉过敏实验,一般成人给予25mg的实验剂量,10kg以下儿童,给予10mg实验剂量。

对来院静脉补铁不便或行家庭腹透的病人,也可以一次静脉滴注500~1000mg的铁剂,但滴速不宜快,总剂量与分次给药相同。

开始透析前的病人,对铁剂的需要量比透析的病人要少,腹透病人对铁剂的需要量比血透要少。血透病人尽管给予大量的补铁,但发生铁中毒的情况是非常罕见的。

值得注意的是,肾性贫血的病人,尤其是透析病人,尽管血清铁蛋白高于100ng/ml和(或)转铁蛋白饱和度超过20%,仍然不能排除病人功能性缺铁的存在,更不能保证铁储备良好。在这种状态下仍然要重视补铁治疗。

3. EPO应用的方法和剂量

(1)初始用量:皮下注射时,成年患者,建议按每周80~120U/kg,分2~3次给予;对小于5岁的儿童,每周给予300U/kg;如果静脉注射,则按每周120~150U/kg,分3次给予。

(2)维持用量:对达到靶目标的接受EPO初始用量的患者,减量维持患者在靶目标水平,对不同的病人,维持用量是不一致的,可以先减少30%左右的用量试用,然后再调整。

(三)高钾血症

【概述】

血清钾高于5.5mmol/L的现象主要引起神经、肌肉及心脏的症状、心电图典型改变。血钾过高可引起死亡,故属于内科急症,应及早发现,及早治疗。

病因及发病机制有以下几种:

(1)钾摄入过多:临床上多见于因肾功能欠佳者静脉输入含钾溶液;或过多、过快地静脉滴注库存血液;或误将钾盐作静脉推注等所致的血钾升高。一般在肾功能正常的情况下,因高钾饮食引起的高钾血症却十分罕见。

(2)肾排钾减少:是导致高钾血症的最主要原因。

①肾功能衰竭:以急性肾功能衰竭少尿期最多见,此时 GFR 显著降低,肾小管排钾功能明显障碍,故无尿病人的血清 K^+ 浓度可以每日增高 0.70mmol/L 的速度上升。

②长期应用保钾利尿剂:如螺内酯可通过竞争性阻断醛固酮的作用,抑制肾远曲小管和集合管排 K^+,促成体内钾潴留和高钾血症。

③肾上腺皮质功能不全:如 Addison 病或低醛固酮血症时,醛固酮分泌明显减少,肾小管保钠排钾功能减弱,可引起血 K^+ 浓度增高。

(3)细胞内 K^+ 大量逸出细胞外

①大量溶血与严重组织损伤:如输入异型血造成大量溶血;大面积烧伤或挤压综合征使组织细胞大量破坏,均可直接引起细胞内的 K^+ 大量外释而升高血清 K^+ 浓度。

②组织缺氧:组织缺氧使细胞 ATP 生成减少,膜钠泵功能障碍,于是,细胞 Na^+-K^+ 交换减弱,细胞外 K^+ 增多。

③酸中毒:$[H^+]$E 升高,不仅促使细胞内、外 K^+-H^+ 交换,细胞内 K^+ 外逸增多。而且使肾小管 Na^+-H^+ 交换增强,Na^+-K^+ 交换减弱,尿 K^+ 排出减少,导致血清钾浓度增高。

④胰岛素缺乏与高血糖:糖尿病时,病人体内胰岛素不足,糖原合成减弱,K^+ 进入细胞减少。同时高血糖使血浆渗透压升高,水分从 ICF 转移至 ECF,$[K^+]$I 增高,可促进 K^+ 从细胞内外逸,两者均可促成血清 K^+ 浓度升高。

【诊断】

1. 临床表现

涉及神经、肌肉、呼吸、循环、消化等各系统。轻中度高血钾尚不致引起症状,同时高血钾往往继发于一些严重疾病,故很难描述其本身的确切症状。临床表现又取决于原发疾病、血钾升高程度以及是否有其他电解质紊乱存在,若同时合并低钠及低钙则更严重。

(1)神经肌肉系统:高钾血症能引起神经-肌肉系统的兴奋性改变。早期可有肢体感觉异常,麻木,乏力,以后出现肌无力和瘫痪。机制是细胞外钾浓度升高,细胞内外钾浓度的比值减少,使细膜膜静息膜电位低于阈电位,细胞不能复极。

(2)心脏:最初心电图上出现高尖的 T 波,尔后 R 波振幅减低,QRS 波群增宽,P-R 间期延长,P 波降低或消失,最终 QRS-T 波融合,形成典型的高血钾正弦波形。在高钾血症进展的任何阶段,都可发生室性心律失常或心脏骤停,这是猝死的主要原因。血钾增高的速度与发生的心律失常种类有关,血钾快速增高时出现心动过缓,心肌收缩力明显抑制,易伴发室性心动过速、心室颤动;而血钾缓慢增高时,则表现为传导阻滞及心室停搏。部分高血钾患者死于心律失常,而无神经、肌肉症状。

(3)泌尿、消化及呼吸系统:有少尿或尿毒症的表现,而尿毒症时,又可因酸中毒或严重缺氧而引起血钾急骤增高致严重心律失常而死亡。少尿是引起严重高血钾的一个主要原因,高钾也可使乙酰胆碱释放增加,引起恶心、呕吐、腹痛。高钾抑制呼吸肌时,可致呼吸停止。

2. 诊断要点

(1)一般无特异症状,可有轻度神志模糊或淡漠、手足及口唇麻木感和感觉异常、四肢软弱等。

(2)严重高钾可出现皮肤苍白、青紫、发冷、血压下降等。

(3)心搏慢而无力。心律不齐,心脏可停搏于舒张期而死亡。

(4)血清钾升高。

(5)心电图:T波高尖,基底变窄,Q-T间期延长,继而QRS波群增宽,P-T间期延长。

【鉴别诊断】

1. 急性肾衰竭少尿期

高血钾是少尿期常见的死因之一。本病应与肾前性少尿鉴别,后者因肾血流灌注不足所致,血钾增高的程度较轻且缓慢肾功能受损亦较轻,尿渗透压与血渗透压之比大于2有助于鉴别诊断。

2. 慢性肾功能不全

慢性肾功能不全的晚期可表现血钾增高,尿相对密度低而固定尿内有蛋白管型、红细胞及白细胞等。血浆尿素氮及肌酐常明显升高,二氧化碳结合力常降低。根据病史症状及化验检查所见诊断一般不难,许多因素如感染酸中毒、大量应用保钾利尿剂、输入库存血等都可致血钾急剧或明显升高。

3. 低肾素性低醛固酮症

本症是由于肾素缺乏所致的醛固酮形成减少。临床主要表现为高钾血症和代谢性酸中毒,本病应与Addison病鉴别,两者均有醛固酮减少和高钾血症,但低肾素性低醛固酮症有血浆肾素活性降低,血浆皮质醇及ACTH值正常,且无Addison病的临床特征如色素沉着软弱无力和失水等。

4. Al-羟化酶缺乏症

完全性Al-羟化酶缺乏症患者由于皮质醇与醛固酮分泌不足,可出现明显脱水、高钾血症、低钠血症与代谢性酸中毒。由于ACTH分泌增多刺激肾上腺皮质分泌雄激素,因而女性患者出现男性化,男性患者性早熟。

5. 高血钾性周期性麻痹

本症表现与低血钾性周期性麻痹相似,肌肉无力麻痹但发作更为频繁,每次发作持续数分至数十分钟。发作时血清钾增高,心电图有相应表现,本病少见且男性较多,通常在10岁前起病,常因剧烈运动后湿冷环境服用钾盐后诱发。

【治疗】

1. 一般治疗

肾功能不全患者平时要切记必须注意防止血钾升高,将血清钾控制在5.5mmol/L以下。

(1)避免过多食用含钾较多的食物和水果。

(2)避免使用含钾高的药物,如枸橼酸钾、氯化钾、青霉素钾、保钾利尿剂如螺内酯和氨苯蝶啶,特别是要避免服用含大量钾离子的中药汤剂。

(3)如因病情需要输血时,绝对禁用库存血,因保存一周的库存血,其血清钾可高达16mmol/L,应采用3天以内的新鲜血液。

(4)坚持服用碳酸氢钠等碱性药物。视血钾增高的程度、持续时间及神经肌肉反应状态而异,急性高钾血症,即使血钾低于6.5mmol/L,无任何心电图改变或仅有T波高尖,也需减少钾的摄入、停用任何能减少钾排泄的药物如果血钾超过6.5mmol/L,并伴有明显的心电图异常,或血钾浓度超过7mmol/L,则必须采取果断措施。在治疗过程中,必须进行心电图连续监护。

2. 急救措施

(1)静注钙剂(10%葡萄糖酸钙10~20ml),可重复使用,钙与钾有对抗作用,能缓解钾对心肌的毒性作用。或30～40ml加入液体滴注。

(2)静脉注射5%碳酸氢钠溶液60～100ml，或11.2%乳酸钠溶液40～60ml，之后可再注射碳酸氢钠100～200ml或乳酸钠溶液60～100ml，这种高渗碱性钠盐可扩充血容量，以稀释血清钾浓度，使钾离子移入细胞内，纠正酸中毒以降低血清钾浓度，还有注入的钠，对钾也有对抗作用。

(3)用25%～50%葡萄糖100～200ml加胰岛素(4～5g糖加1U正规胰岛素)作静脉滴注，当葡萄糖合成糖原时，将钾转入细胞内。

(4)注射阿托品，对心脏传导阻滞有一定作用。

(5)透析疗法：有腹膜透析和血液透析，肾功能不全，经上述治疗后，血清钾仍不下降时可采用。

(6)阳离子交换树脂的应用，15g，口服，4次/d，可从消化道携带走较多的钾离子，亦可加入10%葡萄糖200ml中作保留灌肠。

3. 排钾措施

人体肾脏有调节K^+代谢的功能，当摄入过多或血钾过高时，K^+可从肾排出，故对肾功能良好患者，应停止一切含K^+食物或药物，病情较重者尚需采取下列措施。

(1)肾功能较好尿量较多者可静脉滴注生理盐水或葡萄糖液，以利排K^+，凭稀释与转移而降低血钾。

(2)少尿且有水肿者可利尿排K^+，采用各种利尿剂如双克、呋塞米、利尿酸或乙酰唑胺等。

(3)肾功能差或已衰竭者则可视病情轻重选用透析疗法，包括结肠灌洗、腹膜透析或血液透析。

(4)肾功能衰竭较轻尚未达透析指征者还可采用肠道排K^+法，如羧酸铵阳离子交换树脂口服或灌肠可抑制K^+吸收，也可采用山梨醇口服或保留灌肠有类似作用。

(5)肾上腺皮质功能减退而血钾偏高者可给皮质素、皮质醇或去氧皮质酮以排K^+。此外，为了预防高钾血症再度发生必须重视病因治疗。

4. 促使血K^+水平下降的具体措施

(1)葡萄糖酸钙：可直接对抗血K^+过高对细胞膜极化状态的影响，而使阈电位恢复正常。常用10%葡萄糖酸钙溶液，10～20ml，直接或用等量的50%葡萄糖稀释后静脉注射。本方法起效快，用后1～3分钟即可见效，但持续时间短，一般为30～60分钟。注射后应进行心电图监护，如果10～20分钟后未见效果，可重复使用，但对使用洋地黄类药物者应慎用。

(2)碳酸氢钠：除可对抗高K^+对细胞膜的作用外，还可促使K^+进入细胞内。常用5%$NaHCO_3$快速静脉滴注，或10～20ml静脉推注。5～10分钟起效，可维持2小时，本法除可纠正高血K^+外，还可纠正酸中毒。

(3)葡萄糖、胰岛素：胰岛素可促使细胞对K^+的摄取，而使血K^+下降，同时注射葡萄糖则可防止低血糖的出现。常用胰岛素10U，加入10%葡萄糖500ml中静脉滴注，通常在1小时左右滴完。

(4)呋塞米：可促使K^+从肾脏排出，常用40～80mg静脉注射，但对肾功能不全者效果欠佳应慎用。

(5)离子交换树脂：可用降钾树脂口服，25g/次，每日2～3次。若不能口服者，可用50g灌肠，每6～8小时一次。本药有恶心、便秘等副作用，常与泻药同用。

(6)透析：血液透析为最快最有效的方法，腹膜透析疗效相对较差，且效果较慢。应用低K^+或无K^+透析液进行血透，1～2小时后即可使高K^+血症恢复到正常。

(7)其他:包括治疗原发病,如清创、排除胃肠道积血、避免含钾较多的食物及药物的摄入等;若酸中毒为高 K^+ 血症的诱因者,应尽快同时纠正酸中毒;停用可使血 K^+ 升高的药物,如抑制肾素-血管紧张素—醛固酮系统的药物、抑制 K^+ 在远端肾小管分泌的药物,如螺内酯、氨苯蝶啶等。

第三节 肾病综合征并发症

一、肾病综合征

【概述】

肾病综合征(nephrotic syndrome,NS)不是独立性疾病,而是肾小球病中的一组临床综合征。典型表现为大量蛋白尿(每日>3.5g/d)、低白蛋白血症(血浆白蛋白<30g/L)、水肿及高脂血症。

肾病综合征分为原发性和继发性肾病综合征两大类。原发性的原因为微小病变性肾病,系膜毛细血管性肾炎,系膜增生性肾炎,局灶性节段性肾小球硬化和膜性肾病。继发性的原因为感染、药物(汞、有机金、青霉胺和海洛因等)、毒素及过敏、肿瘤(肺、胃、结肠、乳腺实体瘤和淋巴瘤等)、系统性红斑狼疮、过敏性紫癜淀粉样变及糖尿病等。

【诊断】

1. 临床表现

(1)大量蛋白尿:正常成人每天尿蛋白质排泄量不超过150mg,病人每日尿蛋白质排泄量多于3.5g。大量蛋白尿的产生是由于肾小球滤过膜异常(分子选择屏障及电荷屏障)所致。

(2)低白蛋白血症:低白蛋白血症见于大部分肾病综合征患者,即血清白蛋白水平在30g/L以下。其主要原因是尿中丢失白蛋白,其次肾小管分解白蛋白能力增加、肝脏合成白蛋白不足及严重水肿,胃肠道吸收能力下降,蛋白质摄入减少。

(3)水肿:常有明显水肿,水肿的出现及其严重程度与低蛋白血症的程度呈正相关。水肿的基本原因为低白蛋白血症,但50%肾病综合征水肿患者血容量正常,甚至增多,血浆肾素正常或下降,提示肾病综合征的水、钠潴留,也与肾脏调节钠平衡的障碍有一定关系。

(4)高脂血症:肾病综合征时脂代谢异常的特点为血浆中几乎各种脂蛋白成分均增加,血浆总胆固醇(Ch)和低密度脂蛋白胆固醇(LDL-Ch)明显升高,三酰甘油(TG)和极低密度脂蛋白胆固醇(VLDL-Ch)升高。高密度脂蛋白胆固醇(HDL-Ch)浓度可以升高,正常或降低。脂质代谢异常的发生机理为肝脏合成脂蛋白增加和脂蛋白分解和外周利用减弱。

2. 诊断要点

肾病综合征由临床表现组成:①尿蛋白多于3.5g/d;②血浆白蛋白低于30g/L;③水肿;④血脂升高。

其中①②两条为诊断所必需,亦即①②③、①②④或①②③④三或四项齐备时,肾病综合征诊断即成立。

【治疗】

1. 主要治疗——抑制免疫与炎症反应

(1) 糖皮质激素治疗:糖皮质激素用于肾脏疾病,主要是其抗炎作用。它能减轻急性炎症时的渗出,稳定溶酶体膜,减少纤维蛋白的沉着,降低毛细血管通透性而减少尿蛋白漏出。此外,尚可抑制慢性炎症中的增生反应,降低成纤维细胞活性,减轻组织修复所致的纤维化。原则和方案一般:①起始足量:一般泼尼松 1mg/(kg·d),口服8周,必要时延长至12周;②缓慢减量:经足量治疗后每1~2周减原剂量的10%,当剂量越小时递减的量应越小,速度应越慢;③长期维持:激素的维持量和维持时间因病例不同而异,以不出现临床症状而采用的最小剂量为度,以低于15mg/d为满意。在维持阶段有体重变化、感染、手术和妊娠等情况时调整激素用量。

经8周以上正规治疗无效病例,需排除影响疗效的因素,如感染、水肿所致的体重增加和肾静脉血栓形成等,应尽可能及时诊断与处理。对口服激素治疗反应不良,高度水肿影响胃肠道对激素的吸收,全身疾病(如系统性红斑狼疮)引起的严重肾病综合征;病理上有明显的肾间质病变,小球弥漫性增生,新月体形成和血管纤维素样坏死等改变的患者,可予以静脉激素冲击治疗。冲击疗法的剂量为甲泼尼松龙 0.5~1g/d,疗程3~5天,但根据临床经验,一般选用中小剂量治疗,即泼尼松龙 240~480mg/d,疗程3~5天,1周后改为口服剂量。这样既可减少因大剂量激素冲击而引起的感染等副作用,临床效果也不受影响。相应的地塞米松冲击剂量为30~70mg/d,但要注意加重水钠潴留和高血压等副作用。长期应用激素可产生很多副作用,有时相当严重。激素导致的蛋白质高分解状态可加重氮质血症,促使血尿酸增高,诱发痛风和加剧肾功能减退。大剂量应用有时可加剧高血压、促发心衰。激素应用时的感染症状可不明显,特别容易延误诊断,使感染扩散。激素长期应用可加剧肾病综合征的骨病,甚至产生无菌性股骨颈缺血性坏死。

(2) 细胞毒性药物:激素治疗无效,或激素依赖型或反复发作型,因不能耐受激素的副作用而难以继续用药的肾病综合征可以试用细胞毒药物治疗。由于此类药物多有性腺毒性、降低人体抵抗力及诱发肿瘤的危险,因此,在用药指征及疗程上应慎重掌握。如局灶节段性肾小球肾炎对细胞毒药物反应很差,故不应选用。目前临床上常用的此类药物中,环磷酰胺(CTX)和苯丁酸氮介(CB1348)疗效最可靠。CTX的剂量为2~3mg/(kg·d),疗程8周,当累积总量超过300mg/kg时易发生性腺毒性。苯丁酸氮介0.1mg/(kg·d),分3次口服,疗程8周,累积总量达7~8mg/kg则易发生毒性副作用。对用药后缓解又重新复发者多不主张进行第二次用药,以免中毒。对狼疮性肾炎、膜性肾炎引起的肾病综合征,有人主张选用CTX冲击治疗,剂量为12~20mg/(kg·次),每月1次,连用5~6次,以后按病人的耐受情况延长用药间隙期,总用药剂量可达9~12g。冲击治疗目的为减少激素用量,降低感染并发症并提高疗效,但应根据肾小球滤过功能选择剂量或忌用。

(3) 环孢霉素A(CyA):CyA是一种有效的细胞免疫抑制剂,近年已试用于各种自身免疫性疾病的治疗。目前临床上以微小病变、膜性肾病和膜增生性肾炎疗效较肯定。与激素和细胞毒药物相比,应用CyA最大优点是减少蛋白尿及改善低蛋白血症疗效可靠,不影响生长发育和抑制造血细胞功能。但此药亦有多种副作用,最严重的副作用为肾、肝毒性。其肾毒性发生率在20%~40%,长期应用可导致间质纤维化。个别病例在停药后易复发。故不宜长期用此药治疗肾病综合征,更不宜轻易将此药作为首选药物。CyA 的治疗剂量为 3~5mg/(kg·d),使药物血浓度的谷值在 75~200μg/ml(全血,HPLC 法),一般在用药后 2~8 周起效,但个体差异很大,个别病人则需更长的时间才有效,见效后应逐渐减量。用药过程中出现血肌酐升高应警惕 CyA 中毒的可能。疗程一般为 3~6 个月,复发者再用仍可有效。

(4)中医中药综合治疗:由于某些肾病综合征对免疫抑制剂治疗反应不佳,持续地从尿中丢失大量蛋白。对于这些病人除对症治疗外,可试用中药治疗。肾病综合征按中医理论,在水肿期,主要表现为脾肾两虚与水津积聚于组织间质,呈本虚而标实的表现,因而治疗宜攻补兼施,即在温肾健脾的基础上利尿消肿。辨证论治为:①脾肾阳虚型,治则以温肾实脾,兼以利水。方药可用真武汤、济生肾气丸加减。②脾肾气虚型:治则为益气健脾温肾,方药可用实脾饮或防己茯苓汤合参苓白术散加减。③肾阴阳俱虚:治则为阴阳双补,方剂可用济生肾气丸、地黄饮子加减。

2. 对症治疗

(1)低白蛋白血症治疗

①饮食疗法:肾病综合征患者通常是负氮平衡,如能摄入高蛋白饮食,则可能转为正氮平衡。但肾病综合征患者摄入高蛋白会导致尿蛋白增加,加重肾小球损害,而血浆白蛋白水平没有增加。因此,建议每日蛋白摄入量为 1g/kg,再加上每日尿内丢失的蛋白质量,每摄入 1g 蛋白质,必须同时摄入非蛋白热卡 138kJ(33kcal)。供给的蛋白质应为优质蛋白,如牛奶、鸡蛋和鱼、肉类。

②静脉滴注白蛋白:由于静脉输入白蛋白在 1~2 天内即经肾脏从尿中丢失,而且费用昂贵。另外大量静脉应用白蛋白有免疫抑制、丙型肝炎、诱发心衰、延迟缓解和增加复发率等副作用,故在应用静脉白蛋白时应严格掌握适应证:①严重的全身水肿,而静脉注射呋塞米不能达到利尿效果的患者,在静脉滴注白蛋白以后,紧接着静脉滴注呋塞米(呋塞米 120mg,加入葡萄糖溶液 100~250ml 中,缓慢滴注 1 小时),常可使原先对呋塞米无效者仍能获得良好的利尿效果;②使用呋塞米利尿后,出现血浆容量不足的临床表现者;③因肾间质水肿引起急性肾功能衰竭者。

(2)水肿的治疗

①限钠饮食:水肿本身提示体内钠过多,所以肾病综合征患者限制食盐摄入有重要意义。正常人每日食盐的摄入量为 10g(含 3.9g 钠),但由于限钠后病人常因饮食无味而食欲不振,影响了蛋白质和热量的摄入。因此,限钠饮食应以病人能耐受,不影响其食欲为度,低盐饮食的食盐含量为 3~5g/d。慢性患者,由于长期限钠饮食,可导致细胞内缺钠,应引起注意。

②利尿剂的应用:按不同的作用部位,利尿剂可分为以下几种。

a. 袢利尿剂:主要作用机制是抑制髓袢升支对氯和钠的重吸收,如呋塞米和布美他尼(丁脲胺)为最强有力的利尿剂。剂量为呋塞米 20~120mg/d,丁脲胺 1~5mg/d。

b. 噻嗪类利尿剂:主要作用于髓袢升支厚壁段(皮质部)及远曲小管前段,通过抑制钠和氯的重吸收,增加钾的排泄而达到利尿效果。双氢氯塞嗪的常用剂量为 75~100mg/d。

c. 排钠潴钾利尿剂:主要作用于远端小管和集合管,为醛固酮拮抗剂。螺内酯常用剂量为 60~120mg/d,单独使用此类药物效果较差,故常与排钾利尿剂合用。

d. 渗透性利尿剂:可经肾小球自由滤过而不被肾小管重吸收,从而增加肾小管的渗透浓度,阻止近端小管和远端小管对水钠的重吸收,以达到利尿效果。低分子右旋糖酐的常用剂量 500ml/2～3d,甘露醇 250ml/d,注意肾功能损害者慎用。

肾病综合征患者的利尿药物首选呋塞米,但剂量个体差异很大;静脉用药效果较好,方法是将 100mg 呋塞米加入 100ml 葡萄糖溶液或 100ml 甘露醇中,缓慢静滴 1 小时;呋塞米为排钾利尿剂,故常与螺内酯合用。呋塞米长期应用(7～10 天)后,利尿作用减弱,有时需加剂量,最好改为间隙用药,即停药 3 天后再用。建议对严重水肿者选择不同作用部位的利尿剂联合交替使用。

(3) 高凝状态治疗:肾病综合征患者由于凝血因子改变处于血液高凝状态,尤其当血浆白蛋白低于 20～25g/L 时,即有静脉血栓形成可能。目前临床常用的抗凝药物有以下几种:

① 肝素:主要通过激活抗凝血酶Ⅲ(ATⅢ)活性。常用剂量 50～75mg/d 静滴,使 ATⅢ活力单位在 90% 以上。有文献报道肝素可减少肾病综合征的蛋白尿和改善肾功能,但其作用机理不清楚。值得注意的是肝素(MW65600)可引起血小板聚集。目前尚有小分子量肝素皮下注射,每日 1 次。

② 尿激酶(UK):直接激活纤溶酶原,导致纤溶。常用剂量为 2 万～8 万 U/d,使用时从小剂量开始,并可与肝素同时静滴。监测优球蛋白溶解时间,使其在 90～120 分钟之间。UK 的主要副作用为过敏和出血。

③ 华法林:抑制肝细胞内维生素 K 依赖因子Ⅱ、Ⅶ、Ⅸ、Ⅹ的合成,常用剂量 2.5mg/d,口服,监测凝血酶原时间,使其在正常人的 50%～70%。

④ 双嘧达莫:为血小板拮抗剂,常用剂量为 100～200mg/d。一般高凝状态的静脉抗凝时间为 2～8 周,以后改为华法林或双嘧达莫口服。

(4) 高脂血症治疗:肾病综合征患者,尤其是多次复发者,其高脂血症持续时间很长,即使肾病综合征缓解后,高脂血症仍持续存在。近年来认识到高脂血症对肾脏疾病进展的影响,而一些治疗肾病综合征的药物如肾上腺皮质激素及利尿药,均可加重高脂血症,故目前多主张对肾病综合征的高脂血症使用降脂药物。可选用的降脂药物有以下几种:

① 纤维酸类药物(fibricacids):非诺贝特(Fenofibrate)每日 3 次,每次 100mg,吉非罗齐(Gemfibrozil)每日 2 次,每次 600mg,其降血三酰甘油作用强于降胆固醇。此药偶有胃肠道不适和血清转氨酶升高。

② Hmg-CoA 还原酶抑制剂:洛伐他汀(美降脂),20mg Bid,辛伐他汀(舒降脂),5mg Bid;此类药物主要使细胞内 Ch 下降,降低血浆 LDL-Ch 浓度,减少肝细胞产生 VLDL 及 LDL。

③ 血管紧张素转换酶抑制剂(ACEI):主要作用有降低血浆中 Ch 及 TG 浓度;使血浆中 HDL 升高,而且其主要的载脂蛋白 ApoA-Ⅰ和 ApoA-Ⅱ也升高,可以加速清除周围组织中的 Ch;减少 LDL 对动脉内膜的浸润,保护动脉管壁。此外 ACEI 尚可有不同程度降低蛋白尿的作用。

二、并发症

(一) 感染

【概述】

肾病综合征患者常并发感染,原因为:① 尿中丢失大量 IgG。② B 因子(补体的替代途径成分)的缺乏导致对细菌免疫调理作用缺陷。③ 营养不良时,机体非特异性免疫应答能力减弱,造成机体免疫功能受损。

④转铁蛋白和锌大量从尿中丢失。转铁蛋白为维持正常淋巴细胞功能所必需，锌离子浓度与胸腺素合成有关。⑤局部因素。胸腔积液、腹水、皮肤高度水肿引起的皮肤破裂和严重水肿使局部体液因子稀释、防御功能减弱。在抗生素问世以前，细菌感染曾是肾病综合征患者的主要死因之一，严重的感染主要发生在儿童和老人，成年人较少见。临床上常见的感染有原发性腹膜炎、蜂窝织炎、呼吸道感染和泌尿道感染。一旦感染诊断成立，应立即予以治疗。

【诊断】

1. 符合肾病综合征的诊断标准

患者起病较急，可出现恶寒发热、咽干咽痒或灼热感、鼻塞流涕、咳嗽咳痰等症状。

2. 检查

(1)血常规：病毒性感染白细胞计数多为正常或偏低，淋巴细胞比例升高。细菌感染有白细胞计数与中性粒细胞增多和核左移现象。

(2)病原学检查：免疫荧光法、酶联免疫吸附检测法、血清学诊断和病毒分离鉴定法等可确定病毒类型，区别病毒和细菌感染。细菌培养可判断细菌类型并做药物敏感试验以指导临床用药。

【鉴别诊断】

1. 过敏性鼻炎

临床上很像"伤风"，所不同的是起病急骤、鼻腔发痒、频繁喷嚏、流清水样鼻涕，发作与环境或气温突变有关，有时异常气味亦可引起发作，数分钟至1～2小时内症状消失，检查见鼻黏膜苍白、水肿，鼻分泌物涂片可见嗜酸性粒细胞增多。

2. 流行性感冒

常有明显的流行性发病。起病急，全身症状较重，高热、全身酸痛、眼结膜炎症状明显，但鼻咽部症状较轻。取患者鼻洗液中黏膜上皮细胞的涂片标本，用荧光标记的流感病毒免疫血清染色，置荧光显微镜下检查，有助于早期诊断，病毒分离或血清学诊断可供鉴别。

3. 急性传染病前驱症状

如麻疹、脊髓灰质炎、脑炎等在患病初期常有上呼吸道症状，在这些病的流行季节或流行区应密切观察，并进行必要的实验室检查。

【治疗】

感染总的治疗原则如下。

(1)讲究清洁卫生，加强护理，特别是口腔、阴部的清洁卫生。

(2)抗生素的选择和应用原则与一般的感染相同，但在给予一次负荷量后，剂量应根据肌酐清除率调整。尽量避免使用对肾有毒性的抗菌药物，如庆大霉素、卡那霉素、多黏菌素、新霉素、链霉素等。一般常用青霉素族、头孢菌素族、氟喹诺酮类、红霉素和氯霉素等，一般不主张使用氨基糖苷类抗生素，但在严重感染者且其他抗生素治疗无效时可考虑谨慎应用。

(3)用激素治疗时，不应并用抗生素，后者不但不能防止感染发生，且易诱发霉菌双重感染。一旦出现感染，应及时选用敏感、强效及无肾毒性的抗生素积极治疗。严重感染难控制时需不需要减激素用量，应视具体情况决定。至于予免疫增强剂(如胸腺肽、转移因子及左旋咪唑)，能否预防感染，看法不一。

(4)急性发作期积极控制感染，对咽部、皮肤感染灶进行抗感染治疗，甚至扁桃体切除，均认为对病情及预后没有明显作用。但目前一般仍主张给予青霉素或大环内酯类及其他链球菌敏感的抗生素治疗2周或直到治愈。

（二）血栓及栓塞性并发症

【概述】

肾病综合症时，当血浆白蛋白小于2.0g/dl时，肾静脉血栓形成的危险性增加。多数认为血栓先在小静脉内形成，然后延伸，最终累及肾静脉。肾静脉血栓形成，在膜性肾病患者中可高达50%，在其他病理类型中，其发生率为5%~16%。由于血栓脱落，肾外栓塞症状常见，可发生肺栓塞。也可伴有肾小管功能损害，如糖尿、氨基酸尿和肾小管性酸中毒。外周深静脉血栓形成率约为6%，常见于小腿深静脉，仅12%有临床症状，25%可由Doppler超声发现。肺栓塞的发生率为7%，仍有12%无临床症状，其他静脉累及罕见。动脉血栓形成更为少见，但在儿童中，尽管血栓形成的发生率相当低，但动脉与静脉累及一样常见。

【诊断】

1. 符合肾病综合征的诊断标准

（1）患者出现顽固性的激素抵抗。

（2）急性肾静脉血栓病情较重，症状和体征与一侧肾动脉梗塞类似，但由于静脉淤血严重，患者可能明显肿胀，体积增大，可扪及肿大而触痛的患侧肾脏；慢性肾静脉梗栓的临床表现无特征性，部分病人可能无任何临床症状，部分病人可有腰痛、血尿、肾小管功能障碍，体检可能有肾区叩击痛或压痛，双合诊或可扪及肿大的患肾。

2. 诊断要点

（1）突然出现剧烈腰痛：血尿、蛋白尿增多；肾功能急剧下降；不对称的下肢浮肿。肾静脉造影可见肾静脉内充盈缺损或静脉不显影可以明确诊断。Doppler超声、CT、MRI等无创伤性检查也有助于诊断。血浆β血栓蛋白增高提示潜在的血栓形成，血中α_2-抗纤维蛋白溶酶增加也认为是肾静脉血栓形成的标志。

（2）肺栓塞：表现为呼吸困难、胸痛、咯血或突发晕厥，还可出现肺炎和胸腔积液以及酷似心绞痛甚至心肌梗死的表现。胸片及同位素扫描可发现梗塞病灶。

（3）下腔静脉血栓：下肢不对称肿胀、疼痛和浅静脉曲张是下肢深静脉血栓的三大症状。根据下肢肿胀的平面可初步估计静脉血栓形成的部位。疼痛性质呈坠痛或钝痛。彩超和静脉造影可以确诊。

【鉴别诊断】

1. 急腹症

急性胆囊炎患者有发热、腹痛、黄疸等"夏科氏"三联征，体征墨氏征阳性，腹部B超可见到胆囊炎症或胆结石的存在；急性胰腺炎腹痛可成"腰带状"，血、尿淀粉酶的增高及动态曲线有助于诊断。肠系膜血栓引起肠缺血坏死的早期表现与肾梗死相似，但腹痛重，无固定压痛及反跳痛。

2. 肾结石伴泌尿感染

可出现类似肾梗塞的症状和体征。也可出现一过性血尿，但肾功能受损轻微或正常，无高血压及血清酶学增高。肾脏彩超可发现肾结石。

3. 冠心病

不典型的急性心肌梗死可有肾梗死症状，动态观察心肌酶和心电图的演变很重要，同位素心肌热区显像如发现节段性心肌异常浓聚可以辅助诊断。一部分肺栓塞患者因血流动力学变化，可出现冠状动脉供血不足，心肌缺氧，表现为胸闷、心绞痛样胸痛，心电图有心肌缺血样改变，冠脉造影，心肌酶，心电图有助于鉴别。

4. 肺炎

当肺栓塞有咳嗽、咯血、呼吸困难、胸膜炎样胸痛,出现肺不张、肺部阴影,尤其同时合并发热时,易被误诊为肺炎。肺炎有相应肺部和全身感染的表现,如咯脓性痰、寒战、高热、外周血白细胞显著增高、中性粒细胞比例增加等,抗菌治疗可获疗效。

【治疗】

(1)及时给予尿激酶或链激酶溶栓(给药越及时越好,6小时内效果最佳,但3天内仍可望有效),并配合应用抗凝药,抗凝药应持续用药半年以上。当然,抗凝及溶栓治疗均应避免药物过量导致出血(高凝状态治疗前文已述)。

(2)肾静脉血栓形成者:①手术移去血栓;②介入溶栓。经介入放射在肾动脉端一次性注入UK24万单位来溶解肾静脉血栓,此方法可重复应用;③全身静脉抗凝,即肝素加尿激酶,疗程2~3个月;④口服华法林至肾病综合征缓解以防血栓再形成。

(三)急性肾衰竭

【概述】

急性肾衰为肾病综合征最严重的并发症,常需透析治疗。常见的病因有以下几种。

(1)血液动力学改变:肾病综合征常有低蛋白血症及血管病变,特别是老年患者多伴肾小动脉硬化,对血容量及血压下降非常敏感,故当急性失血、呕吐、腹泻所致体液丢失、外科损伤、腹水、大量利尿及使用抗高血压药物后,都能使血压进一步下降,导致肾灌注骤然减少,进而使肾小球滤过率降低,并因急性缺血后小管上皮细胞肿胀、变性及坏死,导致急性肾衰。

(2)肾间质水肿:低蛋白血症可引起周围组织水肿,同样也会导致肾间质水肿,肾间质水肿压迫肾小管,使近端小管包曼囊静水压增高,GFR下降。

(3)药物引起的急性间质性肾炎。

(4)双侧肾静脉血栓形成。

(5)血管收缩:部分肾病综合征患者在低蛋白血症时见肾素浓度增高,肾素使肾小动脉收缩,GFR下降。此种情况在老年人存在血管病变者多见。

(6)浓缩的蛋白管型堵塞远端肾小管:可能参与肾病综合征急肾衰机制之一。

(7)肾病综合征时常伴有肾小球上皮足突广泛融合,裂隙孔消失,使有效滤过面积明显减少。

(8)急进性肾小球肾炎。

(9)尿路梗阻。

【诊断】

符合肾病综合征的诊断标准。当患者血容量严重下降时(特别是小孩),呈血尿,尿钠减少伴四肢厥冷、静脉充盈不佳、体位性血压下降、脉压小、血液浓缩、血球压积上升等临床表现。这种急性肾前性少尿,易被血浆或人体白蛋白滴注纠正。另有一种特发性急性肾衰竭,多发生于起病后1个月左右,无低血容量的表现,无任何诱因,突发少尿、无尿、尿钠排出增多、肾功能急骤恶化,给予胶体液扩容不仅不能利尿,反致肺水肿,此时常需透析治疗,虽多能自然缓解,但恢复缓慢常需7周左右。肾穿刺病理类型为轻微病变者易发生急性肾功能衰竭。

【鉴别诊断】

主要与其他原因引起的急性肾衰竭相鉴别。

1. 尿路梗阻

具有泌尿系结石、肿瘤或前列腺肥大等

病史或检查证据,B超检查可见肾脏肿大,有肾盂输尿管扩张和积液。此外,同位素、逆行肾盂造影、CT及MRI成像检查有助于诊断。

2. 急性间质性肾炎

多因青霉素类、非甾体类消炎药等药物过敏引起,也可由于严重的全身感染或重症肾盂肾炎而导致,表现为发热、皮疹、关节痛和淋巴结肿大。过敏引起者尿沉渣可见白细胞增多(尤其是嗜酸性粒细胞增多),还有管型和轻微的蛋白尿,可有白细胞管型,血常规检查见嗜酸性粒细胞增多,血IgE增高。

【治疗】

肾病综合征合并急性肾衰时因病因不同则治疗方法各异。对于因血液动力学因素所致者,具体治疗如下:

1. 合理使用利尿剂

(1)适时使用利尿剂:肾病综合征伴急性肾衰有严重低蛋白血症者,在未补充血浆蛋白就使用大剂量利尿剂时,会加重低蛋白血症和低血容量,肾功能衰竭更趋恶化。故应在补充血浆白蛋白后(每日静脉用10~50g人体白蛋白)再予以利尿剂。但一次过量补充血浆白蛋白又未及时用利尿剂时,又可能导致肺水肿。

(2)适当使用利尿剂:由于肾病综合征患者有相对性血容量不足和低血压倾向,此时用利尿剂应以每日尿量2000~2500ml或体重每日下降在1kg左右为宜。

(3)伴血浆肾素水平增高的患者,使用利尿剂血容量下降后使血浆肾素水平更高,利尿治疗不但无效反而加重病情。此类患者只有纠正低蛋白血症和低血容量后再用利尿剂才有利于肾功能恢复。

2. 纠正低血容量

每日补液量应为显性失液量减去内生水量。由于非显性失液量和内生水量估计常有困难,每日大致的进液量,可按前一日尿量加500ml计算。早期补液不宜过度,以免间质容量增加,导致肺水肿,缺氧加重。

3. 肾上腺皮质激素

常用甲泼尼龙冲击治疗(0.5~1.0g,溶于200ml等渗葡萄糖中静脉点滴,每日或隔日1次,一般用6~9次),治疗后若有明显水、钠潴留,则透析超滤脱水。

4. 血液透析

不仅控制氮质血症、维持电解质酸碱平衡,且可较快清除体内水分潴留。因肾间质水肿所致的急性肾衰经上述处理后,肾功能恢复较快。

5. 碱化尿液

口服碳酸氢钠,减少管型形成。

肾病综合征合并急性肾衰一般均为可逆性,大多数患者在治疗下,随着尿量增加,肾功能逐渐恢复,少数病人在病程中多次发生急性肾衰也均可恢复。预后与急性肾衰的病因有关,一般来说急进性肾小球肾炎、肾静脉血栓形成预后较差,而单纯与肾病综合征相关者预后较好。

(四)低蛋白血症与营养不良

【概述】

由于大量蛋白从尿中丢失,低白蛋白血症的出现,机体常表现为负氮平衡,久则出现营养不良,小儿生长发育迟缓;金属结合蛋白减少可造成铁、铜、锌等微量元素缺乏;维生素D结合蛋白不足可诱发钙、磷代谢紊乱;内分泌素结合蛋白不足可诱发内分泌紊乱(如低T_3综合征等);药物结合蛋白减少可使血浆游离药物浓度增加,排泄增速,前者可加重药物毒性,后者可减低药物疗效。

【诊断】

符合肾病综合征的诊断标准。患者可出现皮下脂肪消耗、体重减轻、水肿、血浆总蛋白、白蛋白和 IGFBP-3 降低，前白蛋白降低，皮肤干燥、弹性差、松弛、无皮炎，毛发纤细、无光泽、易折等。

【鉴别诊断】

1. 糙皮病

本病皮肤改变呈对称性，且主要在暴露部位。而蛋白质营养不良所致皮肤改变为皮肤干燥、弹性差、松弛、无皮炎，毛发纤细、无光泽、易折。

2. 肿瘤

患者体重明显下降，可出现恶病质；浅表淋巴结肿大或深部淋巴结肿大侵犯肺、脾或腹内淋巴结；发热、皮肤瘙痒、黄疸、可呈回归热型；饮酒后淋巴结疼痛；骨髓穿刺和淋巴结活检有助于诊断。

【治疗】

(1)纠正低蛋白血症。

(2)补充钙和维生素 D：肾病综合症患者，特别是儿童和使用糖皮质激素的患者，需常规补充钙剂，必要时补充活性维生素 D。

第四节　慢性肾小球肾炎并发症

一、慢性肾小球肾炎

【概述】

慢性肾小球肾炎(简称慢性肾炎)是一组病因不同，病理变化多样的慢性肾小球疾病。临床特点为病程长，病情逐渐发展，有蛋白尿、血尿及不同程度高血压和肾功能损害，于患病 2～3 年或 20～30 年后，终将出现肾功能衰竭。

1. 病因及发病机制

病因不清，其发病机制和急性肾炎相似，是一个自身免疫反应过程。但为何导致慢性过程的机理尚不清楚，可能与机体存在某些免疫功能缺陷有关。免疫功能缺陷可使机体抵抗感染能力下降，招致微生物反复侵袭；机体又不能产生足够量的抗体，以清除致病物质(抗原)，致使抗原能持续存留机体内，并形成免疫复合物，沉积于肾组织，产生慢性炎症过程。此外，非免疫介导的肾脏损害在慢性肾炎的发生与发展中亦可能起重要作用，如健存肾单位代偿性血清灌注压增高，肾小球毛细血管袢跨膜压力及滤过压增高，均可引致肾小球硬化。疾病过程中的高血压，长期存在，可导致肾小动脉狭窄，闭塞，加速肾小球硬化。

2. 病理

慢性肾炎的病理改变是两肾弥漫性肾小球病变。由于慢性炎症过程，肾小球毛细血管逐渐破坏，纤维组织增生；肾小球纤维化，玻璃样变，形成无结构的玻璃样小团。由于肾小球血流受阻，相应肾小管萎缩，纤维化，间质纤维组织增生，淋巴细胞浸润。病变较轻的肾单位发生代偿性肥大；在硬化的肾小球间有时可见肥大的肾小球，一般可有几种类型：①系膜增生性肾炎；②膜增殖性肾炎；③系膜毛细血管性肾炎；④膜性肾病；⑤局灶性节段性肾小球硬化。由于病变逐渐发展，最终导致肾组织严重毁坏，形成终末期固缩肾。

【诊断】

1. 临床表现

(1)前驱症状：患者并无急性肾炎或链球菌感染史，难于确定病因。

(2)起病：方式不一，有些患者开始无明显症状，仅于查体时发现蛋白尿或血压高。多数患者于起病后即有乏力、头痛、浮肿、血压高、贫血等临床症状，少数患者起病急、浮肿明显，尿中出现大量蛋白，也有始终无症状直至出现呕吐、出血等尿毒症表现方就诊。

(3)高血压：有不同程度高血压，多为轻、中度，持续存在。

(4)尿的改变：是慢性肾炎必有的症状，尿量多数较少，在1000ml/d以下，少数可出现少尿，常伴有浮肿；肾小管功能损害较明显者，尿量增多，并伴有夜尿多，浮肿不明显，甚至出现脱水征象。

(5)中枢神经系统症状：可有头痛、头晕、食欲减退、疲乏、失眠等，这与高血压、贫血、某些代谢及内分泌功能紊乱等有关。

(6)贫血：与肾脏分泌促红细胞生成素减少，致红细胞的分化、成熟、释放减少有关。

(7)其他：常因高血压、动脉硬化、贫血而出现心功能不全，尿中长期蛋白丢失，引起低蛋白血症。有些患者可以浮肿、或高血压、或反复发作为其突出表现，临床上习惯将慢性肾炎分为普通型、高血压及急性发作型，但这三型不是决然分开的，常有重叠和转化。

2. 化验检查

(1)尿常规：尿比重偏低，多在1.020以下，疾病晚期常固定在1.010。尿蛋白微量～＋＋＋不等。尿中常有红细胞及管型（颗粒管型、透明管型）。急性发作期有明显血尿或肉眼血尿。

(2)血液检查：常有轻、中度正色素性贫血，红细胞及血红蛋白成比例下降，血沉增快，可有低蛋白血症，一般血清电解质无明显异常。

(3)肾功能检查：肾小球滤过率、内生肌酐清除率降低，血尿素氮及肌酐升高，肾功能分期多属代偿期或失代偿期，酚红排泄试验及尿浓缩稀释功能均减退。

根据临床表现，尿检查异常，不同程度浮肿，高血压及肾功能异常，临床上诊断慢性肾炎多无困难。若要确定系何种肾小球疾病或何种病理类型，需作肾穿刺活组织检查。

【鉴别诊断】

慢性肾炎需与下列疾病作鉴别。

1. 慢性肾盂肾炎

慢性肾盂肾炎晚期查有明显蛋白尿和高血压与慢性肾炎相似，但慢性肾盂肾炎多见于女性，病史中有泌尿系感染史，尿沉渣检查白细胞数较多，甚或有白细胞管型，如涂片能找到细菌或尿培养阳性更有助于诊断。慢性肾盂肾炎患者的肾功能损害以肾小管损害为主，尿蛋白具有肾小管性蛋白(小分子量蛋白)的特征。静脉肾盂造影，同位素肾图及肾扫描，呈两侧肾脏损害不对称，可作为鉴别诊断的重要依据。

2. 原发性高血压

久病高血压亦引起肾脏损害，出现尿异常改变。但尿蛋白量常较少，罕有持续性血尿及红细胞管型。一般无贫血及低蛋白血症，如有肾功能损害，其程度也不如慢性肾炎严重。鉴别原发性高血压与慢性肾炎高血压型，病史很重要，前者高血压病史在先，而后者则先有蛋白尿，亦可行肾活组织检查鉴别。

3. 与继发于全身疾病的肾损害鉴别

不少全身性疾病引起继发性肾损害，其表现似慢性肾炎，如过敏性紫癜性肾炎、糖尿病肾病、痛风性肾病、多发性骨髓瘤、感染性心内膜炎等。

【治疗】

迄今尚无满意的治疗方法,多为对症施治。

1. 一般治疗

鼓励病人树立战胜疾病的信心、防止感染,加强休息,避免强体力活动,但要做适当有益活动。

2. 水肿

高血压或肾功能不全者,要限制钠的摄入量,适当控制饮水量,对有大量蛋白尿,患者应提高蛋白质摄入量。肾功能不全者,则应给予优质蛋白质,每日40g左右。总热量应在146.44kJ/kg左右。除高脂血症者外,脂肪不限,应给足够维生素。

3. 利尿剂的应用

轻度浮肿不必给利尿剂,中度以上浮肿者可按病情选用噻嗪类药物,保钾利尿剂(螺内酯、氨苯喋啶)或呋塞米,可单独或联合应用,剂量宜由小到大,逐渐消肿以防止电解质紊乱。

4. 降血压

血压高于21.5/13/5kPa,应给予降压药物,参见急性肾炎。

5. 抗凝疗法及抗氧化剂的应用

参见急性肾炎一节。

6. 中医中药治疗

可选用中草药或方剂治疗,如金钱草、板蓝根、败酱草、蒲公英、当归、丹参、桃仁、红花等,具有清热解毒、消肿利尿、活血化瘀等功效。

7. 联合疗法

慢性肾炎使用单一药物治疗,疗效常不满意,联合疗法采用抗凝药物(肝素、双嘧达莫)、抗氧化剂(大剂量维生素E、SOD)、中药(活血化瘀、清热解毒、利尿消肿)及对症施治,可提高疗效。

二、并发症

(一)感染

【概述】

慢性肾炎患者常并发感染。严重的感染主要发生在儿童和老人,成年人较少见。临床上常见的感染有原发性腹膜炎、蜂窝织炎、呼吸道感染和泌尿道感染。一旦感染诊断成立,应立即予以治疗。

【诊断】

(1)符合慢性肾炎的诊断标准。

(2)检查

①血常规:病毒性感染白细胞计数多为正常或偏低,淋巴细胞比例升高。细菌感染有白细胞计数与中性粒细胞增多和核左移现象。

②病原学检查:免疫荧光法、酶联免疫吸附检测法、血清学诊断和病毒分离鉴定法等可确定病毒类型,区别病毒和细菌感染。细菌培养可判断细菌类型并做药物敏感试验以指导临床用药。

【鉴别诊断】

1. 过敏性鼻炎

起病急骤、鼻腔发痒、频繁喷嚏、流清水样鼻涕,发作与环境或气温突变有关,有时异常气味亦可引起发作,数分钟至1~2小时内症状消失。检查见鼻黏膜苍白、水肿,鼻分泌物涂片可见嗜酸性粒细胞增多。

2. 流行性感冒

起病急,全身症状较重,高热、全身酸痛、眼结膜炎症状明显,但鼻咽部症状较轻。病毒分离或血清学诊断可供鉴别。

3. 急性传染病前驱症状

如麻疹、脊髓灰质炎、脑炎等在患病初期常有上呼吸道症状,在这些病的流行季节或流行区应密切观察,并进行必要的实验室检查。

【治疗】

感染总的治疗原则如下:

(1)讲究清洁卫生,加强护理,特别是口腔、阴部的清洁卫生。

(2)尽量避免使用对肾有毒性的抗菌药物,如庆大霉素、卡那霉素、多黏菌素、新霉素、链霉素等。一般常用青霉素族、头孢菌素族、氟喹诺酮类、红霉素和氯霉素等,一般不主张使用氨基糖苷类抗生素。

(3)用激素治疗应及时选用敏感、强效及无肾毒性的抗生素积极治疗。严重感染难控制时需不需要减激素用量,应视具体情况决定。

(4)急性发作期积极控制感染,对咽部、皮肤感染灶进行抗感染治疗,甚至扁桃体切除,均认为对病情及预后没有明显作用。

(二)高尿酸血症及痛风

【概述】

慢性肾炎患者肾功能减退往往伴有高尿酸血症,可能与肾小球的滤过减少,导致尿酸盐的排泄减少有关。血尿酸的升高易在肾脏形成尿酸盐而沉积在肾小管间质,如pH值过低又易形成尿酸结晶,二者进一步对肾造成危害。尿酸盐结晶、沉积所致的反应性关节炎和(或)痛风石疾病,即为痛风。

【诊断】

1. 疑诊条件

(1)符合慢性肾炎诊断标准。

(2)血尿酸大于正常而无痛风症状及体征者即可诊断为高尿酸血症。

(3)中年以上男性或绝经后女性,突发跖趾、踝、膝等单关节红肿疼痛,查血尿酸增高,即可考虑痛风可能。

2. 确诊条件

以下检查可确诊,并以前三项最为重要。

(1)血尿酸增高,但少数患者在急性痛风发作时可正常。

(2)关节腔滑囊液旋光显微镜检查可发现白细胞内有双折光的针形尿酸盐结晶。

(3)痛风石活检或穿刺检查可证实为尿酸盐结晶。

(4)X线检查可见,在受累关节骨软骨缘有圆形或不整齐穿凿样透亮缺损(尿酸盐侵蚀骨质所致)。

(5)CT扫描见灰度不等的斑点状痛风石影像,或在MRI的T_1和T_2影像中呈低至中等密度的块状阴影。

两项检查联合进行可对多数关节内痛风石作出准确的诊断。急性关节炎期诊断有困难者,可用秋水仙碱作诊断性治疗。如为痛风,服秋水仙碱后症状可迅速缓解,具有特征性诊断意义。

【鉴别诊断】

1. 痛风肾病

痛风肾病为长期高尿酸血症尿酸盐在间质组织中沉淀所致,有血尿、蛋白尿、肾功能改变,早期为浓缩功能减退为主,尿渗量降低,低比重尿。如合并高血压,动脉硬化,糖尿病可演变为肾衰竭,此时无明显肾萎缩是不同于慢性肾炎的特征。此处肾功能检查尿酸增高较尿素和肌酐显著。如合并有痛风性关节炎,病变关节X线射片关节面有穿凿样或鼠咬样缺损。这些有利于鉴别。

2. 类风湿性关节炎

关节肿痛,好发于手指小关节和腕、踝、膝关节,伴明显晨僵,关节畸形、僵硬;血尿酸正常,但有高滴度的类风湿因子;X线示关节面粗糙,间隙狭窄,甚至关节面融合。

3. 风湿性关节炎

大关节游走性对称性红肿热痛,无关节畸形,可伴有风湿活动的表现(全心炎、球形红斑等);血尿酸正常;有风湿活动的实验检查表现(血沉增快、抗O增高);X线检查无关节畸形。

4. 创伤性关节炎及化脓性关节炎

前者有外伤史,后者伴发热、白细胞增高等全身感染中毒症状。血、尿尿酸正常。

5. 非尿酸性尿路结石

与含钙结石(草酸钙、磷酸钙、碳酸钙结石)等鉴别。X线显影易与痛风混合型尿路结石混淆,但后者有高尿酸血症及相应痛风表现。此外胱氨酸结石X线也不显影,但血尿酸不高。

【治疗】

1. 一般处理

控制饮食,避免进食高嘌呤饮食,如动物内脏、骨髓、海味、河蟹等。肥胖患者应减少热量的摄取,降低体重。宜多饮水以利尿酸排出。避免过度劳累、紧张、饮酒、受冷、受湿及关节损伤等诱发因素。

2. 抑制尿酸合成药

别嘌呤醇每次100mg,每日3次。不良反应为消化道反应、皮疹、发热、肝损、白细胞减少,偶可发生坏死性皮炎,应立即抢救。用药期间也可能发生尿酸转移性痛风发作,可辅以对症治疗。血尿酸控制后注意减量。

3. 无症状高尿酸血症的治疗

一般认为血尿酸盐的浓度在8~9mg/dl以下者不需药物治疗,按一般处理。尿酸过高应予别嘌呤醇治疗。

4. 其他

高血压、冠心病、肥胖症、肾衰竭等,需对症治疗。关节活动困难者应予以理疗和锻炼。痛风石破溃或有瘘管者应手术刮除。

(三)肾性贫血

【概述】

慢性肾炎患者在水肿明显时,有轻度贫血,可能与血液稀释有关。如患者呈现中度以上贫血,其原因与肾内促红细胞生成素(EPO)减少,红细胞寿命缩短有关,表明肾单位损坏及肾功能损坏已很严重。当慢性肾炎发展到晚期(硬化性,萎缩性肾小球肾炎),则出现严重贫血,如患者无明显营养不良,其贫血多属正细胞正色素型。

【诊断】

1. 临床表现

符合慢性肾炎的诊断标准,患者出现头晕、目眩、疲倦、乏力、心悸、气促、面色苍白、唇甲色淡等症状体征。

2. 血液检查

血红蛋白及红细胞降低,常呈中度贫血,血沉在肾炎活动时加快,血浆白蛋白降低,球蛋白可升高。

【鉴别诊断】

贫血或精神症状为主诉时常误诊为血液病等,通过血肾功能检查及肾功能B超有助于鉴别,还应与其他原因所致贫血相鉴别。

1. 再生障碍性贫血

有进行性贫血、出血及感染。可有血尿、蛋白尿,一般无高血压及水肿。血常规及骨髓象有特征性改变。

2. 甲状腺功能减退

可有贫血,貌似黏液性水肿的临床表现,但:①甲减引起的贫血其血清 T_3、T_4 降低和 TSH 升高;②尿蛋白可为阳性;③血胆固醇增高。但甲减病人尿液正常,血压不高,肾功能正常。

【治疗】

慢性肾小球肾炎发生进行性肾衰时常有缺铁性贫血,应用硫酸亚铁 0.3g,每日 3 次,口服。近年来有长效铁剂,不刺激胃,如商品名福乃得。输注红细胞对改善组织低氧症状有效,但疗效短暂。重组人红细胞生成素(rHuEPO)50~150U/kg,每周 2~3 次,皮下注射,可维持血红蛋白在一定水平。

（四）肾功能衰竭

详见第二章"慢性肾衰竭(CRF)"。

第五节 IgA 肾病并发症

一、IgA 肾病

【概述】

IgA 肾病(IgA nephropathy)是肾小球系膜区以 IgA 为主的免疫复合物沉积、临床上以反复发作性血尿为特点的原发性肾小球疾病,也称 Berger 病(Berger'disease)。IgA 肾病是一种常见的原发性肾小球疾病,也是导致终末期肾脏病的常见病因之一。某些系统性疾病,如过敏性紫癜、系统性红斑狼疮、干燥综合征、强直性脊柱炎,以及酒精性肝硬化、慢性肝炎等疾病也可导致肾小球系膜区 IgA 沉积,称之为继发性 IgA 肾病,不在本节讨论范围。

【诊断】

1. 临床表现

IgA 肾病好发于青壮年,男性多见,临床表现多种多样,主要表现为血尿,可伴有不同程度的蛋白尿、高血压和肾脏功能受损。

(1)发作性肉眼血尿:约 40%~50% 的患者表现为一过性或反复发作性肉眼血尿,为 IgA 肾病最常见的症状。大多伴有上呼吸道感染,少数伴有肠道或泌尿道感染,个别患者发生于剧烈运动后。多数患者的肉眼血尿可在感染后几小时或 1~2 日后出现,持续数小时至数日不等。肉眼血尿有反复发作的特点,发作间隔随年龄增长而延长,部分患者转为持续镜下血尿。

(2)无症状镜下血尿伴或不伴蛋白尿:约 30%~40% 的患者表现为无症状性尿检异常,呈镜下血尿,或伴蛋白尿小于 2g/24h。

(3)蛋白尿:不伴血尿的单纯蛋白尿者非常少见,多数表现为轻度蛋白尿,10%~20% 的患者表现为肾病综合征。

(4)高血压:成年 IgA 肾病高血压的发生率为 20%,儿童仅为 5%。IgA 肾病患者可发生恶性高血压,多见于青壮年男性,表现为头晕、头痛、视力模糊、恶心呕吐,舒张压超过 130mmHg,伴有肾衰竭和心功能衰竭、急性肺水肿。

(5)腰腹疼痛:肉眼血尿发作时可伴有全身轻微症状,如低热、全身不适、肌肉疼痛,个别患者可伴有严重腰痛、腹痛。

(6)呈慢性肾衰竭表现:大多数 IgA 肾病在确诊 10~20 年后逐渐进展至慢性肾衰

竭,出现乏力、易疲劳,头昏、头痛、恶心、呕吐,尿少、浮肿等一系列症状。

2. 诊断要点

IgA 肾病临床表现多样化,凡与感染同步的血尿(镜下或肉眼),伴或不伴蛋白尿,从临床上都应考虑 IgA 肾病的可能性。其诊断可分为临床疑诊和肾活检确诊两个阶段。

(1)临床疑诊:上呼吸道感染后数小时至 2 日内出现的血尿,或无明显上呼吸道感染征象出现的肉眼血尿,持续数小时至数日,个别达 1 周,肉眼血尿反复发作,都应考虑 IgA 肾病的可能,结合尿常规、肾功能、免疫学等实验室检查作出疑诊判断。

①尿常规检查:典型的尿检异常为持续性镜下血尿和(或)蛋白尿,尿相差显微镜异形红细胞增多大于 50%,部分表现为混合型血尿,有时可见红细胞管型。多数为轻度蛋白尿(<1g/24h),部分为大量蛋白尿甚至肾病综合征。

②肾功能检查:可有不同程度肾功能减退,肌酐清除率降低,血尿素氮和肌酐逐渐升高,血尿酸增高;同时有肾小管功能的减退。

③免疫学检查:50%患者血清 IgA 水平增高,但不具有特异性,且水平高低与病情活动无关;血清 IgA 中 λ 链浓度增高,血清补体成分大致正常,约半数患者 IgA-纤粘连蛋白复合物(IgA-FN)一过性增高。部分患者血清存在抗肾小球基底膜、抗系膜细胞、抗内皮细胞抗体和 IgA 类风湿因子。

(2)确诊手段:无论临床上考虑 IgA 肾病的可能性多大,其确诊必需依赖于肾活检。肾组织病理及免疫病理检查是 IgA 肾病确诊的必备手段,以 IgA 为主的免疫复合物在肾小球系膜区弥漫沉积是 IgA 肾病的特征。

①免疫荧光检查:以 IgA 或 IgA 为主的免疫球蛋白在肾小球系膜区呈颗粒状或团块状弥漫沉积,部分病例可沿毛细血管襻沉积。

②光镜检查:病变类型呈多样化,病变程度轻重不一,主要累及肾小球,包括肾小球轻微病变、系膜增生性病变、局灶节段性病变、毛细血管内增生性病变、系膜毛细血管性变、新月体性病变及硬化性病变。常见表现为弥漫性肾小球系膜细胞增生,系膜基质增加。

③电镜检查:肾小球系膜细胞增生、系膜基质增加并伴有大团块状电子致密物沉积。电子致密物可由系膜区、副系膜区延续到毛细血管壁内皮下或上皮下,与免疫荧光检查所见免疫复合物沉积相一致。

【治疗】

由于 IgA 肾病的病因及发病机制不清,临床表现及病理改变呈现多样化,预后差异性,因而迄今为止缺乏统一的治疗方案。

1. 一般治疗

浮肿及高血压患者限制钠盐摄入,肾功能受损者低优蛋白饮食。避免过度劳累,避免使用有肾毒性药物。

2. 预防和控制感染

IgA 肾病肉眼血尿常和上呼吸道感染同时发生,呼吸道、消化道、泌尿系感染常可刺激和诱发 IgA 肾病,或使原有病情加重。因此应积极治疗和去除口咽部(咽炎、扁桃体炎、龋齿)、上颌窦等部位感染灶。

3. 减少蛋白尿

ACEI 单独或联合 ARB 使用对肾功能正常或轻度异常 IgA 肾病可明显降低蛋白尿、保护肾功能。使用鱼油制品也可减少蛋白尿。

4. 控制高血压

在 IgA 肾病中,高血压随肾脏损害程度逐渐进展,并加速肾功能恶化。控制高血压是 IgA 肾病长期治疗策略。肾功能正常时,首选血管紧张素转换酶抑制剂(ACEI)或血管紧张素Ⅰ型受体拮抗剂(ARB)。尿蛋白小于1g/d,目标血压130/80mmHg;尿蛋白大于1g/d,目标血压125/75mmHg。血压控制不理想可联合使用钙离子拮抗剂、利尿剂、β受体阻滞剂及中枢性降压药。

5. 糖皮质激素和细胞毒药物的应用

大量蛋白尿表现为肾病综合征、病理类型轻者首选激素治疗;尿蛋白定量1～3.5g/d、肾功能正常、病理分级轻到中度者,激素治疗亦能减少蛋白尿、保护肾功能;以活动性病理改变为主、血肌酐不超过250μmol/L的进展性IgA肾病,激素联合细胞毒药物治疗能延缓终末期肾衰的发生。

6. IgA肾病进展至终末期肾衰竭

则需行血液透析、腹膜透析或肾移植等肾脏替代治疗。

二、并发症

(一)急性肾衰竭

【概述】

IgA肾病呈急进性肾炎综合征、急性肾炎综合征表现,以及因大量肉眼血尿,血红蛋白对肾小管的毒性和红细胞管型堵塞肾小管,均易导致肌酐水平急剧上升,肾功能急剧下降,并发急性肾衰竭,约占IgA肾病的5%～10%。

【诊断】

1. 临床表现

患者多有持续性镜下血尿或肉眼血尿,大量蛋白尿,可有不同程度水肿、恶性高血压,少尿或无尿。部分患者还可出现其他毒素蓄积症状,如恶心、呕吐等。

2. 诊断要点

(1)有IgA肾病病史。

(2)在短时间内肾功能进行性恶化,48小时内血肌酐上升超过0.3mg/dl(26.5μmol/L)或较原先水平增高50%;和(或)尿量减少至少于0.5ml/(kg·h)6小时。

(3)肾脏超声波检查常可见双肾体积增大或正常。

(4)肾活检病理所见,急进性肾炎综合征表现为广泛新月体形成(50%以上,甚或100%的肾小球有新月体形成),免疫荧光以IgA为主的免疫复合物沉积,新月体内常可见纤维蛋白原沉积;急性肾炎综合征病理同急性链球菌感染后肾小球肾炎,以毛细血管内皮细胞增生为主要病变。

【鉴别诊断】

主要与慢性肾衰竭和其他原因引起的急性肾衰竭相鉴别。

1. 慢性肾衰竭

大多数IgA肾病患者在确诊10～20年后逐渐进入慢性肾衰竭期。慢性肾衰竭有较长时期慢性肾脏病史,贫血、乏力、尿量改变、钙磷代谢紊乱呈逐渐进展加重,肾功能进行性下降,肾脏B超显示双肾缩小或肾实质变薄。

2. 肾前性急性肾衰竭

有引起血容量下降(如胃肠道丢失、皮肤丢失、尿液丢失等)或心搏出量下降的各种原因,临床表现为皮肤、黏膜、口舌干燥,皮肤弹性下降,心率加快,血压下降,通过补充血容量或改善肾灌注肾功能可逐渐恢复。

3. 肾后性急性肾衰竭

有引起尿路梗阻的病因,如结石、肿瘤、血块、前列腺肥大、尿道狭窄,或者肾内阻塞、压迫等,排尿困难,少尿或无尿,尿沉渣中有结晶,泌尿系B超发现梗阻可助诊断。

【治疗】

IgA肾病并发急性肾衰竭的治疗应以及时、有效地防止肾功能进一步恶化、促进肾功能恢复和缓解为目的，既要针对病因治疗，又要有相应的对症支持治疗措施，同时严密监测肾功能变化。

1. 一般治疗

监测尿量、血压、肾功能的变化，预防和积极控制感染。

2. 激素治疗

病理改变为活动性病变，表现为新月体肾炎者可行甲强龙冲击治疗，甲泼尼龙1g，静脉滴注，连用3天后改以泼尼松1mg/(kg·d)口服，6~8周后减量；系膜增生性肾炎常予小剂量激素缓慢减量治疗，30mg/d，2~3个月后开始减量。

3. 细胞毒药物的应用

常用环磷酰胺冲击治疗，病理改变为活动性病变者常与激素联合使用，常用冲击剂量为600~800mg/月，共6次后，改为每3个月1次共1年。

4. ACEI/ARB药物

轻、中度系膜增生性肾炎者激素使用基础上联合ACEI/ARB。

5. 对症支持治疗

根据患者病情予相应的降压、止吐、利尿、抗凝、抗血小板等对症处理，一般情况差、不能进食者则予适当支持治疗。

6. 肾脏替代治疗

肾功能恶化，无尿，毒素蓄积症状重者需行透析治疗，发展为终末期肾衰竭者可行肾脏移植。

（二）血栓形成和栓塞发生

部分IgA肾病表现为大量蛋白尿甚至肾病综合征，此时血液高凝状态，加之低蛋白、高脂血症等因素，易形成血栓，导致血栓栓塞的发生。血栓栓塞并发症的诊断及鉴别诊断详见肾病综合征并发症章节。

第四章

继发性肾小球疾病并发症

第一节 狼疮性肾炎并发症

一、狼疮性肾炎

【概述】

系统性红斑狼疮(SLE)是一种自身免疫性疾病,发病缓慢,隐袭发生,临床表现多样、变化多端,在患者血液和器官中能找到多种自身抗体,此病能累及身体多系统、多器官,其中以肾脏受累最为常见。据统计,约80%的SLE患者出现肾脏受累的临床表现,如作肾组织活检,则几乎百分之百的患者均有不同程度的肾脏病理改变。SLE患者发生蛋白尿和(或)血尿或肾功能减退者,可诊断为狼疮性肾炎(LN)。肾脏病变的严重程度是直接影响SLE预后的重要因素,肾损害和进行性肾功能衰竭是狼疮的主要死亡原因之一。本病以青年女性多见。

【诊断】

1. 临床表现

由于细胞和体液免疫功能障碍,产生多种自身抗体。可累及皮肤、浆膜、关节、肾及中枢神经系统等,并以自身免疫为特征,患者体内存在多种自身抗体,不仅影响体液免疫,亦影响细胞免疫,补体系统亦有变化。发病机理主要是由于免疫复合物形成。病情呈反复发作与缓解交替过程。

(1)肾脏表现:SLE肾受累的表现几乎包括肾小球、小管间质和肾血管性病变等一系列症状,起病快慢不一,病程一般较长,有或无自觉症状,有时肾损害也可能是惟一的临床表现。根据其临床表现,可分为以下几种类型:

①肾病综合征型:本型最为常见,约40%~60%患者肾损害表现为此型。LN的

肾病综合征又可分为两种类型：

　　a. 单纯型：大量蛋白尿（3.5g/L）、低蛋白血症及水肿，但不一定有血胆固醇增高。此型病理多属膜型，少部分系膜增生型。

　　b. 肾炎型：除了肾病综合征表现外，还有血尿、高血压、肾功能损害，且常伴明显的狼疮全身性活动表现。弥漫增生型约50％呈此表现。如不治疗，多数于2～3年内发展至尿毒症。

　　②无症状蛋白尿或(和)血尿型：亦称为轻型，较为常见，患者没有水肿、高血压等表现，主要表现为轻～中度蛋白尿（<1g/24h）或(和)血尿，病理改变多属系膜增生型或局灶节段型。本型预后良好。

　　③急进性肾炎综合征型：少见，临床上酷似急进性肾小球肾炎，起病急，发展迅速，表现为少尿甚至无尿，可有血尿、蛋白尿、管型尿，有时出现浮肿，高血压不明显，病理改变呈新月体性肾炎，严重弥漫增生伴间质及血管病变。预后较差，在3个月内，血肌酐值上升超过1倍，常在几周至几个月内发展成尿毒症。

　　④慢性肾炎综合征型：表现为不同程度的高血压、蛋白尿、血尿、管型尿、贫血及肾功能不全。病理改变多为弥漫增生型。本型病程漫长，迁延不愈，预后差。

　　⑤肾小管综合征：临床表现为肾小管性酸中毒、水肿、高血压及夜尿增多，约50％患者肾功能减退。

　　⑥抗磷脂抗体型：此型见于抗磷脂抗体阳性患者，主要表现为大、小动静脉血栓形成及栓塞，习惯性流产和血小板减少。肾脏除了合并大血管栓塞外，也可出现肾小球毛细血管血栓性微血管病，常导致急剧的肾功能损害，特别是急性肾功能衰竭。产后患者尤易出现本型病变，死亡率高。

　　(2) 肾外表现

　　①全身症状：起病可急可缓，多数早期表现为非特异的全身症状，如发热，尤以低热常见，全身不适、乏力、体重减轻等。病情常缓重交替出现。感染、日晒、药物、精神创伤、手术等均可诱发或加重。

　　②皮肤和黏膜：皮疹常见，约40％患者有面部典型红斑称为蝶形红斑。急性期有水肿、色鲜红，略有毛细血管扩张及鳞片状脱屑，严重者出现水疱、溃疡、皮肤萎缩和色素沉着。手掌大小鱼际、指端及指(趾)甲周红斑，身体皮肤暴露部位有斑丘疹、紫斑等。出现各种皮肤损害者约占总患病数的80％，毛发易断裂，可有斑秃。15％～20％患者有雷诺现象。口腔黏膜出现水疱、溃疡约占12％。少数患者病程中发生带状疱疹。

　　③关节、肌肉：约90％以上患者有关节肿痛，且往往是就诊的首发症状，最易受累的是手近端指间关节，膝、足、踝、腕关节均可累及。关节肿痛多呈对称性。约半数患者有晨僵。X线检查常无明显改变，仅少数患者有关节畸形。肌肉酸痛、无力是常见症状。

　　④血液系统：几乎全部患者在某一阶段发生一项或几项血液系统异常，依次有贫血、白细胞减少、血小板减少、血中抗凝物质引起出血现象等。

　　⑤心脏：约10％～50％患者出现心脏病变，可由于疾病本身，也可能由于长期服用糖皮质激素治疗引起。心脏病变包括心包炎、心肌炎、心内膜及瓣膜病变等，依个体病变不同，表现有胸闷、胸痛、心悸、心脏扩大、充血性心力衰竭、心律失常、心脏杂音等，少数患者死亡冠状动脉梗塞。

　　⑥胃肠道：一部分病人可表现为胃肠道症状，如上消化道出血、便血、腹水、麻痹性肠梗阻等，这是由于胃肠道的血管炎所致，如肠系膜血管炎。肠系膜血管的动、静脉伴行，支配胃肠营养和功能，如发生病变，则所支配的

部位产生相应症状,严重时累及生命。肠系膜血管炎可以导致胃肠道黏膜溃疡、小肠和结肠水肿、梗阻、出血、腹水等,出现腹痛、腹胀、腹泻、便血和黑粪、麻痹性肠梗阻等临床表现。如不及时诊断、治疗,可致肠坏死、穿孔,造成严重后果。

⑦神经系统:神经系统损害约占20%,一旦出现,多提示病情危重,大脑损害可出现精神障碍,如兴奋、行为异常、抑郁、幻觉、强迫观念、精神错乱等癫痫样发作。偏瘫及蛛网膜下腔出血等较多见,脊髓损害、颅神经及周围神经损害也可出现。

⑧肝:系统性红斑狼疮引起的肝损害主要表现为肝肿大、黄疸、肝功能异常以及血清中可存在多种自身抗体等。其中,肝肿大约占10%~32%,多在肋下2~3cm,少数可明显肿大。红斑狼疮引起黄疸的原因很多,主要有溶血性贫血、合并病毒性肝炎、胆道梗阻及急性胰腺炎等,约30%~60%的红斑狼疮患者可有肝功能试验异常。系统性红斑狼疮可并发Ⅰ型自身免疫性肝炎(狼疮性肝炎),多发生于年轻的女性,临床上可表现为乏力、关节痛、发热、肝脾肿大、黄疸等。

⑨肺:肺和胸膜受累约占50%,其中约10%患狼疮性肺炎,胸膜炎和胸腔积液较常见,肺实质损害多数为间质性肺炎和肺间质纤维化,引起肺不张和肺功能障碍。狼疮性肺炎的特征是肺部有斑状浸润,可由一侧转到另一侧,激素治疗能使影像消退。在狼疮性肺损害基础上,常继发细菌感染。

⑩其他:部分患者在病变活动时出现淋巴结、腮腺肿大。眼部受累较普遍,如结合膜炎和视网膜病变,少数视力障碍。病人可有月经紊乱和闭经。

2. 诊断标准

(1)系统性红斑狼疮诊断标准:国际上应用较多的是美国风湿学会1982年提出的分类标准,国内多中心试用此标准,特异性为96.4%,敏感性为93.1%。

①面部蝶形红斑;

②盘状红斑狼疮;

③日光过敏;

④关节炎:不伴有畸形;

⑤胸膜炎、心包炎;

⑥癫痫或精神症状;

⑦口、鼻腔溃疡;

⑧尿蛋白0.5g/d以上或有细胞管型;

⑨抗DNA抗体,抗Sm抗体,LE细胞,梅毒生物学试验假阳性;

⑩抗核抗体阳性(荧光抗体法);

⑪溶血性贫血,白细胞减少($4000/mm^3$以下),淋巴细胞减少($1500/mm^3$以下),血小板减少(10万/mm^3以下);

以上11项中4项或以上阳性者确诊为SLE。

(2)狼疮肾炎的诊断条件:在符合SLE诊断标准的基础上,符合下列条件之一者:

①肾活检示WHO Ⅱb、局限增生或弥漫增生性肾炎、膜性肾病;

②1年后肌酐清除率下降30%;

③24小时尿蛋白定量大于1g;

④持续性血尿,且尿红细胞大于5个/HP。

此外,还应排除其他泌尿生殖系统疾病。

临床上由于本病临床表现复杂,不典型的病例误诊率高,临床上须与原发性肾小球疾病、慢性活动性肝炎、痛风、感染性心内膜炎、特发性血小板减少性紫癜、混合性结缔组织病等相鉴别。

【治疗】

1. 狼疮性肾炎的治疗

基于临床表现、实验室和肾活检资料。对于轻症系统性红斑狼疮(如仅有皮疹、低热或关节症状等)和免疫血清学检查异常,若尿检正常、肾活检显示肾小球正常或轻微病变者,酌情用非甾体类抗炎药改善症状,一般无需用糖皮质激素或细胞毒药物,密切追踪病情变化;若尿检异常、肾活检显示肾小球局灶节段性系膜增生伴有节段性坏死、新月体形成及局灶性肾小球硬化者,用中、小剂量糖皮质激素(如泼尼松 20~40mg/d),酌情加用细胞毒药物或雷公藤制剂。

2. 重型系统性红斑狼疮治疗

如高热、关节痛、无力和(或)病变迅速累及浆膜、心、肺、肝、造血器官和其他脏器组织伴急性肾炎综合征或急进性肾炎综合征,肾活检显示弥漫增生性肾小球肾炎或新月体性肾炎,肾功能进行性减退时,应给予标准激素治疗加 CTX 冲击治疗;或甲泼尼龙冲击治疗,每日 1.0g,静滴 3~5 日为一疗程,继以中等剂量的泼尼松维持,必要时 7~10 天后可重复一次,一般不超过 3 个疗程。当上述方法效果欠佳或病情较重时,可考虑血浆置换疗法;不能用 CTX 者可试用环孢霉素 A、霉酚酸酯等。伴有急性严重肾功能不全、严重高血容量、心力衰竭时应紧急透析,使其渡过危险期,为药物治疗创造条件和争得时间。

3. 表现为无症状蛋白尿(尿蛋白>2g/24h)者

可用糖皮质激素,酌情加用细胞毒药物,雷公藤制剂与泼尼松合用亦有一定疗效;表现为无症状血尿者,可用雷公藤制剂(常规剂量或双倍剂量)或 CTX 治疗。有条件者最好根据肾脏病理类型选择用药。

4. 呈肾病综合征者,但尿中红细胞不多,肾功能稳定,或肾活检显示膜型狼疮性肾炎

应首选泼尼松 0.8~1.0mg/(kg·d),若 2~4 周后效果不佳时,加用 CTX,若伴有肾功能减退,严重高血压,肾活检显示肾小球增生明显或发生病理类型转变时,则应给予标准激素治疗加 CTX 冲击治疗。

5. 对于固定不变的蛋白尿而无系统性红斑狼疮表现者或氮质血症而肾脏病理以慢性病变为主者

一般不要长期用泼尼松和细胞毒类药物治疗。

6. 终末期狼疮性肾炎

按慢性肾衰竭处理。

7. 一般治疗

包括休息、饮食、利尿、降血压、抗凝和防治各种并发症等,应根据患者的病情参考原发性肾小球疾病的治疗。

8. 中医中药辨证施治

可提高疗效、减少症状和减少西药的副作用。

二、并发症

(一)感染

【概述】

系统性红斑狼疮的预后与肾脏受累的程度和并发感染的程度密切相关。狼疮肾免疫功能紊乱,大量丢失蛋白及肾功能恶化,加之长期应用激素和免疫抑制剂治疗,其感染率明显增高,严重影响了 SLE 的预后。LN 感染部位分布其构成比依次为下呼吸道、泌尿道、皮肤软组织、消化道、腹膜炎、败血症和带状疱疹等。致病菌中革兰阴性杆菌占首位(60%),其中以大肠埃氏菌、铜绿假单胞菌等为主,机会感染也明显增加,真菌感染占 24.4%,这与不合理应用抗生素引起菌群失调密切相关。带状疱疹的发生除与 LN 本身免疫功能紊乱及激素应用有关外,尚与 CTX 应用密切相关,这可能系 CTX 对淋巴细胞的抑制及细胞毒作用所致。

【诊断】

符合狼疮性肾炎的诊断标准。

1. 临床表现

(1) 下呼吸道感染：多由肺炎球菌感染引起。发病之前常有上呼吸道感染症状，起病急骤，通常有高热，体温在数小时内可上升至39～40℃。胸部刺痛，随呼吸和咳嗽加剧。咳嗽，咳铁锈色或少量脓痰。常伴有恶心、呕吐，周身不适和肌肉酸痛。早期肺部体征无明显异常，仅有胸廓呼吸运动幅度减小，轻度叩浊，呼吸音减低和胸膜摩擦音。肺实变时，有典型的体征，如叩浊、语颤增强和支气管呼吸音。消散期可闻及湿啰音，重症可伴肠胀气，上腹部压痛。

(2) 泌尿系感染

① 急性膀胱炎：尿频、尿急、尿痛、耻骨上区不适以及血尿和尿液混浊。

② 急性肾盂肾炎：全身感染症状如寒战、发热、头痛、恶心、呕吐、纳差和腹泻。且有腰痛、尿频、尿急、尿痛和排尿困难。体征：肋脊角及肾区有压痛和叩痛，输尿管点、膀胱区压痛，严重者可出现肾乳头坏死及败血症。

(3) 皮肤软组织感染：表现为局部的红、肿、热、痛及不同形态的皮损，可有溃疡形成状况及坏死，或伴有全身情况如发热、乏力、萎靡，严重者可伴有感染性休克。

(4) 消化道感染：排便次数多，粪质稀薄，水分增加，每日排便量超过200g，或含未消化食物或脓血、黏液。腹泻常伴有排便急迫感、肛门不适、失禁等症状。或伴有全身症状发热等。严重者可表现为脱水、代谢性酸中毒、低钾等。

(5) 腹膜炎：早期为腹膜刺激症状，腹痛、压痛、腹肌紧张和反跳痛等。常伴有恶心、呕吐。突然发病的腹膜炎，开始时体温可以正常，之后逐渐升高。后期主要表现为全身感染中毒症状。重者感染中毒性休克，腹式呼吸减弱或消失，并伴有明显腹胀。

(6) 败血症：主要表现为反复出现的畏寒甚至寒战、高热可呈弛张型或间歇型，以淤点为主的皮疹、累及大关节的关节痛、轻度的肝脾大，重者可有神志改变、心肌炎、感染性休克、DIC、呼吸窘迫综合征等。

(7) 带状疱疹：单侧沿外周神经分布的成簇水疱性损害伴有神经痛，常先有轻度的前驱症状，如发热、乏力、全身不适、食欲不振、局部淋巴结肿痛以及患处皮肤灼热、感觉过敏或神经痛等。

2. 实验室检查

(1) 血常规：各类型的细菌感染均可有不同程度的白细胞升高，中性粒细胞比例高。带状疱疹患者粒细胞总数及中性粒细胞分类比例正常。

(2) 尿常规：泌尿系感染时，清洁离心中段尿沉渣 WBC≥10 个/HP，其他类型感染可正常。

(3) 粪常规：粪便培养可分离出多种致病菌，对诊断消化道感染有重要价值。

(4) 痰涂片检查：如发现典型的革兰阳性、带荚膜的双球菌或链球菌，即可初步做出病原诊断。

(5) 血液培养：分离出病原后可做药敏试验。

(6) X线：肺部感染早期仅见肺纹理增粗或受累的肺段、肺叶稍模糊。随病情发展，可表现为大量炎症浸润阴影或实变影。消散期，X线显示炎症浸润逐渐消失，多数病例在起病3～4周才完全消散。真菌感染时见大片状阴影，多见肺底和中部，个别为粟粒状阴影，但在短期内可有变化。

【鉴别诊断】

1. 急性肺脓肿

早期临床表现与肺炎球菌肺炎相似,但随着病程的发展,大量脓臭痰为肺脓肿的特征,致病菌有金葡球菌、克雷白杆菌及其他革兰阴性杆菌和厌氧菌。X线显示脓腔和液平,较易鉴别。

2. 干酪性肺炎

急性结核性肺炎临床表现与肺炎球菌肺炎相似,X线亦有肺实变表现,但结核病常有低热乏力,痰中容易找到结核菌。X线显示病变多在肺尖或锁骨上下,密度不均,历久不消散,且可形成空洞和肺内播散。而肺炎球菌肺炎经青霉素治疗3~5天,体温多能恢复正常,肺内炎症也较快吸收。

3. 尿道综合征

尿道综合征又称无菌性尿频、排尿不适综合征。尿常规可鉴别。

4. 肾结核

有些尿感以血尿为主要表现,膀胱刺激征明显,易误诊为肾结核。但肾结核膀胱刺激征每更突出;晨尿结核菌培养可阳性,而普通细菌培养阴性;尿沉渣可找到抗酸杆菌;静脉肾盂造影可发现肾结核X线征;部分患者可有肺、生殖器等肾外结核病灶以及抗结核治疗有效等可资鉴别。

5. 急性肠梗阻

多数急性肠梗阻具有明显的阵发性腹部绞痛、肠鸣音亢进,腹胀,而无肯定压痛及腹肌紧张,易与腹膜炎鉴别。但如梗阻不解除,肠壁水肿淤血,肠蠕动由亢进转为麻痹,临床可出现鸣音减弱或消失,易与腹膜炎引起肠麻痹混淆。除细致分析症状及体征,并通过腹部X线摄片和密切观察等予以区分外,必要时需作剖腹探查,才能明确。

6. 急性胰腺炎

水肿性或出血坏死性胰腺炎均有轻重不等的腹膜刺激症状与体征,但并非腹膜感染;在鉴别时,血清或尿淀粉酶升高有重要意义,从腹腔穿刺液中测定淀粉酶值有时能肯定诊断。

7. 腹腔内或腹膜后积血

各种病因引起腹内或腹膜后积血,可以出现腹痛、腹胀、肠鸣音减弱等临床现象,但缺乏压痛、反跳痛、腹肌紧张等体征。腹部X线摄片、腹腔穿刺和观察往往可以明确诊断。

【治疗】

(1)降低LN感染率,应根据LN临床、病理类型及狼疮活动程度,选择适宜的治疗方案,尽可能缩短住院时间,并采用综合防治措施。

(2)患者应卧床休息,注意营养摄入,观察生命体征及尿量,并注意可能发生的休克。

(3)可适当输注人血白蛋白等加强营养支持治疗,肾功能急骤恶化者辅以透析治疗,对大剂量激素和(或)CTX冲击治疗者,应建立保护隔离措施,住单间洁净病房,及时对室内环境进行细菌学监测,常规口腔、皮肤护理,搞好个人清洁卫生,及时进行咽拭子、痰、尿、便和胸腹水细菌培养及药敏试验。

(4)不必应用抗生素预防细菌感染,但是一旦有明确的感染,不必等待细菌培养结果,即应选择恰当的抗生素,然后为针对性选择合适的抗生素,应常规做口腔、皮肤、痰液等排泄物培养。依据细菌培养及药敏试验选择敏感抗生素,治疗剂量宜大,用药时间宜长,并密切注意防治菌群失调。对于狼疮活动、肾功能恶化且伴有感染的患者,激素和(或)CTX效果不明显时,可在抗感染同时试用选择性作用于T和B淋巴细胞的新型免疫抑制剂霉酚酸酯。通常严重感染时除应用抗生素外,还可加用大剂量静脉丙种球蛋白每日

10~15g。如发生带状疱疹,应加强对症治疗,局部涂布无环鸟苷,应用干扰素及其他抗病毒药物,并注意局部皮肤的清洁护理,减少及避免继发感染。

(二)心血管病变

【概述】

系统性红斑狼疮累及多器官,心脏富含结缔组织,是最常见的受累器官之一。心包炎是最常见的心脏病变,可发生在SLE的各个阶段,但好发于活动期。心脏损害还有急性心肌炎、libman-sacks心内膜炎、冠状动脉病变、血管病变、高血压、心律失常等。SLE心血管系性累及发病率高,是SLE主要致死原因之一,临床上应重视。

【诊断】

符合狼疮性肾炎的诊断标准。

1. 临床表现

(1)症状

①胸痛:疼痛的性质和部位是易变的,常位于胸骨后或心前区,可放射至颈部和背部,呈锐痛,偶可位于上腹部,类似"急腹症";或与心肌梗死缺血性疼痛相似,呈钝痛或压榨性痛并放射至左上肢;或随每次心脏跳动而发生刺痛。疼痛多在卧位、咳嗽、深吸气时加重,前倾坐位时减轻。

②呼吸困难:呼吸困难是心包炎心包渗液时最突出的症状,主要是为避免心包和胸膜疼痛而产生呼吸变浅变速。呼吸困难也可因发热、大量心包积液导致心腔压塞、邻近支气管、肺组织受压而加重,表现为面色苍白、烦躁不安、胸闷、大汗淋漓等。患者常采取坐位,身体前倾,这样,可使心包积液向下、向前移位以减轻其对心脏及邻近脏器的压迫,从而缓解症状。

③全身症状:可伴有潜在的全身疾病如发热、贫血、体重下降等症状。

(2)体征

①心包摩擦音:为急性纤维蛋白性心包炎特异性体征,是由于炎症而变得粗糙的壁层与脏层心包在心脏活动时相互摩擦产生的声音,似皮革摩擦呈搔刮样、粗糙的高频声音,往往盖过心音且有较心音更贴近耳朵的感觉。在胸骨左缘3~4肋间、胸骨下段和剑突附近易听到。

②心包积液:症状的出现与积液的量和速度有关,而与积液性质无关。当心包积液达200~300ml以上或积液迅速积聚时出现下列体征:

a. 心脏体征:心脏搏动减弱或消失,心浊音界向两侧扩大,相对浊音界消失。心音轻而远,心率快。少数人在胸骨左缘3~4肋间可听到舒张早期额外音(心包叩击音)。

b. 左肺受压迫征象:大量心包积液时,心脏向左后移位,压迫左肺,引起左肺下叶不张,在左肩胛下角区出现肺实变表现。

c. 心脏压塞征象:大量心包积液或积液迅速积聚,即使积液仅150~200ml,引起心包内压力超过20~30mmHg时即可产生急性心包压塞征,表现为心动过速、心排量下降、发绀、呼吸困难、收缩压下降甚至休克。如积液为缓慢积聚过程,也可产生慢性心脏压塞征,表现为静脉压显著升高,颈静脉怒张和吸气时颈静脉扩张,常伴有肝大、腹水和下肢水肿。动脉压显著下降大于10mmHg时出现奇脉。

2. 实验室检查

(1)心电图(ECG):90%心包炎患者可有心电图变化,典型ECG变化仅见于50%病人,可在胸痛发生后几小时至数天。典型演变可分为4期:

①除aVR和V1外,所有导联ST段呈

弓背向下抬高,T 波高耸直立,一般持续数天,很少超过 2 周便迅速消失;

②发病几天后,ST 段回到等位线,T 波开始变平坦;

③除 aVR 和 Vl 导联外,所有导联 T 波呈对称性倒置并达到最大深度,但不伴 R 波电压降低及病理性 Q 波,可持续数周、数月或更久;

④T 波恢复直立,一般发生在数周或数月内。

急性心包炎的其他非特异性 ECG 改变包括 PR 段移位、QRS 波低电压、电交替、心律失常。

(2)超声心动图检查:这是诊断心包积液简便、安全、灵敏和可靠的无创性方法,已在临床广泛应用。M 型超声心动图检查时,可见一个无回声区(液性暗区)将心肌回声与心包回声隔开,这个区域即为心包积液。二维超声心动图取左心长轴观及心尖四腔观可很容易见有液性暗区较均匀地分布在心脏外围,它较 M 型更能估计心包渗液量的演变。

(3)X 线检查:X 线检查对纤维蛋白性心包炎的诊断价值不大,对渗出性心包炎则有一定的价值。当心包渗液超过 250ml 以上时,可出现心影增大,心缘的正常轮廓消失,呈水滴状或烧瓶状,心影随体位改变而变动。

(4)放射性核素检查:用 ^{99m}Tc 静脉注射后进行心脏血池扫描检查心包积液时,显示心腔周围有空白区,心影可缩小也可正常,心脏的外缘不规整(尤以右缘多见),扫描心影横径与 X 线心影横径的比值小于 0.75。

(5)磁共振显像:能清晰显示心包积液的容量和分布情况,并可分辨积液的性质。

(6)心包穿刺:当明确有心包积液后,可行心包穿刺对渗液作涂片、培养、细胞学等检查,有助于确定其性质或病原。

(7)纤维心包镜检查:凡有心包积液需手术引流者,可先行纤维心包镜检查。心包镜在光导直视下观察心包病变特征。

【鉴别诊断】

1. 早期复极综合征

可出现心电图上 ST-T 改变,要与急性心包炎心电图上的 ST-T 改变相鉴别。早期复极综合征几乎全为男性,40 岁以前发病,精神症状相对多见。心电图表现不同之处在于:PR 段移位罕见,T 波振幅增高,T 波顶部尖,V6J/T(PR 段无移位时)通常小于 25%,胸前导联最高 R 波多于 V4 出现。

2. 急性心肌缺血

心包炎出现的胸痛由于胸痛的部位在胸骨后或心前区,可放射至颈部和背部,呈锐痛;极易与冠状动脉粥样硬化性心脏病中的心绞痛、心肌梗死等急性心肌缺血临床表现相混淆。心肌缺血发作方式为渐进性,部位可仅有放射性疼痛,不放射至左斜方肌,疼痛性质为压榨性或烧灼痛,呼吸没有变化,间歇性发作,通常与体位无关,硝酸甘油可缓解,心肌梗死时血清心肌酶谱显著升高,通常出现 S4,可出现杂音及 S3,也可出现肺淤血。

3. 其他原因引起的心包炎

如结核、肿瘤引起的心包炎,通过原发病的症状体征及检查较易鉴别。

【治疗】

1. 急性心包炎的治疗

包括解除心脏压塞和对症治疗。

2. 一般治疗

患者必须住院观察、卧床休息,胸痛时给予镇静药、阿司匹林、吲哚美辛(消炎痛),必要时可使用吗啡类药物。

3. 解除心包压塞

急性心包压塞时,心包穿刺抽液是解除压迫症状的有效措施。

通过超声心动图定位,安全度高。心包穿刺前,可先做超声心动图检查确定穿刺部位和方向。

(1)左侧第5肋间心浊音界内侧约1～2cm处,针尖向内向后推进指向脊柱,穿刺时患者应取坐位。

(2)胸骨剑突与左肋缘相交的夹角处,针尖向上、略向后,紧贴胸骨后面推进,穿刺时患者应取半卧位,此穿刺点不易损伤冠状血管,引流通畅,且不经过胸腔,适合于少量心包积液,尤其是化脓性心包炎,可免遭污染。

(3)左背部第7或第8肋间左肩胛线处,穿刺时患者取坐位,左臂应提高,针头向前并略向内推进,当有大量心包积液压迫肺部,而其他部位不能抽出液体时可采用此穿刺部位,如疑为化脓性心包炎时,应避免此处抽液,以防胸部感染。心包穿刺时,也可将穿刺针与绝缘可靠的心电图机的胸导联电极相连接进行监护,用针穿刺时同时观察心电图的变化,如触及心室可见ST段抬高,偶见QS型室性期前收缩;触及心房时,可见P-R段抬高及有倒置P波的房性期前收缩出现。

心包穿刺应备有急救药品、心脏除颤器及人工呼吸器械等,并注意无菌技术,穿刺部位用1%～2%普鲁卡因浸润麻醉,然后将针刺入,直至穿进有抵抗感的心包壁层继而出现"落空感"为止;针头推进应缓慢,如手感有心脏搏动,应将针头稍向后退;抽液不能过快过猛;积液过稠时,可改为心包切开引流术。

心包穿刺失败或出现并发症的原因有:①属损伤性心包出血,血液进入心包腔的速度和抽吸一样快;②少量心包积液,即少于200ml,超声提示仅在基底部,心脏前面没有液性暗区;③包裹性积液;④罕见的并发症是心脏压塞缓解后,突然的心脏扩张和急性肺水肿,其机制可能是在心功能不全的基础上,心脏压塞解除后静脉回流突然增加所致。

(三)股骨头坏死

【概述】

激素在治疗狼疮性肾炎方面有极其重要的作用,但长期使用毒副作用较多。但长期或间断大量使用激素所引起的股骨头坏死占全部非创伤性股骨头坏死病例的2/3,使患者遭受严重的损害。激素性股骨头坏死双侧同时发病多见,且一半以上患者先一侧发病,经数月或数年后,另一侧才发病。临床表现为髋关节疼痛、浮肿、久晕、胸闷、下肢功能受限等。

【诊断】

1. 临床表现

符合狼疮性肾炎的诊断标准。

(1)股骨头坏死的主要症状表现

①疼痛:疼痛可为间歇性或持续性,行走活动后加重,有时为休息痛。疼痛多为针刺样、钝痛或酸痛不适等,常向腹股沟区,大腿内侧,臀后侧和膝内侧放射,并有该区麻木感。

②关节僵硬与活动受限:患髋关节屈伸不利、下蹲困难、不能久站、行走鸭子步。早期症状为外展、外旋活动受限明显。

③跛行:为进行性短缩性跛行,由于髋痛及股骨头塌陷,或晚期出现髋关节半脱位所致。早期往往出现间歇性跛行,儿童患者则更为明显。

④体征:局部深压痛,内收肌止点压痛,4字试验阳性,Thomas征阳性,Allis征阳性及单脚独立试验阳性。外展、外旋或内旋活动受限,患肢可缩短,肌肉萎缩,甚至有半脱位体征。有时轴冲痛阳性。

(2)股骨头坏死的类型:股骨头坏死的分型根据坏死部位的范围大小和形状分为

六类。

①股骨头全部坏死:较少见,是指股骨头从关节边缘起全部坏死。头下型股骨颈骨折常常可以引起全头坏死。

②股骨头锥(楔)形坏死:最多见。正常股骨头分为中心持重区和内、外无压区。头中心锥形坏死即为持重区骨坏死。

③股骨头顶半月状坏死:发生率很高,骨坏死发生于股骨头的前上方,死骨呈半月状,髋关节蛙式外展位X线照片显示最为清楚。

④股骨头灶性骨坏死:是最轻的。这一类型一般不发生股骨头塌陷。

⑤股骨头核心性坏死。

⑥非血管性骨坏死。

(3)股骨头坏死的分期:骨坏死的发生演变和结局,有其规律性病理过程,即坏死发生—死骨被吸收—新骨形成。X线表现不管坏死范围大小,单发或多发,都是这一过程的缩影。股骨头坏死的X线分期方法很多,但我们一般采用Arlet、Ficat和Hageffard的5期分法:

Ⅰ期(前放射线期):此期约有50%的患者可出现轻微髋痛,负重时加重。查体:髋关节活动受限,以内旋活动受限最早出现,强力内旋时髋关节疼痛加重。X线显示:可为阴性,也可见散在性骨质疏松或骨小梁界限模糊。

Ⅱ期(坏死形成,头变扁前期):临床症状明显,且较Ⅰ期加重。X光片显示:股骨头广泛骨质疏松,散在性硬化或囊性变,骨小梁紊乱、中断,部分坏死区,关节间隙正常。

Ⅲ期(移行期):临床症状继续加重。X光片显示:股骨头轻度变扁,塌陷在2mm以内,关节间隙轻度变窄。

Ⅳ期(塌陷期):临床症状较重。下肢功能明显受限,疼痛多缓解或消失,患肢肌肉萎缩。X光片显示:股骨头外轮廓和骨小梁紊乱、中断,有半月征,塌陷大于2mm,有死骨形成,头变扁,关节间隙变窄。

Ⅴ期(骨关节炎期):临床症状类似骨性关节炎表现,疼痛明显,关节活动范围严重受限。X光片显示:股骨头塌陷,边缘增生,关节间隙融合或消失,髋关节半脱位。正确的诊断和分期,对决定治疗方法和治疗效果有密切的关系。早期治疗可防止骨坏死的股骨头塌陷。如果在X线上发现或怀疑有骨坏死,可继续做磁共振(MRI)或CT扫描。但以上两种检查费用较高,故一般建议患者拍骨盆正位X线片即可,或加拍双侧髋部X线片,屈髋至90°外展位髋关节片。

2. 影像检查

X线表现为骨纹理细小或中断,股骨头囊肿、硬化、扁平或塌陷。

【鉴别诊断】

1. 骨关节结核

以青少年最多,一般为单发,常发生在脊椎,其次为膝、髋及肘关节等。发病缓慢,可有下午低热,患处疼痛、压痛、叩痛及肌肉痉挛,关节活动受限。稍晚期形成不红、不热脓肿,称为寒性脓肿;破溃以后,形成窦道,继发混合感染可出现关节强直。病变活动期血沉增快,白细胞分类中,淋巴球增高;脓液中可能找到结核杆菌,病理检查有助于确诊。X射线检查可见骨质疏松及骨质破坏,椎间隙或关节间隙狭窄及脓肿阴影。

2. 强直性脊柱炎

病变最初常累及骶髂关节,少数患者有下腰痛、晨起腰部僵硬,弯腰受限。随病程发展,疼痛逐渐加剧,手术患者卧位时身体不能蜷曲。病变亦逐渐由腰骶部向上朝胸、颈段脊柱发展。活动越发困难危急,终至发展为驼背畸形。或同时伴有脊柱侧弯,严重角度者甚至颈部亦呈屈曲性强直,开始患者不能抬头,视线朝下,胸壁与耻骨间距离根治明显缩短。髋关节受累的并不少见,且常为两侧性,甚至两侧膝关节亦被累及,其最终脾气结果亦为屈曲强直畸形。典型的X射线改变为:骶髂关节间隙先加宽,边缘呈锯齿状,随后变为模糊,终至骨性强直。椎间关节间隙模糊,随后关节亦融合。周六由于椎旁及椎间韧带广泛骨化,椎体边缘骨赘相连成骨桥,但椎间隙仍保存。椎体虽然骨质疏松,但仍呈方形。髋关节至于由于间隙变狭、滑膜及软骨病变而发生骨性融合。根据病史、临床症状、体征X线不难与股骨头坏死相鉴别。

3. 坐骨神经痛

坐骨神经病多见于中老年男子,以单侧较多。起病急骤,首先感到下背部酸痛和腰部僵直感。或者在发病前数周,在走路和运动时,下肢有短暂的疼痛。以后逐步加重而发展为剧烈疼痛。疼痛由腰部、臀部或髋部开始,向下沿大腿后侧、腘窝、小腿外侧和足背扩散,在持续性疼痛的基础上有一阵阵加剧的烧灼样或者针刺样疼痛。夜间更严重。体征:沿坐骨神经分布区有压痛点如腰旁、髂点、臀点、腓点、踝点等,牵扯征阳性,如Kernig征、Laseque征、Bonnet征等阳性,坐骨神经支配范围内,有不同程度的运动、感觉、反射和自主神经功能障碍。致患侧脚趾背屈力弱,小腿外侧皮肤痛觉减退,跟腱反射消失,臀部肌张力降低等。血沉可增快、抗"O"、类风湿因子可有异常。脊柱X线平片、腰椎CT、MRI等可有相应的改变。如为椎管内占位病变,腰穿CSF检查蛋白多升高。必要时椎管造影明确诊断。

【治疗】

1. 中医疗法

股骨头坏死,中医称"骨蚀"。中医认为机体体质虚弱,抗病能力低下,肝肾精血不足,致使骨质疏松,是股骨头缺血坏死的潜在原因。病变涉及肝、脾、肾。肾为先天之本,主骨生髓,肾健则髓生,髓满则骨坚。反之,则髓枯骨萎,失去应有的再生能力。肝主筋藏血与肾同源,二者荣衰与共,若肝脏受累、藏血失司,不能正常调节血量,血液营运不周,营养难济,是造成股骨头坏死的重要因素。脾主运血,脾失健运、无化气源,则筋骨肌肉皆无气以生。病变发生后,骨与软骨挫裂伤。气血不通畅,经脉瘀阻,血行障碍,肢体失去营养,再生和修复能力减退,因而产生本病。

总之,中医学认为,本病有多种病因,包括意外的创伤、慢性劳损、六淫之邪侵袭、七情内郁、饮食不节所致内损或用伐损之药所致。这些原因都损伤气血,造成气血运行紊乱而出现瘀,瘀形成,正气衰弱导致肌肉筋骨失荣而发生痹痛。目前,中医均采用具有活血祛瘀、疏经通络、消肿止痛、强筋壮骨等特殊功效的纯中药进行治疗,并已取得了卓越的成就。

2. 西医疗法

西医对股骨头坏死的治疗,除了少部分采用非手术疗法和介入疗法外,一般患者均采用手术方法进行治疗,包括髓芯减压术、髓芯减压加血管束植入术、骨移植术、截骨术、髋关节融合术、人工关节置换术(只适合少部分老年人)、股骨头修复与再造术等。虽然各种手术都有其优缺点,但因其费用昂贵、局限性广等而不易被患者所接受。况且,患有其他手术禁忌证的患者和老幼患者还不宜接受手术治疗。

第二节 原发性系统性血管炎肾损害并发症

一、原发性系统性血管炎肾损害

【概述】

系统性血管炎(Systemic Vasculitis)是一组以血管的炎症与坏死为主要病理改变的炎性疾病。临床表现因受累血管的类型、大小、部位及病理特点不同而表现各异。其常累及全身多个系统，引起多系统多脏器功能障碍，但也可局限于某一脏器。系统性血管炎常累及的部位为皮肤、肾脏、肺、神经系统等。本组疾病临床表现复杂多样，变化多端，大多数属疑难杂症。按其病因可分为原发性和继发性两类。

原发性者病因未明，约占70%，按受累的血管大小，可分为三类，即大血管炎、中血管炎及小血管炎。

1. 大血管炎

如巨细胞性动脉炎(主要侵犯颞动脉，多伴风湿性肌痛)及大动脉炎(又称Takayasu动脉炎，主要累及主动脉及其分支，可发生无脉症或肾动脉狭窄性高血压)。

2. 中血管炎

如经典结节性多动脉炎及川崎病(Kawasaki病，又称黏膜皮肤淋巴结综合征，累及各种动脉，多见于儿童)。

3. 小血管炎

如韦格纳(Wegner)肉芽肿病、微型多血管炎、变应性肉芽肿性血管炎、过敏性紫癜及皮肤白细胞破碎性血管炎等。

继发性者如系统性红斑狼疮、类风湿性关节炎、贝切特(Behcet)病、过敏性紫癜、特发性混合性冷球蛋白血症、乙肝病毒感染、恶性肿瘤及放射性等所致的血管炎。

原发性小血管炎如显微镜下型多血管炎、Wegner肉芽肿病及变应性肉芽肿性血管炎均为主要累及小血管的系统性血管炎。能直接侵害肾小球毛细血管，导致坏死性血管炎伴新月体形成，常见的受累器官为肾小球和肺。多见于40岁以上的中老年人。

【诊断】

1. 临床表现

显微镜下型多血管炎(MPA)的临床特征为急进性肾小球肾炎，表现为血尿、蛋白尿、管型尿，重者出现肾功能衰竭。近半数患者有肺受累，表现为咯血、胸膜炎和哮喘，常有贫血及呼吸困难，可有严重低氧血症。其他表现有发热、肌肉痛、关节痛、肌肉无力、体重减轻、皮疹、皮肤片状出血、腹痛、消化道出血，外周神经病变、耳鼻喉病变也可见。

Wegner肉芽肿病几乎所有病例都有肾损害，一般在发病后半年出现蛋白尿、红细胞、白细胞及管型尿。多数患者表现为急进性肾小球肾炎综合征，短期内可出现少尿、急性肾功能衰竭。约70%～80%病人常先有鼻塞，鼻出血及脓性分泌物等鼻咽及鼻旁窦坏死性肉芽肿血管炎，继发细菌感染。黏膜糜烂，破坏鼻中隔及骨质，形成马鞍鼻。继之出现咳嗽、胸痛、咯血等肺炎及胸膜炎症状，X线胸片可见结节或薄壁空洞，或见浸润阴影，此称Wegner肉芽肿二联征，如同时侵害肾脏则称三联征。此外，尚可有结膜炎、巩膜炎、眼球突出、视力障碍、耳痛、鼓膜穿孔及耳聋。半数病人可有紫癜、淤斑及坏死性丘疹等皮肤坏死性血管炎表现。

变应性肉芽肿性血管炎(allergic granulomatous angiitis)又称 Churg-Strauss 综合征。有三个临床特点：①过敏性哮喘，过敏性鼻炎或鼻息肉；②血中嗜酸性白细胞增多(>10%)；③心、胃肠道及皮肤可出现血管炎病变。心脏受累导致心律失常、心包炎、缺血性心脏病或心力衰竭为本病死亡的主因。

2. 诊断要点

(1)病史及症状：多见于中老年，好发秋冬季节，多数病人有感冒样或药物过敏的前驱表现。常有不规则发热、皮疹、关节痛、肌肉痛、体重下降、腹痛和消化道症状；肺与肾受累程度相一致，表现为过敏性哮喘、咯血或难以控制的肺部感染；部分病人有鼻窦炎、中耳炎及眼部表现(结膜炎、肉芽肿角膜炎、巩膜外层炎、虹膜睫状体炎和脉络膜炎等)；肾脏受累早期均有血尿，约 1/3 呈肉眼血尿，多数伴有蛋白尿或肾病综合征，高血压不多见或较轻，半数呈急进性肾小球肾炎表现，若得到及时、有效的治疗，有的病人肾功能可能完全恢复。

(2)体检：活动期发热较常见，可有轻度贫血貌，眼睑或下肢浮肿。部分病人有皮疹或眼部表现等。

(3)辅助检查

①尿常规检查有不同程度的蛋白尿、血尿和管型尿。

②多数病人贫血、血白细胞增多，偶见嗜酸细胞升高。

③急性期血沉快，C-反应蛋白定量超过正常。γ-球蛋白常增加。

④多数 ANCA 阳性，是确诊原发性小血管炎的重要依据；ANCA 可反映病变的活动性或复发，复发前约 4 周即可出现 ANCA 阳性。

⑤Ccr 常不同程度下降，血尿素氮、肌酐升高。

⑥胸部 X 线多表现肺泡出血、小叶性肺炎或局限性成腔性坏死性肺炎；CT 扫描可发现鼻窦或眼眶病变；B 超检查显示双肾大小正常或增大。

⑦争取及早肾活检可帮助诊断本病。

【治疗】

(1)早期诊断、早期治疗本病是改善预后的关键。应常规采用糖皮质激素和细胞毒药物联合用药的原则，可给予标准激素治疗加用 CTX,疗程维持 2 年以上。

(2)急性肾功能进行性恶化的患者，应在透析前提下尽早给予标准激素治疗加 CTX 冲击治疗，或甲泼尼龙冲击治疗加 CTX 冲击治疗。血浆置换疗法也有一定的疗效，尤其对于肺出血的作用肯定、迅速。若伴有严重高血容量、顽固性心衰时应紧急透析，使其渡过危险期，为药物治疗创造条件和争得时间。

(3)一般治疗：包括休息、饮食、利尿、降血压、抗凝和防治各种并发症等，应根据患者的病情参考原发性肾小球肾炎的治疗。

(4)静点大剂量免疫球蛋白及应用单克隆抗 T 细胞抗体等治疗可能有一定疗效。

(5)终末期肾衰的患者按慢性肾衰处理。

二、并发症

(一)过敏性哮喘

【概述】

原发性小血管炎是主要累及小血管的自身免疫性疾病。患者临床表现为多器官损害，肺脏受累占 75%，表现形式多样，部分病人以过敏性哮喘为突出表现。

【诊断】

符合原发性小血管炎的诊断标准。

1. 临床表现

发作前有先兆症状如打喷嚏、流涕、咳嗽、胸闷等，如不及时处理，可因支气管阻塞加重而出现哮喘，严重者可被迫采取坐位或呈端坐呼吸，干咳或咯大量白色泡沫痰，甚至出现发绀等。但一般可自行或用自行或用平喘药物等治疗后缓解。某些患者在缓解数小时后可再次发作，甚至导致哮喘持续状态。

2. 诊断标准

(1) 反复发作喘息，呼吸困难，胸闷或咳嗽。

(2) 发作时双肺可闻及散在或弥漫性、以呼气期为主的哮鸣音。

(3) 上述症状可经治疗缓解或自行缓解。

(4) 排除可引起喘息或呼吸困难的其他疾病。

(5) 对症状不典型者（如无明显喘息或体征），应最少具备以下一项试验阳性：①若基础 FEV_1（或 PEF）<80% 正常值，吸入 $β_2$ 激动剂后 FEV_1（或 PEF）增加 15% 以上；②PEF 变异率（用呼气峰流速仪测定，清晨及入夜各测 1 次）≥20%；③支气管激发试验（或运动激发试验）阳性。

【鉴别诊断】

1. 心源性哮喘

常见于左心衰竭，发作时的症状与支气管哮喘颇为相似，多见于老年人。原因有高血压、冠状动脉硬化、二尖瓣狭窄或慢性肾炎等，发作以夜间阵发性多见。症状为胸闷，呼吸急促而困难，有咳嗽及哮鸣音，严重者有发绀，面色灰暗，冷汗，精神紧张而恐惧，与哮喘急性发作相似。心源性哮喘除有哮鸣音外，常咯大量稀薄水样或泡沫状痰或可能为粉红色泡沫痰，并有典型的肺底湿啰音，心脏向左扩大，心瓣膜杂音，心音可不规律甚至有奔马律。胸部 X 线示心影可能扩大，二尖瓣狭窄的患者，左心耳经常扩大。肺部有肺水肿征象，血管阴影模糊。由于肺水肿，叶间隔变阔，叶间隔线可下移至基底肺叶，对鉴别有帮助。在急诊中，心源性哮喘与哮喘急性发作一时鉴别有困难，可先用氨茶碱静脉注射而不用肾上腺素或吗啡。

2. 喘息性支气管炎

首发症状为咳嗽、咯痰，且咳嗽频繁痰量多，可持续多年，尤以冬季为重，且较哮喘更为突出，往往迁延不愈，而其喘息为继发症状，持续较久，一般平喘药疗效较差，与哮喘的喘息发作具有阵发性或可逆性的特点不同。有关气道阻力、气道反应性等肺功能检查指标，喘息型支气管炎在治疗前后比较，其改善程度不如支气管哮喘明显。

3. 肾性哮喘

慢性肾炎尿毒症时，因酸性代谢产物排出障碍导致的中毒，刺激主动脉弓、颈动脉体化学感受器及呼吸中枢，出现深快呼吸，有时类似哮喘发作。但通常无呼气延长及哮鸣音。怀疑为本病时，做尿常规、肾功能检查有异常，血气分析显示代谢性酸中毒，则有助本病诊断。

【治疗】

1. 消除病因

应避免或消除引起哮喘发作的变应原和其他非特异性刺激，去除各种诱发因素。

2. 控制急性发作

哮喘发作时应兼顾解痉、抗炎、去除气道黏液栓，保持呼吸道通畅，防止继发感染。一般可单用或联用下列药物。

(1) 拟肾上腺素药物：此类药物包括麻黄素、肾上腺素、异丙肾上腺素等；

(2) 茶碱(黄嘌呤)类药物:氨茶碱;

(3) 抗胆碱能类药物:常用药物有阿托品、东莨菪碱、山莨菪碱和异丙托溴铵(ipratropium bromide)等;

(4) 钙拮抗剂:地尔硫䓬、维拉帕米、硝苯吡啶口服或吸入,对运动性哮喘有较好效果;

(5) 肾上腺糖皮质激素;

(6) 色甘酸二钠;

(7) 酮替芬:本品在发作期前2周服用,口服6周如无效可停用。

3. 促进排痰

(1) 祛痰剂:溴已新或氯化铵合剂;

(2) 气雾吸入;

(3) 机械性排痰:在气雾湿化后,护理人员注意翻身拍背,引流排痰,必要时可用导管协助吸痰;

(4) 积极控制感染。

4. 重度哮喘的处理

病情危重、病情复杂,必须及时合理抢救。

5. 缓解期治疗

目的是巩固疗效,防止或减少复发,改善呼吸功能。

(二)咯血

【概述】

原发性小血管炎累及小血管,除肾脏表现外,大部分患者有肺部受累,咯血较为常见。

【诊断】

对咯血量的估计有不同的定义。大咯血通常指在24小时内咯血量超过600~800ml或每次咯血量在300ml以上;小量咯血指每次咯血少于100ml;中等量咯血指每次咯血100~300ml。

1. 病史

有原发性小血管炎的表现。

2. 临床症状

有原发性小血管炎病史,除咯血外,还表现为胸膜炎和哮喘,常伴有呼吸困难。

3. 体征

应详细检查肺部。当胸部X线检查尚未能进行时,为尽早明确出血部位,可用叩诊法,如咯血开始时,一侧肺部呼吸音减弱或(及)出现啰音,对侧肺野呼吸音良好,常提示出血即在该侧。

4. 检查

(1) 血尿便常规检查、有关凝血机制的检查、痰内抗酸杆菌、瘤细胞、肺吸虫卵、痰普通培养及真菌培养等,对明确咯血的病因帮助很大。

(2) X线检查:对每个咯血者均应进行胸部X线透视,必要时进行胸部后前位及侧位摄影、休层及CT摄影。

(3) 支气管镜检查。

【鉴别诊断】

须根据咯血的伴随症状鉴别咯血的原发病。

1. 肺结核

肺结核约1/3患者有不同程度咯血,咯血后常有低热,伴乏力、食欲减退、消瘦、盗汗等。若肺部病灶进展播散,常呈不规则高热。妇女可有月经失调或闭经。在锁骨上、下或肩胛区的固定部位听到湿性啰音。痰中发现结核杆菌,血沉加快,PCR法查分枝杆菌阳性等。影像学检查病灶呈边缘模糊不规则云雾状阴影或有空洞、新的扩散病灶,可诊断活动进展期的肺结核。与原发性小血管炎引起的咯血不难鉴别。

2. 支气管癌

病人典型表现为咳嗽,伴或不伴咯血,慢

性支气管炎病人,其原有的咳嗽加剧,顽固,表明有新生物的可能。依据病史和胸部X线,病史中如有早期局部症状,会引起对肿瘤的怀疑;胸部X线检查可明确病变部位,并可显示其对周围组织结构的影响。CT、MRI检查,痰脱落细胞和纤支镜检查等也可诊断。

3. 肺梗塞

患者起病急,有呼吸困难,胸痛和咯血。咯血表明有肺梗塞发生。单发的小分支栓塞症状轻微或无明显不适,大分支或肺动脉主干栓塞,或小分支广泛的栓塞有严重的呼吸困难、发绀。听诊肺部可闻及干性或湿性啰音。心前区可听到杂音及心率异常。肺栓塞可由普通X线平片、血管造影、CT和MR以及核素扫描等方法检查。

【治疗】

咯血急诊治疗的目的是制止出血、预防气道阻塞、维持患者的生命功能。

(1)一般疗法

①镇静、休息和对症治疗。

②中量咯血者,应定时测量血压、脉搏、呼吸。鼓励患者轻微咳嗽,将血液咯出,以免滞留于呼吸道内。为防止患者用力大便,加重咯血,应保持大便通畅。对大咯血伴有休克的患者,应注意保温。对有高热患者,胸部或头部可置冰袋,有利降温止血。须注意患者早期窒息迹象的发现,做好抢救窒息的准备。大咯血窒息时,应立即体位引流,尽量倒出积血,或用吸引器将喉或气管内的积血吸出。

(2)大咯血的紧急处理

①保证气道开放。

②安排实验室检查:包括全血计数,分类及血小板计数;血细胞容积测定;动脉血气分析;凝血酶原时间和不完全促凝血激酶时间测定;X光胸片检查。

③配血:在适当时间用新鲜冰冻血浆纠正基础凝血病。

④适当应用止咳、镇静剂:如用硫酸可待因,每次30mg,肌注,每3~6小时一次,以减少咳嗽。用地西泮以减少焦虑,每次10mg,肌注。

⑤应用静脉注射药物:慢性阻塞性肺疾患者用支气管扩张剂;如有指征,用抗生素;止血药物的应用。

(3)止血药的应用

①垂体后叶素是大咯血的常用药。

②普鲁卡因用于大量咯血不能使用垂体后叶素者。

③安络血。

④维生素K。

(4)紧急外科手术治疗。

(5)支气管镜止血。

(三)急性肾衰竭(ARF)

【概述】

尽管多种全身性疾病都会有肾脏表现,但是其中相对很少的一部分会引起急性肾功能衰竭。比较多见的是,急性肾功能衰竭能够继发于全身性脉管炎,特别是在结节性多动脉炎等疾病中。急性肾功能衰竭在病理上有肾小管坏死和修复两个阶段,急性肾衰竭的最大特点是肾功能可以恢复正常,这个过程包括损伤细胞的恢复、坏死细胞腔内管型的清除、细胞再生,最终使肾小管上皮细胞的完整性全部恢复。根据临床表现和病程的共同规律,一般分为少尿期、多尿期和恢复期三个阶段。

【诊断】

1. 符合结节性多动脉炎肾损害的诊断标准。

2. 诊断要点

(1) 存在引起急性肾衰竭的病因,如血容量减少、肾毒性药物使用、重症感染。

(2) 尿量显著减少:突发性少尿(<250ml/m²)或无尿(<50ml/m²)及水肿、血压升高、血尿等临床表现。个别尿量不减少者为非少尿型急性肾衰。

(3) 尿液检查可有蛋白尿、血尿及尿比重降低。

(4) 氮质血症:血清肌酐(Scr)>176mol/L,BUN>15mmol/L,或每天 Scr 增加大于 44~88μmol/L 或 BUN 增加大于 3.57~7.5mmol/L,测肾小球滤过率(如内生肌酐清除率)Ccr<30ml/(min·1.73m²))血尿素氮、肌酐进行性升高,通常每天尿素氮可升高 3.6~10.7μmol/L,血肌酐可增加 88.4~176.8μmol/L。常有酸中毒、水电解质紊乱等表现。

(5) B超提示双肾多弥漫性肿大或正常。

(6) ARF 临床分期及表现

① 少尿期:少尿或无尿,伴氮质血症,水过多(体重增加,水肿、高血压、脑水肿),电解质紊乱(高血钾、低血钠、高血磷、低血钙等),代谢性酸中毒,并可出现循环系统、神经系统、呼吸系统和血液系统多系统受累的表现。

② 多尿期:尿量渐多或急剧增加(>2500ml/m²),水肿减轻,氮质血症未消失,甚至轻度升高,可伴水、电解质紊乱等表现。

③ 恢复期:氮质血症恢复,贫血改善,而肾小管浓缩功能恢复较慢,约需数月之久。

以上是诊断急性肾衰竭的可靠依据。

【鉴别诊断】

1. 急性肾小管坏死

往往由于肾脏缺血、中毒引起,常见原因为有效容量不足致肾脏较长时间的缺血,可见于大手术、创伤、严重低血压、败血症、大出血等多种情况;肾毒性物质主要包括氨基糖苷类抗生素、利福平、非类固醇类消炎药、造影剂等药物的使用,接触重金属及有机溶剂,或蛇毒、毒蕈、鱼胆等生物毒素也是急性肾衰竭中最常见的类型,在临床上往往经历典型的少尿期、多尿期等过程。不同药物引起的 ARF 各有不同特点,把握其特点对鉴别诊断有较大帮助。

2. 肾脏血管疾病所致急性肾衰竭

溶血性尿毒症综合征、血栓性血小板减少性紫癜、恶性高血压均可以导致 ARF。溶血性尿毒症综合征常见于儿童,而血栓性血小板减少性紫癜常有神经系统受累,恶性高血压根据舒张压超过 130mmHg,伴眼底Ⅲ级以上改变,诊断不难。

3. 肾内梗阻性急性肾衰竭

高尿酸血症、高钙血症、多发性骨髓瘤等疾病伴急性肾衰竭时,常为管型阻塞肾小管致肾内梗阻引起。检查血尿酸、血钙及免疫球蛋白、轻链水平,有助于做出鉴别诊断。

【治疗】

1. 治疗原则

急性肾功能衰竭总的治疗原则是去除病因,维持水、电解质及酸碱平衡,减轻症状,改善肾功能,防止并发症发生。

2. 少尿期的治疗

少尿期常因急性肺水肿、高钾血症、上消化道出血和并发感染等导致死亡。故治疗重点为调节水、电解质和酸碱平衡,控制氮质潴留,供给适当营养,防治并发症和治疗原发病。

(1) 卧床休息:所有明确诊断的患者都应严格卧床休息。

(2) 饮食:能进食者尽量利用胃肠道补充营养,给予清淡流质或半流质食物为主。酌情限制水分、钠盐和钾盐。早期应限制蛋白质(高生物效价蛋白质 0.5g/kg)。

(3)维护水平衡:少尿期患者应严格计算24小时出入水量。24小时补液量为显性失液量及不显性失液量之和减去内生水量。

(4)血液透析或腹膜透析:早期预防性血液透析或腹膜透析可减少急性肾功能衰竭发生感染、出血、高钾血症、体液潴留和昏迷等威胁生命的并发症。所谓预防性透析,系指在出现并发症之前施行透析,这样可迅速清除体内过多代谢产物,维持水、电解质和酸碱平衡,从而有利于维持细胞生理功能和机体内环境稳定,治疗和预防原发病的各种并发症。

①紧急透析指征:急性肺水肿,或充血性心力衰竭;严重高钾血症,血钾在 6.5mmol/L 以上,或心电图已出现明显异位心律,伴 QRS 波增宽。

②一般透析指征:少尿或无尿 2 天以上;已出现尿毒症症状如呕吐、神志淡漠、烦躁或嗜睡;高分解代谢状态;出现体液潴留现象;血 pH 在 7.25 以下,实际重碳酸氢盐在 15mmol/L 以下或二氧化碳结合力在 13mmol/L 以下;血尿素氮 17.8mol/L(50mg/dl)以上,除外单纯肾外因素引起,或血肌酐 442μmol/L(5mg/dl)以上;对非少尿患者出现体液过多、眼结膜水肿、心奔马律或中心静脉压高于正常;血钾 5.5mmol/L 以上;心电图疑有高钾图形等任何一种情况者,亦应透析治疗。

(5)高钾血症的处理:最有效的方法为血液透析或腹膜透析。若有严重高钾血症或高分解代谢状态,以血液透析为宜。高钾血症是临床危急情况,在准备透析治疗前应予以紧急处理。

①伴代谢性酸中毒者可给 5%碳酸氢钠 250ml 静脉滴注。

②10%葡萄糖酸钙 10ml 静脉注射,以拮抗钾离子对心肌的毒性作用。

③25%葡萄糖液 500ml 加胰岛素 16～20U 静脉滴注,可促使葡萄糖和钾离子等转移至细胞内合成糖原。

(6)低钠血症的处理:低钠血症一般为稀释性,体内钠总量并未减少,因此仅在小于 120mmol/L,或虽在 120～130mmol/L 但有低钠症状时补给。应用 3%氯化钠或 5%碳酸氢钠,也可相互配合使用,先补半量后酌情再补剩余量。

(7)低钙血症与高磷血症:补钙可用 10%葡萄糖酸钙,高磷血症应限含磷物食,并可服用氢氧化铝或磷酸钙。

(8)纠正代谢性酸中毒:当血浆实际碳酸氢根低于 15mmol/L,应予 5%碳酸氢钠 100～250ml 静脉滴注,根据心功能情况控制滴速,并动态随访监测血气分析。对严重代谢性酸中毒应尽早做血液透析较为安全。

(9)应用呋塞米和甘露醇:少尿病例在判定无血容量不足的因素后,可以试用呋塞米。呋塞米可扩张血管、降低肾小血管阻力,增加肾血流量和肾小球滤过率,并调节肾内血流分布,减轻肾小管和间质水肿。早期使用有预防急性肾衰的作用,减少急性肾小管坏死的机会。每天剂量一般为 200～400mg 静脉滴注,1～2 次后无效即停止继续给药。既往曾有报道每天超过 1g 剂量,如此大剂量呋塞米对肾实质可能有损害,过多依赖呋塞米可增加耳源性毒性。目前血液净化技术已普遍应用,对利尿无反应者有透析指征时应早期透析。

甘露醇作为渗透性利尿药可应用于挤压伤病例的强迫性利尿,但对已确诊为少尿(无尿)患者停止使用甘露醇,以免血容量过多,诱发心力衰竭、肺水肿。

(10)抗感染治疗:开展早期预防性透析以来,少尿期患者死于急性肺水肿和高钾血症者显著减少,而感染则成为少尿期主要死亡原因。常见为血液、肺部、尿路、胆管等部位感染,可根据细菌培养和药物敏感试验合理选用对肾脏无毒性作用的抗生素治疗。并注意在急性肾衰时抗菌药物的剂量。

(11)营养支持疗法。

第三节 过敏性紫癜性肾炎并发症

一、过敏性紫癜性肾炎

【概述】

过敏性紫癜性肾炎(Henoch-Schonlein purpura, HSP, anaphylactoid purpura)是一组以变态反应所致的广泛性毛细血管炎为主要病理基础的临床综合征,包括特征性皮疹、腹部绞痛、关节痛及肾小球肾炎,有时还出现上消化道出血。其病因可为细菌、病毒及寄生虫等感染所引起的变态反应,或为某些药物、食物等过敏,或为植物花粉、虫咬、寒冷刺激等引起。临床表现除有皮肤紫癜、关节肿痛、腹痛、便血外,主要为血尿和蛋白尿,多发生于皮肤紫癜后1个月内,有的或可以同时并见皮肤紫癜、腹痛,有的仅是无症状性的尿异常。如果蛋白丢失过多,亦可出现肾病综合征的表现,如果血尿、蛋白尿长期持续存在,亦可伴有肾功能减退,最后导致慢性肾功能衰竭。过敏性紫癜导致肾受累的比例为20%~100%,男性患者多于女性。皮肤病变并不是该病仅有的特征,许多学者认为不能单纯称为"过敏性紫癜",而用"Hchonlein-Henoch综合征"称之更加恰当。由于过敏性紫癜病人约1/3以上出现肾损害,其预后主要取决于肾病变的严重程度,因此将过敏性紫癜所引起的肾损害称为过敏性紫癜性肾炎。

1. 病因

目前尚不能明确,主要考虑与感染和变态反应有关。

(1)感染:包括细菌、病毒及寄生虫或血吸虫感染。大约有1/3的患者在发病前有感染,以上呼吸道感染最常见。有β-溶血性链球菌、结核杆菌、肺炎球菌、金黄色葡萄球菌、水痘病毒、麻疹病毒、流感病毒、人乳头状瘤病毒、沙门氏菌、HIV、肺炎衣原体和血吸虫感染的报道。

(2)变态反应:约有1/4患者发病前有药物、食物、疫苗接种和花粉吸入等其他情况所引起的过敏反应。

①药物:抗生素(青霉素、红霉素、四环素等)、磺胺、异烟肼、水杨酸、奎宁、卡马西平、噻嗪类利尿剂、非那西汀、硫喷妥钠、链激酶、依拉普利、雷诺普利、巴比妥、碘化物、阿司匹林,疫苗(麻疹疫苗、流行性脑脊髓膜炎疫苗等),结核菌素试验等。

②食物:鱼、虾、蟹、蛋、蛤、牛奶等异性蛋白质多见;白酒、果仁、青豆、西红柿、草莓、麦子和巧克力等亦有报道。

(3)其他:花粉过敏、昆虫叮咬和寒冷刺激等。

(4)尚有一小部分患者无明显诱因。

2. 病理

(1)发病机理:其发病机理主要是过敏原(食物、药物、细菌、病毒、毒素等)引起免疫复合物形成并沉积于肾脏,诱发免疫性损伤及血管性炎症。大量资料研究表明过敏性紫癜性肾炎是一免疫复合物性疾病:HSP患者血清中可测得循环免疫复合物；皮肤小血管及肾小球、肠系膜血管呈过敏性血管炎病变，病变血管及肾小球可检出 IgA、C_3 颗粒状沉着；HSP 患者如移植肾脏，被移植的正常肾脏也会发生同样病变。其发病机理中 IgA 起重要作用。本病有家族性好发倾向。

(2)病理改变：主要表现为系膜增生性肾小球肾炎，在病变部位常可见到坏死。

【诊断与鉴别诊断】

1. 临床表现

(1)症状

①肾外表现：半数病者于发病前 1～3 周有上呼吸道感染，几乎所有病例都有特征性的对称性出血性皮疹，开始时为荨麻疹样，随后变为高出于皮肤的斑点状紫癜，较常见于下肢伸侧和臀部，皮疹可于几个月内反复出现。有 60% 的病人有腹痛、便血；约 30% 病人有关节痛，特别是膝和踝关节。有些病例损害的先于皮疹，成人胃肠道症状等全身性表现可不明显。

②肾损害表现：约 40% 病者有肾小球损害，多于紫癜后 8 周内出现。但也可发生于 2 年后，甚或在出疹以前。过敏性紫癜肾损害的特征为血尿，可伴有轻度蛋白尿。临床上可表现如下：a. 急性肾炎综合征：占约 30%；b. 急进性肾炎综合征：较少见。在几周至几个月内进展至尿毒症；c. 无症状血尿和(或)蛋白尿综合征：约占本病的 50%；d. 肾病综合征：成人约占 10%，在儿童较多见；e. 部分病人可发展为慢性肾炎综合征。

(2)体征：皮疹发生在四肢远端、臀部及下腹部，多呈对称性分布，为出血性斑点，稍高于皮肤表面，皮疹可分批出现，严重者可融合成片；腹痛患者可有黑便或鲜血便；偶见鼻出血或咯血。

(3)临床分型

①国际儿童肾脏病研究会(1sKDC)病理分类法

Ⅰ度：为微小病变；

Ⅱ度：为系膜增生；

Ⅲ度：局灶性和弥漫性增生或硬化，新月体形成小于 50%；

Ⅳ度：局灶性和弥漫性系膜增生或硬化，新月体形成 50%～75%；

Ⅴ度：局灶性和弥漫性系膜增生或硬化，新月体形成大于 75%；

Ⅵ度：膜性增生性病变。

②世界卫生组织(WHO)病理分级

Ⅰ：包括微小病变，微小病变伴局灶节段性显著，局灶性增生性肾小球肾炎轻度。

Ⅱ：包括弥漫性增生性肾小球肾炎轻度，弥漫性增生性肾小球肾炎轻度伴局灶节段性显著。

Ⅲ：包括局灶性增生性肾小球肾炎中等度，弥漫性增生性肾小球肾炎中等度。

Ⅳ：包括弥漫性增生性肾小球肾炎重度，终末期肾。

2. 诊断要点

(1)肾脏受累多发生于皮肤紫癜后 1 个月内，一般紫癜常复发，病程迁延及胃肠症状严重者肾较易受累。

(2)症状轻重悬殊，除见皮肤、胃肠道、关节等症状外，早期大多数病人可见肉眼血尿与蛋白尿，轻者仅见镜下血尿。浮肿和高血压多为轻、中度。

(3)临床类型

①轻型仅尿有轻微改变，血尿持续时间较短，浮肿、高血压不明显；

②急性肾炎综合征与链球菌感染后肾炎相似，轻度血尿、浮肿、高血压，补体多数正常，紫癜消退后尿变化恢复正常；

③肾病综合征有明显浮肿。大量蛋白尿，有或轻度血尿，激素治疗不如原发性肾病

综合征；

④急进性肾小球肾炎起病急，明显血尿，早期即有高度浮肿，少尿或无尿，常于3个月内发展至肾功能衰竭死亡；

⑤慢性肾炎常紫癜反复，病程迁延，终发展慢性肾功能不全。

(4)病理检查常见局灶系膜增生病变，严重弥漫增殖和新月体形成，免疫荧光检查系膜区IgA颗粒样沉着为特征。

(5)实验室检查

①尿检见血尿和(或)蛋白尿，多为低选择性；

②血补体C_3、C_4均正常；

③血IgG、IgM正常，早期部分病人增高；

④部分病人免疫复合物阳性。

本病诊断以来于典型的临床表现如皮肤、关节、胃肠道和肾脏受累以及以IgA沉积为主的系膜增生性肾小球肾炎，对于肾脏受累较轻的患者，反复细致的尿常现检查可明确肾脏受累。

1990年美国风湿病协会制订的过敏性紫癜诊断标准包括：①可触及的皮肤紫癜；②发病年龄小于20岁；③急腹痛；④活检显示小动脉或小静脉中性粒细胞浸润。符合2项或以上者，可诊断为过敏性紫癜，其敏感性和特异性约为90%，在此基础上，欧洲最近提出了新的诊断标准，即皮肤紫癜不伴血小板减少或凝血功能障碍，同时伴有以下一项或一项以上表现者：①弥漫性腹痛；②关节炎/关节痛；③组织活检显示以IgA为主的免疫复合物沉积。

对反复性紫癜患者应及早检查尿液，以明确有无肾脏受累，即使病初尿液检查无异常，也应该定期复查，对有明显肾损害或肾功能损害者，应行肾活检体检查，以明确病理改变特征，并以此为治疗选择和预后判断的重要依据。

【治疗】

1. 一般处理

在疾病活动期，有注意休息和维持水、电解质平衡。水肿、大量蛋白尿者可给予低盐，限水和避免摄入高蛋白食物，有消化道症状者有给予易消化食物，腹痛者给予阿托品或山莨菪碱对症治疗，消化道出血时应禁食，可用质子泵抑制剂如法莫替丁、奥美拉唑等和激素。

2. 过敏性紫癜性肾炎调护与预防

(1)急性期卧床休息，控制感染，寻找并去除可能的过敏原。

(2)胃肠症状者可用解痉药，必要时禁食和输液。

(3)肾上腺皮质激素对胃肠、关节症状有缓解作用，对皮疹及肾的作用不大，可用泼尼松口服或氢化可的松静滴。

(4)表现肾病综合征、急进性肾炎类型可应用泼尼松或免疫抑制剂治疗。

二、并发症

慢性肾衰竭详见第二章"慢性肾衰竭(CRF)"。

第四节 肺出血-肾炎综合征并发症

一、肺出血-肾炎综合征

【概述】

肺出血-肾炎综合征（Goodpasture's syndrome）可能系病毒感染和（或）吸入某些化学性物质引起原发性肺损害。由于肺泡壁毛细血管基膜和肾小球基底膜存在交叉反应抗原，故可以引起继发性肾损伤。本病的特征为咯血、肺部浸润、肾小球肾炎、血和累及的组织中有抗基底膜抗体。

1. 病因

确切病因不清可能为多种病因共同作用的结果一般认为与以下因素有关：

（1）感染：呼吸道感染特别与流感病毒感染是本病最常见的诱因。最近研究发现获得性免疫缺陷病患者，感染卡氏肺囊虫肺炎（Pneumocystis Carinii Pneumonia）后，机体易产生抗 GBM 抗体。Calderon 等报道 4 例 HIV 感染者中，3 例抗Ⅳ型胶原 α_3 链抗体（抗 GBM 抗体）阳性，提示卡氏肺囊虫肺炎时，肺泡损害可以诱发肺出血-肾炎综合征。

（2）接触汽油蒸汽羟化物松节油及吸入各种碳氢化合物。

（3）吸入可卡因：Perez 等报道 1 例长期吸烟的患者，在吸用可卡因 3 周以后发生了肺出血-肾炎综合征。

2. 发病机理

目前已公认肾脏发病原理，为抗基底膜抗体型肾炎的免疫反应过程。由于某些发病因素，原发性损伤肺泡间隔和肺毛细血管基膜，后者刺激机体产生抗肺基膜抗体，在补体等作用下引起肺泡一系列免疫反应。由于肺泡壁基膜和肾小球基底膜间存在交叉抗原，故内源性抗肺基膜抗体又能与肾小球基底膜起免疫反应，损伤肾小球。

3. 病理改变

肺表面弥漫性出血，切面可见水肿和陈旧的出血。镜检见肺泡内出血，肺泡腔内常有吞噬含铁血黄素的吞噬细胞，局灶性肺泡纤维组织增殖。免疫荧光检查显示肺泡间隔和肺毛细血管基膜有免疫球蛋白和 C_3 呈线状沉积，肾脏病理改变似急进性肾小球肾炎。此外，早期肾小球毛细血管呈局灶和节段性坏死，后期肾小球周围有淋巴细胞浸润为一特点。

【诊断与鉴别诊断】

1. 临床表现

本病可发生于任何年龄但多为 20～30 岁的男性青年患者，一般表现除非合并感冒，多无发热，常有疲乏无力，体重下降等。其临床特征性表现为三联征：肺出血、急进性肾小球肾炎和血清抗 GBM 抗体阳性。

（1）肺出血：典型患者除非合并感染，一般无发热。肺部最重要的表现为咯血，约 49％的患者咯血为首发症状，从咯血丝至大咯血不等。重症（尤其吸烟者）大咯血不止，甚至窒息死亡患者，多伴气促、咳嗽、气喘、呼吸困难，有时有胸痛症状。肺部叩诊呈浊音，听诊可闻湿啰音。肺 CO 摄取率（K_{CO}）为早期而敏感的肺功能改变指示，在肾衰及肺水肿患者该值下降而肺出血时此值上升。

一般肺部症状可先于肾脏表现，数天数

周或数年出现肺部出血,可轻可重,也可严重至危及生命。大量或持续出血可发生缺铁性贫血。一旦出现胸痛,应注意排除系统性红斑狼疮血管炎或肺栓塞等。病变肺部 X 线显示弥散性点状浸润阴影,从肺门向外周散射,肺尖常清晰,咯血和肺部浸润是肺部病变的特征。

(2)肾脏病变:肾脏病变的临床表现多样,轻度肾小球损害者,尿液分析和肾功能可正常。临床主要表现为反复咯血,肾活检仍然可显示典型的抗基膜抗体线状沉积的免疫学特征。典型患者肾功能损害发展较快,有少尿或无尿者,血清肌酐浓度逐日升高,于 3~4 天内达到尿毒症水平。无少尿者肾脏损害常为急进性发展,血清肌酐浓度每周升高,数月内发展至尿毒症。大多数患者,其特征性表现是进行性肾功能损害。据统计 81% 患者,于 1 年内发展为肾功能衰竭,血压正常或轻度升高,尿液分析呈现血尿和蛋白尿,常有红细胞管型。少数患者有大量蛋白尿及肾病综合征。

(3)特殊表现

①肺出血-肾炎综合征向其他病理类型的肾小球疾病转化:Elder 等报道 1 例患者,有典型的肺-肾脏病理表现与临床表现,肾功能保持良好,血清与组织抗 GBM 抗体呈阳性显著,缺铁性贫血免疫抑制治疗后,贫血改善,血清抗 GBM 抗体消失。9 个月后发生了肾病综合征,肾活检复查显示膜性肾病不伴抗 GBM 抗体肾内沉积。

②其他病理类型的肾小球疾病向肺出血-肾炎综合征转化:Thitiarchakul 报道 1 例特发性膜性肾病患者,病程中肾功能急性恶化,伴有咯血,严重高血压及血清抗 GBM 抗体阳性。肾组织检查显示典型抗 GBM 免疫病理表现,使用大剂量激素 CTX 及血浆置换无效。

③肺出血-肾炎综合征只局限于肺或肾一个器官:Patron 等报道 1 例单纯性肺出血-肾炎综合征;Perez 等报道 1 例可卡因诱发的肺出血-肾炎综合征,只有典型肾脏改变,肺泡基膜没有 IgG 及 C_3 呈线样沉积,其他如抗基底膜抗体结合于脉络膜眼耳,偶可引起相应的表现,如眼底出血及渗出其发生率可高达 11%,可能是急剧发展的高血压所至。

2. 诊断要点

(1)诊断关键是确定机体有无抗 GBM-肺泡基膜自身体液免疫过程。存在该过程的特征性表现如下:

①血清抗 GBM 抗体阳性。

②肺泡及肾脏基膜有 IgG 呈线样沉积。

(2)典型患者的诊断完全符合下列三联征

①肺出血肺泡基膜 IgG 呈线样沉积。

②急进性肾炎综合征肾脏大量新月体形成(毛细血管外增生性肾炎),可伴毛细血管坏死 GBM 有 IgG 呈线样沉积。

③血清抗 GBM 抗体阳性。

(3)诊断注意事项

①有些患者,肺和(或)肾脏的表现轻微,或者两个脏器不同步发生病变,有时抗基膜自身免疫过程只发生于肺或肾脏中的任一脏器。

②抗 GBM 肾炎与其他类型的肾小球疾病(主要是膜性肾病)之间有时可相互转变(见临床表现)。

③偶尔自身免疫功能紊乱会产生非特异性基膜抗体,还可引起肺肾以外的器官损害。

④个别情况下,如自身免疫高度活动期大量抗 GBM 抗体沉积,可发生一过性血清抗 GBM 抗体阴性。有报道 1 例有典型的肺出血-肾炎综合征肾脏临床与病理表现的患者,同时伴有肺部损害,血清抗 GBM 抗体阴

性,认为这可能是由于高度活动期间抗体在靶器官内大量沉积所致。

⑤肺出血-肾炎综合征与血管炎并存,Rydel等报道1例18岁的男性肺出血-肾炎综合征患者,在进行血浆置换及使用细胞毒性药物过程中,发生难治性癫痫。MRI显示多发性腔隙性脑梗死(Multiple Lacunar Infarcts);脑脊髓膜活检显示血管炎;但血清ANCA持续阴性。给予大剂量皮质激素及细胞毒性药物后再使用抗癫痫药可症状控制。Kalluri等报道1例结节性肺部浸润与急性肾衰竭患者c-ANCA阳性,肾脏组织检查显示新月体性及坏死性肾炎IgG及C_3在肾小球内线样沉积,血清有高滴度抗GBM-IgG。

3. 辅助检查

(1)尿液检查:镜下可见血尿红细胞管型颗粒管型,白细胞增多,多数为中等量尿蛋白少数,可见大量蛋白尿。

(2)痰液检查:痰液显微镜检查可见具有含铁血黄素的巨噬细胞和血性痰。

(3)血液检查:若肺内出血严重,或持续时间长,可能有较严重的小细胞低色素性贫血,Coomb试验阴性,半数患者白细胞超过10×10^9/L。

(4)血液生化检查:早期BUN、Scr、Ccr正常,但随病情进展而BUN和Scr进行性增高,Ccr进行性减少,肾功能严重减退者GFR<5ml/min。

(5)特异性检查:在病程早期用间接免疫荧光法和放射免疫法测定血中循环抗基膜抗体,血清抗GBM抗体多呈阳性;间接免疫荧光法的敏感性为80%;放射免疫法的敏感性大于95%,两者特异性可达99%。有条件可通过免疫印迹和ELISA方法测定抗NC1抗体特异性地诊断肺出血-肾炎综合征。

(6)影像学检查:肺部X线显示弥散性点状浸润阴影从肺门向外周散射。肺尖常清晰,肺部浸润是肺部病变的特征。肺部X线改变早期与肺水肿相似,咯血停止后短期内可被吸收。

(7)电镜检查

①肺部典型病变:肺泡出血含铁血黄素沉积;和纤维化电镜见肺泡壁毛细血管基底膜变性断裂和灶性增生;可见电子致密物沉积。免疫荧光检查可见IgG和C呈线状沉积。

②肾脏典型病变:弥漫性肾小球受损肾脏常增大,并有大量新月体形成。新月体呈周围型(毛细血管外增生性肾炎),可伴毛细血管坏死。GBM有IgG呈线样沉积;二是严重的肾小球萎缩,出现弥漫性肾小球纤维化及间质纤维化。电镜检查可见肾小球基底膜变性、断裂、皱缩或弥漫性增厚。

(8)光镜检查:可见局灶性或弥漫性坏死肾小球,有抗肾小球基底膜抗体沉着;上皮细胞增生形成新月体占50%以上。

(9)免疫荧光检查:可见沿肾小球基底膜内皮有线状沉积物(主要为IgG、IgA、IgM、C_3和纤维蛋白原),若沉积物为高低不平颗粒样则是其他疾病引起的肺肾综合征。

【治疗】

治疗的关键在于早期确诊及时去除诱因和有效的治疗。

1. 一般治疗

要加强护理,注意保暖,防治感冒,戒除吸烟,减少和避免各种可能的致病诱因;如合并感染,常使肺部病变反复加重,须及早积极有效地使用抗菌药物治疗,防治继发感染加重病情。临床显示广谱第三代头孢菌素头孢他啶(头孢噻甲羧肟,商品名:复达欣Fortum)疗效满意,可2~6g/d,分2~3次静脉注射给药。

本病严重而持久的咯血可致严重的缺铁性贫血,应注意纠正。可1次/d补充铁剂,常用硫酸亚铁(Fertous Sullfate)0.3g,叶酸(Acid Folic)20mg,3次/d;维生素B_{12}(Vitamine B_{12})500μg,肌内注射,1次/d;必要时输新鲜血。

2. 肾上腺皮质激素和免疫抑制剂

肾上腺皮质激素和免疫抑制剂两者联合应用,能有效地抑制抗基膜抗体形成,可迅速减轻肺出血的严重性和控制威胁生命的大咯血。一般可选用甲泼尼龙冲击治疗,静脉滴注1.0~1.5g/d,于数小时内滴完(不得少于15min),3次为一疗程,可以重复2~3个疗程。在强化治疗2个月后逐渐减少剂量,并维持治疗至少3~6个月。本疗法尚可防止血浆置换后反馈性抗GBM抗体合成亢进;如同时加用免疫抑制剂,方法为环磷酰胺(Cytoxan CTX)2~3mg/(kg·d)或硫唑嘌呤(Imuran)1mg/(kg·d)疗效更佳;亦可一开始既口服泼尼松(Prednisone)1~1.5mg/(kg·d),再加用免疫抑制剂,病情控制后停用免疫抑制剂,泼尼松缓慢减至维持量,5~15mg/d,继续口服治疗,全疗程0.5~1年。

3. 血浆置换与免疫吸附疗法

血浆置换或免疫吸附可去除抗GBM抗体,积极的血浆置换治疗联合应用免疫抑制剂和中等剂量的皮质激素疗法,可有效地制止肺出血和改善肾功能,置换血浆2~4L/d,血浆置换的持续时间和频度可根据循环抗基膜抗体的水平而定,一般每天或隔天1次,病情稳定可延至每周2~3次,结合口服泼尼松60mg/d和使用大剂量细胞毒药物(主要是环磷酰胺),一般情况下,血浆置换配以免疫抑制治疗必须持续至循环抗体水平显著下降或阴转(通常约7~14天),在以后的数周到数月内逐渐撤除免疫抑制治疗。经以上治疗80%的患者有肾功能的改善。

该疗法只有在疾病的早期新月体处在细胞型或细胞纤维型病人尚未进入不可逆性终末期肾衰竭时才有治疗价值。对于急进性发病的患者,在尚未发生少尿(Scr<530μmol/L)之前进行血浆置换疗效较佳;而已进入终末期肾脏病期(Scr>530μmol/L)或需要透析治疗维持生命者疗效欠佳。

4. 抗凝与纤溶治疗的问题

因为纤维蛋白相关抗原在受损部位出现,从理论上讲,抗凝血药配以皮质激素和细胞毒性药物对本病的治疗是有益的,但是研究未能证明肝素常规剂量对肾功能或兔抗GBM肾炎肾组织学改变有改善作用。大剂量华法林在实验性研究中,只有在使用能引起较频繁消化道出血的大剂量情况下才会对本病有效。尿毒症期凝血功能紊乱使用抗凝血药十分危险,对于抗GBM抗体疾病的危险性更高,肾脏活组织检查引起严重出血的危险性也较大。

5. 肾脏替代治疗

对于常规治疗无效或治疗较迟而进入终末期肾脏病以血液透析或腹透维持生命的患者,如病情稳定,血中循环抗基膜抗体降低至测不出可考虑肾移植治疗。

本病在肾移植后的复发率为10%~30%。未经免疫抑制治疗的同卵双生兄妹之间肾移植在发病后不久做肾移植或血清抗GBM抗体滴度较高的情况下,接受肾移植复发的可能性较高。当移植延迟至数月,血清抗GBM抗体滴度下降或阴转后,或在使用免疫治疗后临床复发率可下降至10%以下,复发可发生于数月甚至数年之后。在抗GBM抗体不升高的情况下,也可复发。相反,血清学改变复发不一定伴有临床症状的复发。Daly等报道,10例患者进行了尸体肾移植,7例功能肾脏维持达8.2年。

6. 其他

确诊为本病的患者,如肾活检证明为不可逆性损害,大剂量激素冲击疗法和血浆置换术难以控制肺出血,可考虑作双侧肾切除,以透析治疗替代肾功能,在治疗过程中有加重肺出血的危险者不宜采用抗凝和抗聚集治疗。另外应加强支持疗法和防止继发感染。

二、并发症

(一)急性肾衰竭

详见第一章。

(二)慢性肾衰竭

详见第二章。

第五节 糖尿病肾病并发症

一、糖尿病肾病

【概述】

糖尿病(diabetes mellitus, DM)是由多种病因引起的以慢性高血糖为特征的代谢性疾病,其高血糖主要由于胰岛素分泌障碍和(或)产生胰岛素抵抗所致,糖尿病肾病(diabetic nephropathy, DN)是糖尿病微血管病变导致肾小球硬化的一种疾病,是DM的主要死亡原因之一。

【诊断与鉴别诊断】

1. 临床表现

Mogensen将糖尿病肾病的自然病程分为以下5期。

Ⅰ期:肾小球高滤过期。以肾小球滤过率(GFR)增高和肾体积增大为特征,这一期没有病理组织学的损害。

Ⅱ期:正常白蛋白尿期。这期尿白蛋白排出率(UAE)正常(<20μg/min或<30mg/24h),运动后UAE增高组休息后可恢复。这一期肾小球已出现结构改变,肾小球毛细血管基底膜(GBM)增厚和系膜基质增加,GFR多高于正常并与血糖水平一致,GFR大于150ml/min患者的糖化血红蛋白常大于9.5%。GFR大于150ml/min和UAE大于30μg/min的病人以后更易发展为临床糖尿病肾病。糖尿病肾受累Ⅰ、Ⅱ期病人的血压多正常。

Ⅲ期:早期糖尿病肾病期。主要表现为UAE持续高于20~200μg/min(相当于30~300mg/24h),初期UAE20~70μg/min时GFR开始下降到接近正常(130ml/min)。这一期病人血压轻度升高,降低血压可部分减少尿微量白蛋白的排出。病人的GBM增厚和系膜基质增加更明显,已有肾小球结带型和弥漫型病变以及小动脉玻璃样变,并已开始出现肾小球荒废。

Ⅳ期:持续蛋白尿或临床糖尿病肾病期。这一期的特点是大量白蛋白尿,UAE大于200μg/min或持续尿蛋白每日多于0.5g,为非选择性蛋白尿,血压增高。病人的GBM明显增厚,系膜基质增宽,荒废的肾小球增加(平均占36%),残余肾小球代偿性肥大。弥漫型损害病人的尿蛋白与肾小球病理损害程度一致,严重者每日尿蛋白量多于2.0g,往往同时伴有轻度镜下血尿和少量管型,而结节型病人尿蛋白量与其病理损害程度之间没有关系。临床糖尿病肾病期尿蛋白的特点,不像其他肾脏疾病的尿蛋白,不因GFR下降而减少。随着大量尿蛋白丢失可出现低蛋白血症和水肿,出现典型的糖尿病肾病"三联征"——大量尿蛋白(>3.0g/24h)、水肿和高血压,但只见于约30%的糖尿病肾病病人。糖尿病肾病性水肿多比较严重。这一期病人GFR下降,平均每月约下降1ml/min,但大多数病人血肌酐水平尚不高。

V期:终末期肾病。糖尿病病人一旦出现持续性尿蛋白将发展为临床糖尿病肾病,由于肾小球基底膜广泛增厚,肾小球毛细血管腔进行性狭窄和更多的肾小球荒废,肾脏滤过功能进行性下降,导致肾功能衰竭,最后病人的GFR多小于10ml/min,血肌酐和尿素氮增高,伴严重的高血压、低蛋白血症和水肿。病人普遍有氮质血症引起的胃肠反应,如食欲减退、恶心呕吐,并可继发贫血和严重的高血钾、代谢性酸中毒和低钙搐搦,还可继发尿毒症性神经病变和心肌病变。这些严重的并发症常是糖尿病肾病尿毒症病人致死的原因。

2. 实验室及其他检查

(1)尿微量白蛋白排泄率(UAER):是诊断早期糖尿病肾病的重要指标,也是判断糖尿病肾病预后的重要指标。目前主张采用过夜晨尿标本测定。UAE为20~200μg/min,临床可诊断为早期糖尿病肾病,判定时至少在6个月内连续查2~3次尿,取平均值达到20~200μg/min,当UAE持续大于200μg/min,即诊断为糖尿病肾病。

(2)尿蛋白定量:常规尿蛋白定量大于0.5g/24h,可诊断为临床糖尿病肾病。但需排除其他可能引起蛋白尿的原因。

(3)血糖测定:空腹血浆血糖≥7.0mmol/L;口服葡萄糖耐量试验(OGTT)或餐后2小时血葡萄糖高于11.1mmol/L可诊断为糖尿病。

(4)血尿β_2-MG:糖尿病肾病患者早期即可出现升高,可作为一项临床检查指标。

(5)肾功能检查:糖尿病肾病晚期内生肌酐清除率下降和血尿素氮肌酐增高。

(6)眼底检查:糖尿病视网膜病变和肾脏微血管病变可同时存在,一旦出现视网膜病变,需警惕肾脏病变。

3. 诊断要点

糖尿病病人有持续性的蛋白尿,而此时无酮症酸中毒、泌尿系感染、高血压和发热等因素引起的尿蛋白增多,应考虑糖尿病肾病。根据临床表现、实验室及其他检查可作出诊断。凡出现以下情况应推荐肾活检以进一步明确诊断:①严重血尿或肾炎性尿沉渣改变;②既往曾有非糖尿病的肾脏病史;③糖尿病病史较短而有明显蛋白尿;④1型糖尿病病人有明显蛋白尿却无视网膜病变。

【治疗】

目前对糖尿病肾病尚无有效的治疗方法,已知持续高尿糖在糖尿病肾病发病机制中具有肯定的作用,故对糖尿病肾病的基本治疗仍是积极地控制糖尿病。

1. 行为干预治疗

即控制饮食,禁止吸烟,限制饮酒,减轻体重,进行体力锻炼等。糖尿病肾病患者从临床肾病期推荐每日蛋白摄入为0.8~1.0g/kg,肾小球滤过率下降后减至0.6g/kg,摄入的蛋白质50%应为高生物效价蛋白(蛋、瘦肉、牛奶、鱼)为避免低蛋白饮食带来的营养不良,可考虑适量使用复方α酮酸制剂。室内工作和轻体力工作者,每日总热量应控制在105~126kJ/kg,糖占总热量的50%~60%,脂肪占30%~35%高脂食物应不吃,或少吃。植物纤维每日需要量为27g以上。

2. 控制血糖

一般认为血糖控制的目标是空腹血糖少于6.0mmol/L,餐后血糖少于8.0mmol/L,HbAlc小于7%。诊断为早期糖尿病肾病者宜选用糖适平30~60mg/d,2~3次/d;美吡达2.5~10mg/d,1~2次/d,达美康40~320mg/d,1~2次/d。以上药物应餐前半小时口服,但GFR下降至30%的病人禁用。若发生继发性磺脲类药物失效可加用α-葡萄糖苷酶抑制药阿卡波糖50~300mg/d,3次/d;对于1型糖尿病以及进入临床糖尿病肾病期或终末期肾功能衰竭的病人,必须选用胰岛素治疗。使用胰岛素要注意个体化,从小剂量开始。

3. 控制血压,降低蛋白尿

DN病人尿蛋白小于1.0g/d时,降压目标为130/80mmHg;尿蛋白大于1.0g/d时,降压目标为125/75mmHg。降压的具体方法:开始采用ACEI,如贝那普利10mg/d,1次/d或福辛普利10mg/d,1次/d或ARB如伊贝沙坦150mg/d,1次/d氯沙坦50mg/d,1次/d,同时辅以轻度排钠利尿药。该基础降压措施无法达标时,加钙通道阻滞药如络活喜5mg/d,1次/d,仍未达标者,心率快者则加用β受体阻滞剂,最后还可加用α受体阻滞剂。

4. 控制高血脂

降脂的靶目标,总胆固醇低于4.5mmol/L,低密度脂蛋白低于2.5mmol/L,高密度脂蛋白高于1.1mmol/L,三酰甘油低于1.5mmol/L。治疗中强调饮食管理、脂肪摄入占总能量的25%,推荐选用羟甲基戊二酰辅酶A还原酶类。

5. 控制水钠代谢

顽固性的水肿令人头痛,常需先给予静脉胶体液,再静脉注射袢利尿剂。如此治疗也常不奏效,只能借助透析治疗。

6. 已发生CRF者(Ccr＜10ml/min)

可考虑作胰肾联合移植或血液透析、腹膜透析等替代治疗。

二、并发症

(一)肾病综合征

【概述】

糖尿病肾病进展至四期时,可出现肾病综合征的表现,是中老年人继发性肾病综合征的常见病因。

【诊断】

1. 临床表现

临床糖尿病肾病期的病人由于肾小球基底膜明显增厚,系膜基质增宽,荒废的肾小球增加,导致大量蛋白尿的丢失,为选择性的蛋白尿。随着大量尿蛋白丢失可出现低蛋白血症和水肿,约30%的糖尿病肾病病人可出现典型的糖尿病肾病"三联征"——大量尿蛋白(＞3.0g/24h)、水肿和高血压。糖尿病肾病性水肿多比较严重,对利尿药反应差,其原因除血浆蛋白低外,至少部分是由于糖尿病肾病的钠潴留比其他原因的肾病综合征严重。这是因为胰岛素改变了组织中Na^+-K^+的运转,无论是1型病人注射的胰岛素或2期病人本身的高胰岛素血症,长期高胰岛素水平即能改变Na^+代谢,使糖尿病病人Na^+尤其是在高Na^+饮食情况下,病人GFR下降,平均每月约下降1ml/min,但大多数病人血肌酐水平尚不高。

2. 诊断标准

(1)符合糖尿病肾病诊断标准。

(2) 符合肾病综合征的诊断标准：①尿蛋白大于3.5g/d；②血浆白蛋白小于30g/L；③水肿；④血脂升高。其中①②为诊断所必需。

【鉴别诊断】

(1) 与原发性肾病综合征鉴别。

(2) 与其他各种继发性肾病综合征鉴别：过敏性紫癜性肾炎、乙型肝炎病毒（HBV）相关性肾炎、淀粉样变的肾损害、骨髓瘤性肾病、系统性红斑狼疮肾炎、淋巴瘤、实体肿瘤性肾病等疾病是临床上常见的引起继发性肾病综合征的病因，它们均具有各自的临床特点，与糖尿病肾病导致的肾病综合征不难鉴别。

【治疗】

糖尿病肾病引起的肾病综合征无特殊治疗，主要治疗原发病。

（二）糖尿病性视网膜病变

【概述】

糖尿病性视网膜病变是糖尿病微血管病变的重要表现，多发生在糖尿病病程超出10年以上者，常与糖尿病肾病合并出现，是临床上常见的失明原因。

【诊断】

1. 临床表现

(1) 自觉症状：早期眼部常无自觉症状，随着病变加重可有视力减退，眼前有黑影飞动及视物变形，严重者可有视力丧失。

(2) 眼部检查：按眼底改变六期，分属两大类。

Ⅰ期：微血管瘤、出血；

Ⅱ期：微血管瘤，出血并有硬性渗出；

Ⅲ期：出现棉絮软性渗出。

以上Ⅰ～Ⅲ期为背景性视网膜病变。

Ⅳ期：新生血管形成、玻璃体出血；

Ⅴ期：纤维血管增殖、玻璃体机化；

Ⅵ期：继发性视网膜脱离、失明。

以上Ⅳ～Ⅵ期为增殖性视网膜病变（PDR）。

(3) 实验室及特殊检查

①荧光素眼底血管造影：在荧光素眼底造影下可出现多种异常荧光形态，如微动脉瘤呈点状高荧光，毛细血管扩张、渗漏，出血的遮蔽荧光、毛细血管的无灌注区以及视网膜新生血管；荧光素血管造影对毛细血管无灌注区的范围、大小可作出定量估计；对黄斑病变（水肿、囊样变性、缺血等）的性质、范围、程度作出诊断；对新生血管的部位、活动程度进行估计。因此可对本病的诊断、治疗、疗效评估提供依据。

②视网膜电图振荡电位（Ops）：为视网膜电图的亚成分，Ops能客观而敏锐地反映视网膜内层血循环状态，特别是糖尿病性视网膜病变的早期，在检查眼睛未能发现视网膜病变时，Ops就能出现有意义的改变。

2. 诊断标准

(1) 诊断为糖尿病患者。

(2) 眼底检查见视网膜微动脉瘤、出血、渗出、水肿、新生血管形成，或发生增殖性玻璃体视网膜病变。

(3) 荧光素眼底血管造影及视网膜电图振荡电位有助于诊断。

【鉴别诊断】

本病需与视网膜中央或分支静脉阻塞、视网膜血管炎等因血管壁渗漏或破损引起出血而视力骤降的眼病，如视网膜出血、玻璃体出血等鉴别。上述疾病多因血管硬化、高血压、结核等引起，常单眼好发，视力多突然下降,视网膜呈火焰状出血、渗血;视网膜血管静脉扩张迂曲明显,亦可出现新生血管。可通过相应辅助检查明确诊断。

【治疗】

(1)一般治疗同前。

(2)可配合使用活血化瘀中药内服,根据病情选用局部或全视网膜激光光凝治疗,出现玻璃体出血以及机化条索牵拉致视网膜脱落者可采用玻璃体切割术。

(三)高血压

【概述】

糖尿病肾病可引起继发性高血压,而高血压又进一步加速糖尿病肾病的进展和恶化。

【诊断】

患者未服降压药物情况下2次或2次以上非同日多次血压测定平均值动脉收缩压和(或)舒张压高于140和(或)90mmHg,排除原发性高血压及其他继发性高血压,即可诊断。

【鉴别诊断】

1. 其他肾实质性高血压

包括急、慢性肾小球肾炎,慢性肾盂肾炎等多种肾脏病变引起的高血压,是最常见的继发性高血压。

2. 肾血管性高血压

本病是单侧或双侧肾动脉主干或分支狭窄引起的高血压。常见病因有多发性大动脉炎,肾动脉纤维肌性发育不良和动脉粥样硬化,前两者主要见于青少年,后者见于老年人。凡迅速或突然加重的高血压,均应怀疑本症。本症大多有舒张压中、高度升高,体检时在上腹部或背部肋脊角处可闻及血管杂音。大剂量快速静脉肾盂造影、多普勒超声、放射性核素肾图有助于诊断。

3. 原发性醛固酮增多症

本病是肾上腺皮质增生或肿瘤分泌过多醛固酮所致,以长期高血压伴低血钾为特征。由于电解质代谢障碍,本症可有肌无力、周期性麻痹、烦渴、多尿等症状。实验室检查有低血钾、高血钠、代谢性碱中毒、血浆肾素活性降低、血浆及尿醛固酮增多。血浆醛固酮/血浆肾素活性比值有较高的诊断敏感性和特异性。超声、反射性核素、CT可确定病变性质和部位。

4. 嗜铬细胞瘤

嗜铬细胞起源于肾上腺髓质、交感神经节和体内其他部位嗜铬组织,肿瘤间歇或持续释放过多肾上腺素、去甲肾上腺素与多巴胺。临床表现变化多端,典型的发作表现为阵发性血压升高伴心动过速、头痛、出汗、面色苍白。在发作期间可确定血和尿儿茶酚胺或其代谢产物3-甲氧基-4-羟基苦杏仁酸,如有显著升高,提示嗜铬细胞瘤。超声、反射性核素、CT或磁共振可确定病变性质和部位。

5. 皮质醇增多症

皮质醇增多症又称Cushing综合征,主要是由于促肾上腺皮质激素(ACTH)分泌过多导致肾上腺皮质增生或者肾上腺瘤,引起糖皮质激素过多所致。80%患者有高血压,同时有向心性肥胖、满月脸、水牛背、皮肤紫纹、毛发增多、血糖增多等表现。24小时尿中17-羟或17-酮类固醇增多,地塞米松抑制试验和肾上腺皮质激素兴奋试验有助于诊断。颅内蝶鞍X线检查,肾上腺CT,放射性核素肾上腺扫描可确定病变部位。

6. 主动脉狭窄

主动脉狭窄多数为先天性,少数是多发性大动脉炎所致。临床表现为上臂血压增高，而下肢血压不高或降低。在肩胛间区、胸骨旁、腋部有侧支循环的动脉搏动和杂音。腹部听诊有血管杂音。胸部X线检查可见肋骨受侧支动脉侵蚀引起的切迹。主动脉造影可确诊。

【治疗】

治疗同糖尿病肾病降压治疗。

第六节 肾脏淀粉样变性并发症

一、肾脏淀粉样变性

【概述】

淀粉样变性是由于蛋白代谢障碍出现一种生理上不存在的均质性蛋白性物质（淀粉样物质 amyloid）的疾病。淀粉样物质有的出现于局部，但更多的是出现于全身各种器官，特别是存在于脾脏、肝脏、肾脏等处的间质中，细胞虽因此受压而萎缩，但并不出现细胞浸润。该病可累及多个系统及脏器，少数情况下仅发生在某一组织，累及肾脏者称为肾淀粉样变。

肾淀粉样变是系统性淀粉样变性病的一个组成部分，其临床特点是中老年起病，多表现为肾病综合征，血尿不突出，治疗反应差，易发展为肾功能不全以及多系统受累（如巨舌、皮疹、肝脾大、胃肠道功能异常、心肌肥厚、低血压等）。光镜下可见无结构的特殊蛋白不均匀地沉积于肾小球、小动脉乃至肾间质，刚果红染色阳性。可通过高锰酸钾氧化法对原发性和继发性淀粉样变性病进行鉴别，原发性不受高锰酸钾氧化的影响，刚果红染色仍为砖红色；而继发性经高锰酸钾氧化后，刚果红染色则转为阴性。这一方法简便易行，目前在国内仍常规使用，但可靠性较差，特别是在早期淀粉样物质沉积较少时，此法鉴别原发性和继发性肾淀粉样变性病就更为困难。总之，典型肾淀粉样变单凭肾活检的光镜检查就可确诊，但是，早期肾淀粉样变诊断则比较困难。

【诊断与鉴别诊断】

淀粉样变性病为一种全身性疾患，除有肾脏受累外，尚有其他脏器受累；由于受累的脏器不同，轻重程度及病变部位不同，故临床表现亦不同；继发性者由于基础疾病不同，其临床表现各异。亦有全身受累不明显，而以肾受累为首发表现者。

1. 分型

淀粉样变有几种类型，每一种可通过淀粉样蛋白纤维的免疫化学性质来区分。这些基本的特征是在X线衍射检查的β片层结构；电子显微镜下的细纤维非分枝表现；在刚果红染色后，在偏光显微镜下的苹果绿双折射。根据这些生化特点，结合病理特征及临床表现分为6型。

(1) AL型（即原发性淀粉样变性病）：原发性淀粉样变性病是指病因不明、无存在其他疾患而发生的淀粉样变性病，主要侵犯心脏、消化道、舌、皮肤和神经系统，肾受累者占40%。

(2) AA型（即继发性淀粉样变性病）：继发性淀粉样变性病是指在其他疾病过程中发生的。常见的有关原因有以下几种：

①慢性感染占50%，多为反复发作的慢性化脓性感染，如肺脓肿、脓胸、支气管扩张、

骨髓炎等；此外亦可见于结核、梅毒、麻风等感染性疾病。

②恶性肿瘤，如甲状腺髓样癌、胰岛细胞瘤等。

③类风湿关节炎伴发淀粉样变性病占20%~60%。

④糖尿病。

⑤天疱疮。

⑥溃疡性结肠炎。

继发性淀粉样变性的主要受累脏器为肾脏，占25%，此外肝、脾、肾上腺亦为常见受累的脏器。

(3)浆细胞病伴淀粉样变性病：多发性骨髓瘤和其他浆细胞病伴发淀粉样变性者占6%~15%。

(4)遗传性家族性淀粉样变性病：遗传性家族性淀粉样变性综合征少见，其包括多种疾病，常见为家族性地中海热(Familial Mediterranean Fever, FMF)，属常染色体隐性遗传病，肾小球淀粉样变性以蛋白尿（常为肾病综合征）和进展性肾功能不全为常见，常有反复发作的荨麻疹和耳聋症状。其他有Finnish Amyloidosis等。遗传性家族性淀粉样变性病可分为肾病型、神经病变型和混合型。

(5)局限性淀粉样变性病：局限性淀粉样变性病是指淀粉样病变仅见于个别器官或组织，如大脑、心血管、皮肤及尿道。前两者多见于老年患者。

(6)血液透析相关性淀粉样变性病(dialysis associated amyloidosis, or β_2-microglobulin amyloidosis)：长程血透患者由于β_2-M蓄积，常沉积在滑膜和长骨中，引起囊性骨病、损伤性关节病及腕管综合征，但很少沉积在内脏。

2. 症状

超出3/4的淀粉样变患者有肾脏病的表现，肾脏受累者的临床表现分4期。

(1)临床前期(Ⅰ期)：无任何自觉症状及体征，化验亦无异常，仅肾活检方可作出诊断。此期可长达5~6年之久。

(2)蛋白尿期(Ⅱ期)：见于76%患者。蛋白尿为最早表现，半数以上者主要为大分子量、低选择性蛋白尿，程度不等。蛋白尿的程度与淀粉样蛋白在肾小球的沉积部位及程度有关，可表现为无症状性蛋白尿，持续数年之久。镜下血尿和细胞管型少见。伴高血压者占20%~50%，直立性低血压是自主神经病变的特征表现。

(3)肾病综合征期(Ⅲ期)：大量蛋白尿、低白蛋白血症及水肿，高脂血症较少见，少数仅有长期少量蛋白尿。肾静脉血栓是肾病综合征之最常见并发症，大多起病隐匿，表现为难治性肾病综合征，少数病例为急性起病，有腹痛、血尿加重、蛋白尿增多及肾功能恶化，腹平片或B超检查发现肾脏较前明显增大。肾病综合征由AA蛋白所致者占30%~40%，AL蛋白所致者占35%。一旦肾病综合征出现，病情进展迅速，预后差，存活3年者不超过10%。

(4)尿毒症期(Ⅳ期)：继肾病综合征之后，出现进行性肾功能减退，多达半数者有氮质血症，重症死于尿毒症。肾小管及肾间质偶可受累，后者表现为多尿，甚至呈尿崩症表现，少数病例有肾性糖尿、肾小管酸中毒及低钾血症等电解质紊乱。由肾病综合征发展到尿毒症需1~3年不等。肾小球的淀粉样沉积的程度与肾功能的相关性很差。

3. 诊断要点

由于对本病症状的多样性常多缺乏认识，临床医生必须经常留心本病出现的可能性，对于骨髓瘤或其他浆细胞疾病以及经过长期治疗未能治愈的炎症，尤其要考虑本病的可能。应在怀疑本病时及时进行组织活检以明确诊断。

(1) 尿液检查：可见尿蛋白，尿中出现 M 蛋白的患者同时出现大量蛋白尿，而尿检查发现单克隆异常蛋白的阳性率可到 86%，偶见镜下血尿，尿沉渣有颗粒或脂肪管型。

(2) 血液生化检查：可见纤维蛋白原减少、纤溶亢进及凝血因子缺乏，外周血发现 Howell-Jolly 小体，提示脾脏受累。重者可见肝功能异常，出现黄疸少见。

(3) 血清电泳或免疫电泳：约 2/3 患者的血清电泳或免疫电泳可发现单克隆的异常蛋白，免疫电泳和免疫固定有时用来测定血或尿中的微量蛋白。免疫球蛋白浓度测定有助于多发性骨髓瘤的分型诊断，患者尿中有本-周蛋白，能与 κ 链和 λ 链的抗血清起反应，而不能与任何一种免疫球蛋白的重链起反应。

(4) 测定血中 SAA 蛋白水平：AA 蛋白由其前身 SAA 蛋白演变而来，血中 SAA 浓度升高提示为 AA 蛋白所致继发性淀粉样变性。在类风湿关节炎、溃疡性结肠炎、结核、肿瘤，及慢性感染急性期时，SAA 均升高且同时伴 C-反应蛋白升高，故 SAA 高低可用以区别感染是否活动期，SAA$>0.2\mu g/ml$ 见于活动炎症，感染控制后 SAA 水平降低。长程透析患者有骨病表现时，血中 β_2-M 异常升高可助淀粉样变性的骨病诊断。

(5) 病理学检查：病理学检查是确诊的最可靠方法。内脏穿刺活检使生前诊断率大为提高。蛋白尿明显者，肾脏活检阳性率接近为 100%。肾活检后易出血，但不如肝活检出血严重，故目前认为肾活检较肝活检更为可取，已成为诊断肾淀粉样变性病的主要手段。肝活检阳性率低，仅为 50%，有导致大出血的危险，应慎重。骨髓活检的阳性率约为 50%。直肠黏膜活检取材要深，应包括黏膜的固有层，阳性率为 73%。在 AL 或 AA 型淀粉样变性病，抽吸的腹壁脂肪亦可见淀粉样蛋白沉积，诊断阳性率为 70%～80%。

其他可能的组织检查部位有牙龈、皮肤（低敏感性）、胃黏膜和小肠，通过内镜下刷擦细胞学和活检，可提高胃检查的阳性率，腕管放松后切除的滑膜组织肯定是阳性的，但通常这些组织不作诊断评价。

4. 其他检查

(1) X 线腹部平片、超声波检查或静脉肾盂造影：如见肾影增大（特别是合并肾静脉血栓时）可助诊断，但肾影大小正常或晚期肾影缩小，亦不能排除诊断。

(2) 肾静脉造影：有助于诊断肾静脉血栓形成。

(3) 放射性核素扫描：已应用来确定淀粉样变性。^{99m}Tc-DMSA 可被近端肾小管重吸收。当肾小管及肾间质受累时，近端小管重吸收功能减退，对 ^{99m}Tc-DMSA 的摄取减少，但缺少分析的敏感性而不用。应用 ^{123}I 标记的血清淀粉样 P 物质来诊断 AA 和 AL 型淀粉样变，有很好的前景。有报道静脉内注射放射性 β_2-M 来检测包含 β_2-M 的淀粉样变。

(4) 二维超声心动图在确定心脏的淀粉样变性有高的敏感性。

【治疗】

1. 一般治疗

急性期卧床休息，补充足够的热量和维生素，同时穿用弹力袜和紧身衣可能有一定的防治作用。肾功能不全者应限制蛋白质的摄入，对肾病综合征患者进行限盐和利尿治疗，常用呋塞米，应用时要注意预防直立性低血压，严重水肿时，输入人血白蛋白可短期减轻水肿，但疗效短暂且价格昂贵，不应常规频繁使用。合并心脏淀粉样变的患者对钙离子阻滞药非常敏感，应避免使用。对于反复发生心衰者，可适当应用地高辛，主要处理仍是利尿治疗，对严重心功能不全、低血压的患者要注意血流动力学的变化。

2. 特殊治疗

(1) AL 蛋白相关淀粉样变:治疗 AL 淀粉样变的关键在于抑制单克隆浆细胞的增殖,从而抑制免疫球蛋白轻链的产生。前瞻性研究结果显示应用泼尼松 0.8mg/(kg·d)+氧芬胂(马法兰)0.15mg/(kg·d),连续 7 天,每 6 周 1 次,可使约 1/3 有肾病综合征的患者尿蛋白减少或消失,且多数患者肾功能稳定。也有研究表明氧芬胂+泼尼松联合治疗疗效优于单独使用氧芬胂、泼尼松或秋水仙碱,使患者存活期延长。长期使用氧芬胂要注意有诱发白血病和骨髓异常增生的可能。也可参照多发性骨髓瘤的其他化疗方案,如采用长春新碱、多柔比星(阿霉素)、地塞米松等。已证实单独使用肾上腺皮质激素治疗本病无效,但如果合并有急性新月体肾炎则可考虑予以皮质激素冲击治疗。另外,如有肾上腺受累后功能低下者也为使用糖皮质激素的适应证。

(2) AA 蛋白相关淀粉样变:对继发于慢性炎症或感染性者,首先应治疗原发病,某些病例在控制慢性化脓感染灶后或切除、控制结核病灶后,常可使本病停止发展或好转,沉积的淀粉样物质可被吸收,临床症状明显好转,蛋白尿消失。秋水仙碱对家族性地中海热产生的淀粉样变性有效,用量 1~2g/d,可使退热,增大的肾脏缩小,肾功能好转,血 SAA 水平下降,作用机制尚不明了,可能与抑制炎症细胞聚集,阻断淀粉样物质的沉积有关,使用时最好能根据血清 SAA 浓度调整药物剂量。该药对非家族性地中海热的 AA 淀粉样变者是否有效尚无定论。

(3) β_2-M 相关淀粉样变:应用高通量透析器,可有效降低血 β_2-M 水平,经常进行高流量血液滤过,可清除较多的 β_2-M,仅适合血流动力学稳定的患者。早期应用对本病有延缓和预防作用,但无助于改善已发生的骨病。对于因腕管综合征及骨侵蚀导致的骨与关节疼痛,可采用非甾体消炎药,也可应用糖皮质激素关节内封闭治疗。而慢性肾衰竭患者一旦出现透析相关淀粉样变,惟一有效的治疗是肾移植,移植后血清 β_2-M 水平可迅速下降,临床症状很快改善。有报道移植 1 年后约 20% 患者移植肾可再发淀粉样变,可能与患者具有持续淀粉样蛋白产生有关,在选择肾移植时要分析相关病因以权衡利弊。

3. 肾脏替代疗法

肾脏淀粉样变发展到尿毒症阶段时,透析疗法和肾移植术是延长患者生命最有效的措施。经维持性血液透析治疗者平均存活期远高于未作透析者,但存活率各家报道相去甚远。对于具有心脏淀粉样变的患者,血液透析应特别注意心脏并发症如心力衰竭、心律失常、低血压等,选择透析方案时要注意血流动力学的平稳。也有学者认为低血压与淀粉样变累及肾上腺有关,建议在血液透析过程中适当补充糖皮质激素。腹膜透析对血流动力学的影响小,且有助于中分子轻链蛋白的排出,可能更适合这一类患者。肾移植可显著改善淀粉样变的临床症状,但患者远期存活率提高并不明显。积极治疗原发病以及化疗减少淀粉样蛋白的产生是改善预后的关键。

二、并发症

(一)肾静脉血栓形成

【概述】

肾静脉血栓(RVT)是指肾静脉主干和(或)分支内血栓形成,导致肾静脉部分或全部阻塞而引起一系列病理改变和临床表现。肾静脉血栓可发生于单侧或双侧,发生部位有主干、单个分支或多个分支,也可与其他脏器血管的血栓形成同时并存。

【诊断与鉴别诊断】

1. 临床表现

(1)急性型:发热、寒战,另有部分患者可有恶心、呕吐、高血压等表现。一过性剧烈腰肋痛及腹痛,肋脊角压痛明显,肾区叩痛。血液检查常见血尿素氮、肌酐增高,内生肌酐清除率下降,严重者双侧肾静脉均发生血栓而出现少尿,甚至无尿及急性肾功能衰竭。尿液检查常有一过性肉眼血尿,尿蛋白骤然增加。当肾静脉完全阻塞时,B超提示患侧肾脏肿大,肾静脉内可见血栓回声。病肾体积增大,肾盂肾盏扩大,显影延长。

(2)慢性型:表现为多次发生肺栓塞,患者表现胸痛、呼吸困难、咯血;或身体其他部位(如下肢静脉、肝静脉、门静脉、视网膜静脉)的栓塞。部分患者出现血尿素氮、肌酐水平的升高,及肾小管功能受损,表现肾性糖尿、低渗尿、肾小管酸中毒,甚至范可尼综合征。几乎所有患者均有血尿,无菌性白细胞尿,轻度蛋白尿。于肾区可触及肿大的肾脏,影像学检查可证实。偶见肾盂和输尿管近端侧支循环压迹。

2. 诊断要点

肾病综合征患者突然出现明显腰痛、血尿、尿蛋白增加、肾功能急剧下降,一般诊断不困难。但绝大多数慢性患者可无明显临床症状,需提高警惕,对出现不对称的下肢水肿,不明原因血尿,蛋白尿加重,肾功能急剧减退,反复出现肺栓塞或其他部位栓塞的肾病综合征患者应高度考虑本病,及时行影像学检查,避免延误病情。

【治疗】

1. 抗凝治疗

(1)普通肝素:一般用量为25mg加5%葡萄糖盐水溶液或生理盐水静滴或皮下注射,每4~6小时1次。用药期间需监测部分凝血酶原时间,使其保持在正常的2倍左右。

(2)低分子肝素:以抗凝血因子Ⅹ活性为主,对血小板功能影响比普通肝素小,副作用少。一般予80~120U/(kg·d)皮下注射或静脉滴注,连用4周。

(3)口服抗凝药:如华法林成人首剂15~20mg,次日5~10mg,3日后改维持量2.5~5mg/d,用药过程须监测凝血酶原时间。

2. 抗血小板聚集药物

常用阿司匹林、噻氯匹定、双嘧达莫等,剂量分别为40~80mg/d,300~500mg/d,300~600mg/d。

3. 溶栓疗法

(1)尿激酶:剂量为3万~5万U加入5%葡萄糖溶液100ml中,半小时内滴完,每日1次,2周为一疗程。有活动性出血或2个月内发生过脑出血的病人忌用。

(2)链激酶:用法与尿激酶相同,但因其不良反应较多,现已较少使用。

(3)rtPA:是位于血管内和组织中的丝氨酸蛋白酶,能选择性地与血栓表面纤维蛋白结合,形成复合物对纤溶酶原亲和力较高,能将纤溶酶原转化为纤溶酶,使血栓溶解,对全身性纤维溶解系统的影响较小。

4. 手术治疗

手术治疗仅适用于急性肾静脉大血栓保守治疗无效者,尤其是双肾、孤立肾或右肾大血栓伴肾功能损伤者,某些病人术后肾功能改善,蛋白尿减少。对肾内小静脉血栓致肾功能下降,不是手术的适应证。

(二)慢性肾衰竭

详见第二章"慢性肾衰竭"。

第五章

肾小管间质疾病并发症

第一节 急性间质性肾炎并发症

一、急性间质性肾炎

【概述】

急性肾小管间质性肾炎是由多种病因引起的突然发生的以肾间质炎症水肿、炎症细胞浸润、肾小管呈不同程度退行性变伴肾功能不全的一组综合征(A-TIN),习惯上简称急性间质性肾炎(ATIN)。因为本病肾小球和肾血管大多数正常,故与人们习惯称的肾小球肾炎(简称肾炎)不同。本病常见的病因是感染和药物,另外部分患者寻找不出特异性病因而称之为特发性急性间质性肾炎。本病没有明显的地区分布,除药物性急性间质性肾炎与使用某种药物有关外,感染性或特发性急性间质性肾炎,女性比男性高,尤其常见于中青年女性,但老年男性发病率也很高。本病90%的患者是可治愈的,而病理损害较重或治疗不及时、治疗方法不当者,可遗留肾功能不全而造成永久性肾功能损害。

1. 分型

(1)感染型:全身性严重感染,特别是败血症引起者,可出现高热、寒战、腰痛,血中白细胞升高,中性粒细胞增多,核左移。血培养可有阳性结果,肾功能不同程度减退。尿蛋白微量,红、白细胞稍增多,可见脱落的肾小管上皮细胞及管型。

(2)药物过敏型:某些药物过敏后引起发热、皮疹、关节痛,出现一过性肾功能减退,肉眼血尿,尿少。血中嗜酸细胞明显增高者占80%,部分病人可见IgE升高。肾区痛,肾小管酸化功能减退。尿蛋白量少,尿中可见大量白细胞,嗜酸细胞占1/3以上。

(3)特发型:无感染或药物过敏史,亦无感染及药物过敏体征,血IgE正常,血中嗜酸细胞计数不高,尿中嗜酸细胞亦未增加,但肾活检可见肾小管呈退行性改变,肾间质有大量单核细胞浸润,单克隆抗体研究证实间质细胞为T淋巴细胞。

2. 症状

(1)腰痛:腰痛是本病的主要症状,多呈持续性酸痛或胀痛,亦可出现剧痛。

(2)排尿异常:排尿异常是本病的主要症状、临床表现之一。如肾功能突然减退者可出现排尿困难,少尿或无尿;进入多尿期则每天尿量超过2500ml,甚至每天尿量可超过4000ml;肾小管功能减退者则以口渴多饮、多尿、夜尿为主要表现;药物损害所致者则多见肉眼血尿。

(3)消化道症状:食欲不振,便秘,病情严重者可出现恶心呕吐。药物同时损害肝脏者尚可出现黄疸,右胁痛或腹痛。

(4)全身症状:严重感染所致者常突发高热寒战、面色灰白等败血症中毒症状;药物过敏所致者则以发热、全身出现红色皮疹、关节酸痛为主,高热可占病例的70%～100%。

3. 体征

(1)腰部体征:典型者两肋脊角压痛明显,两肾区有明显叩击痛。

(2)发热:严重感染及药物过敏所致者多伴有高热,可持续数日不退,体温在38.5℃以上者可占70%以上,严重感染者尚可伴有寒战、面色灰白、四肢末梢发凉等全身衰竭及中毒表现。

(3)皮疹:药物过敏所致者30%～50%患者可出现全身斑片状红色药疹,以面部、颈部、胸部、腹部和背部及四肢近心端内侧皮肤多见,指压可褪色。亦可伴有皮肤瘙痒、脱皮症。

(4)淋巴结肿大:感染和药物损害所致者多伴有浅表淋巴结肿大,以颈下和腋下淋巴结肿大为主。

(5)黄疸:主要见于药物同时损害肝肾者,临床以磺胺、利福平所引起者最常见。

(6)腹痛:腹痛可见于部分药物损害所致者,疼痛部位以脐周为主,可有明显压痛,但反跳痛不明显,触诊无包块。

(7)血尿:常见于药物损害所致者。

【诊断】

1. 临床表现

急性间质性肾炎患者的临床表现各异,大多数患者主要表现为突发的肾小球滤过率下降,血清尿素氮、肌酐进行性增高。可伴有恶心呕吐、消瘦、疲乏无力、发热、皮疹,关节痛等症状。伴或不伴有少尿。血压多正常。

发热、皮疹、嗜酸粒细胞增多三联征并不多见,多发生在药物相关性AIN中。有文献报道,AIN患者中出现典型的三联征的仅5%。

2. 实验室检查

患者可出现多种血、尿检查异常。AIN患者实验室检查特点见表5-1。

表5-1 AIN患者实验室检查特点

检查类型	发现	说明
尿液检查	蛋白尿多	小于1g/24h,但在NSAIDs及部分由氨苄青霉素、利福平、干扰素等药物引起的AIN中,可出现大量蛋白尿
	脓尿	尿中可出现白细胞或白细胞管型,药物引起者并无菌性脓尿、血尿
	血尿	一般为镜下血尿,红细胞管型少见

续表

检查类型	发 现	说 明
血液检查	嗜酸性粒细胞尿	指尿中嗜酸性粒细胞超过尿中白细胞总数的1%,其诊断AIN敏感性中有40%,特异性72%。阳性预测价值仅38%,用Hansel's比用Wnght's染色灵敏度高
	肾小管功能异常	根据累及小管的部位及程度不同而表现不同。常见有肾性尿糖、低渗尿、Fanconi综合征、肾小管性酸中毒、尿电解质异常等
	血肌酐和尿素氮升高	与肾脏损伤程度有关
	电解质紊乱、代谢性酸中毒	以高钾血症、高氯性代谢性酸中毒多见
	血嗜酸性粒细胞增多	多见于过敏引起的AIN及特发性间质性肾炎
	血IgE升高	同上
	血转氨酶升高	多为药物相关性肝损害
	贫血、血小板减少、溶血	在部分患者,如利福平等到所致的AIN中可见
培养	阳性	部分感染引起的AIN患者中段尿或血培养阳性

3. 影像学检查

(1)B超:B超可显示肾脏呈正常大小或体积增大,皮质回声增强,同于或高于肝脏回声。但这些表现并非AIN所独有,因此B超对AIN的诊断非特异性。

(2)^{67}Ga同位素扫描:20年前,有人报道了在3例AIN的病例中,肾脏摄取^{67}Ga明显增多,提示^{67}Ga同位素扫描有助于诊断AIN。Linton等的研究中,所有11名AIN患者在48小时内均出现^{67}Ga摄取的增多。但根据此后其他一些文献报道,"^{67}Ga诊断AIN的敏感性仅58%~68%,特异性也不高。因此,^{67}Ga同位素扫描并非诊断AIN的一个理想指标。然而,在这些文献报道中,急性肾小管坏死患者极少出现^{67}Ga同位素扫描阳性,因此,许多学者认为,该检查对鉴别急性间质性肾炎和急性肾小管坏死有一定意义。

(3)病理学检查:病理是诊断AIN的金标准。据文献报道,AIN患者肾穿前诊断率仅60%。然而并非所有AIN患者均需行肾活检。对不明原因急性肾衰临床怀疑AIN、停用可疑药物后症状无改善以及准备使用激素或免疫抑制剂治疗是AIN患者肾穿的指征。

①光镜下:AIN的病理特点主要是间质水肿伴灶性或弥漫性炎细胞浸润,浸润细胞因病因不同而稍有不同。细菌感染时浸润细胞以中性粒细胞为主,严重者有微脓肿形成;病毒感染时则以单核细胞为主。感染导致的反应性AIN及药物引起的AIN中浸润细胞以淋巴细胞和浆细胞为主,一些药物性AIN患者间质还可见较多嗜酸粒细胞。特发性间质性间质浸润细胞主要是单核细胞、淋巴细胞,偶见嗜酸性粒细胞。恶性血液肿瘤肾脏浸润时间质见大量形态单一的细胞浸润。此外,在部分药物性AIN、特发性AIN或结节病中偶可见间质中上皮样细胞肉芽肿形成。

小管亦可有不同程度的退行性变,可见刷状缘脱落。细胞扁平,上皮细胞脱落,甚至基底膜断裂,扩张的小管腔内可见单核细胞等。肾小球及肾血管正常或病变较轻。

②电镜下：小管基底膜不连续,部分增厚,基底膜分层。非甾体类消炎药引起AIN表现为肾病综合征的患者中,有时可出现脏层上皮细胞足突广泛融合,类似微小病变的病理改变。

免疫荧光检查多呈阴性。但由某些药物引起者(如新型青霉素Ⅰ等)有时可见IgG、C_3沿肾小管基底膜呈线样或颗粒状沉积。

【鉴别诊断】

AIN要与急性肾小球肾炎、急进性肾炎、原发性肾病综合征以及急性肾小管坏死等鉴别。

上述疾病可发生急性肾衰,但应有原发病的临床特点,如急性肾小球肾炎通常在感染后1～3周后发病,血尿和高血压见于90%以上病例,有肾炎性水肿。有一过性低补体血症。急进性肾炎通常亚急性起病,病变进行性加重。鉴别有困难时肾活检可澄清诊断,急进性肾炎有半数以上肾小球有新月体形成。近年来有学者报告镓扫描检查,AIN其肾摄取增加呈高密度影。而急性肾小管坏死则不能摄取,有助于两者鉴别。

【治疗】

大多数急性间质性肾炎的患者预后较好,而病理损害较重或治疗不及时,治疗方法不当者,可遗留肾功能不全而造成永久性肾功能损害。

1. 去除病因

控制感染、及时停用致敏药物、处理原发病是急性间质性肾炎治疗的第一步。许多患者在感染控制或停用相关药物后病情可以得到不同程度的自行好转。

2. 对症支持治疗

在去除病因的同时应该给予对症支持治疗,如维持水、电解质平衡、纠正代谢性酸中毒,对急性肾功能不全的患者应注意调节血容量以保证足够的尿量,同时避免水负荷过多。此外还应注意防治其他并发症等。

3. 激素治疗

一些较小型的非随机对照的分析认为,激素治疗AIN疗效明显,药物相关性AIN及感染相关性AIN感染控制后病情无好转时均应使用激素治疗。一些回顾性研究也表明,使用糖皮质激素能改善肾功能,重复肾活检也发现病理改变减轻。而其他一些分析则认为是否使用激素与患者病情改善程度及转归无关。有人对60例AIN患者进行回顾性分析后发现,使用激素治疗和不使用激素治疗的AIN患者在随访的12个月中其临床表现和血清肌酐水平差异均无统计学意义。在特发性AIN及免疫疾病引起的急性间质性肾炎中,激素的疗效是得到肯定的。

AIN激素治疗一般采用0.5～1.0mg/(kg·d)口服,在4～6周内减量直至停用。少数报道甲泼尼龙冲击疗法有效,剂量为0.5～1.0g/d,静脉滴注,使用3～5天。

4. 免疫抑制剂

AIN治疗一般无需使用免疫抑制剂。也有报道认为,若激素治疗2～3周仍无效,可考虑加用免疫抑制剂,如环磷酰胺(CTX)或环孢素A,但无论有效与否时间均不宜过长。

5. 血液净化

(1) 血液透析：少尿、血尿素氮>21mmol/L(60mg/dl)或血肌酐>442pmol/L(5mg/dl),高血钾患者时应尽早开始透析;非少尿而临床情况较稳定者,无需紧急透析,可等待肾功能的恢复,但如保守治疗欠佳,应尽快开始透析。

(2)血浆置换：有学者认为，在部分抗肾小管基底膜抗体阳性（免疫荧光检查示 IgG 沿肾小管基底膜呈线样沉积）的患者中，以及自身免疫病引起的急性间质性肾炎（如狼疮性间质性肾炎）中，血浆置换可能是一个有效的方法，但其有效性有待更多的证据证实。

6. 抗肿瘤坏死因子治疗

有文献报道，使用抗肿瘤坏死因子单克隆抗体 infliximab 治疗 1 例激素无效的结节病间质性肾炎患者取得了明显疗效，为这部分患者治疗提供了一条新的方法。

此外，氧自由基清除剂、多种生长因子对急性间质性肾炎的治疗作用也已开展实验研究。

治疗急性间质性肾炎的新方法仍有待进一步的实验及临床研究。

【预后】

(1)急性间质性肾炎的预后总体来说较好。对于急性化脓性间质性肾炎的预后，大部分对抗生素治疗有效。感染控制后，肾功能可完全恢复。少数重症者死于全身感染败血症，或少尿型急性肾功能衰竭。对原有尿道梗阻致病者与梗阻性疾病的清除与否密切有关。部分病人发展成慢性肾功能不全，需透析或肾移植维持生命。

(2)对急性过敏性间质性肾炎来说多数预后良好，病变是可逆的。部分患者遗留肾功能不全，最终进展为终末肾衰。药物所致的急性过敏性间质性肾炎，当停用致病药物后，急性间质性肾炎的临床综合征可自行缓解，而肾功能的完全恢复可能需数月。如未能确定致病药物且及时停药，则肾功能可继续恶化，导致永久性肾损害。

(3)特发性急性间质性肾炎的肾功能损伤可自然恢复。本病糖皮质激素治疗有效，治疗后肾功能在 1~2 个月内完全恢复正常。成人预后较儿童差。TINU 综合征中眼色素膜炎，对糖皮质激素敏感，但易复发。部分患者遗留不同程度的肾功能受损。遗留永久性肾功能衰竭而需透析者不超过 5%。

二、并发症

并发症为急性肾功能衰竭，详见第一章。

第二节　慢性肾小管间质性肾炎并发症

一、慢性肾小管间质性肾炎

【概述】

慢性间质性肾炎（CIN）又称慢性肾小管间质性肾炎，是一组以肾小管萎缩和肾间质纤维化慢性病变为主要表现的疾病。早期以肾小管功能损害为主，后期表现为慢性进展性肾功能衰竭。引起本病的病因很多，我国常见者是伴尿路梗阻的复杂性慢性肾盂肾炎，而药物、代谢性或免疫性疾病引起本病综合征的发病特点与病因关系密切。若为感染所致，多好发于中青年女性，药物性发病者与服药（尤其镇痛药）史有关，地区差异可能与种族、气候、饮食习惯等有关。预后与肾功能受损程度及高血压程度有关。预后不良的威胁主要来自尿毒症及高血压。

【诊断】

1. 临床表现

慢性间质性肾炎并非均为急性间质性肾炎的延续,可以起病既为慢性间质性肾炎,或隐匿起病致慢性间质性肾炎。因肾间质为慢性炎症改变,主要为间质纤维组织增生,肾小管萎缩,故常有其共同临床表现。

(1)检查身体发现异常:一些病例既往无水肿、高血压,常以原发病表现为主。仅在体检或因其他疾病就诊时发现贫血、高血压、肾功能减退、肾性骨病及轻度尿检异常被怀疑本病。

(2)尿检查异常:常表现为轻度蛋白尿(微量~+),定量一般小于 1.5g/24h 且多小于 0.5g/24h,尿蛋白常为小分子的肾小管性蛋白尿(如 β_2-微球蛋白)。尿沉渣中有少量白细胞,常无红细胞和管型。

(3)肾小管功能损害:受累的小管-间质在肾皮质或髓质,皮质受损主要累及近段小管或远段小管。肾髓质主要累及亨利氏袢、集合管。在病程较早期出现肾功能障碍。肾小管功能损害较肾小球严重,出现亦较早,为本病重要特征。在氮质血症出现前常已有肾髓质受累,尿浓缩功能障碍,在肾小球滤过率(GFR)正常或仅有轻度降低时便可发生夜尿、低比重尿,尿渗透压降低。之后尿渗透压持续为等渗或低于血浆渗透压。患者可出现烦渴、多饮、多尿等症状,严重时出现肾性尿崩症。远端肾小管功能障碍时造成失盐,严重失盐可出现容量不足和低血压;当远端肾小管失盐贮钾,促使高血钾产生;慢性间质性肾炎时其远端小管氢排出减少,氨的分泌下降,出现酸化功能障碍;无论是近端小管碳酸氢根吸收障碍,还是远端肾小管氨的产生减少,均造成碳酸氢根再吸收障碍,代之氯化物进入体内,造成高氯性酸中毒。可有近段肾小管功能损害,出现碳酸氢钠、糖、尿酸、磷酸盐、氨基酸再吸收减少,呈现 Fanconi 综合征。

(4)肾乳头坏死的症状:肾乳头坏死常见原因为糖尿病,其他见于肾盂肾炎、镇痛药肾病、尿道梗阻等。

急性肾乳头坏死时,患者常有寒战、高热、肉眼血尿。如果坏死肾乳头脱落或血块阻塞输尿管,则引起疼痛和血尿。双侧肾乳头坏死可出现急性肾衰。尿沉渣中可找到坏死的组织碎片,肾盂造影有环状阴影或充盈缺损,慢性者尚可见到肾髓质及肾乳头部钙化阴影。临床尿浓缩功能减低,钠再吸收下降。

(5)晚期肾功能不全的症状:恶心、呕吐、厌食,贫血常很严重与肾功能减退的程度不成比例。约半数人发生高血压,但程度往往不及肾小球肾炎严重。

2. 症状

本病早期多缺乏典型症状,中、晚期可出现下列症状。

(1)泌尿系统症状:夜尿、多尿或遗尿,或尿频、尿急、尿痛、尿热伴腰痛,或腰部或上腹部绞痛,肉眼血尿,尿中可见坏死组织排出。

(2)消化道症状:口干、多饮、食欲减退、腹胀便秘,严重者可出现恶心呕吐。

(3)循环系统症状:可出现各种心律失常,肢体湿冷,甚至心跳骤停。

(4)神经系统症状:表情淡漠,嗜睡,严重者可出现神志不清,或烦躁不安,或抽搐,或肢体麻痹、软瘫等。

(5)血液系统症状:贫血面容,口唇苍白,指甲苍白。

3. 体征

(1)腰酸腰痛:大部分患者有腰酸或腰酸痛体征,呈持续性,轻重不一,严重者两肾区可有明显叩击痛,当肾乳头坏死时,可突然发生肾区或上腹部绞痛。

(2)肌无力:部分患者有肌张力不同程度减退,四肢麻痹,甚至软瘫。

(3)贫血:贫血是晚期肾功能不全时的体征,可伴有口唇和指甲苍白。

(4)水肿:早期和中期多无水肿,至晚期肾衰竭时可见双下肢不同程度水肿。

(5)高血压:早期和中期多无高血压,尿毒症时部分患者可出现高血压。

4. 诊断要点

因病因复杂、临床表现无特异性,诊断较困难。诊断应从以下几点考虑:

(1)详细询问病史有助于病因诊断:如原发于肾间质的疾病(如慢性肾盂肾炎等),及原因不明的特发性间质性肾炎;继发于泌尿系统的疾病(梗阻性肾病,肾动脉狭窄);继发于全身性疾病(如多发性骨髓瘤,干燥综合征)。常因原发疾病临床表现突出,掩盖了间质性肾炎的临床表现。

(2)尿检查:沉渣变化较轻,尿沉渣检查中,常仅有少量白细胞,一般无细胞管型。感染致慢性间质肾炎急性发作时,尿可有较多的白细胞或白细胞管型。尿蛋白少量,24小时少于1.5g,常少于0.5g。肾小管性小分子蛋白,如尿溶菌酶及 β_2 微球蛋白增加。在伴有肾乳头坏死时,可见血尿及尿中脱落的坏死组织。

(3)肾功能:肾小管功能受损,肾小球滤过功能常正常。以肾小管功能减退为主,近段肾小管功能受损,可出现糖尿、氨基酸尿、尿酸盐尿、磷酸盐尿;远段肾小管功能受损,可出现多尿、低比重尿、尿渗透压降低。可有电解质紊乱,难以纠正的酸中毒。

(4)辅助检查:B超检查,X线检查,放射性核素检查,指甲肌酐检查,有助于急、慢性病变的判断。

(5)肾活检:确诊主要靠肾脏病理检查。

【鉴别诊断】

1. 与原发高血压性肾损害鉴别

原发高血压性肾损害,除血压高外、有轻度蛋白尿、夜尿多、尿比重低、伴有肾功能受损时,应与慢性间质性肾炎鉴别,前者常有高血压家族史,长期血压高,伴有多脏器功能损害,肾病理主要累及肾小球前小动脉,继发缺血性肾实质损害,致成肾小球硬化、肾小管萎缩及间质纤维化。

2. 与慢性肾小球肾炎鉴别

慢性肾小球肾炎常有蛋白尿、血尿、水肿及高血压,常伴有肾功能不全与慢性间质性肾炎难以鉴别,但前者常有慢性肾炎病史,小球功能损害先于小管,肾穿肾小球病变为突出表现,有助于鉴别。

3. 与糖尿病肾病鉴别

糖尿病有轻度蛋白尿,尿沉渣检查阴性,血压高,尿糖阳性,易误诊为慢性间质性肾炎,但前者有糖尿病史,肾穿小球病变为主,有助于鉴别。

【治疗】

1. 控制和去除病因

停用镇痛剂和致敏药物,终止与重金属、化学毒物的接触,解除梗阻,制止反流;感染所致者,积极抗感染;免疫性疾病、血管性疾病及造血系统疾病所致者,积极治疗原发病,去除不利因素。延缓肾功能损害进度。

肾小管功能障碍为主者应及时纠正水、电解质和酸碱平衡紊乱。防止因脱水、低血压致肾功能进一步减退。

(1)纠正电解质紊乱和酸碱平衡失调:保持水、电解质和酸碱平衡,如存在高钾血症和酸中毒,可给予碱性药物,如碳酸氢钠、10%葡萄糖酸钙及胰岛素加至葡萄糖液中静脉滴注,必要时予以血液透析。

(2) 尿浓缩功能障碍者：需注意补液量要足，鼓励多饮水，尽可能保持昼夜尿量平均。

(3) 尿酸化功能障碍者：易出现肾小管性酸中毒，低血钾、低血钠、低血钙，给予补碱纠正酸中毒，轻者可口服碳酸氢钠，重者需静脉补充碱。注意补碱一定不要过量，慎防导致碱中毒。低钾、低钠、低钙，亦需及时处理，尤其是低钾的治疗要及时。

2. 对症治疗

对高血压、肾性贫血、肾性骨病应予以相应处理。

(1) 纠正贫血：基因重组人促红细胞生成素是治疗肾性贫血的特效药，用药后血色素迅速上升，无需再输血，心、脑功能及一般状况均可改善，生活质量明显提高。

(2) 降压治疗：控制血压水平在 17.3/11.3kPa(130/85mmHg)以下。这是防止肾小球硬化、肾功能进行恶化的重要措施。强调应用 ACEI 及 ARB。

(3) 纠正钙、磷代谢紊乱。将血中钙、磷含量维持在正常范围，防治甲状旁腺功能亢进，预防和逆转骨外钙沉积及铝蓄积。

3. 慢性肾衰尿毒症

按慢性尿毒症处理，应予以透析或肾移植治疗。

【预后】

1. 感染性慢性间质性肾炎

予以恰当治疗使间质性病变静止，避免肾功能进展性恶化。部分肾功能已减退的病例，经适当抗菌药物治疗后，肾功能可能改善。

2. 镇痛药肾病

肾功能受损轻者，血肌酐少于 3mg/dl，停用镇痛药，肾功能可逐渐恢复。当血肌酐高于 3mg/dl，停药往往无助于病情改善，肾功能可进展性恶化，最终 70% 的病人死于尿毒症。高血压者预后差。

【预防】

积极治疗原发性疾病可预防感染性及系统性疾病致慢性间质性肾炎；严格掌握用药指证，防止滥用药或用药过量及长期用药，预防药物性慢性间质性肾炎。特别避免对含关木通、广防己等马兜铃酸中草药的不规范应用，防止马兜铃酸致成慢性间质性肾炎的发生。

二、并发症

慢性间质性肾炎可并发肾性糖尿乃至 Fanconi 综合征，可并发肾小管性酸中毒直至进展至尿毒症，还可并发肾性贫血和高血压。

（一）肾性糖尿

【概述】

肾性糖尿(renal glucosuria)是指在血糖浓度正常或低于正常肾糖阈的情况下，由于近端肾小管重吸收葡萄糖功能减低所引起的糖尿的疾病。临床上分为原发性肾性糖尿和继发性肾性糖尿。原发性肾性葡萄糖尿(renal glycosuria)由 Klemperer 于 1896 年首先描述，其特征为血糖及滤液内糖浓度正常的情况下，由于肾小管对葡萄糖重吸收障碍导致尿中排出过量葡萄糖，故称之肾性(renalis)糖尿病。继发性糖尿包括多种肾脏疾病及全身疾病或药物引起的肾小管功能障碍。本节着重介绍单纯性肾性糖尿。本病较少见，国内只有少数报告，发病率为 0.2%～0.6%。

【诊断】

1. 临床表现

(1) 原发性肾性葡萄糖尿(primary renal

glucosuria):是遗传因素引起的近端肾小管对葡萄糖重吸收障碍,临床上有两种疾病:小肠葡萄糖-半乳糖吸收不良综合征及良性家族性肾性糖尿。

①小肠葡萄糖-半乳糖吸收不良综合征:是空肠及肾小管上皮细胞对半乳糖及葡萄糖转运的先天性缺陷,主要表现为肠道吸收障碍,初生儿水样腹泻健康搜索,脱水与营养不良,大便中可检出大量半乳糖,改喂果糖可以治愈。肾脏病变较轻,且只见于同型合子。

②良性家族性肾性糖尿:为常染色体显性遗传性疾病,可分为三个类型:

A 型:为肾糖阈和 MTG 均下降,可有范可尼(Fanconi)综合征;

B 型:仅有肾糖阈下降。糖尿的程度因人而异,最严重者肾小管几乎不吸收葡萄糖;

O 型:表现为在任何情况下,都不能重吸收葡萄糖。其遗传的机制不清。Demar 等于 1987 年首先报道 1 例。Bagge 等于 1991 年报道另 1 例 O 型糖尿的儿童,其母亲和同胞有 A 型糖尿。

原发性肾性葡萄糖尿者除有家族史外,通常缺乏糖尿病患者常见的烦渴、多尿、脓尿等症状,大多通过常规尿液分析发现。初生发病,一般无症状,也不影响发育,预后良好。可能是由于代偿性食欲亢进,补充了尿糖丢失。少数儿童病例亦因尿糖过多而发生低血糖症状,但一般不转变为代谢性糖尿病。少数病例可有多饮、多尿、多食等三多症状。经常持续糖尿,尿糖量一般少于 30g/24h,而空腹血糖正常,葡萄糖耐量试验也正常。尿糖丢失严重者可出现酮血症,尿酮阳性,易误诊为糖尿病。但需指出,肾性糖尿可以是糖尿病的前奏,在肾性糖尿基础上发展成真正的糖尿病。

(2)继发性肾性葡萄糖尿:较原发性肾性糖尿常见,可继发于慢性间质性肾炎、多发性骨髓瘤等器质性肾损害。大多数破伤风患者有一过性肾性糖尿,妊娠妇女发生肾性糖尿是另一个临床常见现象。妊娠晚期及分娩期妇女多伴有不同程度的乳糖尿,这属于生理现象与肾性葡萄糖尿有质的区别。某些继发性肾性糖尿常伴有其他肾小管功能障碍并有原发病的典型临床表现。

2. 诊断要点

原发性肾性糖尿病根据临床表现与家族史可诊断本病。

(1)临床诊断(按照 Marble 标准)

①血糖正常或偏低。糖耐量曲线正常(口服葡萄糖耐量试验正常或略有波动)。

②尿糖阳性,一般每天尿糖量少于 30g,持续出现尿糖而不随饮食波动。

③尿中可检出葡萄糖还原物质。

④糖类储积和利用正常。

⑤有阳性家族史,无糖尿病和既往肾脏病史。

(2)定性诊断:首先要排除高血糖引起的溢出性糖尿及非葡萄糖糖尿,果糖尿者尿中苯二酚试验阳性,戊糖尿者尿盐酸二羧基甲苯反应阳性,乳糖尿、半乳糖尿及甘露庚糖尿者用尿纸上层析法可确定。

(3)肾性糖尿的病因诊断:继发性肾性糖尿病,如作为范可尼(Fanconi)综合征、勒韦(Lowe)综合征及其他肾脏病临床表现的一部分,基础疾病的特征为临床诊断提供重要依据。原发性肾性糖尿中的小肠葡萄糖-半乳糖吸收不良综合征也可根据其特有的临床表现加以诊断。对良性家族性肾性糖尿的诊断,家族史调查极为重要。

(4)肾性糖尿严重程度的判断:通常的做法是测定 24 小时尿糖排泄量,在血糖处于生理浓度时,24 小时尿糖排泄量越多,说明肾小管糖重吸收功能越差;但单位时间内尿糖排泄量还受肾小球滤过率的影响,所以在肾功能减退时,24小时尿糖排泄量不能反映肾性糖尿的严重程度。比较合理的判断方法是先分别测定肾小球滤过率及葡萄糖清除率,继而计算葡萄糖清除率与肾小球滤过率之比,比值越高说明肾小管糖重吸收功能越差,O型肾性糖尿时该比值接近于1.0。

【鉴别诊断】

1. 糖尿病

糖尿病患者除具有明显的"三多一少"症状外,随机血糖测定高于11.1mmol/L,禁食8小时后所测定餐前空腹血糖(FBG)高于7.0mmol/L(126mg/dl),口服葡萄糖耐量试验(OGTT)(口服75gG)2hPG高于11.1mmol/L(200mg/dl)。以上3条,单独符合1条,均可作为诊断依据和标准,但要求隔一段时间复查结果仍符合诊断标准时,糖尿病的诊断可确立。肾性糖尿患者仅有尿糖阳性。两者不难鉴别。

2. 类固醇糖尿病

类固醇糖尿病是由于长期大量应用肾上腺皮质激素致继发性糖代谢异常(高血糖、尿糖病患者)肾功能恶化,减量或停用肾上腺皮质激素后,糖代谢恢复正常预后与其肾脏病理改变性质有关,弥漫型较结节型糖尿病肾病易进展至尿毒症。

3. 其他糖尿

(1)戊糖尿:常为良性常染色体隐性遗传疾病,由于葡萄糖醛酸代谢酶缺陷所致,尿盐酸二羟基甲苯反应阳性。

(2)果糖尿:见于特发性或遗传性不能耐受性果糖症,由于肝脏缺乏果糖-1-磷酸醛缩酶所致,尿间苯二酚反应阳性。

(3)乳糖尿:出现于妊娠末期及哺乳期妇女,半乳糖尿为家族性遗传疾病,甘露庚糖尿出现于进食大量鳄梨之后,常无特殊症状。

上述3种糖尿可用尿纸上层析法来鉴别。

4. 其他继发性疾病

如慢性肾炎、肾盂肾炎、多发性骨髓炎、Fanconi综合征、Lowe综合征及妊娠均可有糖尿,但原发病明确,不难鉴别。

【治疗】

(1)目前认为不需要特殊治疗,对某些可能发生低血糖和酮症的病人应予补糖治疗。

(2)为了预防低血糖,可给患者足够的糖类,避免长时间饥饿,妊娠期注意加强营养,多餐饮食。

(3)继发性肾性糖尿,主要是治疗其原发疾病。

(4)预防并发症:可并发脱水、营养不良、低血糖等。

【预后】

本病为遗传性疾病,目前无有效预防措施。如属小肠葡萄糖-半乳糖吸收不良综合征者,改喂果糖可以有效预防本症,继发性肾性糖尿主要积极治疗原发病,防止肾毒物质损害以保护肾小球的正常功能。

(二)范可尼综合征

【概述】

范可尼综合征(Fanconi syndrome)也称Fanconi-de Toni综合征、骨软化-肾性糖尿-氨基酸尿-高磷酸尿综合征、多种肾小管功能障碍性疾病,是指遗传性或获得性近端肾小管的功能异常引起的一组综合征。

临床表现为肾性过多丢失而产生的全氨基酸尿、磷酸盐尿、葡萄糖尿、碳酸氢盐尿以及尿酸等有机酸尿;过多丢失电解质而产生的各种代谢性并发症,如低磷血症、低钙血症、高氯性代谢性酸中毒、维生素D缺乏病、骨质疏松、脱水、生长迟缓等;因丢失分子量小于5万的蛋白质而产生肾小管性蛋白尿。通过对氨马尿酸清除试验显示肾小管排泄功能障碍,肾小球功能基本正常或与酸中毒相比不成比例。近年有人将抗利尿激素抵抗的多尿症也包括在其中,但以氨基酸尿、糖尿、磷酸盐尿为基本诊断指标。本病在国内罕见。

【诊断与鉴别诊断】

本病较罕见,多于成年出现症状,有肾性糖尿、多种氨基酸尿、高钙尿症、肾丢失钠、低磷血症、近端肾小管性酸中毒、低尿酸血症、肾小管性蛋白尿,低钾血症(肌无力、软瘫、周期性瘫痪等)、低钙血症(手足搐搦症)等。长期低钙血症,可引起继发性甲状旁腺功能亢进、肾性骨病。本病最突出的临床表现为小儿维生素D缺乏病和成人的骨软化症。继发性范可尼综合征的临床表现,基本上与原发性者同,但可有其原发疾病的临床表现。

本综合征临床表现复杂,根据其临床类型分述如下:

1. 原发性 Fanconi 综合征

(1)成人型 Fanconi 综合征:10～20岁以后起病,有多种肾小管功能障碍,如全氨基酸尿、糖尿、磷酸盐尿、高血氯性酸中毒、低钾血症等。突出的症状是软骨病,少数病例酮症晚期可出现肾功能衰竭。

(2)婴儿型 Fanconi 综合征:多于6～12个月发病,多尿、烦渴、脱水、便秘、无力、拒食、发热,生长发育迟缓肾性氨基酸尿,可有抗维生素D佝偻病及严重营养不良现象。实验室检查呈低血钾、低血磷、低血钙及碱性磷酸酶增高、高氯性代谢性酸中毒、尿中可滴定酸及 NH_4^+ 可减少,尿糖微量或4～5g/d,血糖正常,急性起病者预后差,常死于尿毒症。慢性起病者多于2岁以后发病,症状较轻,突出表现为侏儒和(或)抗维生素D佝偻病。

(3)特发性刷状缘缺失型 Fanconi 综合征:1984年 Manz 等首次报道1例小儿由于近曲小管刷状缘完全缺失而引起 Fanconi 综合征,因为葡萄糖及各种氨基酸载运系统完全丧失,故这些物质的清除率近于肾小球滤过率。

2. 继发性 Fanconi 综合征

多有原发病,不同病因引起者表现各有不同。

(1)胱氨酸储积症:本症又称 Lignac-Fanconi 综合征,系胱氨酸沉着于细胞溶酶体而表现为 Fanconi 综合征。正常人细胞内溶酶体是细胞内蛋白降解的部位,细胞内蛋白降解产生氨基酸通过溶酶体膜转输系统输入胞质而被再利用。本病因溶酶体内胱氨酸运载体有缺陷,使胱氨酸在溶酶体中储积,从而破坏了溶酶体的完整性,并可使具有破坏性的溶酶体酶漏至细胞浆,影响了功能。本病与胱氨酸尿症不同,后者是肾小管上皮转运胱氨酸障碍,只引起胱氨酸尿,前者则引起许多器官细胞内胱氨酸储积,肾脏是主要受累器官之一。

胱氨酸储积病所引起的 Fanconi 综合征不同于其他原因所致 Fanconi 综合征,常以失钾、脱水、多饮、渗透性利尿为突出表现。临床上可分3型:

①婴儿型或肾病型:胱氨酸沉积于各种组织溶酶体内,在白细胞内可能比正常大80倍,肾脏髓质可能沉着近100倍,因肾小管损伤出现各种症状,患儿多于6个月左右开始发病,多尿、烦渴、便秘、多饮、呕吐、拒食、消瘦、发育障碍,由于脱水有反复发热,可发生维生素D缺乏病及侏儒症。由于角膜、结膜的胱氨酸沉着而畏光,眼底周围色素脱失,可引起末梢视网膜病变。此外尚可表现为甲状

腺功能低下、糖尿病、脾大、脑水肿、肌病等。肾小管功能障碍表现为肾浓缩功能障碍、氢离子排泄功能障碍，而至尿液不能酸化至pH5.5以下，呈肾小管性酸中毒。

②儿童型或中间型：10 岁左右发病，进展较慢，骨病不严重，无侏儒症。组织胱氨酸含量远较婴儿型为低，白细胞内胱氨酸含量为正常的 30 倍，也可表现为肾脏病变，甚至发展为尿毒症，骨骼畸形、畏光、视网膜病变、胱氨酸引起的脾大也可产生。Fanconi 综合征表现不明显。

③成人型：无肾病表现，以其他器官功能障碍为主。成人型又可分为急性与慢性，前者与婴儿型类似，后者与儿童型类似。

通过骨髓片、白细胞、直肠黏膜中的结晶分析或裂隙灯检查角膜有胱氨酸结晶而诊断。婴儿型因患儿拒食引起饥饿性酮症加上肾小管性糖尿，易误诊为幼儿糖尿病，需提高警惕。

（2）Lowe 综合征：本综合征系 Lowe 1952 年首先报道，亦称眼-脑-肾综合征。

①眼症状：先天性白内障（双侧）伴有先天性青光眼（牛眼）、视力严重障碍、眼球震颤及畏光。

②脑症状：严重智力发育迟缓，肌张力低、腱反射减弱或消失，患儿常哭泣样尖叫。

③肾小管功能障碍：多组氨基酸尿、磷酸盐尿、碳酸氢盐尿、尿酸化功能差，尿中排出赖氨酸、酪氨酸为多。还可有肾小管性蛋白尿、后期可发生慢性肾功能不全。

按自然发展可分为 3 期：

婴儿期：以眼脑症状为主，表现为头颅畸形（长头，前额高出，鞍鼻，高腭弓等）。

儿童期：出现不完全 Fanconi 综合征，有肾小管性蛋白尿，严重磷酸盐尿可引起抗维生素 D 佝偻病或骨质疏松。一般情况下有较轻或无糖尿、失钾及多尿。常有脐疝、隐睾畸形，以及特殊的手指小关节炎。

成人期：肾小管病症状消退，出现肾功能不全或营养不良，常合并肺炎而死亡。

本综合征主要是对症治疗，如纠正肾小管性酸中毒，抗维生素 D 佝偻病的治疗等。无根治办法，预后不良。常因继发感染或肾功能衰竭而于儿童期死亡。

（3）肝豆状核变性（Wilson 病）：本病系少见的隐性遗传性代谢性疾病。因为血浆铜蓝蛋白（ceruloplasmin）含量降低，铜氧化酶活性降低导致肠道大量吸收铜，大量铜沉积于肝、脑、角膜、肾小管引起相应的症状。铜沉积于脑及肝引起锥体外系神经症状及肝硬化，铜沉积于角膜引起 Kayser-Fleischer 环。铜沉积于近端肾小管及远端肾小管引起 Fanconi 综合征，可伴有重碳酸盐丢失和肾钙质沉着伴高钙尿症、肾小管性酸中毒、肾钙化、肾结石。

本病可用青霉胺治疗，促进铜从尿中排出但停用后会复发。其他治疗如二巯丙醇（BAL）可增加铜排出，口服硫化钠可改善神经系统和肝症状，但肾小管病变无改善，骨化醇可治疗骨病变。

（4）遗传性果糖不耐受：本病为常染色体隐性遗传的酶缺乏病。因肝、肾组织中缺乏1-磷酸果糖醛缩酶或者 1,6-二磷酸果糖醛缩酶的活性下降，从而使 1-磷酸果糖不能裂解而储积于细胞内产生病变，同时因不能产生 ATP 而影响细胞的能量代谢。若给患者输注果糖可产生 Fanconi 综合征复合肾小管功能障碍，若杜绝果糖则肾小管功能正常。本病的发病机制可能是由于肾皮质细胞内降解1-磷酸果糖的醛缩酶缺乏，小管上皮细胞内磷酸盐减少，对腺苷脱氨酶（ADA）的抑制作用减弱，以至 ADA 活性增强，使腺苷脱氨生成次黄苷（inosine），经核苷磷酸化酶作用生成次黄嘌呤，再由黄嘌呤氧化酶作用生成尿酸。故产生低磷高尿酸血症。另外，由于磷可增加肾皮质中 ATP 产生率，使果糖转化为 α-磷酸甘油，当低磷血症时，ATP 生成减少，也会影响到能量供应。由此可见 1-磷酸果糖不是毒性代谢产物，它不抑制酶系统，而是由于磷的耗空使 ATP 及其他高能磷酸化合物在肾小管细胞某些位点的产生受到很大限制。

婴儿期因摄食乳糖无症状，当食用果糖或水果时急性发病，摄食后 20～40 分钟出现呕吐、腹泻、低血糖与高尿酸血症，2 小时后出现急性 Fanconi 综合征，乳酸性酸中毒、高胆红素血症、肝大。及时停止摄入果糖，治疗低血糖，病情可能缓慢逆转，否则可威胁生命。

(5) 酪氨酸血症(tyrosinemia)：本病是由于患者缺少对羟苯丙酮酸氧化酶(hydroxyl-phenyl pyruvic acid oxidase)而导致酪氨酸代谢异常可引起 Fanconi 综合征。其特征是血中酪氨酸、苯丙氨酸、蛋氨酸、丙氨酸显著增加，其他氨基酸很少增加。在尿中排出酪氨酸、苯丙氨酸、蛋氨酸和对羟苯丙酮酸，对羟苯乙酸的酚酸代谢产物也增加。临床上本病分成两型：

① Ⅰ型：酪氨酸血症，即为暂时性高酪氨酸血症。若投以酪氨酸会发生肝肾功能复合损害，长期持续则肾皮质肾小管发生变性，肝硬化伴门脉高压和腹水。有的病例出现维生素 D 缺乏病、白内障形成或由于胰岛细胞肥大而引起低血糖症。

② Ⅱ型：特征为持续性高酪氨酸血症，病情持续发展，有严重智力障碍、皮肤异常、白内障、生长缓慢，而无明显的肝肾损害，其对羟苯丙酮酸氧化酶活性正常。

饮食治疗（如低酪氨酸、低苯丙氨酸饮食）可改善Ⅱ型患者病情，对Ⅰ型患者可减轻肾小管损害，但对严重肝损害无效。

(6) 细胞色素 C 氧化酶缺乏症：本病可引起 Fanconi 综合征，这是因为肾小管上皮细胞线粒体中缺乏该酶而使电子传递链中 ATP 合成及氧化磷酸化过程障碍。患者多在出生后 11～13 周发病，主要表现为线粒体肌病、乳酸性酸中毒及肾性糖尿、氨基酸尿、磷酸盐尿等肾小管功能障碍。

(7) 多发性骨髓瘤所致 Fanconi 综合征：多发性骨髓瘤可伴有肾淀粉样变性或轻链蛋白（κ 或 λ）引起肾小管损伤而致非遗传性继发性 Fanconi 综合征。临床特征为骨痛、肌无力、疲乏、贫血、骨软化症、假性骨折等，并有葡萄糖尿氨基酸尿、磷酸盐尿、肾性尿崩症、肾小管性酸中毒等肾小管功能不全的表现。其中 Fanconi 综合征为多发性骨髓瘤的伴发症状。

(8) 毒性物质引起的 Fanconi 综合征：毒性物质可引起继发性 Fanconi 综合征。例如过期的四环素其降解产物具有肾小管毒性。其临床特征为肌病、眩晕、酸中毒、多尿、低钾血症。虽然停药后可能恢复，但有的病程可持续 2 年以上。

【治疗】

1. 病因治疗

继发性 Fanconi 综合征应治疗基础疾病。Wilson 病或重金属中毒可通过促进毒物排泄，遗传代谢病通过饮食管理减少代谢毒性物质沉积，减轻对肾小管的损害。胱氨酸储积症继发性 Fanconi 综合征，应给予低胱氨酸饮食及对症治疗。骨病变可用维生素 D_2 5 万～50 万 U 或维生素 D_3 2000～1000U 或羟胆骨化醇 200～5000U。有脱水及酸中毒应作相应处理。早期可用枸橼酸钾钠溶液 10～15ml 口服，3～5 次/d。青霉胺可试用于消除胱氨酸，但不能减少细胞内胱氨酸沉着；Dithiothreitol(DDT)疗效欠佳，半胱氨酸效果较好。

2. 对症治疗

(1)纠正酸中毒:根据碳酸氢根丢失情况补充碱剂,2~10mmol/(kg·d),可用重碳酸氢盐、枸橼酸盐、乳酸盐等,4~5次/d,分次给服,以血中碳酸氢盐水平恢复正常为标准。补钠可使低血钾加重,应注意检测;对已有低血钾者宜同时补钾2~4mmol/(kg·d)。若碱剂用量过大患者不能耐受时,可加用氢氯噻嗪(双氢克尿塞)2~3mg/(kg·d),它可使细胞外液缩减而促进碳酸氢根的再吸收,但应谨慎防止肾小球滤过率下降。

(2)纠正低血容量:Fanconi综合征常因多尿而致脱水,除了针对病因治疗外,应补足含盐的液体(包括钠、钾、钙等),可采用定时口服,必要时临时追加。

(3)纠正低磷血症:应用中性磷酸盐1~3g/d,分5次服用。如有腹泻或腹部不适可减量。注意补磷可加重低血钙与骨病,故应合用维生素D 5000U/d或$1,25(OH)_2D_3$ $0.25~0.5\mu g/d$,应从少量开始,逐渐加至足量。为防止肾钙化应监测尿钙排量,以不超过0.6g/d为标准。

(4)低尿酸血症、氨基酸尿及蛋白尿一般不需治疗。

(5)肾功能衰竭宜进行透析或肾移植。

【预后】

本病是遗传性疾病者,对其发病无特效预防办法,对继发性或已确诊本病的患者应积极对症治疗,以预防并发症的发生和延缓肾衰竭。

(三)肾实质性高血压

【概述】

由各种肾实质疾病引起的高血压统称肾实质性高血压,其发病率在继发性高血压中占第一位,为常见疾病。与同等水平的原发性高血压比较,肾实质性高血压的眼底病变更重,心血管并发症更多,更易进展成恶性高血压,所以,肾实质性高血压预后比原发性高血压差。而且,需要特别强调的是肾实质性高血压又将反过来危害肾脏,加速肾实质疾病(尤其是慢性肾小球疾病)进展,形成恶性循环。因此,肾实质性高血压必须积极治疗。

慢性间质性肾炎是一组以肾小管(萎缩)和间质(细胞浸润和纤维化)病变为突出表现的疾病,相应的肾小球及血管病变较轻微。临床上,特别是疾病早期,以肾小管功能损害为主要表现,而不是大量蛋白尿;至疾病后期则表现为慢性进展性肾功能衰竭。导致慢性间质性肾炎的原因很多,除我国常见的慢性肾盂肾炎引起的慢性感染性间质性肾炎外,近年对于解热镇痛药引起的慢性间质性肾炎报告很多。镇痛药引起的慢性间质性肾炎合并高血压常见,占50%左右,可发展为恶性高血压,因前列环素合成减少或肾素2血管紧张素系统的活性增高所致。因高血压引起心脏扩大及心力衰竭者占38%。

有导致肾间质损害的诱因,及肾间质损害的临床表现,除外原发性高血压及其他继发性高血压,即可诊断为慢性间质性肾炎继发高血压。治疗的关键是早期诊断,祛除导致慢性间质性肾炎的诱因,稳定肾功能。晚期肾功能衰竭合并高血压的治疗同其他原因引起的肾实质性高血压。慢性间质性肾炎继发高血压者,预后不良,病死率一般为20%~30%,5年病死率51%。

【诊断】

1. 临床表现

高血压的各种症状肾实质性高血压同样

存在,不再赘述。下面仅将肾实质性高血压表现的某些特殊方面作一简介。

与同等水平的原发性高血压比较,肾实质性高血压较原发性高血压更易进展成恶性高血压,发生率约为后者的2倍。其中,IgA肾病、特别是增生硬化或硬化性IgA肾病继发恶性高血压尤常见。并且,与原发性恶性高血压比较,肾实质性恶性高血压预后更差,有学者统计,前者5年肾脏存活率为60%,而后者1年半肾脏存活率仅4%。

肾实质性高血压的眼底病变常较重,心、脑血管并发症常更易发生。这是因为肾实质疾病时除高血压外,还常常存在其他复合心血管危险因素,如肾病综合征时的脂代谢紊乱,糖尿病肾病时的糖代谢紊乱,肾功能不全时的贫血、高尿酸血症、高同型半胱氨酸血症、尿毒症毒素、代谢性酸中毒及微炎症状态等,这些复合因素将明显升高心血管并发症的发生率。

在此,还需特别强调肾实质性高血压对基础肾脏病、尤其是慢性肾小球疾病进展的影响。慢性肾小球疾病时肾小球前小动脉呈舒张状态,系统高血压很易传入肾小球,造成肾小球内高压、高灌注及高滤过,此"三高"即能加速残存肾小球硬化;同时,长期高血压又能导致肾脏小动脉硬化,包括入球小动脉玻璃样变,小叶间动脉及弓状动脉肌内膜增厚,使小动脉壁增厚管腔变窄,继发肾实质缺血损害(肾小球呈缺血性皱缩至缺血性硬化,肾小管萎缩及肾间质纤维化)。所以未能很好控制的肾实质性高血压将明显加速肾实质疾病进展,形成恶性循环。

尿蛋白量多的肾小球疾病,高血压的肾损害作用更明显,因为二者作用叠加。现知蛋白尿、尤其大量蛋白尿能致成肾小球内高压、高灌注及高滤过,促肾小球硬化;并且,滤过的蛋白质(包括补体及生长因子等)及与蛋白结合的某些物质(包括脂质及铁等)被肾小管重吸收后,可活化肾小管细胞,释放致病因子(如转化生长因子β等)促进肾间质纤维化。因此,对合并蛋白尿的肾实质性高血压患者,更需严格控制高血压。

2. 诊断要点

肾实质性高血压主要诊断要点有:病人一般年龄较轻;既往有肾病史;肢体往往湿冷、苍白的多;血压以舒张压较高、脉压小、血压波动小为特点;常有肾病的迹象如贫血、血尿、蛋白尿、夜尿、肾功能不同程度损害;B超检查显示双肾实质呈弥漫性病变,双肾皮质变薄等。

【鉴别诊断】

肾实质性高血压需与肾血管性高血压、高血压继发的肾脏病变及其他继发性高血压鉴别。有些病人肾病症状潜隐,而高血压表现很突出,易被误诊为原发性高血压。

1. 肾血管性高血压

肾血管性高血压系由各种原因导致单侧或双侧肾动脉主干或分支狭窄引起的高血压,常见的病因有大动脉炎、纤维肌性结构不良和动脉粥样硬化。如具有以下临床特征之高血压应疑有本病:发生于30岁之下或50岁以上病人,无高血压家族史;高血压病程短、进展快,多数呈现恶性高血压表现;视网膜可有出血、渗出、视盘水肿等;头颈、上腹及(或)腰背部脊角区可闻及血管杂音;X线及B超检查显示双肾大小、密度有差别;肾静脉血检验患侧肾素活性增高,卡托普利(巯甲丙脯酸)核素肾图检查呈阳性。行腹主动脉或选择性肾动脉造影有血管狭窄,可以确定诊断。

2. 高血压性肾脏病

肾实质性高血压与原发性高血压继发肾损害鉴别,病史对其鉴别非常重要。是高血

压在先,还是蛋白尿在先,对鉴别诊断起关键作用,后者诊断要点如下:

(1)中年以上多见,可有高血压家族史。

(2)出现肾损害以前已有10年以上持续性高血压。

(3)病情进展缓慢,肾小管功能损害(尿浓缩功能减退,出现夜尿增多)早于肾小球功能损害。

(4)尿改变轻微(尿蛋白轻,尿镜检有形成分少)。

(5)常伴随高血压视网膜病变、心、脑并发症。

(6)诊断本病尚需除外各种原发、继发肾脏疾病。临床诊断确有困难时可行肾穿刺活检,肾组织病理检查对鉴别诊断有帮助。

3. 其他继发性高血压

(1)内分泌性高血压:内分泌疾患中皮质醇增多症、嗜铬细胞瘤、原发性醛固酮增多症、甲状腺功能亢进症和绝经期等均可有高血压发生。一般可根据内分泌的病史、特殊临床表现和内分泌试验检查做出相应诊断。

(2)主动脉缩窄、先天性主动脉缩窄或多发性大动脉炎引起降主动脉和腹主动脉狭窄,都可导致高血压。临床特点常有上肢血压高而下肢血压不高或降低;腹主动脉、股动脉和其他下肢动脉搏动减弱或不能触及;肩胛间区、腋部和中上腹部,可有侧支循环动脉的搏动、震颤和杂音;有左心室肥大和扩张征象。

(3)颅脑病变:某些脑炎或肿瘤、颅内高压等常有高血压出现,本类病变的神经系统表现多具有特征性,诊断一般并不困难。

(4)妊娠高血压综合征:多发于妊娠后期3~4个月、分娩期或产后48小时内,以高血压、水肿和蛋白尿为特征,重者有抽搐及昏迷。

【治疗】

各种肾病所引起的高血压,治疗原则基本一致。

1. 控制水盐摄入

以减少血容量,但应注意过分降低血容量,可使肾功能恶化。

2. 利尿剂

噻嗪类为常用药,但当肌酐清除率低于30ml/min时,利尿效果明显降低,应改用襻利尿剂呋塞米及依他尼酸等,保钾性利尿剂在有氮质血症时应属禁忌。

3. 降压

血管紧张素转换酶抑制剂(ACEI)及钙拮抗药在肾实质性高血压的应用,已受普遍重视。ACEI不仅抑制血管紧张素Ⅱ及激肽的降解,还可扩张出球小动脉,缓解肾小球内压力增高,减低对肾小球的损害。卡托普利(Captopril)对急进性高血压特别有益。其他如肼屈嗪(肼苯哒嗪)、米诺地尔(敏乐定)对控制肾功能不全的高血压亦有效。

4. 血液透析

对肾功能衰竭经药物治疗无效者,常需血液透析,透析时不需停用降压药,米诺地尔的效果较满意。

【预后】

预防和积极治疗原发肾脏疾病是防治肾实质性高血压的关键。

(四)慢性肾性贫血

【概述】

由于各种器质性肾脏疾病,引起慢性肾功能衰竭所致贫血称为慢性肾性贫血。慢性肾功能衰竭时肾脏的外分泌和内分泌功能减退或丧失,其贫血发病机制复杂,临床贫血表现常常被原发肾脏疾病所掩盖,尤其在发病初期易被临床医师忽略。近年来,随着肾脏透析疗法的广泛应用,慢性肾功能衰竭患者生存期明显延长,慢性肾性贫血也越来越多见。

各种器质性肾脏疾病在病情持续进展后均可发生慢性肾功能衰竭,如慢性肾小球肾炎、肾小动脉硬化性肾病、慢性肾盂肾炎、慢性间质性肾炎、糖尿病肾病、多囊肾、肾结核等。当肾功能衰竭患者血尿素氮超过17.8mmol/L、肌酐超过354μmol/L时,几乎均有贫血。

【诊断】

患者可见一般贫血表现,如面色苍白、乏力、心悸、气短等症状,而贫血症状常常被原发肾脏疾患及肾功能衰竭的症状所掩盖。只有原有肾脏疾患进展很缓慢,肾衰症状不典型时,贫血才成为肾衰患者重要症状。贫血程度与肾脏原发疾患无关,与肾衰程度粗略相关。但在多囊肾所致肾性贫血时稍有例外,其贫血程度常较其他疾患所致肾性贫血为轻,原因与多囊肾发生慢性功能衰竭时,其产生EPO的细胞相对残留较多有关。

部分患者临床上有出血倾向,如皮肤出血,鼻、口腔黏膜渗血,消化道或泌尿道出血等。

【鉴别诊断】

重度贫血可并发心脏扩大和心悸、眩晕等。主要为慢性肾功能衰竭引起的各种并发症,除贫血外,如高血压、心力衰竭、心肌病、水电解质紊乱及酸碱失衡、肾性骨病、骨折、感染等。

1. 失血性贫血

本病出血发生率占76%。以消化道出血较多见,需与失血性贫血鉴别(见表5-2)。

2. 其他慢性疾病贫血

见表5-3。

表 5-2 肾性贫血与失血性贫血的鉴别

	肾性贫血	失血性贫血
起病	缓慢	急
病史	有肾功能不全病史	有急性失血史
贫血程度	轻度或中度	与失血量有关
贫血性质	正细胞、正色素型	失血后常为小细胞低色素型
红细胞	可见锯齿形、盔形碎片等	大小不等,苍白区扩大
白细胞	一般正常	急性失血可升高
血小板	正常或稍低	正常
网织红细胞	正常或稍低	增高
血清铁	正常	减少
总铁结合力	降低	增高
骨髓象	正常或红系成熟停滞	红系增生明显活跃
抗贫血治疗	无效	良好

表 5-3　肾性贫血与其他慢性疾病贫血鉴别

项目	肾性贫血	慢性病贫血	结缔组织病	恶性肿瘤	内分泌疾病	肝病
铁代谢异常	+	++	+	++	+	±
维生素 B_{12}、叶酸代谢异常	+	±	-	±	+	+
蛋白质代谢异常	+	+	++	±	-	+
失血	++	-	-	-	-	-
溶血	++	-	-	-	-	-
EPO 分泌减少	++	+	±	±	+	+
脾功能亢进	-	++	+	+	-	++
其他	氮质血症	有感染及原发疾病	球蛋白异常	骨髓受浸润	造血功能低下	门脉高压症

【治疗】

肾性贫血发病机制复杂,临床常采用综合治疗方法。对处于慢性肾功能不全期(氮质血症期)患者,一般无症状者不需治疗贫血,对于肾功能急剧恶化者,需采用同种肾移植,定期血透或持续腹膜透析治疗。据慢性肾衰肾病本身治疗方法不同,对肾性贫血的治疗亦有区别。

1. 肾移植和透析疗法

同种肾移植成功后,正常肾脏内、外分泌功能恢复,肾性贫血随之纠正,但肾移植的供者缺乏。美国 7 万例晚期肾衰患者只有 7% 能够接受肾移植。肾移植以活体肾效果最好,存活率可达 85%;尸体肾较差,仅 65%。在 31 例接受肾移植患者平均血细胞比容由 27% 降至 19%,81 天后升至 39.1%。且移植术后 EPO 水平明显升高至术前 9 倍。1 周后逐渐降至正常,随之网织红细胞和血红蛋白逐渐上升,在另一组 100 余例病例中,80% 患者肾移植后血红蛋白升高,未升高者多数合并出血、免疫抑制或排斥反应。

持续血透是另一种有效的治疗办法,虽然血透不能使 EPO 分泌增加但经 1~10 个月治疗后,大部分患者血红蛋白有明显增加,症状减轻。在一组 36 例血透患者中,血细胞比容由 21% 升至 27%。腹膜透析亦可使贫血减轻,在腹膜透析 6 个月内平均血细胞比容可升高 0.5%。贫血改善原因与腹膜透析使 EPO 分泌增加,以及清除血中抑制造血的中分子物质(相对分子质量 500~1500)有关。

2. 红细胞生成素

红细胞生成素可有效刺激患者红系造血细胞增生、分化及促进血红蛋白合成。提高血细胞比容和红细胞数,减少输血或完全代替输血。治疗初期常用剂量为 50~150U/kg,每周 3 次。以后逐渐减至 12.5~25U/kg,治疗到血细胞比容达到 33%~35% 为宜,多于 2~3 个月内见效。EPO 应用时应注意补充铁,国外报告用红细胞生成素的患者 43% 伴有缺铁,作为常规,血清铁蛋白低于 100μg/L 时应补充铁。红细胞生成素最主要的副作用是使血压升高,用红细胞生成素时患者需并用抗高血压药物。红细胞生成素虽然对肾性贫血治疗有效,但其价格昂贵,且需长期使用,使临床应用受一定的限制。

3. 补充造血原料

(1)铁剂：肾衰患者由于长期低蛋白饮食限制、透析及胃纳不佳，易引起铁缺乏。常以铁蛋白低于 $30\mu g/L$ 作为补铁指标。轻度贫血患者可口服铁剂治疗，重度贫血患者因胃肠道对铁的吸收较差，可用注射铁剂，右旋糖酐铁 25mg/d，肌注，1 次/d。

(2)叶酸和维生素 B_{12}：两者均为水溶性，长期透析易从透析液丢失，尤其叶酸因体内贮存量少，更易引起缺乏。肾衰患者应予口服叶酸、肌注维生素 B_{12} 补充。

4. 雄激素

雄激素有促进肾性及肾外性 EPO 的分泌，亦可直接刺激骨髓红系造血细胞增生。雄激素能增加红细胞内 2,3-二磷酸甘油酸，提高红细胞对组织供氧作用。用雄激素后，患者贫血减轻，红细胞和血红蛋白增加。副作用为痤疮、肝功能障碍和男性化作用。临床常用司坦唑（司坦唑醇），2mg/次，3 次/d 或达那唑，0.2g/次，3 次/d；亦可用苯丙酸诺龙，25~50mg/次，1 次/周或庚酸睾酮 200~400mg/周，肌注。

5. 输血

输血为一种对症治疗。适用于严重贫血患者，一般采用血细胞比容低于 15% 或有脑缺氧症状作为输血指征。

输血治疗对肾性贫血患者可产生副作用：①高钾血症；②血细胞比容上升，使血液黏滞性增加，引起肾脏血流量下降，导致肾小球滤过率降低；③可合并乙、丙型肝炎；④输血过多导致含铁血黄素沉着症；⑤刺激机体产生针对白细胞和血小板上组织相容抗原的抗体，使将来肾移植手术成功率降低。因此，对肾衰贫血者，应避免过多、过频输血。输注洗涤红细胞或用白细胞、血小板滤过器输血，可减少白细胞和血小板输入，可减少患者组织相容抗原抗体生成。

综上所述，肾性贫血治疗为一种综合治疗，应在肾衰不同时期，随肾性贫血轻重而选择最适宜的治疗方法。

【预后】

肾性贫血的程度和尿毒症、氮质血症呈平行关系。贫血越重提示肾组织破坏越严重，预后则不良。

主要视肾功能衰竭的预后。慢性肾功能衰竭的病程和预后受多种因素影响，如年龄、病因、并发症的不同等。治疗是否及时，高血压是否得到合理控制，早、中期饮食蛋白的限制是否合理，营养问题、代谢问题、贫血问题等是否进行了合理的治疗，对于患者在这些方面有无一些必要的知识教育等，都影响预后。进入透析治疗后，由于肾脏具有排泄和内分泌两种功能，透析治疗主要是代替了排泄功能，因此，对于患者要求全面的观察，如并发症的治疗等，要求患者经透析后，生活质量有所提高。

【预防】

积极防治各种可以引发 CRF 的原发病因，如慢性肾炎、肾盂肾炎等；已发生肾脏损害者，需积极防治感染，控制高血压，避免用肾毒性药物等，同时注意合理饮食和休息，以有效阻止病情进展，促进病情恢复。

(五) 肾小管性酸中毒

见本章第三节。

第三节 肾小管性酸中毒并发症

一、肾小管性酸中毒

【概述】

肾小管性酸中毒(renal tubular acidosis,RTA)是由于各种病因导致,肾脏酸化功能障碍而产生的一种临床综合征,主要表现是:①高氯性、正常阴离子间隙(anion gap,AG)性代谢性酸中毒;②电解质紊乱;③骨病;④尿路症状。大多患者无肾小球异常,在一些遗传性疾病,RTA可能是最主要或仅有的临床表现。

以往观点认为肾小球滤过功能损害时$H_2PO_4^-$、SO_4^{2-}等酸根在体内潴留、代替了HCO_3^-而导致代谢性酸中毒。实际上,肾脏原因引起的酸中毒的本质是肾小管泌氢障碍或管腔中受氢物质(HPO_4^{2-}、NH_4^+等)减少,传统意义上的肾小管性酸中毒属于前者;肾功能不全时发生的酸中毒原因两者兼而有之,但以后者更为重要。

本组疾病按病因分为原发性和继发性;按是否发生全身性代谢性酸中毒分为完全性和不完全性;按主要肾小管受累部位分为近端和远端RTA。现在多采用按病变部位、病理生理变化和临床表现的综合分类。1型:远端RTA;2型:近端RTA;3型:兼有1型和2型RTA的特点;4型:高血钾性。国外报道以4型最为常见,国内的报道中则以1型所占比例最多。1型多见于20~40岁的中年人,女性较多。

【诊断】

1. 临床表现 因肾小管受损的部位及严重程度而异,但共同的表现均有不同程度的代谢性酸中毒。

(1) Ⅰ型:是临床上最常见的类型。与2型一样,遗传性者在婴儿和儿童期发病,也可见于成人早期。以继发者多见,儿童患者常因步态不稳而被发现,此症状与患者骨软化有关。成人患者最常见临床表现为反复发作的低钾性瘫痪,一般多在夜间或劳累后较易发作。发作时轻者只感四肢乏力,由坐而立要靠手支撑,严重者除头颈部外,四肢完全丧失自主活动能力,甚至引起呼吸肌瘫痪而有呼吸困难。发作持续几小时或1~2天。轻者可自行恢复;重者则需静滴氯化钾后才可恢复。低钾性瘫痪发生机制与细胞内外钾离子梯度直接相关,与血浆中钾的绝对水平无关。由于尿钙排泄增多和继发性甲状旁腺功能亢进症。故易发生肾钙质沉着和尿路结石,后者可有肾绞痛,且易并发肾盂肾炎反复发作。因骨骼矿化障碍,儿童易发生佝偻病和不完全性骨折,成人则发生骨软化。儿童患者还有生长发育迟缓,可能是酸中毒使软骨中的IGF-1受体缺乏所致。

(2) Ⅱ型:遗传性者多发生于儿童,有家族史,为常染色体显性遗传。继发性者成人也可发病。散发性和继发性者分别比家族性和遗传性多见。临床表现以代谢性酸中毒、低钾血症和肌病为主。儿童因尿中丢失糖、氨基酸和磷酸盐等营养物质,故有生长发育迟缓、营养不良和佝偻病。低钾血症可有肌肉软弱乏力、易倦、心电图上出现低钾血症图像,但发生低钾性瘫痪者少见,可能与本型为"限量"性肾小管酸中毒有关。

(3) Ⅲ型(混合型):此型病人临床表现主要是代谢性酸中毒。血钾正常,故无肌肉软弱和低钾性瘫痪。可出现1型和2型病人某些临床表现。

(4) Ⅳ型:患者除有高氯性代谢性酸中毒外,主要临床特点为高钾血症,血钠降低。患者因血容量减少,有些患者可出现体位性低血压。

各型肾小管性酸中毒除上述临床表现外,在继发性患者中还有原发性疾病的临床表现。

2. 临床诊断

诊断包括临床诊断、分型诊断和病因诊断。临床上以1型肾小管性酸中毒最为常见。

(1) 发病年龄:发病年龄在婴幼儿和儿童者多为遗传性;发生于成年者多为继发性。

(2) 家族史:遗传性者可有家族史。无家族史不能否定遗传性肾小管性酸中毒。

(3) 临床表现:有反复发作低钾性瘫痪;血液检查有酸中毒,阴离子隙正常,而尿pH值多次测定均增高呈碱性者;肌肉软弱无力,血钾持续性偏低者;有佝偻病临床体征,如步态不稳、头大、肋骨串珠、下肢骨骼畸形;成人X线照片有骨软化者;过去有肾脏病史,目前有持久性血钾低或升高的年龄较大者;目前患有可引起继发性肾小管性酸中毒的疾病,实验室检查有代谢性酸中毒和血钾低者。儿童尿检查有持久性尿糖、尿pH值偏高而血糖不高可排除糖尿病者均支持本病的诊断。

对可疑患者,主要检查尿常规,特别是尿pH值、尿糖、尿蛋白和镜检。尿生化检查应包括钠、钾、钙、磷、可滴定酸和重碳酸盐。血液检查包括血pH值,CO_2结合力、血清电解质,特别是血钾。必要时做氯化铵负荷试验。

3. 分型诊断

可根据临床表现和实验室检查做出分型诊断,见表5-4。

表5-4 肾小管性酸中毒分型诊断

	1型	2型	3型	4型
发病年龄	遗传性:婴、幼儿及儿童 继发性:成人、儿童	遗传型:婴幼儿及儿童 继发性:成人、儿童	成人:多为继发性	成人年龄较大者多为继发性 遗传性:少见
患病率	高	低	低	低
尿pH	>5.5以上	>5.5 严重酸中毒时<5.5	低<5.5	低<5.5
尿可滴定酸	降低	正常	降低	降低
尿糖、尿氨基酸	无	有	无	无
尿重碳酸盐	<5%	>15%	—	2%~3%
尿铵	降低	正常	降低	降低
血pH(或CO_2结合力)	降低	降低	降低	降低
血钾	降低	降低	正常	升高
肾小球功能	正常	正常	减低	减低

续表

	1型	2型	3型	4型
继发性甲旁亢	有	无	无	无
肾素、醛固酮水平	正常	正常	正常	降低
氯化铵负荷试验	尿 pH 不降到 <5.5	可<5.5	<5.5	<5.5

4. 病因诊断

遗传性Ⅰ型和Ⅱ型肾小管性酸中毒可分别由碳酸酐酶Ⅱ型调节区和 AEI 突变。可用分子生物学技术明确诊断。但肾小管使尿酸化功能是复杂的,前面已提到 H^+-ATP 酶有些病人在肾远曲小管细胞中用免疫组化方法未检出这种酶。但表达这种酶的基因尚未确定,因此,与尿酸化功能有关的基因还需进一步寻找。继发性肾小管性酸中毒的病因很多,应根据所怀疑的疾病做有关检查以确诊。

【鉴别诊断】

1. Ⅰ型 RTA

(1)远端肾小管性酸中毒有时可与尿毒症酸中毒相混淆,但尿毒症的代谢性酸中毒有氮质血症和血磷增高,鉴别不难。

(2)由于遗传性特发性高钙尿症所致的肾钙化症,可引起远端肾小管性酸中毒,亦需与原发性者鉴别。此时的结石可为磷酸钙结石,但无低钾血症和代谢性酸中毒。不完全性 RTA 最易和特发性高钙血症分不清,此时,可作氯化铵负荷试验。其他疾病引起的继发性远端肾小管性酸中毒则各有其临床特点。

(3)DRTA 临床上还应与肾小球性酸中毒、家族性周期性麻痹、各种佝偻、维生素 D 缺乏病相鉴别。

①肾小球性酸中毒:既往有肾脏疾病史,有明显尿异常,常伴贫血与高血压,血 Cr 多正常而血肌酐增高,血与尿 pH 一致性降低。

②家族性周期性麻痹:有家族史,男性多见,尿检正常,无酸中毒,发作之前常有饱餐、高糖饮食、剧烈运动、外伤、感染等诱因。

③家族性低磷血症性抗维生素 D 佝偻病:佝偻病症状与体征突出,但无酸中毒及其他 dRTA 表现。

2. Ⅱ型 RTA

(1)与氮质潴留所致酸中毒的其他疾病鉴别,如腹泻、酮症酸中毒等。

(2)和其他类型肾小管性酸中毒鉴别。尤其应与Ⅰ型相鉴别。

(3)本病的主要临床表现为高氯血症性代谢性酸中毒。年幼儿童生长发育迟缓常为本病最主要、甚至是惟一表现,因此对发育迟缓患儿,应高度注意有无 PRTA。凡遇难以纠正的脱水和酸中毒时,应警惕本病可能,并作相应检查,应用碳酸氢盐或枸橼酸缓冲液的量须 6mmol/(kg·d)方可维持血浆 CO_2 结合力于 22mmol/L,此点可与远端 RTA 相鉴别。尿浓缩功能障碍比远端 RTA 时为轻。

3. Ⅲ型 RTA

本病需与Ⅰ型、Ⅱ型 RTA 及肾小球疾病所致代谢性酸中毒鉴别。后者常有肾小球滤过率下降,氮质血症的临床表现;也需与氮质潴留所致酸中毒的其他疾病和其他类型肾小管性酸中毒鉴别,如远端肾小管性酸中毒有时与尿毒症酸中毒可混淆,但尿毒症的代谢性酸中毒有氮质血症和血磷增高,鉴别不难。

4. Ⅳ型 RTA

Ⅳ型 RTA 主要应与Ⅰ型 RTA 合并高钾血症的情况鉴别。Ⅱ型 RTA 主要是远端 pH 值梯度低下,根据其血钾不高,HCO_3^- 再吸收正常,尿 pH>6.0,尿 NH_4^+ 排泄量明显降低的特点不难鉴别。与其他几种肾小管致中毒的鉴别如表 5-5 所示。

表 5-5 与其他几种肾小管酸中毒的鉴别

肾小管功能缺陷		血钾	近端酸化功能 HCO_3^- 重吸收	无端酸化功能(酸中毒时)	
				尿 pH 值	尿 NH_4^+
Ⅰ型	近端肾小管酸化低下	低下	下降	<5.5	正常
Ⅱ型	远端 pH 值梯度低下	低下	正常	>6.0	低下
Ⅲ型	醛固酮低下或失敏	升高	正常	<5.5	低下

【治疗】

遗传性肾小管性酸中毒目前尚无根治之法,基因治疗正在研究中。

对于其他疾病引起的继发性肾小管性酸中毒首先应治疗原发性疾病。如果原发性疾病可得到治愈,肾小管性酸中毒也可随之治愈。对原发性疾病不能根治者,则只能和遗传性肾小管性酸中毒一样采取对症治疗。

1. Ⅰ型肾小管性酸中毒治疗

首先,补充碱剂以纠正酸中毒。碱剂以复方枸橼酸合剂为宜,由枸橼酸 140g,枸橼酸钠 100g,加水至 1000ml(又称 Shohl 混合液)。剂量为 20~30ml/次,3 次/d。此种混合液除能纠正酸中毒外,还有抗尿路结石形成的作用。补充钾盐以纠正低钾血症。如氯化钾片剂,氯化钾缓释胶囊,枸橼酸钾等。

2. Ⅱ型肾小管性酸中毒的治疗

因为患者丢失较多的碳酸氢钠,故以补充碳酸氢钠为宜,根据病情轻重选用不同剂量,一般 8~12g/d,分次服。补充重碳酸盐可以纠正代谢性酸中毒,但尿中重碳酸盐排出也增多,增加尿钾的丢失,故应同时补钾。在严重酸中毒时,则应限制钠的摄入,同时口服氢氯噻嗪以增加 Cl^- 的排泄(减少 Cl^- 的重吸收),减轻 HCO_3^- 从尿中丢失,剂量 25~50mg,3 次/d。一般应同时口服 10% 枸橼酸钾以纠正低钾血症,剂量 20~30ml,3 次/d。在补充碳酸氢钠(重碳酸钠)时,可加重尿钾丢失。有尿钙和磷酸盐排出增多者,应补充磷酸盐,可口服磷酸盐缓冲液 20ml,每 6 小时服 1 次。同时服用维生素 D 制剂,以增加肠钙吸收,避免继发性甲状旁腺功能亢进症的发生而加重尿磷酸盐的丢失。

严重骨病患者可试用活性维生素 D 制剂。

3. Ⅳ型肾小管性酸中毒治疗

主要是补充盐皮质激素,不仅可纠正高氯性代谢性酸中毒,而且可以纠正高钾血症。常用药物为氟氢可的松。剂量为 0.2~0.5mg/次,1 次/d。呋塞米可增尿钠 Na^+,Cl^-,K^+ 和 H^+ 排泄,故也可用以治疗 4 型肾小管性酸中毒病人。与氟氢可的松联合应用可增强疗效。

【预后】

慢性肾功能不全状况下的长期酸中毒会影响维生素 D 和 PTH 的代谢,加重肾性骨病。

【预防】

积极治疗原发病和并发症,如发生骨病或钙严重缺乏时可给钙剂和活性维生素 D 制剂。

二、并发症

(一)肾性骨病

【概述】

肾性骨病(renal osteodystrophy,ROD)是肾功能减退时一组从过度的甲状旁腺素(PTH)分泌导致的,高转化损害到与正常或低血 PTH 水平相关的,低转化损害的矿物质代谢紊乱,几乎累及所有终末期肾衰竭患者。它可引起骨骼的严重损害,表现为骨软化、纤维性骨炎、骨性关节炎、骨质疏松、骨硬化、骨性佝偻病等,并可加重钙磷代谢异常,引起皮肤瘙痒、贫血、神经系统及心血管系统损害等。

可分为广义肾性骨病与狭义肾性骨病两类。广义的肾性骨病,是指一切和肾脏有关的骨病或病因与肾脏有关的骨病,如肾小管酸中毒伴发的软骨病、肾病综合征时发生的骨病等;狭义的肾性骨病又称肾性骨营养不良,是指发生于慢性肾功能衰竭(CRF)时的代谢性骨病,可视为 CRF 的重要的并发症,重者可伴有多系统病变。根据骨组织转运的动力学变化又可以分为高转运型、低转运型和混合型(在不同的患者中二者呈不同的组合)。自 20 世纪 60 年代以来随着我国透析人群的增加,透析技术的进步带来的透析患者寿命的延长,我国透析患者的肾性骨病发病率也越来越高,且治疗效果并不理想,严重影响了患者的生活质量。

【诊断与鉴别诊断】

1. 临床类型

根据发病机制,ROD 病理组织学类型可分为以下类型:

(1)高运转型(或 I 型):即 SHPT 性 ROD。

(2)低运转型(或 II 型):系由铝中毒为主引起的动力缺乏型与骨软化病。

(3)混合型(或 III 型):即有高运转型 ROD 骨损害,又有低运转型 ROD 骨损害的特点,在不同的患者中二者呈不同的组合。

2. 症状和体征

(1)骨痛、骨折:以骨软化为主的患者常述骨痛,疼痛性质常模糊不清,多局限于下腰、膝和下肢部位,下背部疼痛可由椎体塌陷所致;胸部刺痛常提示有肋骨骨折。多数骨折常发生于肋骨、股骨颈。

(2)近端肌病:呈缓慢进展的近端肌无力,并进行性加重。上楼困难,从坐位站起需他人帮助,严重者甚至不能行走。

(3)关节疼、关节炎:关节周围痛的常发部位为足跟和膝关节。局部红、肿、热、痛,可单一关节或多个关节发作。

(4)转移性钙化:由于血管广泛钙化,出现手指(趾)端、趾、股和臂部缺血性坏死和皮肤溃疡。

(5)骨骼变形和生长延迟:肾衰儿童患者处于发育中,以股骨弯曲及由骨骺端滑脱引起的变形常见,并且生长延迟。成年患者骨骼变形与骨的再成形异常和反复发生骨折有关。

(6)与甲状旁腺功能亢进有关的症状:由于转移性钙化,可出现皮肤瘙痒和结膜刺激症状。如有纤维性骨炎可出现自发性肌腱断裂,常发生于四头肌、三头肌和指伸肌腱处。有些病人还可发生跟腱断裂。另外许多慢性肾功能衰竭伴肾性骨病患者在临床上没有什么表现,特别是纤维性骨炎患者,在晚期亦可无丝毫症状。所以对慢性肾衰晚期患者要注意进行有关肾性骨营养不良的生化、X 线及组织学等项检查。

3. 实验室检查

(1) ROD 化验检查:血钙降低,血磷升高,血碱性磷酸酶异常;血镁升高;血镁降低。尿钙增多,尿磷减少,血铝升高。

(2) ROD 骨 X 线征:可见腰椎、骨盆广泛性骨质脱钙,骨软化,纤维性骨炎。X 线是诊断 ROD 的重要手段,但当 X 线发现有明显的骨质密度减低时,脱钙往往已在 30% 以上,此时为病理的中晚期。

(3) ROD 骨密度测定:骨密度测定是目前检测 ROD 可靠理想的诊断方法。双能 X 线吸收测定法是 20 世纪 80 年代末发展起的新技术,其可同时测定腰椎、股骨颈、大转子和转子间区 4 个部位的骨密度,结果显示:CRF 早期非透析患者在内生肌酐清除率降至 0.84ml/s(50ml/min)时,即已出现骨密度明显降低,ROD 同时影响骨皮质和骨小梁,股骨比腰椎骨质丢失更明显,骨密度测定检查,可较早了解临床各种骨矿化紊乱病的受损情况,为早期诊断、治疗提供可靠资料。

(4) ROD 同位素 ^{99m}Tc 骨扫描:同位素 ^{99m}Tc 骨扫描检查 ROD 的阳性率高达 95.7%,无创伤,可重复,为 ROD 的诊断提供了一个有价值的辅助检查方法。

(5) ROD 骨组织活检:骨组织活检非脱钙骨病理检查是目前 ROD 惟一可靠的诊断依据,不仅可作出早期诊断,而且能根据组织学分型明确骨病严重程度,进行有针对性的治疗并观察疗效。

【治疗】

1. 高周转骨病的治疗

调整血钙、磷的水平,使血钙、磷的水平保持在最佳水平是防治肾病骨病的基本措施。高磷(>6.0mg/dl)和钙磷乘积的增加(>70mg^2/dl^2)可使心血管钙化和死亡率明显增加。因此,使血磷和钙磷乘积控制在理想水平(分别为 3.5~5.5mg/dl 和小于 55mg^2/dl^2)十分重要,为此,每日元素钙的摄入量不宜超过 2g。理想的磷结合剂应既能降磷,又不诱发高钙血症。盐酸 Sevelamer(Renagel)是不含钙的磷结合剂,是一种非吸收性的阳离子聚合物,通过离子交换和氢化结合磷酸根离子,在肠道结合食物中的磷酸盐。Sevelamer 与醋酸钙比较,其 8 周的降磷效果相似;但前者高钙血症(超过 11mg/dl)的发生率显著下降(5% VS 22%)。

2. 活性维生素 D 类似物的应用

国内常用的活性维生素 D 有钙三醇[1,25(OH)$_2$D$_3$]和 1α(OH)D$_3$。1α(OH)D$_3$ 主要经肝脏 25-羟化酶的作用转化为 1,25(OH)$_2$D$_3$ 而起作用。钙三醇是活性最强的维生素 D 代谢物,可直接抑制 PTH 的合成和分泌,并限制甲状旁腺细胞的生长。钙三醇对继发性甲旁亢的疗效确切,但对不同程度甲旁亢的治疗,钙三醇的剂量、用法各不相同,故必须正确掌握用药指征。此外,钙三醇可增加胃肠道对钙磷的吸收和骨钙的动员,治疗过程中常常出现高钙、高磷血症,从而需要减少剂量甚至停用钙三醇,以减少心血管及其他软组织钙化的危险。维生素 D 类似物均能降低 PTH 的水平,但对肠道钙的转运有限制作用的仅有 22-Oxacalcitriol(OCT),即 22-oxa-1,25(OH)$_2$D$_3$。离体甲状旁腺细胞在组织培养基中的研究证实,OCT 与钙三醇低 PTH 分泌的效果相同,但是,接受 OCT 治疗的动物仍可发生高钙血症和高磷血症。

3. 钙敏感受体激动剂(calcimimetic a-

gents)的应用

钙敏感受体激动剂是甲状旁腺钙敏感受体(CasR)的激动剂,如 R-568、AMG073 等,可有效抑制甲状旁腺 PTH 的释放。因该类制剂不含钙,故不会引起高钙血症和钙磷乘积增加,有较好的应用前景。此类药物国外已用于临床。

4. 其他方法

(1)甲状旁腺局部注射 $1,25(OH)_2D_3$ 或乙醇疗法:此法主要用于继发性甲旁亢伴甲状旁腺增生者,腺体直径大于 1cm 或体积大于 $0.5cm^3$,$1,25(OH)_2D_3$ 冲击治疗常有抵抗者,于超声引导下进行。其优点是抑制 PTH 合成和分泌的作用更强,而高钙、高磷血症的发生率更低。但有一定的创伤性,剂量及疗程处于摸索之中,国内应用不多。

(2)甲状旁腺次全切除术:该法主要用于顽固性高钙血症、PTH 水平严重升高(>1000pg/ml)伴难以控制的瘙痒、明显的软组织钙化(尤其是心血管钙化)、纤维性骨炎而内科治疗难以控制者;缺血性软组织损伤伴溃疡及坏死者等。

5. 骨软化症和无力型骨病的治疗

主要包括减少铝的摄入,如停止使用磷结合剂,透析中应用反渗水,必要时应用去铁胺治疗等。ABD 的防治方法有避免对 PTH 的过度抑制;采用低钙透析液,如透析液钙浓度调至 5mg/dl 或更低;纠正缺铁;改善营养状况等。

(二)佝偻病和骨质软化症

【概述】

佝偻病和骨质软化症(rickets and osteomalacia)是以新近形成的骨基质矿化障碍为特点的一种骨骼疾病,其结果导致非矿化的骨样组织(类骨质)堆积,骨质软化,而产生骨痛、骨畸形、骨折等一系列临床症状和体征。

该病的病因多种多样,主要分为四类:①维生素 D 营养性缺乏。②维生素 D 的代谢活性缺陷。③骨矿化部位的矿物质缺乏。④骨细胞、骨基质紊乱。在青春期前,即长骨生长板闭合前到闭合期发生损害为佝偻病。在成人,骨骺生长板闭合后的骨矿化损害,称骨质软化症。佝偻病和骨质软化症无论在组织学、影像学或生化特征方面都是基本相同的,它们来自同样的病理机制,但因病变损害发生在不同的生长时期,表现略有不同。佝偻病对长骨生长板的损害更严重,而骨软化症的损害发生在成熟的骨小梁和骨皮质。佝偻病和骨质软化症可共存。

【诊断】

1. 临床表现

(1)佝偻病:其病理基础是矿化障碍,大量类骨质堆积,导致骨质软化、畸形。由于病因不同,佝偻病发病时间不同,表现各异。营养性佝偻病多出现在 6~24 个月婴儿,遗传性维生素 D 假性缺乏常在出生后 2~3 个月,而单纯性低血磷性佝偻病,一般在出生后 2~5 年才有所表现。佝偻病表现在骨生长和骨转换迅速的部位更为明显,在出生后第 1 年,生长最迅速的是颅骨、腕骨和肋骨。表现为颅骨质软,指压后可凹陷,呈乒乓球样弹性感觉,颅骨四个骨化中心类骨质堆积向表面隆起形成方颅。肋骨和肋软骨交界处也有类骨质堆积膨大成串珠肋,同时肋骨缺钙变软受肋间肌牵引内陷,而胸骨突出,形成鸡胸。膈肌长期牵拉肋骨,在前胸壁出现横形的凹陷,即赫氏沟。长骨骨端膨大突出,在腕、踝、膝关节外尤为显著。长骨骨干缺钙、软化因应力作用而弯曲,出现"O"形腿(膝内翻)、"X"形腿(膝外翻)及胫骨下部前倾,成军刀状畸形。严重佝偻病患者和婴幼儿佝偻病可因严重低血钙而出现手足搐搦,甚至可致全身惊厥、喉痉挛,发生窒息而死亡。

佝偻病除骨病变外还可出现腹胀、腹膨隆、食欲不振、多梦、易惊、头部多汗、乳牙萌出迟缓、身高生长延迟,而且非常易患感冒、肺感染。过去常认为佝偻病是由于骨质变软、胸部畸形、低磷血症使呼吸肌无力,影响呼吸功能所致。近年认为与激素、维生素 D 的缺乏本身有直接关系,已证实 1,25-$(OH)_2D_3$ 可调节人体对病毒感染和新生儿的免疫反应,抑制人体单核细胞相关病毒感染,促使单核细胞向有吞噬作用的巨噬细胞转化,并加强单核巨噬细胞的免疫功能;维生素 D 缺乏与感染的发生率呈正相关。

(2)骨软化症:因成人的骨骺每年仅有 5% 是新添加骨,必须经过相当时间才能形成矿化不足的新骨,引起骨质软化,故早期症状常不明显。随着骨软化加重,长期负重或活动时肌肉牵拉而引起骨畸形,或压力触及了骨膜的感觉神经终端引起明显的骨痛。开始或间断发生,冬春季明显,妊娠后期及哺乳期加剧。几个月或几年后渐变为持续性,并发展到严重、剧烈的全身骨痛,活动和行走时加重,可出现跛行和鸭步态,弯腰、梳头、翻身都感到困难。严重者骨质进一步软化,也可出现胸廓内陷、胸骨前凸,形成鸡胸,而影响心、肺功能。长期卧床、坐位可使颈椎变短,腰椎前凸,胸椎后凸,导致脊柱侧弯畸形、驼背,身高缩短。骨质变软长期负重,使骶岬下沉前凸,耻骨前突作鸟啄状,两髋臼内陷,耻骨弓成锐角,骨盆呈鸡心或三叶状畸形,可导致难产。肌无力也是一突出的症状,特别是在伴有明显低磷血症的患者。手不能持重物或上举,双腿下蹲后不能自行独立站起,常需扶物或靠他人扶起,不能自行翻身坐起,或上述动作需花费很大力气缓慢地做才能完成,其机理与肌细胞内磷耗空有关。长期活动减少可发生失用性肌萎缩,更加重肌无力,并易与原发性肌病相混淆。这种骨质软化的病人,轻微外伤就会导致病理性骨折,特别是肋骨骨折,甚至发生后病人自己可能还不知道。

多数佝偻病和骨质软化症因血钙降低都不同程度伴有代偿性甲状旁腺功能增加,有的甚至出现明显的继发性甲旁亢,进一步加重了骨病变,并可使诊断复杂化。继发甲旁亢者虽可使血钙有所提高,但加重了低血磷,使肌无力和肌病更为明显。

(3)病变以长骨两端及肋骨的骨与软骨交界处明显,也可见于腕、踝等处。由于软骨和新骨矿化不足,大量骨样组织堆积,向周围膨大,形成串珠状畸形。

颅骨可因钙化不足而变薄,压之类似变软的乒乓球,但可回弹。因肋骨软化,膈肌附着处的肋骨被牵引而呈凹陷,形成横沟,此称为肋两沟或赫氏沟(Harrison),见于胸壁前部两侧。

四肢可因骺端肥厚而形成环状隆起,称为佝偻手镯或足镯。下肢因负重而形成"O"型腿或"X"型腿,以前者多见,其他尚可发生脊柱侧凸、骨盆变形等。

骨质软化症可导致骨盆变小,因骨盆骨软化,不能有效地支撑脊柱,导致盆腔器官下移,引起骨盆狭窄。

2. 诊断要点

应根据病史、临床表现、血液生化检查及 X 线骨骼检查。后二者检查对非典型病例及佝偻病分期更有诊断意义。

(1)佝偻病:有下述临床表现应考虑佝偻病可能。

①发育迟缓,身高低于正常范围。

②儿童表情淡漠和易激怒、或好静,不愿活动,宁愿坐着,不愿站立和步行。

③坐位时,腹部膨大(佝偻病大腹)。

④年龄很小的儿童颅骨变软,方颅及前额突起及牙质缺损。

⑤胸壁肋软骨交界处呈串珠状,下位肋骨䧟高低不平,成为 Harrison 沟,胸椎后突但进展性脊柱侧凸不多见。

⑥腕、踝、膝及肘关节明显膨大,下肢弓状畸形。有时可伴有骨折,少数可有股骨头骨骺滑脱。

⑦佝偻病 X 线摄片呈现生长板的纵行及横行径增加,钙化不良,排列紊乱;骺板的骨化中心边缘不定;有骨质软化,弯曲畸形等特点。

(2)骨质软化症:骨质软化症的阳性体征相对要少得多。患者常自诉易疲劳、发热和骨痛。骨痛为弥散性,难以定位,且可伴有骨的广泛压痛。对年龄较大者因骨质疏松引起骨折可能系骨质软化症的最新发现。

X 线摄片对确诊骨质软化症困难,因骨量减少也为非特异性。许多改变包括长骨、骨盆及脊柱和颅骨畸形与佝偻病相同。骨小梁总数减少,剩余的骨小梁呈现显著且变得粗糙。皮质骨区有透明区。可出现假性骨折,此类似应力骨折,但不同的是,此假性骨折可出现在非负重骨且可对称性存在。

3. 实验室检查

(1)血液生化检查:佝偻病、骨质软化病活动期血钙可正常或偏低、[正常 2.2~2.7mmol/L(9~11mg/dl)];血磷降低[成人正常 0.9~1.3mmol/L(2.8~4mg/dl)]、[儿童正常 1.3~1.9mmol/L(4~6mg/dl)],钙磷乘积小于 30(正常 40)。血碱性磷酸酶增高(正常 15~30 金氏单位),此法是诊断佝偻病常用的指标,但缺乏特异性,且受肝脏疾病影响较大。近年来提倡骨碱性磷酸酶测定,正常参考值低于 200μg/L。血清中碱性磷酸酶以骨碱性磷酸酶为主,为成骨细胞所分泌,当维生素 D 缺乏时该细胞活跃。血清中骨碱性磷酸酶升高,升高程度与佝偻病严重程度密切相关,对佝偻病早期诊断敏感性高。血清 25-(OH)D_3[正常 12~200nmol/L(5~80ng/ml)];血清 1,25-(OH)$_2D_3$[正常 40~160pmol/L(16~65pg/ml)]在活动早期已降低,对早期诊断更灵敏(但不同实验室所测定的值差异较大)。恢复期血液生化检查均恢复至正常。

(2)X 线骨骼检查特征:佝偻病早期仅表现长骨干骺端临时钙化带模糊变薄,两边磨角消失,活动激期的典型改变为临时钙化带消失,骨骺软骨增宽呈毛刷样、杯口状改变,骨骺与干骺端距离加大,长骨骨干脱钙,骨质变薄,骨质明显稀疏,密度减低,骨小梁增粗、排列紊乱。可有骨干弯曲或骨折。恢复期临时钙化带重现,渐趋整齐、致密、骨质密度增加。

骨软化病早期 X 线可无特殊变化,大部分病人有不同程度骨质疏松、骨密度下降、长骨皮质变薄,有些伴病理性骨折。严重者 X 线表现脊柱前后弯及侧弯,椎体严重脱钙萎缩,呈双凹型畸形,骨盆狭窄变形,假性骨折(亦称 Looser 带);可认为成人骨软化病 X 线改变的特征,为带状骨质脱钙,在 X 线片上出现长度从几毫米到几厘米不等的透光带,透光带一般与骨表面垂直。这些透光带常为双侧性和对称性,尤以耻骨、坐骨、股骨颈、肋骨和肩胛腋缘处为典型。

(3)骨矿物质含量:目前成为研究骨代谢疾病的各种病理因素所致骨矿化异常的一项重要指标。目前国内较普遍采用有单光子吸收法。用此法测定不同病期佝偻病骨矿含量,发现佝偻病初期和激期骨矿含量均下降,对佝偻病及骨软化病的诊断有较大意义。

【鉴别诊断】

首先应与其他原因引起的佝偻病鉴别。

对临床诊断为维生素 D 缺乏性佝偻病,经用足量维生素 D 3 万 μg(120 万 U)治疗后效果不佳,应考虑抗维生素 D 佝偻病,常与肾脏疾病有关。这类疾病包括以下几种。

1. 维生素 D 依赖性佝偻病

有家族史,Ⅰ型发生于 1 岁以内婴儿,身材矮小,牙釉质生长不全。佝偻病性骨骼畸形。血液生化的特点有低钙血症,低磷酸盐血症,血碱性磷酸酶活性明显增高,氨基酸尿症。Ⅱ型发病年龄早,其特征有生后头几个月脱发,皮肤损害同时具有Ⅰ型的临床特点。

2. 低血磷性抗 D 佝偻病

低血磷性抗 D 佝偻病为伴性连锁遗传,亦可为常染色体显性或隐性遗传,故常有家族史。多见于 1 岁以后,2~3 岁后仍有活动性佝偻病表现,常伴骨骼严重畸形。血液生化特点为血磷特低,尿磷增高。这类患者需终身补充磷合剂。

3. 远端肾小管酸中毒

远端肾小管酸中毒为先天性远曲肾小管分泌氢离子不足,以致钠、钾、钙阳离子从尿中丢失增多,排出碱性尿,血液生化改变,血钙、磷、钾低,血氯高,常有代谢性酸中毒。该类患者有严重的骨骼畸形,骨质脱钙,患儿身材矮小。

4. 肾性佝偻病

肾性佝偻病可由于先天或后天原因引起肾功能障碍,导致血钙低,血磷高,1,25-$(OH)_2D_3$ 生成减退及继发性甲状旁腺功能亢进,骨质普遍脱钙,多见于幼儿后期,有原发疾病症状及小便、肾功能改变。

佝偻病的骨骼系统改变如头大、前囟大、迟闭,生长发育缓慢应与呆小病、软骨营养不良等鉴别。呆小病有特殊面容,下部量特短,伴智力低下,血钙、磷正常,X 线检查骨化中心出现迟缓,但钙化正常。软骨营养不良,四肢粗短,血钙磷正常,X 线显示长骨短粗和弯曲,干骺端变宽呈喇叭状,但轮廓光整。

【治疗】

1. 药物治疗

寻找病因,针对病因进行治疗,如分别给予维生素 D 及衍生物、降钙素、磷酸盐等。部分患者因遗传因素所致的佝偻病和骨质软化症目前尚无有效的治疗手段。

(1)对于营养性维生素 D 缺乏佝偻病和骨软化症,通常小量到中等剂量的维生素 D 治疗就可以治愈。除病因治疗外,主要是补充维生素和钙剂。

目前常用的维生素 D 制剂有鱼肝油、浓缩鱼肝油、维生素 D_2 和 D_3 及一些维生素 D 活性代谢物和维生素 D 衍生物,如 25-$(OH)D_3$、1α-$(OH)D_3$、1,25-$(OH)_2D_3$、双氢速甾醇(DHT)。一般用母体维生素 D 制剂,即维生素 D_2 或维生素 D_3 就足以有效,二者疗效相同。轻症可用鱼肝油或浓缩鱼肝油,较重的病人需直接肌注维生素 D_2 或维生素 D_3。除非病人有严重佝偻病和骨质软化症或伴有严重低血钙,用活性维生素 D 约可较母体维生素 D 提前 1 个月见效。但双氢速甾醇治疗本病疗效较差,该药有类似 PTH 作用,治疗甲旁低疗效更优。对于不同类型、不同年龄佝偻病和骨质软化症的治疗及预防所用维生素 D 量见表 5-6。

(2)维生素 D 代谢缺陷:肝脏 25-$(OH)D_3$ 生成减少:这一类佝偻病和骨软化症要积极治疗原发病,另外每天给中等剂量的维生素 D 或口服 25-$(OH)D_3$ 就可治愈。但在原发性胆汁性肝硬化病人,显示有慢性维生素 D 耗尽,短期的维生素 D 无效,而需要较长时间的维生素 D 治疗。肝病患者用 25-$(OH)D_3$ 治疗更优,因它不用在肝脏羟化,易溶于水可更好地被吸收,较维生素 D_2 或维生素 D_3 吸收时依赖胆盐更少。轻度者可从

表 5-6 佝偻病和骨软化症维生素 D 治疗和预防用量

类别		Vit D_2 或 D_3 用量（1μg=40IU 或 1mg=4 万 IU）
预防	婴儿	400~1200IU/d，或冬春季 5 万~10 万 IU/月×6 月
	幼儿	1000~1500IU/d，或 20 万 IU 4~6 月一次，直至 3 岁；5 岁以前每年冬春季 1500IU/d×6 月，或一次 20 万~40 万 IU im
	老年人、绝经期妇女	400~800IU/d，E_2* 明显减少者 1000~2000IU/d
	妊娠末期或哺乳期	1000~2000IU/d×3 月，或一次 10 万~30 万 IU im
治疗	轻度	2000IU/d×3~4 周
	中度	2000~4000IU/d×6~12 周停药；改为 200~400IU/d 维持，或 5 万 IU/周×4 周
	重度	1 万 IU/d×1~2 月，或 30 万~40 万 IU/月，im，隔月一次
	胃肠疾患吸收不良者	2.5 万~10 万 IU/d，或 40 万 IU/月 im，每月或隔月一次

* E_2：雌二醇。

50μg/d 开始，严重者 1130~200μg/d 口服，最高可用到 300μg/d。预防每天口服 20μg。早产儿维生素 D 需求比足月婴儿增加 3~6 倍，故治疗的维生素 D 剂量比推荐给正常儿童的剂量要大，每天 4000U。

(3)遗传性维生素 D 依赖性佝偻病：用一般剂量的维生素 D 和 25-(OH)D_3 治疗无效，只有给大剂量维生素 D(即一般治疗量的数倍到数十倍)症状才能减轻，而给生理剂量的阿法骨化醇，比母体维生素 D 剂量小 100 倍即可有效。但需终身用药，一旦中断服用，表现可再次出现，故称维生素 D 依赖性佝偻病。疾病活动期需给母体维生素 D4 万~8 万 U/d 或 25-(OH)D_3 75~150μg/d，维持量维生素 D20 万 U/周或 25-(OH)D_3 50~70μg/d。如用 1,25-(OH)$_2D_3$ 可给 1.5~2.5μg，维持量 0.75~1μg/d，也可用 1α-(OH)D_3 2~4μg/d。

(4)慢性肾脏疾患所致佝偻病和骨质软化症(肾性骨病)：处理时首先要积极治疗原发病，纠正代谢性酸中毒。肾功能不全者应早期给予磷结合剂氢氧化铝凝胶，抑制高血磷，可预防和延缓肾性骨病的发生，也可使软组织钙化减少。给予普通的维生素 D 制剂疗效不好，应优选阿法骨化醇 0.25~2μg/d，也可用 1α-(OH)D_3 1~3μg/d，无条件时，给普通维生素 D，则需大剂量使用。

(5)甲状旁腺功能减退及假性甲状旁腺功能减退：如用母体维生素，需大剂量，1 万~40 万 U/d 不等，应定期复查血、尿钙。注意常有血钙未完全达到正常就可出现高尿钙的情况，出现这种情况应及时减量，以防过高的尿钙导致泌尿系统结石和肾钙化，噻嗪类衍生物可减少尿钙丢失。双氢速甾醇(DHT)因有类似 PTH 作用，用于本病治疗疗效明显，其油剂(又称 AT10)每天 1~3ml，好转后改为 0.5~1ml/d 维持。也可用 1α-(OH)D_3 2~4μg/d，或 1,25-(OH)$_2D_3$ 0.5~2.5μg/d，在服用上述维生素 D 制剂的同时需补充钙剂，并注意降低血磷，可用氢氧化铝凝胶。

(6)遗传性维生素 D 抵抗性佝偻病：治疗依照具体情况而定。

①还有一定敏感性时，用比维生素 D 依

赖性佝偻病Ⅰ型更大剂量的维生素D。有报道用极高剂量的母体维生素D 280万U/d或25-(OH)D_3 5mg/d可能治愈某些病人,使骨病变和生物学指标正常。更严重的最好用高剂量的活性维生素D,1,25-(OH)$_2D_3$ 17μg/d,治疗中允许病人保持较高浓度的1,25-(OH)$_2D_3$。

②病人对任何形式、任何剂量维生素D无血钙反应,就需要给予高剂量口服或静脉钙剂。可每天或隔天一次静脉滴注元素钙500～1000mg加入500～1000ml等渗溶液中,滴注持续12小时。最大剂量的元素钙有用到5g/d的报道,本病也有少数患者可自发性缓解。

(7)骨矿化部位的矿物质缺乏的钙缺乏综合征、慢性低磷血症治疗应包括以下方法:

①应根据不同病因进行治疗。

②最基础治疗是补充磷,一般分4～6次给予,婴儿0.75g/d,儿童1.5～2g/d,成人可用到3～4g/d。

③补充磷可影响肠钙吸收,故应加强钙剂补充,一般给元素钙0.5～1g/d。

④要给予大剂量的维生素D_2或维生素D_3 1万～40万U/d或1,25-(OH)$_2D_3$ 1～4μg/d及1α-(OH)D_3 2～8μg/d,并注意个体差异,定期监测血尿钙、磷。

(8)骨矿化部位的矿物质缺乏的X连锁家族性低磷血症治疗包括以下方法:

①大剂量维生素D治疗。可给维生素D或维生素D_3 5万～15万U/d,但最好用活性维生素D,1,25-(OH)$_2D_3$从0.5～1μg/d开始逐渐增量,或1α-(OH)D_3 2～4μg/d。

②单纯服用维生素D常疗效不佳。虽然较大量阿法骨化醇有可能使骨病变好转,但可引起高血钙、高尿钙,而且低磷血症可能持续存在。而维生素D、磷制剂联合治疗既减少维生素D用量,又能避免因单纯使用磷酸盐使血钙降低而继发甲旁亢,加重骨病变。每天可给予元素磷1～4g,分4次口服,至少使血磷维持在1mmol/L(3.1mg/dl)左右,空腹血磷达到完全正常不太可能。

③有学者建议用维生素D、钙、磷同时治疗。可减少维生素D用量,又建议小剂量磷口服(1～2g/d),因大剂量磷有时不易耐受可致腹泻、胃炎和降低血钙。

(9)肾小管的损害:严重的肾小管损害导致佝偻病和骨软化症,治疗包括以下方法:

①有酸中毒者,最重要的是纠正酸中毒,可服用碳酸氢钠,儿童1～5g/d,成人为5～10g/d。有高氯酸血症则首选用枸橼酸溶液治疗,成分为枸橼酸钠98g,枸橼酸140g加水至1000ml。成人口服50～100ml/d,儿童为1～3ml/(kg·d)。该液每毫升含钠1mmol。如病人同时有低钾,可用复方枸橼酸溶液:枸橼酸钾100g、枸橼酸钠100g加水至1000ml,每毫升含钾、钠各1mmol,含HCO_3^- 2mmol,每天60ml,分3次口服。碱剂常需终身服用。

②如有低血钙,在口服碱性制剂前应及时补充钙剂,给予元素钙1g/d。

③肾小管酸中毒者在纠正酸中毒后,骨病变仍无明显改善或痊愈,可给维生素D 1000～50000U/d。已有肾钙化、肾结石者不宜服用钙剂及维生素D。范可尼综合征者需较大量维生素D,儿童4000～10000U/d,成人2万～20万U/d或首选1,25-(OH)$_2D_3$ 0.25～1g/d,也可用1α-(OH)$_2D_3$。注意定期复查血、尿钙,特别是尿钙,避免高尿钙进一步导致肾功能损害。低血磷明显者加服中性磷溶液,骨病一旦纠正可停用维生素D。

(10)镁缺乏综合征:佝偻病骨软化伴有明显低镁血症,用维生素D、钙剂治疗不佳者,应及时补充镁剂。轻中度低血镁可给予口服补镁,葡萄糖酸镁10ml(含元素镁

58.6mg),3次/d;或10%~25%硫酸镁10~20ml,1~3次/d,根据病人的耐受量,如不出现胃部症状、腹泻,则给予维持。重度低血镁可给肌注或静脉点滴镁剂60~100mg/d,分3次给予,3~4天后减量;也可用2%硫酸镁500ml静脉点滴,4~6小时以上滴完。

(11)磷酸酶过少症还没有满意的治疗方法:有报告大剂量口服中性磷溶液每天1.25~3.0g有一定疗效,X线示骨钙化有改善,血磷仅轻度升高。近年有人报告用氟化钠药物(氟离子40mg/d)可使血碱性磷酸酶增加,骨质病变有一定程度好转。

(12)低转换性骨软化症治疗包括去除铝来源;静脉滴注去铁胺,以螯合铝并能去除组织内铝,剂量每周1~2g,持续数月。

(13)干骺端软骨发育不良:卧床休息一段时间后,可有自发治愈的倾向。用维生素D治疗无效,应注意与维生素D缺乏和维生素D代谢缺陷性佝偻病区别,以免大剂量维生素D治疗,导致维生素D中毒。

2. 钙剂

营养性维生素D缺乏的治疗除补充维生素D外,也应同时给一定的钙剂治疗。一是因为不少患者在维生素D吸收不良同时伴有钙的吸收障碍,补充维生素D虽可促进肠钙吸收,但普通饮食一时难以提供多量的钙离子。二是因为维生素D治疗促进大量钙离子进入骨,导致血钙更低,及时补充钙剂可预防手足搐搦的发生。目前国内钙制剂很多,需强调的是,不管使用何种钙剂,均应以补充元素钙的量为准。佝偻病患儿应补元素钙50mg/(kg·d),成人一般至少补元素钙1~1.5g/d。低血钙明显而无胃肠疾患者,可短期给含钙量高、能产生更多离子钙的氯化钙治疗。有手足搐搦的急性发作可静脉补钙15mg/kg,静滴6~24小时,也可用10%葡萄糖酸钙10~20ml稀释后缓慢静推或静滴。

3. 其他

天然日光浴和人工紫外线照射(波长240~315nm)疗法也是治疗佝偻病和骨质软化症简便和经济的方法。

4. 注意事项

治疗中应注意以下几点:

(1)应密切观察给药后症状、生化指标和骨X线的改变。有效时治疗后数天就可表现肌力增加,骨痛减轻,7~10天血钙、磷上升和AKP下降,2~3周可有骨X线的改善,如没有这些变化应考虑诊断的正确性或还存在着其他因素,骨骼修复常需2~4个月。

(2)在用药最初几天,可有短暂的血钙、尿钙降低和AKP升高。这并不标志治疗无效,而是维生素D促进钙离子进入骨中,加强了钙化作用的结果。补以充足的钙可使血钙较快恢复和预防手足搐搦的发生。

(3)因维生素D_2或维生素D_3可在体内脂肪贮存,所以在给药不合作或不适宜的情况下,可间断肌注维生素D 20~40U,一般1~2次,至少间隔1个月。因个体敏感性不同,这种给药方法还有高血钙危险性。新生儿、婴儿因没有较多的脂肪贮存,不宜用这种治疗方法。

(4)对于有急性手足搐搦症状患者可用阿法骨化醇,但不推荐做维持治疗。阿法骨化醇半衰期很短,不能在体内贮存,也不能调节刺激体内维生素D代谢内源性产物的产生。

(5)应强调不管用何种维生素D制剂,均应定期检查血、尿钙情况。母体维生素D在体内蓄积时间较长,通常停药3~6个月作用才完全消失。持续大量使用,如每天超过2万U,时间超过1个月,就有可能引起维生素D中毒。$1\alpha\text{-}(OH)D_3$或$1,25\text{-}(OH)_2D_3$虽半衰期短,但作用强,升高血钙快。开始大剂量治疗至少应每周查1次,长期治疗至少1个月应检查1次。24小时尿钙排泄男性大于300mg、女性大于250mg就为高钙尿症,它常先于高钙血症发生,是维生素D过量的最早表现。

【预后】

(1)佝偻病长骨骨干缺钙、软化因应力作用而弯曲,出现"O"形腿(膝内翻)、"X"形腿(膝外翻)及胫骨下部前倾,成军刀状畸形。严重佝偻病患者和婴幼儿佝偻病可因严重低血钙而出现手足搐搦,甚至可致全身惊厥、喉痉挛,发生窒息而死亡。

(2)骨质软化症可导致骨盆变小,因骨盆骨软化,不能有效地支撑脊柱,导致盆腔器官下移,引起骨盆狭窄。

(3)骨质软化症还可并发代偿性甲状旁腺功能亢进,长期活动减少可发生失用性肌萎缩。可使颈椎变短,腰椎前凸,胸椎后凸,导致脊柱侧弯畸形、驼背,身高缩短。

【预防】

(1)我国由于还未广泛使用钙和维生素D的强化食品,膳食中钙和维生素D含量普遍较低,加之我国北部地区冬季较长,日照时间短,3岁以下儿童佝偻病的发生率较多,而较年长儿童的亚临床型维生素D缺乏和妊娠、哺乳期骨质软化症也时有发生,因此对于佝偻病和骨质软化症的预防是非常必要和须持久进行的。据我国人群钙摄入量调查,绝大多数人在营养标准的80%以下,儿童有的仅为20%～50%,所以适量地补充钙剂对婴幼儿和妊娠末期、哺乳期、绝经后妇女及吸收功能不良的老年人也是必要的。儿童补钙应20～30mg/(kg·d),绝经后妇女和老年人500mg/d,妊娠和哺乳期妇女补钙500～1000mg/d。长期服用钙者,间断服用更为合理,因为已证实,高钙可增加铝的净吸收率,对老年人尤为不利,它可促使脑软化和骨质疏松的发生,高钙吸收长时间,还会发生代偿性肠钙的净吸收率下降,故服钙剂2个月,可间断1个月。每次补充钙剂定额应分为550mg剂量或更小些来分次服用,这样钙的净吸收率会更高些。对少数儿童长期应用钙剂时,会有食欲减退、大便秘结甚至伴贫血,这时不必强调常规钙剂的供给,应给高钙饮食。

(2)寻找病因,针对病因进行治疗,防止畸形;采用支具保护,矫正及防止畸形加重。对下肢畸形可采用支具或截骨术治疗。

(3)避免早婚多产,注意健康管理。

(三)代谢性酸中毒

参见第一章。

第四节 反流性肾病并发症

一、反流性肾病

【概述】

反流性肾病(RN)是指某种原因引起的膀胱输尿管反流(VUR)和肾内反流(IRR),导致肾脏瘢痕形成,最后可以发展为终末期肾脏病而致尿毒症,是肾功能衰竭的重要原因之一。本病好发于婴幼儿及儿童,成人50岁以下亦可患本病,成人中以女性好发,尤其是妊娠妇女。

【诊断与鉴别诊断】

1. 临床表现

反流性肾病临床表现有反复发作的尿感、蛋白尿、高血压、夜尿、多尿等。儿童VUR及RN病人主要临床表现为反复发作的尿感。而成人患者不能单纯以尿路症状作为主要诊断线索。

(1) 尿路感染：是RN病人最常见的临床表现。尿感发作在新生儿常表现为发热和生长发育缓慢。较大年龄病儿及成人常有尿频、排尿不适，严重者可表现为典型的急性肾盂肾炎。尿感可加重VUR及促进肾瘢痕的形成。但有学者认为，如Waldyer鞘发育正常，单有尿感，一般不会造成VUR。

(2) 蛋白尿：是预测RN病人预后的最重要因素。蛋白尿可为RN的首发症状，这些病人发生肾功能恶化的危险性大。蛋白尿亦可在严重瘢痕形成数年后才出现，随肾功能减退，蛋白尿增加。肾小球硬化是RN病人发生肾衰的主要原因。蛋白尿的出现，提示VUR已导致进行性肾小球病变，为预后不良指征，且即使术后VUR消失，肾功能仍继续恶化。据一组80例成人RN2～14年（平均5.6年）的随访资料统计，无明显蛋白尿者仅10%发展为肾衰，而达肾病综合征程度的蛋白尿者，100%发生肾衰。中山医科大学附院24例RN病人中有蛋白尿者13例，其中8例有氮质血症，5例24小时尿蛋白高于1.0g的病人中，2例已为终末期肾衰。另外11例无蛋白尿者，仅有1例出现氮质血症。

(3) 高血压：为RN病人后期的常见并发症，亦为儿童恶性高血压的最常见病因。约为20%儿童及青年RN病人出现高血压，Kincaid-Smith报道293例成人RN病人，男女患者合并高血压分别为29%及18%。中山医科大学附院资料，RN病人有高血压者33%。另外，值得注意的是，RN病人以高血压就诊者占25%，因此，除在尿感时需警惕是否RN存在外，对于高血压的原因未明的病人也应高度注意RN的可能性。

(4) 妊娠时表现：妊娠高血压综合征（PIH）可为RN的首发症状。Bailey发现4%严重PIH病人有RN。多数学者认为RN患者妊娠可致肾功能迅速恶化，尤其是在妊娠前已有高血压或蛋白尿者（特别是血肌酐高于200μmol/L时。也有学者发现，如RN病人在妊娠时血肌酐低于200μmol/L，则对肾功能无明显影响。

(5) 夜尿、多尿：Kekomaki发现，VUR病人远曲小管功能最先受影响，尿液浓缩功能异常是反映肾功能损害的敏感指标，这也得到了动物试验的支持。中山医科大学附院资料显示，有反流病人，尿浓缩功能障碍者明显多于无反流病人（94%比38.4，$P<0.05$）；而Scr在两组病人之间的差异无显著意义。

(6) 其他：RN其他较常见的临床表现还有反复发热、腰痛、尿路结石、遗尿、肾功能衰竭及镜下血尿和肉眼血尿等。

2. 诊断要点

(1) VUR的诊断方法

①排尿性膀胱尿路造影（MCU）：是VUR的检测及分级的金指标。该项检查结合膀胱压和尿流速率监测还可评价膀胱功能，通过导尿管和耻骨上膀胱穿刺管注入含可溶性造影剂溶液，观察有无膀胱输尿管反流。该项检查无创伤，简便、安全，很少发生逆行感染。

根据国际反流研究委员会提议的分级标准，将VUR分为五级：

Ⅰ级：尿液反流只达到输尿管。

Ⅱ级：尿液反流到输尿管肾盂及肾盏，但无扩张，肾盏形态正常。

Ⅲ级：输尿管轻度或中度扩张及（或）扭

曲,肾盂轻度或中度扩张,但无或仅有轻度肾盏变钝。

Ⅳ级:输尿管中度扩张及(或)扭曲,肾盂中度扩张,肾盏锐角完全消失,但大部分肾盏保持乳头压痕。

Ⅴ级:输尿管严重扩张和扭曲,肾盂肾盏严重扩张,大部分肾盏看不到乳头压痕。

有报道,筋脉肾盂造影及膀胱镜检查高度怀疑有 VUR 的病人,经常规 MCU 检查仅发现 33% 有 VUR,而经服胆碱能药物氨基甲酰甲基胆碱后 30 分钟,再行 MCU 检查,VUR 的发现率高达 100%,故认为氨基甲酰甲基胆碱-MCU 法可明显提高 VUR 的检出率。亦有学者报道,经多次膀胱充盈及排尿,可明显提高 MCU 诊断 VUR 的可靠性,尤其是低度反流的病人。

②同位素:与 MCU 相比,具有较高的敏感性及可靠性,而接受的放射性剂量小,这在儿童 VUR 病人需多次复查者有明显的优越性。中山医科大学 56 例尿感成人患者进行 MCU 及同位素检查的比较结果为后者较 MCU 法敏感。此外,还可以得到以下资料:出现反流时的膀胱容量;计算反流量;测试残余量;反流持续时间;诊断和观察解剖口的变异。

解剖可分为直接法和间接法。直接法(导尿管法膀胱造影):其敏感性与 MCU 相似或更敏感,且可用于 VUR 分级;间接法(静脉注射法膀胱造影):符合人体生理状态机正常的排尿机制;不需插导尿管;同时可获得肾解剖及功能情况;对仅有急性期尿路感染的 VUR 诊断有重要意义。但亦有局限性:需病人合作,故在小儿较困难;高压反流方能检出率高;检查需时长;肾功能不好可干扰检查。

③超声波:实时 B 超监测 VUR 是一种较新的方法。与 MCU 之间有良好的相关性,在儿童中运用较广,但成人未见报道。因其为无创伤性,安全可靠,值得推广。近年有报道用彩色多普勒观察输尿管开口位置作为尿感儿童合并 VUR 的筛选试验。

④膀胱镜:有观察输尿管开口位置、形态及活动度,膀胱黏膜下输尿管的长度,还能发现输尿管周围憩室,输尿管扩张等。但需结合临床表现及 X 线检查才能对 VUR 作出诊断。对 VUR 已消失,而静脉肾盂造影发现瘢痕者,如膀胱镜检查时观察到输尿管口的形态及位置改变对 RN 的诊断有帮助。

(2)RN 的诊断方法

①静脉肾盂造影:为传统的 RN 诊断方法。可显示肾轮廓、长度、皮质厚度、乳头形态,与杵状肾盂对应的肾表面不规则瘢痕,后者为 RN 的标志。RN 有两种不同的放射学影像:肾盏杵状变,皮质萎缩及对应的全层局部瘢痕是 RN 的最常见表现;偶然亦可出现与梗阻后萎缩相似的 RN,即肾实质普遍变薄及复合乳头改变。近年有学者认为大剂量静脉肾盂造影加 X 线断层照片则更为容易检出肾瘢痕。

反流性肾病的诊断标准为:大剂量静脉肾盂造影并 X 线断层照片发现肾盏杵状变形及相应部位的皮质瘢痕;肾发育停止及(或)输尿管肾盂扩张。Kincaid-smith 报道有些病人 IVP 时不能发现肾实质瘢痕,但肾活检有特征性 RN 的组织学改变,故认为 RN 实际上发生率更高些。

②核素肾显像:近年运用 ^{99m}Tc DMSA(二巯基丁二酸酯)肾显像技术检测 RN,发现其对肾瘢痕诊断的敏感性及特异性与 IVP 比较无差异,甚至在典型严重解剖改变出现前即能发现肾瘢痕。VUR 的追踪观察提示肾显像优于筋脉肾盂造影。

③超声波:可反映肾实质情况及肾瘢痕的范围,有较好的特异性,但仅能显示明显的

肾瘢痕,而对检测肾上极不可靠,但可用于追踪观察。

【治疗】

反流性肾病的治疗目的是制止尿液反流和控制感染,防止肾功能进一步恶化。VUR治疗分为内科及外科疗法。

1. 外科治疗

小儿 VUR 手术适应证为:①重度反流,经内科保守治疗 4 年,反流仍持续或进行性肾功能减退或新瘢痕形成;②VUR 反复感染,经内科积极治疗 4 个月无改善者;③输尿管口呈高尔夫洞穴样改变者;④先天性异常或尿路梗阻而引起反流者。

成人 VUR 是否进行手术治疗,目前有较大的争议。有报道,成人 VUR 保守治疗不易纠正反流,而手术治疗则可取得满意的纠正,故认为成人 VUR 如有症状,50 岁以下者均应选择外科手术。但亦有学者报道手术纠正 VUR 后,虽大部分病人不再出现急性肾盂肾炎发作,但肾脏大小、肾瘢痕、高血压、肾功能减退及蛋白尿并无改善。也有学者认为反流并出现肾盂肾炎、经内科积极治疗无法控制者才考虑手术。有蛋白尿者一般不宜手术。

外科手术方法为传统抗反流手术。晚近许多学者推荐使用经内镜下注射聚四氟乙烯治疗 VUR,儿童的成功率为 87%～93%,成人为 73%。术后反流复发率与 VUR 程度有关,反流越重,复发率越高。此方法的优点为死亡率低、仅需短时麻醉、仅需短期住院、易被患者及家属所接受。

2. 内科治疗

内科治疗对 VUR 有效,尤其在轻度反流而无输尿管扩张者。

(1)注意个人卫生,摄入充足水分,避免便秘,定期排空膀胱(二次排尿、睡前排尿,以便减轻膀胱内压力及减少残余尿)。

(2)而最重要为长程低剂量抑菌治疗,具体方法为每晚睡前排尿后口服一次单剂量抗菌药,剂量一般为每日剂量的 1/3～2/3,抗菌药可选用复方新诺明、羟氨苄青霉素、先锋霉素等。有人建议将多种抗菌药定期交替使用,对防止细菌耐药性有好处,并应注意不宜因做尿细菌培养而停用抗菌药。尿感可促进肾瘢痕形成,如病人发作尿感,应及时积极治疗,以减少瘢痕产生。

(3)同时对血压的控制是 RN 病人长期治疗的一个重要部分,高血压可加速肾功能的恶化,故对 RN 病人应检测血压,出现高血压时应积极治疗。

二、并发症

(一)高血压

【概述】

高血压是反流性肾病后期常见的并发症,也是儿童恶性高血压的最常见病因。

【诊断与鉴别诊断】

符合反流性肾病的诊断标准,患者静息状态下动脉收缩压和(或)舒张压增高($\geq$140/90mmHg),排除原发性高血压及其他继发性高血压,即可诊断。

1. 肾性高血压

(1)肾实质性高血压:包括急、慢性肾小球肾炎,糖尿病肾病。慢性肾盂肾炎等多种肾脏病变引起的高血压,是最常见的继发性高血压。

(2)肾血管性高血压:是单侧或双侧肾动脉主干或分支狭窄引起的高血压。常见病因有多发性大动脉炎,肾动脉纤维肌性发育不良和动脉粥样硬化,前两者主要见于青少年,后者见于老年人。凡迅速或突然加重的高血压,均应怀疑本症。本症大多有舒张压中、高度升高,体检时在上腹部或背部肋脊角处可闻及血管杂音。大剂量快速静脉肾盂造影、多普勒超声、放射性核素肾图有助于诊断。

2. 原发性醛固酮增多症

本病是肾上腺皮质增生或肿瘤分泌过多醛固酮所致,以长期高血压伴低血钾为特征。由于电解质代谢障碍,本症可有肌无力、周期性麻痹、烦渴、多尿等症状。实验室检查有低血钾、高血钠、代谢性碱中毒、血浆肾素活性降低、血浆及尿醛固酮增多。血浆醛固酮/血浆肾素活性比值有较高的诊断敏感性和特异性。超声、反射性核素、CT可确定病变性质和部位。

3. 嗜铬细胞瘤

嗜铬细胞起源于肾上腺髓质、交感神经节和体内其他部位嗜铬组织,肿瘤间歇或持续释放过多肾上腺素、去甲肾上腺素与多巴胺。临床表现变化多端,典型的发作表现为阵发性血压升高伴心动过速、头痛、出汗、面色苍白。在发作期间可确定血和尿儿茶酚胺或其代谢产物3-甲氧基-4-羟基苦杏仁酸,如有显著升高,提示嗜铬细胞瘤。超声、反射性核素、CT或磁共振可确定病变性质和部位。

4. 皮质醇增多症

皮质醇增多症又称Cushing综合征,主要是由于促肾上腺皮质激素(ACTH)分泌过多导致肾上腺皮质增生或者肾上腺瘤,引起糖皮质激素过多所致。80%患者有高血压,同时有向心性肥胖、满月脸、水牛背、皮肤紫纹、毛发增多、血糖增多等表现。24小时尿中17-羟或17-酮类固醇增多,地塞米松抑制试验和肾上腺皮质激素兴奋试验有助于诊断。颅内蝶鞍X线检查,肾上腺CT,放射性核素肾上腺扫描可确定病变部位。

5. 主动脉狭窄

主动脉狭窄多数为先天性,少数是多发性大动脉炎所致。临床表现为上臂血压增高,而下肢血压不高或降低。在肩胛间区、胸骨旁、腋部有侧支循环的动脉搏动和杂音。腹部听诊有血管杂音。胸部X线检查可见肋骨受侧支动脉侵蚀引起的切迹。主动脉造影可确诊。

【治疗】

1. 一般治疗

注意劳逸结合,保持足够的睡眠,参加力所能及的工作、体力劳动和体育锻炼。注意饮食调节,以低盐、低动物脂肪饮食为宜,并避免进食富含胆固醇的食物。肥胖者适当控制食量和总热量,适当减轻体重,不吸烟。

2. 降压药物治疗

根据病情合理使用降压药物,使血压维持在正常或接近正常水平,对减轻症状,延缓病情进展以及防止脑血管意外、心力衰竭和肾功能衰竭等并发症都有作用。降压药物种类很多,各有其特点,目前趋向于作用持久,服用次数减少的长效制剂或剂型,以方便病人服用。常用的降压药物有以下几种:

(1)利尿降压剂:氢氯噻嗪、环戊甲噻嗪、氯噻酮、呋塞米等。

(2)钙离子拮抗剂:如硝苯地平、氨氯地平等。

(3)β受体阻滞剂:美托洛尔、阿替洛尔、比索洛尔等。

(4)血管紧张素转换酶抑制剂:常用的有卡托普利、依那普利、贝那普利等。

(5)血管紧张素Ⅱ受体阻滞剂:氯沙坦、缬沙坦、伊贝沙坦等。

(6)交感神经抑制剂:利血平、盐酸可乐定。

(7) 血管扩张剂：如肼屈嗪等。
(8) α₁ 受体阻滞剂：哌唑嗪、特拉唑嗪、多沙唑嗪等。

（二）肾功能衰竭

详见第二章"慢性肾功能衰竭"。

第五节 梗阻性肾病并发症

一、梗阻性肾病

【概述】

梗阻性肾病是指因为尿流障碍而导致肾脏功能和实质性损害的疾病。本病可以急性发生，也可慢性发生，病变常为单侧性，但不少情况也可以是双侧性。尿路梗阻通常是造成梗阻性肾病的重要原因，但如果该梗阻并未影响到肾实质时一般并不称为梗阻性肾病，而称为阻塞性尿路病（obstructive uropathy）。肾盂积水通常是梗阻性肾病时的临床发现，但许多梗阻性肾病（例如肾内梗阻）并不一定有肾盂积水。同时许多情况特别是先天性输尿管畸形等，在检查时可以有肾盂扩张，但不一定有肾盂积水。

【诊断与鉴别诊断】

1. 临床表现

肾梗阻性疾病可因泌尿性任何部位的梗阻引起，由于梗阻所在的部位、病因和发病急缓的不同，其临床表现有很大的差异。尽管肾梗阻性疾病最终均引起肾积水，但临床上不一定以肾积水为主要病象，而肾积水本身又无典型的较为普遍的临床特征；有时可全无病状，有时以其病因为主要病象，在部分病例直到肾积水达严重程度，腹部出现肿物和肾功能不全，甚至无尿时始被发现。

在梗阻以下的梗阻，常表现为排尿困难。尿石症、肿瘤、结核等引起的梗阻，常以其病因症状为主要临床表现，很少显示肾积水。发病骤急的梗阻，如输尿管结石等，有非常急剧的绞痛，但肾积水并不严重。而由发病缓慢的肾盂输尿管连接部梗阻引起的肾积水，在肾积水达很大体积时，尚可能无明显病状。

肾梗阻性疾病常见的临床表现如下：

(1) 疼痛：为泌尿系梗阻病常见的病状，但任何部位的梗阻，包括完全性梗阻，都可能是无痛的。梗阻引起的疼痛开始为隐痛，以后转为持续性疼痛，逐渐增强，一般发作几小时内即缓解，但严重者可昼夜不止。泌尿系管道堵塞时，梗阻以上的管腔内压力增高，管道扩张，急剧的管道膨胀引起疼痛。梗阻后管道剧烈的蠕动波可加重疼痛的程度，疼痛的程度与发病的急缓关系密切，例如输尿管结石发病急，疼痛剧烈；反之输尿管肿瘤是逐渐进展的，疼痛较轻，甚至无明显疼痛。梗阻后肾积水和泌尿道扩张的程度与疼痛轻重并不一致，如急性梗阻的肾积水轻而疼痛剧烈，而慢性进展的巨大肾积水长可无痛或偶感疼痛。

(2) 肿物：上尿路梗阻时，是肾积水所致，有时可大可小。下尿路梗阻时，膀胱膨胀，在耻骨上出现柔软球形肿物。

(3) 排尿困难和尿量改变：在膀胱以下的梗阻排尿比较明显，常有排尿费力、尿线细、间断、夜尿增多等症状。在排尿时感腰部胀痛，提示膀胱尿向输尿管和肾盂回流。尿量波动，时多时少亦为泌尿系梗阻性疾病的特点,特别是在输尿管梗阻时多见。突然发生的急性无尿、肾功能衰竭往往是双侧肾或孤立肾的完全性梗阻。

(4)感染:可能是泌尿系梗阻惟一的临床表现,梗阻病变亦可能是泌尿系反复感染和难以治愈的原因,而感染又能加剧泌尿系梗阻的病理损害。梗阻合并感染常有寒战、高热、甚至中毒性休克,如不及时处理,严重者可致死亡。梗阻合并急性感染时,肾周围感染的病状非常明显。泌尿系梗阻性病变合并慢性感染,尿内有变形杆菌等尿素分解细菌时,易形成磷酸镁铵结石。急性或长时间的双侧肾积水,可出现肾功能不全,甚至发生尿毒症。

2. 诊断要点

梗阻性疾病如有典型的肾绞痛、腹部肿块、排尿困难、尿潴留等病状,则诊断多无困难,但在有些病例,其原发病因症状显著,如泌尿系结核、肿瘤等,容易忽略梗阻性病变的存在。泌尿系以外的病变导致的肾梗阻性疾病亦经常不能及时诊断,甚至到肾功能衰竭或无尿时始发现。

(1)实验室检查:一般行血常规、尿常规的检查,贫血常继发于慢性泌尿系感染或双侧肾积水引起的尿毒症,血白细胞升高提示有活动性感染。梗阻性肾病和肾积水时,尿内可有蛋白或管型,血尿常见膀胱肿瘤、尿路结石。脓细胞表示合并尿路感染。梗阻性肾病合并感染者60%,梗阻位置越低,合并感染的几率越大,应常规做中段尿培养和药物过敏试验。同时注意尿沉渣中结晶是否增多,脱落细胞有无异常,必要时尿检查有无结核杆菌。还应监测是否有氮质血症、酸中毒和电解质平衡失调。

(2)特殊检查

①B超检查:可明确鉴别肾积水和肾实质性病变。探知积水的情况及肾脏的大小,肾脏有无结石或肿瘤,观察膀胱残余尿量。

②KUB X 线平片:可帮助发现肾、输尿管结石。双肾影增大,表面不规则,尤以肾脏上、下两极更明显。

③泌尿系造影:在诊断中有重要价值。排泄性泌尿系造影,在泌尿系梗阻时,典型的表现之一是肾影成影时间延长。因肾小球滤过率降低,肾小管内液体流动缓慢,水分吸收增加,造影剂聚集在皮质,可能主要在近端小管内使肾影极清晰,所以一个浓缩造影剂的肾影是急性梗阻的特点。慢性梗阻时,因肾盂容积很大,造影剂高度稀释,肾盂影像模糊。输尿管下段梗阻可使输尿管迂曲伸长,呈"S"状扭曲,亦可影响尿液排出。延缓的排泄行泌尿性造影,对诊断梗阻部位有一定帮助,延缓时间可长达24~36小时。间歇性肾积水在无疼痛发作时,但疼痛发作时,行排泄性泌尿系造影,则肾盂肾盏明显扩张,显影模糊,甚至可不显影。

如排泄性泌尿系造影不能确定有无梗阻及其所在部位,可行逆行性泌尿系造影。经膀胱镜输尿管插管,如有肾积水则输尿管导管进入肾盂后即滴出大量尿液。静脉注入酚红1ml可了解肾功能状况。肾盂尿应作细菌培养和常规检查。若需行逆行性肾盂造影,必须严格无菌操作,以防止带入感染。近年来随着X线技术的改进,逆行性造影可在荧光屏观察下进行,使造影准确可靠。带有球形头的输尿管导管插入输尿管下端后注入造影剂,可使输尿管、肾盂、肾盏全部充盈,容易发现梗阻性病变。

凡在梗阻性病变时行泌尿系造影,事先均应摄全泌尿系平片。

肾积水患者在排泄性和逆行性泌尿系造影不能明确诊断时,亦可行肾穿刺造影术,穿刺所获尿液可作常规检查、细菌培养和尿脱落细胞检查。注入造影剂内应加入抗菌药物,造影剂量必须少于穿刺时吸出的尿量。肾穿刺造影不仅影像清晰、方法简单,且可及时确定梗阻部位,特别适用于肾积水发生急性梗阻性无尿的诊断和处理。

④CT(电子计算机断层造影):可用于肾梗阻性疾病的诊断。CT可发现肾积水,因尿与肾实质密度不同,可与肾实质病变如肾肿瘤鉴别。注射造影剂以后,肾积水可与肾囊肿鉴别,因肾积水逐渐充盈,而囊肿则无改变。造影剂在梗阻部位停滞,可确定梗阻部位,并可能见到肿大的淋巴结、骨破坏、后腹膜纤维化、盆腔肿瘤、增生的前列腺等。

⑤放射性核素:核素肾图在梗阻性疾病时,c段下降延缓或不下降甚至继续上升。肾功能损害时,a段及b段亦可低平。肾扫描既是功能检测亦可显示肾区域性病变,但不能鉴别囊性病变和肿瘤所致的充盈缺损。

【治疗】

梗阻性肾病最理想的治疗是去除梗阻病因,若梗阻尚未造成严重后果的不可恢复的损害,则去除病因后效果良好。在情况紧急或梗阻原因不可能去除时,应在梗阻以上行造瘘手术,如肾造瘘、输尿管造瘘、膀胱造瘘术等,这些有部分是暂时性的,一旦梗阻原因解除即可终止,但如梗阻原因不可能解除,则造瘘可为永久性的。

1. 解除梗阻

(1)手术

①肾盂梗阻:先天性肾盂输尿管梗阻,有疼痛症状及反复感染或肾功能进行性减退者,应做手术修正以去除梗阻原因,如异位血管,肾盂整形修补术。阻塞肾盂-输尿管连接点的结石应手术切除。

②输尿管梗阻:肾结石为输尿管梗阻最常见原因,结石小于5～7mm可望自行排出,一般不需手术治疗。到达输尿管下端的结石可试用膀胱镜取石。位在输尿管上部的结石,需切开输尿管取石。放射科和泌尿外科医师合作经皮切开肾脏或输尿管,通过内镜直窥下取除结石。较大结石(7～15mm的结石)可用体外震波碎石治疗,碎块可在2～3个月内自动排出体外。其他原因引起的输尿管梗阻、结核狭窄,由肿瘤或后腹膜纤维化产生的外来压迫,常须根据原发病进行更广泛的手术治疗。

③下尿路梗阻:膀胱颈或尿道梗阻引起严重排尿困难,肾功能减退,反复尿路感染应予手术治疗。由神经性膀胱或盆腔恶性肿瘤梗阻引起的严重膀胱功能障碍可作回肠输尿管吻合术,转移尿流。

④肾切除:单侧性梗阻肾严重损伤,功能减退不能逆转,合并肾盂肾炎反复发生且对治疗无效者,可考虑作肾切除术。手术解除梗阻失败或无效,感染又引起革兰阴性败血症者,术前经过测定证明该肾已无正常肾功能的亦可考虑作肾切除。

(2)临时性造瘘:病情不允许者可先造瘘,使尿液引流通畅,择期手术去除病因。

(3)透析:因BUN、Scr升高,暂不宜手术者,可先行血液透析。

2. 维持水、电解质平衡

慢性部分性尿路梗阻,完全或严重部分双侧梗阻,手术病因解除后可因大量排尿而引起失水和电解质紊乱,应予以纠正。

3. 抗感染

急性尿路感染应根据尿细菌培养、药敏选用抗生素,而且要选用在肾脏和尿液内浓度高的抗生素,并持续用3～4周。应在尿培养报告前即选用抗生素,待报告后再作调整。对需用器械检查或治疗尿路梗阻者,在术前1小时或术后2～3天应用抗生素预防感染发生。

二、并发症

（一）高血压

【概述】

急性单侧梗阻可引起血压升高，血浆肾素活性升高，灌注血压紧张素Ⅱ对抗剂血压可下降，解除梗阻后血压可恢复正常，血浆肾素需6周恢复正常。据1组372例肾积水的统计，慢性单侧梗阻，收缩压超过145mmHg者占13.7%，超过160mmHg占5.6%，29例经手术解除梗阻后，血压恢复正常的仅占34.4%，表明高血压可能和肾素活性增加无关。双侧性梗阻病变引起的高血压，目前资料不支持与肾素有密切关系，通常是体内水、钠潴留，引起体液容量扩大所致。

【诊断】

符合梗阻性肾病的诊断标准，患者静息状态下动脉收缩压和(或)舒张压增高(≥140/90mmHg)，排除原发性高血压及其他继发性高血压，即可诊断。

【鉴别诊断】

主要是与其他继发性高血压相鉴别。

1. 肾性高血压

(1)肾实质性高血压：包括急、慢性肾小球肾炎，糖尿病肾病、慢性肾盂肾炎等多种肾脏病变引起的高血压，是最常见的继发性高血压。

(2)肾血管性高血压：是单侧或双侧肾动脉主干或分支狭窄引起的高血压。常见病因有多发性大动脉炎，肾动脉纤维肌性发育不良和动脉粥样硬化，前两者主要见于青少年，后者见于老年人。凡迅速或突然加重的高血压，均应怀疑本症。本症大多有舒张压中、高度升高，体检时在上腹部或背部肋脊角处可闻及血管杂音。大剂量快速静脉肾盂造影、多普勒超声、放射性核素肾图有助于诊断。

2. 原发性醛固酮增多症

本病是肾上腺皮质增生或肿瘤分泌过多醛固酮所致，以长期高血压伴低血钾为特征。由于电解质代谢障碍，本症可有肌无力、周期性麻痹、烦渴、多尿等症状。实验室检查有低血钾、高血钠、代谢性碱中毒、血浆肾素活性降低、血浆及尿醛固酮增多。血浆醛固酮/血浆肾素活性比值有较高的诊断敏感性和特异性。超声、反射性核素、CT可确定病变性质和部位。

3. 嗜铬细胞瘤

嗜铬细胞起源于肾上腺髓质、交感神经节和体内其他部位嗜铬组织，肿瘤间歇或持续释放过多肾上腺素、去甲肾上腺素与多巴胺。临床表现变化多端，典型的发作表现为阵发性血压升高伴心动过速、头痛、出汗、面色苍白。在发作期间可确定血和尿儿茶酚胺或其代谢产物3-甲氧基-4-羟基苦杏仁酸，如有显著升高，提示嗜铬细胞瘤。超声、反射性核素、CT或磁共振可确定病变性质和部位。

4. 皮质醇增多症

皮质醇增多症又称Cushing综合征，主要是由于促肾上腺皮质激素(ACTH)分泌过多导致肾上腺皮质增生或者肾上腺瘤，引起糖皮质激素过多所致。80%患者有高血压，同时有向心性肥胖、满月脸、水牛背、皮肤紫纹、毛发增多、血糖增多等表现。24小时尿中17-羟或17-酮类固醇增多，地塞米松抑制试验和肾上腺皮质激素兴奋试验有助于诊断。颅内蝶鞍X线检查，肾上腺CT，放射性核素肾上腺扫描可确定病变部位。

5. 主动脉狭窄

主动脉狭窄多数为先天性，少数是多发

性大动脉炎所致。临床表现为上臂血压增高,而下肢血压不高或降低。在肩胛间区、胸骨旁、腋部有侧支循环的动脉搏动和杂音。腹部听诊有血管杂音。胸部X线检查可见肋骨受侧支动脉侵蚀引起的切迹。主动脉造影可确诊。

【治疗】

1. 一般治疗

注意劳逸结合,保持足够的睡眠,参加力所能及的工作、体力劳动和体育锻炼。注意饮食调节,以低盐、低动物脂肪饮食为宜,并避免进富含胆固醇的食物。肥胖者适当控制食量和总热量,适当减轻体重,不吸烟。

2. 降压药物治疗

根据病情合理使用降压药物,使血压维持在正常或接近正常水平,对减轻症状,延缓病情进展以及防止脑血管意外、心力衰竭和肾功能衰竭等并发症都有作用。降压药物种类很多,各有其特点,目前趋向于作用持久,服用次数减少的长效制剂或剂型,以方便病人服用。常用的降压药物有以下几种:

(1)利尿降压剂:氢氯噻嗪、环戊甲噻嗪、氯噻酮、呋塞米等。

(2)钙离子拮抗剂:如硝苯地平、氨氯地平等。

(3)β受体阻滞剂:美托洛尔、阿替洛尔、比索洛尔等。

(4)血管紧张素转换酶抑制剂:常用的有卡托普利、依那普利、贝那普利等。

(5)血管紧张素Ⅱ受体阻滞剂:氯沙坦、缬沙坦、伊贝沙坦等。

(6)交感神经抑制剂:利血平、盐酸可乐定。

(7)血管扩张剂:如肼屈嗪等。

(8)α_1受体阻滞剂:哌唑嗪、特拉唑嗪、多沙唑嗪等。

3. 手术治疗

如药物不能控制高血压,手术纠正单侧梗阻可降低血压。

(二)肾功能衰竭

【概述】

一侧完全性或不完全性及双侧不完全性的梗阻,长期不解除梗阻可以引起慢性肾实质的病损害,导致慢性肾功能衰竭的发生。而双侧的完全性的梗阻却能引起急性肾功能衰竭。

【诊断】

符合梗阻性肾病的诊断标准,出现肾功能衰竭,并排除其他原因导致肾功能衰竭,即可诊断。急性肾衰竭一般是基于血肌酐的绝对值或相对值的变化来诊断。慢性肾衰竭的诊断一般不难,贫血、尿毒症面容、高磷血症、双肾缩小的均支持本病的诊断。

【鉴别诊断】

1. 肾小球病系所致肾衰竭

主要表现为血尿、蛋白尿、高血压水肿等病变,原发性肾小球病系有急慢性肾炎病史,而继发性肾小球病系除有肾小球损害引起的上述症状外,尚有原发病的症状,无泌尿系梗阻的证据。

2. 其他慢性肾间质性肾炎

(1)临床表现

①具有原发病的临床特征。

②有肾小管浓缩功能障碍,如烦渴、多饮、多尿等肾性尿崩症的症状。

③近端小管受累可出现糖尿、氨基酸尿、碳酸氢盐尿等。

④可出现肾小管酸中毒,或有失盐性肾炎,或有失钾性肾病等。

⑤或有尿路刺激征。

⑥肾乳头坏死者常有腹部绞痛及肉眼血尿。

⑦晚期有贫血、高血压、尿毒症综合征。

(2)实验室检查：由于病因不同，化验结果不尽相同。

①肾小管功能紊乱、多尿、夜尿、低比重尿或尿渗透压降低。

②少量蛋白尿，一般为 1.5~2.0g/24h。

③小分子蛋白尿　尿溶菌酶、NAG、RBP、尿 β_2-M、免疫球蛋白 Tomm-Horsfall 黏蛋白排泄量增多。

④尿细胞主要为嗜酸性粒细胞。

⑤尿细菌培养可阳性。

【治疗】

尿路梗阻引起的慢性肾功能衰竭或终末期肾功能衰竭时，需行透析治疗。梗阻引起的终末期肾功能衰竭也适合肾移植，但手术前期通常做双肾切除，以去除感染。

(三)红细胞增多症

【概述】

红细胞增多症可见于肾肿瘤、肾囊肿、肾囊肿、肾积水患者。红细胞增多和肾产生促红细胞生成素有关。

【诊断】

红细胞增多症(polycythemia)以红细胞数目、血红蛋白、红细胞压积和血液总容量显著地超过正常水平为特点。

【鉴别诊断】

主要与真性红细胞增多症、相对红细胞增多症、继发性红细胞增多症相鉴别。

1. 真性红细胞增多症

真性红细胞增多症(polycythemia vera)是一种由于异常的多能干细胞克隆增殖所造成的骨髓增生性疾病。发病率约为 1/10 万，多发生在 60 岁左右的老年人，儿童时期极罕见，发生在 25 岁以下的只占所有病例的 1%。

起病大多缓慢。由于红细胞增多，导致血液黏稠度增加，血流缓慢，微循环障碍，全身血管扩张充血。常见的症状有头痛眩晕、视力障碍、面色发红、眼结膜充血、血压增高、肝脾肿大和血管栓塞等症状。亦常见鼻出血和皮肤淤斑。夜间多汗和体重下降亦为常见现象。眼底检查可见视网膜静脉扩张、充血、粗细不等，颜色深紫等。约 1/3 病人有舒张血压增高现象。

骨髓细胞染色体检查可见多种非特异性畸变，如第 8 三体、第 9 三体或 5 和 7 或 22 部分缺失等。

红细胞计数大多在 $6~10\times10^{12}$/L(600万~1000 万/mm³)以上，血红蛋白 160~250g/L(16~25g/dl)，红细胞压积 54%~80%，白细胞中度增高。血小板增多可达 $400~1100\times10^9$/L(40 万~110 万/mm³)。骨髓增生活跃，粒细胞/红细胞下降。血红蛋白 F 轻度增高，白细胞碱性磷酸酶和血浆 B_{12} 增高。红系祖细胞在体外培养不需要红细胞生成素即可增殖。动脉血氧饱和度大于 92%。

真性红细胞主要的诊断标准有：①红细胞容量增多(男>36ml/kg，女>32ml/kg)；②动脉血氧饱和度超过 92%；③脾大。

如仅符合上述两项者，则必须具备下列任何两条次要诊断指标：①白细胞增多；②血小板增多；③中心粒细胞碱性磷酸酶活性增高；④血清维生素 B_{12} 增高(>666pmol/L)或未饱和维生素 B_{12} 结合力增高(>1628pmol/L)。

2. 相对红细胞增多症

相对红细胞增多症是因血浆容量减少、血液浓缩而致红细胞增多，发生于严重脱水、大面积烧伤、慢性肾上腺皮质功能减退症等。

3. 继发性红细胞增多症

继发性红细胞增多症主要有以下几种情况。

(1)新生儿红细胞增多症：正常足月新生儿的血红蛋白为 180～195g/L，红细胞 $(5.7～6.4)×10/L$，血细胞比容 53%～54%，这是由于胎儿在母体内处于生理性缺氧状态。婴儿出生后红细胞数逐渐下降，2周后可达正常。如血红蛋白大于 210g/L，血细胞比容大于 65%，即可诊断为新生儿红细胞增多症。其发病原因可能由于胎儿经胎盘受血，如胎盘母侧血漏向胎儿，或孪生胎儿之间转输血。

(2)高原性红细胞增多症：这是慢性高山病的一种类型。由于在高原地区，大气压减低，在缺氧的刺激下，红细胞生成素有代偿性增加，促使红细胞增多。本病在我国青海、西藏等地均有报道，男女均可发病。在海拔3500m以上，随海拔高度增加，本病的发病数亦相应增多。

(3)慢性肺脏疾病所致红细胞增多症：如肺气肿、长期支气管哮喘、严重脊柱侧突或后突影响肺心功能、肺源性心脏病、多发性肺栓塞、Ayerza综合征、肺换气不良综合征(pickwickian综合征)等均可继发红细胞增多症。

(4)心血管疾病所致红细胞增多症：先天性心脏病，如肺动脉瓣狭窄(常伴有室间隔或房间隔缺损、卵圆孔未闭、动脉导管开放)、大血管完全移位、法洛四联症等常可继发红细胞增多症。这是由于血液短路使动脉血氧饱和度降低，氧张力降低，刺激红细胞生成素的分泌，促进红细胞造血。获得性心脏病，如左房室瓣狭窄和慢性肺源性心脏病，由于全身血循环障碍和肺通气受阻，亦可伴发红细胞增多症。先天性肺动静脉瘘、门静脉与肺静脉血管交通亦伴发红细胞增多症。

(5)血红蛋白病所致红细胞增多症：与氧亲和力增高的血红蛋白不易将氧释放至组织，引起组织缺氧，使红细胞生成素异常增加而发生红细胞增多。国外报道有30余种异常血红蛋白都有氧亲和力增加，氧合血红蛋白解离曲线左移，组织氧张力减低，红细胞生成素增多，重者可引起红细胞增多症。患者常有遗传倾向。

(6)变性血红蛋白所致红细胞增多症：这组疾病包括一些遗传性或病理条件下血红蛋白对氧的摄入或释放异常，如高铁血红蛋白血症、硫化血红蛋白血症、碳氧血红蛋白血症等。由于血红蛋白失去与氧结合的能力，不能携带氧至组织，可继发红细胞增多症，其程度一般均较轻。

(7)肿瘤所致红细胞增多症：我国有肝细胞癌及子宫肌瘤合并红细胞增多症的病例报道，发病机制并不相同，有的还不清楚。某些肿瘤或囊液中含红细胞生成刺激物质，如小脑成血管细胞瘤、肝细胞癌等；有的肿瘤可能是因肾外非代偿性红细胞生成素生成，如肝细胞癌、子宫肌瘤等；也有的是因为肿瘤压迫影响肾脏供血，引起肾缺氧，导致红细胞生成素增加，如子宫肌瘤；部分肿瘤可能与内分泌影响红细胞生成素有关，如嗜铬细胞瘤等。个别报道尚有胃癌、前列腺癌、霍奇金病及食管肿瘤等引起红细胞增多症者。

梗阻性肾脏疾病所致红细胞增多症肾脏疾病继发红细胞增多症者以肾癌为最多，其次为多囊肾、肾盂积水、肾良性腺瘤、肉瘤、结核等；继发性肾脏肿瘤、肾移植等也可有红细胞增多症。由于肿瘤、囊肿或积水压迫肾组织，阻碍血流，引起局部组织缺氧，肾脏产生红细胞生成素增加，导致红细胞增多。

【治疗】

红细胞增多是一种代偿现象,不需要治疗。根除原发病后,红细胞增多现象可以自然痊愈。有人报道8例仅有红细胞增多,动脉血内氧饱和度正常,解除肾积水后,增多的红细胞恢复正常。若红细胞压积超过65%,则血液黏稠度极度增加,应间断地从静脉放血用等量血浆或生理盐水换血。

第六章

尿路感染和肾结石并发症

第一节 尿路感染并发症

一、尿路感染

【概述】

尿路感染是指尿路内有微生物停留、繁殖并导致炎症反应发生而出现的一组临床综合征。根据感染的部位可将尿路感染分为上尿路感染和下尿路感染，上尿路感染又称肾盂肾炎，下尿路感染则包括膀胱炎及尿道炎。此外，根据有无尿路功能上或解剖上的异常，以及是否存在全身背景性疾病，又可将尿路感染分为复杂性及非复杂性两大类。前者是指伴有尿路梗阻、结石、先天性尿路畸形或膀胱输尿管反流等解剖或功能异常，以及合并存在糖尿病、可导致全身免疫功能异常的疾病，或在慢性肾脏实质疾病基础上发生的尿路感染。后者则无上述情况。

【诊断与鉴别诊断】

1. 临床表现

(1)急性膀胱炎：即通常所指的下尿路感染，是成年女性尿路感染的主要类型，占尿路感染的50%~70%。主要表现有排尿不适感，常伴有尿频、尿急和膀胱区不适，多有白细胞尿，偶可有血尿。常无明显的全身感染症状，但极少数患者可有腰痛和发热（通常不会超过38℃）。血白细胞计数可正常。膀胱炎常发生于性生活后，亦可见于妇科手术后、月经后及老年妇女有外阴瘙痒者。致病菌大多为大肠杆菌，但在青年妇女中约有25%为凝固酶阴性之腐生葡萄球菌，偶亦可为变形杆菌、绿脓杆菌等。约40%的膀胱炎为自限性，在7~10天内不治自愈。女性膀胱炎经治疗尿菌转阴之后，可以再度发生（再发性膀胱炎）。再发的80%以上是重新感染。男性再发的原因,多是因为存在着慢性细菌性前列腺炎。尿路感染再发时常有症状。

(2)急性肾盂肾炎:多发于生育年龄妇女,临床表现有两组综合征。

①尿路局部症状:尿频、尿急和尿痛等下尿路症状,腰痛或肋脊角压痛和叩痛。

②全身感染症状:寒战、发热、头痛、恶心、呕吐,常伴有血白细胞计数升高、血沉增快,严重者个别可发生革兰阴性杆菌败血症,多发生于有尿路梗阻者。

但是有些肾盂肾炎患者的临床表现与膀胱炎类似,仅凭临床表现难以鉴别,需要进一步做定位检查。

不典型尿路感染的临床表现可多样化,较常见的有以下几种:①以全身急性感染症状为主要表现,如寒战、发热、恶心、呕吐等,而尿路局部症状,如尿频、排尿不适、腰痛等则不明显,易误诊为感冒、伤寒和败血症等;②尿路症状不明显,而主要表现为急性腹痛和胃肠功能紊乱的症状,易误诊为阑尾炎、胆囊炎和急性胃肠炎;③以血尿、轻度发热和腰痛等为主要表现,亦误诊为肾结核。

(3)无症状细菌尿:无症状细菌尿又称隐匿性细菌尿,即指患者有真性细菌尿而无任何尿感症状。常在健康人群中进行筛选时,或因其他疾病做常规尿细菌学检查时发现。其发生率随年龄增长而增加,超过60岁的妇女,其发生率可达10%~12%。

(4)复杂性尿路感染:临床表现为泌尿道和(或)全身症状,并具有尿路解剖学或功能异常、尿路梗阻或反流、留置导尿管、尿毒症、器官移植、免疫功能损害等均视为复杂性尿路感染。通常耐药菌感染及发生于男性、儿童、孕妇尿感亦属复杂性尿路感染。男性尿路感染50岁以下罕见,特别是年龄在40岁以上者患尿感染时,细菌常累及前列腺或(和)肾脏,且男性尿路感染常与前列腺肥大、结石、尿路梗阻或膀胱排空能力减退有关。因此,男性尿路感染一般均应视为复杂性尿路感染。

(5)反复发作性尿路感染:患者无尿路解剖学或(和)功能异常,每年发作3次以上或6个月内发作2次以上。反复发作性尿路感染有复发和再感染两种。复发的病原菌与初发者相同(同种属、同血清型),通常发生于治疗结束后2周内,多见于肾盂肾炎患者;再感染的病原菌与初发者不同,通常发生于治疗结束2周以后,多见于膀胱炎患者。易患因素包括母亲或家庭尿路感染史、初发年龄15岁以下。绝经后妇女易患因素有尿失禁、膀胱膨出、残尿、绝经前尿路感染史及非分泌状态。

2. 实验室检查

尿感的诊断,常不能依靠临床症状和体征,而要依靠实验室检查,特别是细菌学检查。凡是有真性菌尿者,均可以诊断为尿感。真性细菌尿是指:①在排除假阳性的前提下,清洁中段尿细菌定量培养$\geq 10^5$/ml;如临床上无症状,则要求两次细菌培养均为有意义的细菌尿、且为同一菌种;②膀胱穿刺尿细菌定量培养有细菌生长。但女性有明显尿急、尿频、尿痛,且尿白细胞增多,便可疑为尿路感染,如尿细菌定量培养$\geq 10^2$/ml,且为尿感常见致病菌则可拟诊为尿路感染。下列检查将有助于诊断。

(1)尿常规检查:尿蛋白常为阴性或微量,尿沉渣内白细胞多数显著增加,如发现白细胞管型,有助于肾盂肾炎的诊断。少部分病者有较明显的镜下血尿,极少数(<5%)可有肉眼血尿。

(2)尿白细胞:有症状的尿感常有脓尿(又称白细胞),即清洁尿标本尿沉渣的白细胞超过5个/HP,更为准确的是用血细胞计数板计算($\geq 8\times 10^6$/L)。如标本不清洁,尤其是混进白带,可严重影响检查结果。白细胞酯酶试纸也可测出脓尿,本方法简便,但敏感性较镜检差一些。脓尿对尿路感染的诊断有一定帮助,但决不能单纯依靠脓尿确诊尿路感染,因除白带污染外,泌尿生殖系统非感染性炎症(如间质性肾炎)、结核分枝杆菌、真菌和衣原体感染等均可以出现脓尿。

(3)尿细菌学检查:尿感诊断的确立,主要依靠尿细菌学检查。

①尿标本的收集:清洁中段尿不能避免污染,故如仅作细菌培养,而不加以作含菌量计数,即是尿细菌定性培养,其结果是很不可靠的。但膀胱穿刺尿作细菌定性培养,却很可靠,不会有假阳性,是诊断尿路感染的金指标。清洁中段尿作尿细菌定量培养也可靠,但必须按操作规程收集尿标本。

②尿沉渣定量培养:其临床意义为尿含菌量超过 10^5/ml,为有意义的细菌尿,常为尿路感染;$10^4\sim10^5$/ml 者为可以阳性,需复查;如少于 10^4/ml,则可能是污染。

③尿沉渣镜检细菌:清洁中段尿的没有染色的沉渣用高倍镜(较暗视野)找细菌,如平均每个视野超过 20 个细菌(包括动或不动的),即为有意义的细菌尿,其符合率可达约 90%以上。此法可以迅速获得结果,并可按致病菌情况选用恰当的抗菌药物。

④化学性检查:目前常用的是亚硝酸盐实验,其诊断尿路感染的敏感性是 70.4%,特异性是 99.5%,假阴性常是由于球菌感染。临床上常采用浸试条法(亚硝酸盐试验加上白细胞酯酶测定)作为尿路感染的筛选试验。

⑤细菌学检查的假阳性和假阴性:上述培养、镜检和化学性检查等集中细菌学检查法,都可以有假阳性和假阴性。

假阳性可见于:中段尿的收集不规范,尿标本被白带污染;尿标本在室温下放置超过 1 小时才做检验;检验的技术有误。

假阴性主要见于:患者在近 7 天内用过抗菌药物;尿液在膀胱内停留不足 6 小时,细菌没有足够的时间繁殖;收集中段尿时,消毒药不慎混入尿标本内。

(4)其他实验室检查:急性肾盂肾炎血白细胞升高,中心粒细胞核左移。血沉可增快。

(5)影像学检查:尿感急性期不宜做 X 线静脉肾盂造影检查(IVP),可做 B 超检查以排除梗阻和结石。

女性 IVP 的适应证为:①复发的尿路感染;②疑为复杂性尿路感染;③拟诊为肾盂肾炎;④感染持续存在,对治疗反应差。

男性首次尿感亦应作 IVP。IVP 的目的是找寻有否能用外科手术纠正的易感因素。从小儿就有尿路感染反复发作史者,除 IVP 外,还应作排尿期膀胱-输尿管反流检查。

【治疗】

尿路感染的治疗目前多采用分型治疗,即将尿路感染分为膀胱炎、急性肾盂肾炎、男性尿路感染、复杂性尿路感染、妊娠合并尿路感染、无症状细菌尿等不同类型给予相应的处理,使治疗更有针对性。

1. 膀胱炎

可予短程抗菌药治疗,无需尿培养。短程抗菌药治疗包括单剂疗法、3 天疗法和 7 天疗法。单剂疗法是一次服用大剂量的抗菌药,如复方新诺明 5 片或诺氟沙星 1.2g,其优点是经济、简便而药副反应少,但治愈率比 3 天疗法低,而复发率高。7 天疗法的疗效与 3 天疗法相似。短程抗菌药治疗后 1 周,复查尿培养,如为阴性则属治愈;如为阳性则按急性肾盂肾炎治疗。

2. 急性肾盂肾炎

在给药前应先作尿培养,病象较轻者可选用喹诺酮类药口服,病象较重者可选用诺氟沙星、氨苄青霉素加庆大霉素、氨苄青霉素加舒巴坦、头孢三嗪等抗生素静脉注射。待有尿培养报告出来后，根据药敏调整用药。治疗急性肾盂肾炎应连续给予抗菌药10～14天，疗程结束后1周和1个月分别作尿培养，如菌尿持续存在，宜继续使用抗菌药4～6周。如抗菌治疗72小时发热不退时，除调整用药外，可作泌尿系B超及同位素肾图，以排除尿路梗阻性疾病。

3. 妊娠尿路感染

妊娠初3个月的孕妇中约20%～40%可检测到无症状性菌尿（细菌数＞10cfu/ml）。菌尿的细菌大多是大肠杆菌（80%），余为克雷伯杆菌、变形杆菌、肠球菌等。近年来妇女尿道炎、宫颈炎感染衣原体者日渐增多，应予注意。孕妇是处于相对的免疫抑制状态，有菌尿的孕妇如不治疗，其中有30%可引起急性肾盂肾炎，对母体和胎儿都可造成影响，如早产或死产。因而在妊娠期监测、防治无症状性菌尿有重要意义。第一次产检和妊娠28周时应常规作尿培养检查。

多数抗菌药物对胎儿和母体有毒副作用。目前认为青霉素类、头孢菌素类和红霉素等在孕期中可安全使用。治疗无症状菌尿可给头孢氨苄7～10天，菌尿转阴后每月作尿培养1次直至分娩；每次性生活后即服单剂头孢氨苄预防。孕期中如发现有衣原体感染应积极治疗，可予红霉素7～10天，以防未足月胎膜早破、低体重儿、新生儿鼻咽炎、肺炎、结膜炎等并发症。

4. 无症状细菌尿

无症状菌尿发展成为有症状的尿路感染或导致并发症的可能性有多大尚不清楚。因而这些病人是否需要抗菌治疗尚有争议。一般认为有尿路解剖异常（如多囊肾、海绵肾）、梗阻（如尿石）、准备作尿路器械检查者或伴有妊娠、糖尿病、肾功能不全、肾移植者、使用免疫抑制剂者等，应给予抗菌药物治疗。

二、并发症

（一）肾乳头坏死

【概述】

肾乳头坏死（renal papillary necrosis）又称坏死性肾乳头炎或肾髓质坏死，是因肾内髓区缺血和（或）严重感染导致的肾实质毁损性并发症，通常局限于肾乳头部。本症虽也可视为暴发过程的急性肾盂肾炎，但其本质上应归属于慢性间质性肾炎。本症多见于40岁以上的人群。发病率各地报告不一，美国为0.16%～0.26%，英国为0.8%～1.3%，而澳大利亚为4%。

【诊断】

临床表现的轻重，取决于坏死的部位、范围和病变发展的速度。按起病方式和病程的不同可分为两型。

1. 急性肾乳头坏死

常突然起病，重症可有寒战、高热、肾区疼痛、肉眼血尿和尿路刺激症状，有发展成败血症者。当坏死组织块或血凝块脱落堵塞输尿管时，可发生剧烈的肾绞痛和少尿。双侧肾乳头坏死时可出现急性肾功能不全。

2. 慢性肾乳头坏死

常为隐匿起病，如同慢性间质性肾炎和镇痛剂肾病，亦可屡发肾盂肾炎样症状，或偶发肾绞痛；亦可成间隙或持续镜下血尿，伴或不伴进行性肾功能减退；亦有无临床症状者，偶因作泌尿系造影时发现环形征而被发现，或发展成肾功能不全时方呈现症状而被发现。

外周血白细胞数常增高；约80%病人有

蛋白尿、血尿、脓尿；有时尿液中可发现脱落的坏死肾乳头组织块；合并感染时尿细菌学检查可获阳性；常有程度不等的氮质潴留。泌尿系造影可见乳头区有杵状或斑点状充盈点，或乳头区有空洞，或肾小盏呈虫蚀样边缘，甚至整个肾乳头缺失等，具有诊断价值。超声探测、CT检查等影像学检查也有助于诊断。

【鉴别诊断】

1. 髓质囊肿病

当出现对称性受累，常合并肾功能明显减退。

2. 反流性肾病

放射线学明确证实输尿管受累，且在儿童期有反流性肾病的病史。

3. 肾脏肿瘤

其发生多在单侧，而坏死性肾乳头炎往往是双侧病变。

4. 肾结核

抗酸杆菌检查阳性，可供区别。

与肾石症、肾结核、其他慢性间质性肾炎（包括镇痛剂肾病）、泌尿系感染等均应作鉴别。

【治疗】

治疗应按病因施治，积极控制感染解除梗阻，已发生肾功能不全者按肾功能不全处理。如为单侧性肾乳头坏死，必要时可考虑手术治疗。

对可能加重病情的各种诱因应加以预防，包括控制高血压、禁用前列腺素合成酶抑制剂等，有减缓病情发展的作用。

（二）肾周围炎和肾周围脓肿

【概述】

肾包膜与肾周围筋膜之间的脂肪组织发生感染性炎症称为肾周围炎，如果发生脓肿则称为肾周围脓肿。

本病多由肾盂肾炎直接扩展而来(90%)，致病菌多是革兰阴性杆菌，特别是大肠杆菌最常见，小部分(10%)是血源性感染，是由体内其他地方炎症病灶的细菌经血流播散到肾皮质，在皮质表面形成小脓肿，脓肿向外穿破进入肾周围组织，而引起肾周围炎和肾周围脓肿，致病菌多是革兰阳性球菌。

肾周围炎和肾周围脓肿是同一疾病的不同阶段。肾周围炎未经及时治疗，可发展为肾周围脓肿，肾周围脓肿能向上蔓延至膈下，也可沿腰大肌下行。

肾周围炎、肾周围脓肿起病隐袭，数周后可出现明显的临床症状，病人除肾盂肾炎症状加重，恶寒、发热，血白细胞升高外，常出现单侧明显的腰痛和压痛，个别病人可在腹部触到肿块。炎症波及横膈时，呼吸肌及膈肌运动受到限制，呼吸时常有牵引痛。X线胸部透视，可见到横膈隆起。由肾内病变引起者，尿中可有多量脓细胞及致病菌；病变仅在肾周围者，尿中只有少量白细胞。

【诊断】

1. 临床表现

如继发于严重慢性肾感染，则有持续和反复发作尿路感染病史。如为金黄色葡萄球菌感染，常有体内其他部位感染病灶（如皮肤感染等）。肾周围炎症进展缓慢，患侧肾区有叩痛。2周后当肾周围脓肿开始形成时，患者有寒战、发热等症状，患侧腰部和上腹部疼痛，肋脊角叩痛，腰部肌肉紧张和皮肤水肿，并可触及肿块。当患侧下肢屈伸及躯干向健侧弯曲时，均可引起剧痛。

2. 实验室检查

肾周围炎及肾周脓肿除根据病史和体征外，还应结合实验室检查，影像学检查，以明确诊断。

血液中白细胞总数和中性粒细胞升高,血培养可发现细菌生长。尿中通常无白细胞或细菌,但当继发于肾感染时,尿中可检查出白细胞。

3. 其他辅助检查

(1) X线检查:腹部平片示脊柱弯向患侧,腰大肌及肾影模糊。胸透可见患侧膈肌抬高,活动受限。排泄性尿路造影示患肾显影差或呼吸时移动范围减少,甚至不随呼吸移动。

(2) B超:可显示肾周有低回声肿块,具有不整齐的壁,有时呈多房性。在B超引导下对肾周脂肪囊进行穿刺,抽出脓液,即可明确诊断。

(3) CT:最有价值,可显示肾周软组织块,中心CT值0~20Hu,具有一个炎性的壁层,增强后壁层被强化,邻近组织层次不清。肾周筋膜变厚,在脓肿中可见到气体或气液平面。

【治疗】

1. 内科治疗

早期肾周围炎在脓肿未形成前,若能及时应用合适的抗生素和局部理疗,炎症可以吸收。一旦脓肿形成,自行吸收而愈合的机会较少,应行切开引流术。也有人认为对小于5cm肾周脓肿应首先考虑严格的抗生素治疗,如临床疗效不满意再考虑手术引流。

2. 外科治疗

目前由于腔内泌尿外科发展,也可在B超或CT指引下置管引流,引流术后继续配合有效的抗菌药物。症状好转,体温和血液中白细胞逐渐下降至正常范围,引流管内无分泌物,复查B超或CT扫描,证明脓肿消失,可作为拔除引流管的适应证。

肾周脓肿位于肾周围疏松脂肪组织中,感染不易局限,且常呈分隔的多房脓肿,因此早期确切充分的手术切开引流是治疗成功的关键。手术切口部分缝合,脓腔凡士林油纱填塞,术后脓腔换药,使脓腔自内向外愈合,引流充分,避免和减少术后复发。

肾周围脓肿若继发于尿路结石而引起脓肾,或者继发于感染的肾积水,该侧肾功能严重损害,应考虑做肾切除术。切开引流术和肾切除术是否同时进行,还是分两期进行,应根据病情决定。

(三) 感染性肾结石

【概述】

肾结石是指一些晶体物质(如钙、草酸、尿酸、胱氨酸等)和有机物质在肾脏的异常堆积。

感染性肾结石由感染而成,是特殊类型的结石,约占肾结石的15%~20%。其主要成分是磷酸镁铵和磷酸磷灰石,前者在正常人尿中饱和度很低,不能形成结石,后者一般以羟磷灰石的形式存在。感染性肾结石治疗困难,复发率高,如不妥善处理,则会使肾盂肾炎变成慢性,甚至可导致肾功能衰竭。

【诊断】

1. 临床表现

感染性结石除有通常肾结石的表现外,还有它自身的特点。感染性结石生长快,常呈大鹿角状,X线平片上显影,常伴有持续的或反复发作变形杆菌等致病菌的尿路感染史。肾结石可能长期存在而无症状,特别是较大的肾结石。较小结石活动性大,小结石进入肾盂输尿管连接处或输尿管时,则引起剧烈的蠕动,以促进结石的排出,于是出现绞痛和血尿。

感染性肾结石引起的疼痛可分为钝痛和

绞痛。绝大多数病人，约40%～50%都有腰部和上腹部间歇发作的疼痛史。疼痛通常位于脊肋角、腰部或腹部，多数为阵发性，亦可为持续性疼痛。疼痛轻时，可能仅表现为腰部酸胀或不适，劳动可使疼痛发作或加重。

2. 诊断要点

（1）实验室检查：尿液常规检查可见红细胞、白细胞或结晶，尿pH在草酸盐及尿酸盐结石患者常为酸性；磷酸盐结石常为碱性，合并感染时尿中出现较多的脓细胞，感染较重时血常规检查可见白细胞总数及嗜中性粒细胞升高。

（2）X线检查：X线检查是诊断肾及输尿管结石的重要方法，约95%以上的尿路结石可在X线平片上显影，辅以排泄性或逆行性肾盂输尿管造影可确定结石的部位、有无梗阻及梗阻程度、对侧肾功能是否良好、区别来自尿路以外的钙化阴影、排除上尿路的其他病变。对确定治疗方案以及治疗后结石部位、大小及数目的对比等都有重要价值。

（3）其他检查：B超在结石部位可探及密集光点或光团合并肾积水时可探到液平段；同位素肾图检查可见患侧尿路呈梗阻型图；CT扫描不及X平片和尿路造影片直观，且费用昂贵一般不作常规检查。肾盂造影可显示结石的确切部位，了解肾盂积水和肾功能情况，造影还能发现少数平片不能发现的阴性结石，表现为边缘光滑的充盈缺损，阳性结石的密度与造影剂相近，易被遮盖，可造成漏诊或误诊，故诊断时一定要与平片对照。

【鉴别诊断】

1. 胆结石

胆结石可致胆绞痛，易与右侧肾绞痛相混淆。胆结石合并有胆囊炎时，可出现右上腹部持续性疼痛，阵发性加剧，墨菲征阳性。右肋缘下有时可有触痛并随呼吸移动的肿大胆囊，或边界不清、活动度不大而有触痛的被大网膜包裹的包块。胆结石病人尿常规检查一般正常，B超检查可以确定诊断。

2. 肾结核

肾结石合并有梗阻和感染时应与肾结核相鉴别。肾结核往往有慢性顽固的膀胱刺激症状，经一般抗生素治疗无明显效果；尿中有脓细胞，而普通尿培养无细菌生长；有时伴有肺结核或肾脏的小结核病灶；膀胱镜检查可见充血水肿、结核性结节、结核性溃疡、结核性肉芽肿和瘢痕形成等病变，在膀胱三角区和输尿管开口附近病变尤为明显。输尿管口常呈洞穴状，有时见混浊尿液排出；钙化型肾结核在平片可见全肾广泛钙化，局灶性者在肾内可见斑点钙化阴影。肾结核造影的早期X线表现为肾盏边缘不整齐，有虫蛀样改变，严重者可见肾盏闭塞、空洞形成，肾盏肾盂不规则扩大或模糊变形。

3. 海绵肾

海绵肾的发病率为1/5000，患者的肾髓质集合管呈囊状扩张，大体外观如海绵状。70%病例存在双侧肾病变，每个肾脏有1个至数个乳头受累。本病出生时即存在，但无症状，通常到40～50岁因发生结石或感染并发症才被发现。集合管扩张造成长期的尿液滞留，加上经常合并的高尿钙症，是发生结石和感染的原因，肾小管浓缩和酸化功能常受损。腹部平片可见肾脏大小正常或轻度增大，肾区内可见成簇的多发性结石（在乳头区呈放射状排列）。静脉肾盂造影见到的髓质集合管呈扇状囊状扩张为诊断本病的依据。

4. 肾盂肿瘤

肾盂肿瘤多为乳头状瘤，良性与恶性之间常无明显界限，转移途径与肾癌相同；由于肾盂壁薄，周围淋巴组织丰富，所以常有早期淋巴转移。该病多在40岁以后发生，男性多于女性。早期表现为无痛性血尿，但无明显肿块；晚期因肿瘤增大，造成梗阻时可出现肿块。尿沉渣检查有时可见肿瘤细胞，血尿时膀胱镜检查可见患侧输尿管口喷血。在造影片上有充盈缺损，需与透X线结石鉴别。CT和B超可协助鉴别。

5. 胆道蛔虫症

肾结石病人出现肾绞痛时，应与胆道蛔虫病进行鉴别。胆道蛔虫主要表现为剑突下阵发性"钻顶样"剧烈绞痛，其特点为发作突然，缓解亦较迅速。疾病发作时，病人常辗转不安，全身出汗，甚至脸色苍白，四肢发冷，并常伴有恶心呕吐，呕吐物可含胆汁甚或蛔虫。发作间歇期，疼痛可完全消失。有时疼痛可放射至右肩部或背部，B超可明确诊断。

6. 急性阑尾炎

右侧肾结石病人出现肾绞痛时，应注意与急性阑尾炎进行鉴别。转移性右下腹痛是急性阑尾炎的特点。70%～80%的病人，在发病开始时感觉上腹疼痛，数小时至十几小时后转移至右下腹部。上腹部疼痛一般认为是内脏神经反射引起，而右下腹痛则为炎症刺激右下腹所致。急性阑尾炎的腹部体征表现为右下腹有局限固定而明显的压痛点，当腹痛尚未转移至右下腹前，压痛已固定在右下腹，这在诊断上具有重要意义。若症状不典型或阑尾位置异常，应参考其他症状体征进行鉴别。如一时难以确诊，应严密观察，全面分析，以减少误诊。

7. 急性胰腺炎

腹痛是急性胰腺炎的主要症状。腹痛常开始于上腹部，但亦可局限于右上腹或左上腹部，视病变侵犯的部位而定。如胰头部病变且合并胆道疾患，除右上腹痛外，可向右肩或右腰部放射；炎症主要侵犯胰尾时，上腹疼痛可向左肩背部放射。疼痛的性质和强度大多与病变的程度一致。水肿性胰腺炎多为持久性疼痛，可伴有阵发性加重，多可忍受；出血或坏死性胰腺炎则多为刀割样剧痛，不易为一般镇痛药所缓解，严重者可发生休克。根据病史、体征及血、尿淀粉酶的测定，多数急性胰腺炎的诊断一般可以确立。

8. 卵巢囊肿蒂扭转

肾结石女性病人出现肾绞痛时应注意与卵巢囊肿蒂扭转相鉴别。卵巢囊肿蒂扭转的典型症状为突然发生剧烈腹痛，甚至发生休克、恶心、呕吐。妇科检查发现有压痛显著、张力较大的肿块并有局限性肌紧张。如果扭转发生缓慢，则疼痛较轻，有时扭转能自行复位，疼痛也随之缓解。

9. 淋巴结钙化

若位于肾区内，可误诊为肾结石。淋巴结钙化为圆形颗粒状致密影，内部不均匀，且多发、散在，静脉尿路造影片加侧位片有助于肾结石区别。

10. 其他

肾结石还应与其他引起腰背痛、腹痛的有关疾病进行鉴别，如宫外孕破裂、胃炎、胃溃疡等疾病。

【治疗】

(1)对症治疗：解痉、止痛、补液抗炎、中药治疗。

(2)排石治疗：结石直径小于1.0cm、肾功能好、无合并感染、病程短能活动的患者选用。

(3)溶石治疗：服用药物、大量饮水、调节尿液pH值、控制饮食种类等方法，适合于酸盐及胱氨酸结石。

(4)体外震波碎石术。

(5)经皮肾镜取石碎石术。

(6)手术治疗：根据不同病情选用肾盂切开取石术、肾实质切开取石术、肾部分切除术、肾切除术、肾造瘘术和体外肾切开取石术等。

(四)败血症

【概述】

败血症是由致病菌侵入血液循环引起的。细菌侵入血液循环的途径一般有两条，一是通过皮肤或黏膜上的创口；二是通过疖子、脓肿、扁桃体炎、中耳炎等化脓性病灶。患有营养不良、贫血、糖尿病及肝硬变的病人因抵抗力减退，更容易得败血症。致病菌进入血液以后，迅速生长繁殖，并产生大量毒素，引起许多中毒症状。

败血症是指细菌进入血循环，并在其中生长繁殖、产生毒素而引起的全身性严重感染。临床表现为发热、严重毒血症状、皮疹淤点、肝脾肿大和白细胞数增高等。革兰阳性球菌败血症易发生迁徙病灶；革兰阴性杆菌败血症易合并感染性休克。当败血症伴有多发性脓肿时称为脓毒败血症。

【诊断】

1. 临床表现

临床表现随致病菌的种类、数量、毒力以及患儿年龄和抵抗力的强弱不同而异。轻者仅有一般感染症状，重者可发生感染性休克、DIC、多器官功能衰竭等。

(1)感染中毒症状：大多起病急骤，先有畏寒或寒战，继之高热，热型不定，弛张热或稽留热；体弱、重症营养不良和小婴儿可无发热，甚至体温低于正常。精神萎靡或烦躁不安，严重者可出现面色苍白或青灰，神志不清。四肢末梢厥冷，呼吸急促，心率加快，血压下降，婴幼儿还可出现黄疸。

(2)皮肤损伤：部分患儿可见各种皮肤损伤，以淤点、淤斑、猩红热样皮疹、荨麻疹样皮疹常见。皮疹常见于四肢、躯干皮肤或口腔黏膜等处。脑膜炎双球菌败血症可见大小不等的淤点或淤斑；猩红热样皮疹常见于链球菌、金黄色葡萄球菌败血症。

(3)胃肠道症状：常有呕吐、腹泻、腹痛，甚至呕血、便血；严重者可出现中毒性肠麻痹或脱水、酸中毒。

(4)关节症状：部分患儿可有关节肿痛、活动障碍或关节腔积液，多见于大关节。

(5)肝脾肿大：以婴、幼儿多见，轻度或中度肿大；部分患儿可并发中毒性肝炎；金葡菌迁徙性损害引起肝脏脓肿时，肝脏压痛明显。

(6)其他症状：重症患儿常伴有心肌炎、心力衰竭、意识模糊、嗜睡、昏迷、少尿或无尿等实质器官受累症状。金黄色葡萄球菌败血症常见多处迁徙性病灶；革兰阴性菌败血症常并发休克和DIC。淤点、淤斑、脓液、脑脊液、胸腹水等亦可直接涂片、镜检找细菌。

2. 诊断要点

(1)血常规：白细胞总数大多显著增高，达$(10\sim30)\times10^9$/L，中性粒细胞百分比增高，多在80%以上，可出现明显的核左移及细胞内中毒颗粒。少数革兰阴性败血症及机体免疫功能减退者白细胞总数可正常或稍减低。

(2)中性粒细胞四唑氮蓝(NBT)试验：此试验仅在细菌感染时呈阳性，可高达20%以上(正常在8%以下)，有助于病毒性感染和非感染性疾病与细菌感染的鉴别。

【鉴别诊断】

1. 粟粒性结核

多有结核史或阳性家族史；起病较缓，持续高热，毒血症症状较败血症为轻；可有气急、发绀及盗汗；血培养阴性；起病2周后胸部X线拍片可见均匀分布的粟粒型病灶。

2. 疟疾

虽有寒战、高热，但有明显的间歇缓解期，恶性疟发热、寒战多不规则，但白细胞总数及中性粒细胞分类不高;血培养阴性;血液及骨髓涂片可找到疟原虫。

3. 大叶肺炎

病前常有受寒史;除寒战、高热外,尚有咳嗽、胸痛、咳铁色痰等呼吸道症状;体检肺部有实变征;胸片示大片炎性阴影;血培养阴性。某些败血症常继发于肺炎病变基础上,此时血培养可发现阳性致病菌。

4. 伤寒与副伤寒

某些革兰阴性败血症的临床表现类似伤寒、副伤寒,也有发热、相对缓脉、肝脾肿大、白细胞总数不高等改变,但伤寒、副伤寒发热多呈梯形上升,一周后呈稽留热,有特殊的中毒症状如表情淡漠、听力下降等,起病后第6日可出现玫瑰疹。白细胞总数下降明显,中性粒细胞减少,肥达氏反应阳性,血及骨髓培养可发现致病菌。

5. 恶性组织细胞增多症

多见于青壮年,持续不规则发热伴恶寒,常出现消瘦、衰竭、贫血,肝脾及淋巴结肿大,出血倾向较明显;白细胞总数明显减少;血培养阴性;抗生素治疗无效;血液和骨髓涂片、淋巴结活检可发现恶性组织细胞。

6. 变应性亚败血症

变应性亚败血症属变态反应性疾病,青少年多见。具有发热、皮疹、关节痛和白细胞增多四大特点,临床表现酷似败血症。患者发热虽高,热程虽长,但中毒症状不明显,且可有缓解期。皮疹呈多形性可反复多次出现。血常规白细胞及中性分类增高,但嗜酸粒细胞多不减少。多次血培养阴性。抗生素治疗无效。肾上腺皮质激素及吲哚美辛治疗有效。

7. 其他

尚需与深部淋巴瘤、系统性红斑狼疮、布氏杆菌病、风湿病、病毒性感染及立克次体病等相鉴别。

【治疗】

1. 抗菌治疗

应尽早使用抗生素。当病原菌不明时,可根据细菌入侵途径、患儿年龄、临床表现等选择药物,通常应用广谱抗生素,或针对革兰阳性球菌和革兰阴性杆菌联合用药,而后可根据培养和药敏试验结果进行调整。

(1)金黄色葡萄球菌感染宜用苯唑青霉素、头孢菌素、万古霉素等药物,常联合2种以上静脉给药,体温正常后继续应用10天。

(2)革兰阴性杆菌,如大肠杆菌、肺炎杆菌感染可选用第3代头孢菌素与氨基糖甙类联合应用,绿脓杆菌感染者选用头孢噻甲羧肟与氨基糖甙类或羧苄青霉素联用。

(3)厌氧菌感染首选甲硝唑与氯霉素合用。如有化脓病灶,则在全身应用抗生素的同时还应进行外科切开引流或穿刺排脓等处理。

2. 其他治疗

给予高蛋白、高热量、高维生素饮食以保障营养。可静脉给予丙种球蛋白或少量多次输入血浆、全血或白蛋白。感染中毒症状严重者可在足量应用有效抗生素的同时给予肾上腺皮质激素短程(3~5天)治疗。

第二节 泌尿系结核

一、泌尿系结核

【概述】

泌尿系结核大多继发于肺结核。结核病变主要侵犯肾脏引起肾结核（Tuberculosis of kidney），但往往蔓延至膀胱时才出现典型的临床症状（尿频、尿急、血尿或脓尿，可伴有低热、体重减轻、乏力和贫血等）。

【诊断】

1. 临床表现

早期常无明显症状，尿路造影也无异常，惟一重要的阳性发现只是尿内有少量红细胞和脓细胞，此时尿内可查到结核分枝杆菌。随着病情的发展，可出现一系列症状。

（1）膀胱刺激征：这是肾结核的典型症状。约80%病人尿频，从3～5次/d逐渐增多至10～20次/d，这是由于含有结核分枝杆菌的脓尿刺激膀胱黏膜或黏膜溃疡所致。晚期膀胱挛缩、容量很少，每天排尿次数可达数十次，甚至呈尿失禁现象。在尿失禁的同时有尿急、尿痛。

（2）血尿：这是肾结核的另一重要症状，发生率约70%。一般与尿频、尿急、尿痛等症状同时出现，多为终末血尿，严重时有血块，是由于膀胱结核性炎症、溃疡在排尿时膀胱收缩所致出血。如在膀胱病变之前，肾脏结核出血，则表现为无痛性全程血尿。

（3）脓尿：发生率约20%。尿液中有大量脓细胞，也可混有干酪样物质。严重者呈米汤样，也可为脓血尿。

（4）腰痛：发生率约10%。早期一般无腰痛，但晚期结核性脓肾，可出现腰痛。如对侧肾积水，则可出现对侧腰痛。少数病人可因血块或脓块堵塞输尿管而引起肾绞痛。

（5）全身症状：贫血、低热、盗汗、食欲减退、消瘦无力等。双侧肾结核或一侧肾结核、对侧肾积水，晚期可出现尿毒症。部分肾结核病人可有高血压，可能与肾小动脉狭窄导致肾素分泌增多有关。

一般认为，遇有下列情况应想到肾结核的可能：

①有慢性膀胱刺激症状即尿频、尿急、尿痛，而尿内又有蛋白和红、白细胞者；

②青年男性患者表现为慢性膀胱刺激症状；

③逐渐加重的尿频、尿急、尿痛或伴有血尿，经抗感染治疗无效者；

④尿液呈酸性，有脓细胞而普通培养无细菌生长者；

⑤有肺结核或其他肾外结核病灶，尿液出现少量蛋白，镜检有红细胞者；

⑥体检发现前列腺缩小、变硬，表面高低不平，附睾、精囊硬节或输精管增粗，阴囊慢性窦道者。

（6）特征性表现：以上为肾结核的常见表现，但有相当一部分不典型病例可能没有上述表现，这类不典型病例往往从临床表现及一般化验检查中不易作出诊断，但却具有以下某种特征性表现：

①中青年患者反复出现无症状血尿；

②仅有轻微腰痛而无膀胱刺激症状，静脉肾盂造影（IVU）显示不明原因之一侧输尿管下端梗阻；

③无症状而偶然体检 IVU 显示一侧肾脏不显影；

④仅有顽固性尿频而无其他明确原因。

上述表现对肾结核的诊断有很大帮助，然而尚需作进一步全面系统的检查，以确定诊断。

2. 诊断要点

(1) 尿常规：约 90% 的患者可发现尿液异常，尿一般呈酸性。镜下脓尿和血尿最为常见，伴少量尿蛋白质。尿常规检查是早期筛选肾结核的重要线索。

(2) 尿涂片找结核菌：要取 24 小时尿或晨间第 1 次尿沉淀物直接涂片，作抗酸染色找结核菌，连查 3 次，50%~70% 的患者可查到结核菌。但需注意，若涂片阳性，也不能完全确定，因耻垢杆菌或其他耐酸杆菌可以污染尿液，从形态学上难以与结核分支杆菌区别，导致假阳性，尤其不能依靠 1 次阳性结果来诊断。故收集尿液标本时应将外阴及尿道口洗净避免污染，检查前 1 周应停用所有抗结核药物，以提高尿检的阳性率。

(3) 尿结核菌培养：是诊断肾结核的重要依据，并可进行细菌耐药性监测。一般认为晨尿标本优于 24 小时尿，因晨尿易于收集且污染机会较少。但由于结核菌向尿中排泄是间隙性的，故在应用抗结核治疗前至少留 3 天晨尿做结核菌培养，其阳性率可达 80%~90%。有些学者提出收集 6 次晨尿培养更好。

(4) 免疫学方法：免疫学诊断是根据抗原抗体间的特异性反应原理，以检测血清及尿中的抗原、抗体、抗原抗体复合物，有助结核病的诊断。

3. 影像学检查

尿中查到结核杆菌虽可明确肾结核的诊断，但具体病变的位置、范围的大小、单侧抑或双侧以及治疗方案的选择均有赖于进一步影像学检查。

(1) 平片：泌尿系平片可观察双肾轮廓、大小、位置、腰大肌的影像，以及肾、输尿管、膀胱有无结石、钙化或异物。肾结核钙化多不规则，密度不均，干酪空洞型结核常见围绕空洞壁钙化，呈圆形或半圆形，多位于肾实质。除非有广泛的肾脏钙化，结核性输尿管钙化非常少见，应与埃及血吸虫病相鉴别。前者为输尿管腔内的钙化，输尿管增粗而并不扩张；而埃及血吸虫病为输尿管管腔钙化，通常有输尿管扩张和扭曲。有时腰大肌脓肿钙化可与肾脏钙化相混淆，可进行静脉尿路造影以进一步明确诊断。

另外，应拍胸部及脊柱平片以排除陈旧性或活动性肺部及脊柱病变。

(2) 静脉尿路造影(IVU)：不仅可以显示肾脏、输尿管结核破坏情况，且可了解对侧肾功能状况。肾结核早期肾盂边缘不整如虫蚀样，肾盏失去杯口形状。严重时肾实质干酪样坏死形成空洞，肾盏颈部可因结核性纤维化而狭窄，甚至肾盏颈部完全梗阻未显影。局限性结核脓肿可压迫使肾盂变形出现压迹。若肾脏全部破坏或输尿管因病变完全梗阻，则患肾可不显影，表现为患肾"无功能"，但不能显示该肾破坏程度。输尿管结核时显示为输尿管膀胱连接部以上的输尿管扩张，若病变严重则表现为输尿管僵硬和多发节段性狭窄。静脉尿路造影膀胱相可了解膀胱情况，有无挛缩膀胱或膀胱痉挛。

(3) 逆行肾盂造影：如若静脉尿路造影不能明确诊断可考虑进行逆行肾盂造影。肾结核早期，膀胱镜检可见浅黄色粟粒样结核结节，多散在位于输尿管开口附近及三角区，较重病例可见黏膜水肿、充血、溃疡。有时可行膀胱活检，如诊断为膀胱结核亦可说明肾结核的诊断。若发现膀胱呈急性结核性膀胱炎改变时禁忌行膀胱活检。

另外，若欲了解输尿管下段狭窄的长度、

梗阻程度及输尿管扩张情况,以及需要收集分侧肾盂尿行结核菌涂片或培养时可行逆行肾盂造影。逆行肾盂造影可显示肾及输尿管的结核病变如前所述,若在电视下行动态观察,则对明确诊断及制定手术方案更有帮助。膀胱容量小于100ml或膀胱病变严重时,插管难以成功,且易于导致膀胱穿孔或大出血,是膀胱镜检及逆行造影的禁忌证。

(4)经皮肾穿刺造影:近来认为,经皮肾穿刺造影为一重要诊断方法,尤其对于静脉尿路造影不显影的无功能肾脏,欲了解梗阻部位以上分尿路情况更为适宜。在肾脏增大病例中,经皮肾穿刺造影有取代逆行肾盂造影之趋势,可穿刺入扩大肾盂内并注入造影剂,显示肾盂及输尿管,还可抽出尿液,行常规检查及涂片找结核菌,并可测定结核空洞内化疗药物浓度,且可通过该技术直接注入抗结核化疗药物进行治疗。但有出血、腹膜后感染、结核性瘘管等并发症时禁用。

(5)B超检查:对于诊断早期肾结核意义不大,但对已有空洞形成及肾积水的诊断有很大帮助。另外,B超对于抗结核药物治疗期间监测肾脏病变情况和膀胱容量变化有很大意义。肾结核行患肾切除后,定期超声监测对侧肾脏是否发展为肾积水,较静脉尿路造影及CT检查,既经济又安全。

(6)CT检查:CT检查诊断早期肾结核有一定困难,但对晚期病变的观察优于静脉尿路造影。晚期破坏严重的无功能肾脏在静脉尿路造影时未能显示,从中未能获知任何结核病变的直接征象,但CT可清楚地显示扩大的肾盏、肾盂、空洞和钙化,亦可显示纤维化管壁增厚的肾盂及输尿管,后者作为肾结核的病理特点之一却难以被其他现有检查方法发现。CT还可观察到肾实质厚度,反映结核病变破坏程度,为决定手术方式提供参考。此外,肾结核难以与肾内病变鉴别,以及肾结核合并肾肿瘤时CT检查具有较大优势。由此,虽然大多肾结核病例无需CT检查即可获明确诊断,但对于诊断困难者仍可考虑行CT扫描。

(7)其他:血管造影、磁共振及输尿管镜检查对于诊断泌尿系结核亦有一定帮助。

【鉴别诊断】

肾结核是慢性膀胱炎的主要病因或原发病,因此,肾结核需要鉴别的疾病是可引起膀胱炎症状的几种常见疾病。

1. 泌尿系统慢性非特异性感染

慢性肾盂肾炎引起的非特异性膀胱炎有较长期的膀胱刺激症状,无进行性加重,可有发热、腰痛等急性肾盂肾炎发作史。慢性膀胱炎可反复发作,时轻时重,血尿常与膀胱刺激症状同时发生。而肾结核引起的膀胱炎以尿频开始,逐渐加剧,无发作性加重,血尿多在膀胱刺激症状一段时间后出现。结核性膀胱炎合并非特异性感染约占20%,多为大肠埃希杆菌感染,尿液培养可发现致病菌。慢性膀胱炎一般不是独立疾病,常有诱因存在,应行全面检查以排除肿瘤、结石、先天畸形等。

2. 尿道综合征

女性经常突然发作的尿频、尿急、尿痛等症状,时好时犯,发病时尿常规检查呈阴性。因而有膀胱刺激症状女性患者发病时应行尿常规检查以除外本症。外阴检查常可发现有处女膜伞或尿道口与阴道口间距较近,且无白带过多或阴道炎现象。

3. 泌尿系结石

血尿多为运动后全程血尿、血量不多、鲜有血块。肾结石静止时仅有肾区疼痛,发作时可引起肾绞痛。膀胱结石亦可引起长期、慢性膀胱刺激症状,尿常规有红、白细胞,但常有尿流中断、排尿后下腹疼痛加重等现象,多发生于男性小儿或老年患者。结合 B 超、X 线检查可作出鉴别诊断。

4. 泌尿系肿瘤

常以无痛、间歇性肉眼血尿为主要症状,膀胱肿瘤合并感染或晚期者可有尿频和排尿困难而与肾结核相似,但肿瘤发病年龄多在 40 岁以上,血尿量较大并多有血块,可行 B 超、CT 和膀胱镜检以确诊。

5. 慢性肾炎

有时肾结核被误诊为肾炎,后者其实并无膀胱刺激症状,多有高血压,尿常规中有大量蛋白而仅有少量红、白细胞,颗粒或白细胞管型。

【治疗】

1. 一般治疗

泌尿系结核是全身性疾病,故须重视全身的治疗,包括营养、环境、休息、医疗体育等。

2. 药物治疗

常用的抗结核药物有利福平、异烟肼、吡嗪酰胺、乙胺丁醇及链霉素等。一般都选用二种或三种药物联合应用效果较好,可延缓耐药性的出现并减少毒性反应。应用利福平、异烟肼、吡嗪酰胺三者合用可将疗程缩至 6 个月至 1 年。

肾结核并发严重膀胱结核伴对侧肾积水或双肾结核功能不良者,治疗上较为复杂,应积极抢救,尽量保存肾组织,恢复肾功能。

泌尿系结核的治疗原则以药物治疗为主,配合必要的手术治疗。早期泌尿系结核病变较轻,范围局限。在正确使用抗结核药物治疗后,多能治愈。只有在肾脏破坏严重或泌尿系统有严重并发症,如输尿管狭窄、膀胱结核性挛缩伴对侧肾积水时,才需要手术治疗。

3. 手术治疗

手术旨在去除不可修复的破坏病灶,解除梗阻,抢救肾功能。

(1)肾切除术:适用于广泛破坏的一侧肾结核,或结核肾伴严重继发感染而丧失功能者,此时可将病肾切除。双肾结核并不是手术的绝对禁忌,一侧肾结核破坏无功能,另一侧病变较轻仍可将破坏严重的一侧肾切除。

(2)肾部分切除术:适用于结核病灶局限于肾一极而药物不能治愈,同时肾盏和输尿管均无改变者。若惟一有功能的肾需作肾部分切除时,则应保留 2/3 的肾组织以免引起肾功能不全,适应证必须严格掌握。由于药物治疗的进步,部分肾切除已极少应用于肾结核的治疗。

(3)肾病灶消除术:适用于肾实质内完全闭合或引流不畅难以愈合的结核性空洞。腔内充满干酪样物质者,药物治疗常不能奏效,且为潜伏感染的来源。通过切开清除,可防止脓肿扩大或破溃,并可保留未受损害的肾组织。

二、并发症

(一)结核性膀胱挛缩

【概述】

结核性膀胱挛缩是一种比较常见的肾结核晚期并发症。膀胱挛缩主要是由于结核病变侵及膀胱肌层造成严重的纤维化所致,是引起对侧肾积水的主要原因。

【诊断】

1. 临床表现

挛缩后由于膀胱容量明显减少而产生显著尿频,同时膀胱内压增高,膀胱颈部变宽,前列腺段尿道扩张,尿道括约肌不能阻止尿液外流而致尿失禁。在临床症状方面,膀胱结核引起的炎症性痉挛除尿频外,多伴有尿痛、脓尿、血尿等,经抗结核治疗后可以好转,而膀胱挛缩的症状除尿频及尿失禁外,常无尿痛、脓尿、血尿等,经抗结核治疗后症状不能好转。

2. 诊断要点

在尿常规化验方面,膀胱结核的炎症性痉挛时,脓尿及血尿的程度与尿频基本一致,而膀胱挛缩时尿频虽显著,但尿内炎性细胞并不多。在膀胱造影方面,膀胱结核的炎症性痉挛在注入造影剂时不痛,膀胱形状可正常,或呈折叠状且有膀胱颈部痉挛;而膀胱挛缩患者注入造影剂时不痛,仅有胀感,膀胱甚小呈圆形,边缘不光滑,不呈折叠状,重者膀胱颈部张开,后尿道扩张。

【鉴别诊断】

应与膀胱结核引起的炎症性痉挛相鉴别。

【治疗】

膀胱挛缩的治疗常须手术。如尿道无狭窄,病情允许,应采用乙状结肠膀胱扩大术,经远期随访,效果良好。如有尿道狭窄则应选择尿流改道手术。如由于病情严重,不能耐受较大手术时,可采用永久性肾造口术或输尿管造口术。

(二) 对侧肾积水

【概述】

肾结核对侧肾积水是肾结核的晚期并发症,由膀胱、输尿管结核的梗阻性病变引起。主要通过各种不同的病理改变,影响对侧肾脏的尿液引流,造成对侧肾和输尿管积水。

【诊断】

1. 临床表现

肾结核对侧肾积水与一般晚期肾结核的临床症状相同,肾积水的局部症状多不明显,但全身情况多较衰弱,突出的表现为严重的膀胱结核症状,患者尿频、尿急、尿痛、排尿次数极为频繁,每小时即排尿数次,同时伴有血尿,甚至尿失禁。少数患者并无膀胱挛缩,肾积水是单由输尿管口狭窄引起,膀胱刺激症状并不明显。

另一类症状为贫血、水肿、酸中毒等肾功能不全的表现,如有继发感染,则病情更为严重,这些症状只能说明双侧肾脏均有损害,但不能区分是双侧肾结核,还是肾结核对侧肾积水。患者于膀胱胀满或排尿时感到一侧腰痛,说明患者有膀胱输尿管反流。

肾结核对侧肾积水并无特殊的临床表现,凡是晚期肾结核病例,特别是表现有膀胱挛缩者,都应考虑有对侧肾积水的可能,需作进一步的检查并与双侧肾结核作鉴别。

2. 诊断要点

(1)尿液检查:尿常规为酸性,有少量蛋白及红、白细胞。24小时尿结核杆菌检查是诊断肾结核的重要方法。尿中确实查到结核杆菌对诊断肾结核有决定性意义。

(2)酚红肾功能试验:酚红排出延缓是肾结核对侧肾积水最早出现的改变,可作为初步的检查。静脉注入 6mg 酚红后,分别于 15、30、60、120 分钟收集尿液,测定酚红浓度。肾积水时 15 分钟和 30 分钟尿液标本中的酚红量很低,而以后两个标本中酚红的含量反而较高,出现酚红排出延缓和倒置的现象,与肾功能障碍、酚红总排出量减少、分次标本的含量减少有所不同,与正常的 15 分钟浓度最高,以后依次递减亦不同。

(3)静脉尿路造影:常规尿路造影多数不

能显影。因大剂量造影剂本身造成溶质负荷,可起到利尿作用,使积水侧肾充分充盈。近年多使用大剂量排泄性尿路造影,即每千克体重注射常用静脉注射造影剂 1ml,多数可使显影改善。亦可使用延迟摄片方法,具体时间可参照酚红排出速度决定,适当延迟至 45 分钟,90 分钟甚至 120 分钟后摄片,一般可获较清楚影像。

(4)X 线检查:X 线检查在确定肾结核的诊断,明确病变的部位、范围、程度及对侧肾脏情况等方面有决定性意义。

(5)B 超检查:本检查简单、经济、快速及无创,可了解对侧肾积水程度,并可测量皮质厚度,估计该肾功能状况,还可作为穿刺造影的准确定位检查。

(6)CT 及 MRI 检查:对于急性无尿及肾脏不显影者,可行 CT 或 MRI 检查,可获得较为详尽的肾脏和输尿管病变资料,尤其 MRI 可经泌尿系统水成像技术(MRU)了解输尿管扩张情况、狭窄段程度、部位和范围,为制定治疗方案提供依据,但价格较高昂。

(7)肾穿刺造影术:肾穿刺造影术是诊断肾功能损害较严重的肾结核和肾积水的较好方法,可在 B 超或 X 线导向下进行。肾穿刺造影既可获得极为清晰的肾盂输尿管影像,亦可明确梗阻的部位和程度。对穿刺抽吸出的肾盂尿可行常规检查和细菌培养,亦可作结核杆菌检查以排除双肾结核。肾穿刺造影时一般可用稀释 1 倍的静脉尿路造影剂进行造影,注入的造影剂量应少于穿刺时吸出的尿量。注入的造影剂内还可加入抗菌药物。

(8)膀胱逆行造影:怀疑有尿液逆流时,可经导尿管向膀胱内注入造影剂进行逆行造影,但可能加重病肾负担及招致逆行性感染,近来已很少采用。

(9)膀胱镜检查:膀胱黏膜可见充血、水肿、结核结节及溃疡等以三角区及患侧输尿管口附近为明显。晚期膀胱结核使整个膀胱充血、水肿、呈一片通红。

(10)同位素肾图检查:患肾功能减退时表现为排泄延缓,甚至无功能。对侧肾积水时出现梗阻性图形。

【鉴别诊断】

主要是膀胱炎和血尿的鉴别诊断。

1. 非特异性膀胱炎

常突然发生,反复发作,时轻时重,血尿常与膀胱刺激症同时发生。而肾结核引起的结核性膀胱炎从尿频开始,逐渐并持续加剧。血尿都是膀胱刺激症状后一段时间出现,但有时也可合并非特异性感染,约占 20%～60%。其中最多见的是大肠杆菌感染。

2. 尿道梗阻性病变

引起的膀胱刺激症状均在排尿困难症状以后发生,多数伴有非特异性感染。膀胱结石的膀胱炎在排尿时可有尿线突然中断,伴有尿道内剧烈疼痛。膀胱肿瘤的膀胱刺激症状都在长期无痛血尿以后出现,此时肿瘤已有浸润波及邻近三角区。而肾结核血尿多在长时间尿频以后,以终末血尿为其特点。

3. 双肾结核、孤立肾肾结核

侧肾积水都有肾结核的症状,且都可以有肾功能低下,泌尿系造影时往往影像不清或完全不显影,因此,尽管其临床和 X 线检查所见很相似,但治疗上却有原则的区别,所以在诊断中应予鉴别。

【治疗】

肾结核继发对侧肾积水是肾结核的晚期并发症,病人的全身情况较差,病情比较复杂。在继发对侧肾积水的病人,需要解决的问题有:①肾结核的治疗;②膀胱结核、膀胱挛缩的治疗;③肾和输尿管积水的治疗。由于肾结核引起了对侧肾积水,危及病人生命,所以如何保留和恢复积水肾的功能将是处理疾病的核心，治疗的先后顺序应根据积水肾的功能情况来决定。

如果肾积水较轻，肾功能及一般状况较好，能耐受手术，尿素氮在18mmol/L(50mg/dl)以下，可在抗结核药物治疗下先作肾切除，待膀胱结核好转后，再处理对侧肾积水。如果肾积水梗阻严重，伴有肾功能不全或继发感染则应先解除梗阻挽救肾脏功能，待肾功能及一般情况好转后再行结核肾切除。但肾积水常与挛缩膀胱并存，挛缩膀胱的结核病变多较严重，一时难以治愈，影响了肾积水的处理。近年来由于采用了短程化疗抗结核药物，这些药物具有强大的杀菌作用，膀胱挛缩行肠膀胱扩大术时，膀胱感染及未完全愈合的结核并不列为手术的禁忌证。尿失禁及膀胱颈、尿道狭窄者则不宜行肠膀胱扩大术，而应行尿流改道术治疗。

肾和输尿管积水的治疗决定于引起梗阻的原因，最关键的问题是有无膀胱挛缩，如果膀胱无挛缩，而仅有输尿管口或下段狭窄，则治疗同输尿管下段狭窄。如果膀胱有挛缩，则治疗按膀胱挛缩处理。

肾、输尿管积水严重，肾功能不全或已发生无尿，挛缩膀胱不适于肠膀胱扩大术者，可采用尿流改道术，常用的尿流改道术有输尿管皮管造口术和肾造口术，手术方法比较简单，在作输尿管造口前，应用局部皮肤做成皮瓣，而不需要在输尿管中放置导管，输尿管积水过重可引起输尿管迂曲，迂曲本身又可引起梗阻，在这种情况下应切除迂曲的输尿管。输尿管皮管造口一般是永久性的，不能于改道后再恢复原状。肾造口术多为暂时性的，待切除结核肾，膀胱结核愈合后，再治疗输尿管下端狭窄性病变。肾造口术有时也可作为永久性造瘘。回肠膀胱是常用的尿流改道方法，即采用一段隔离的回肠，输尿管移植于上，并于腹壁作回肠造口引流，一般用于全身情况较好，输尿管皮管造口引流不畅的病人，在只有1个肾的情况下，回肠膀胱并不比输尿管皮管造口优越。其他尿流改道手术如输尿管结肠吻合术，由于容易产生上行感染和高氯血症性酸中毒，已不再应用。

(三)结核性膀胱自发破裂

【概述】

膀胱结核发生自破裂的原因主要由于膀胱结核的病变常累及膀胱全层，如有下层路梗阻及腹内压突然增高的因素，即可引起破裂。结核性膀胱自发破裂几乎均属腹膜内型。破裂的部位多在膀胱顶部或后壁。

【诊断与鉴别诊断】

1. 临床表现

本病具有发病急、病情危重、复杂等特点，常易误诊为其他急腹症。在无外伤情况下突发腹痛，发病后无排尿史或仅排出少量血尿，腹部有腹膜刺激体征者，应考虑本病，并追问有无泌尿系结核的病史。

查体时可查见腹膜刺激征，但程度多不严重，常以下腹部明显，肠鸣音多不消失。以上特点可能与膀胱为盆腔脏器，破裂后引起尿性腹膜炎对腹膜及肠道的刺激较一般化脓性腹膜炎为轻，且波及范围自下而上有关。

由于膀胱结核破裂后尿液不断流入腹腔，故腹水征常阳性。腹腔穿刺多能抽出较多的黄色液体。诊断性导尿时常无尿液导出，或仅导出少量血性尿液。膀胱浇注试验时回抽液量较注入量显著减少，但如导尿管进入腹腔则回抽液量反显著增多。

必要时可用膀胱造影来确诊。如诊断仍不能确定时，应及早剖腹探查以免贻误抢救时机。

2. 诊断要点

超声检查,膀胱造影,靛胭脂试验有助于诊断。

【治疗】

结核性膀胱自发破裂患者手术治疗的早晚,对预后有决定性意义,因此,在休克纠正后应及早施行手术,修补膀胱穿孔,并作膀胱造瘘术。

术后配合全身抗结核治疗,以后再根据肾结核的病变作进一步治疗。

第三节 真菌性尿路感染并发症

一、真菌性尿路感染

【概述】

真菌性尿路感染最常见的真菌是白色念珠菌,通常情况下该菌只作为腐生菌存在于机体内,当宿主的防御机制被破坏时导致病菌感染,也叫做条件感染。真菌感染的易感因素包括长期使用广谱抗生素、皮质类固醇激素和细胞毒药物、慢性消耗性疾病、糖尿病、留置导尿管等。随着诊断技术的进步,多种广谱抗生素和免疫抑制剂的广泛应用,放射医学的发展以及各种插管导管技术的临床使用,该病呈逐年上升的趋势,应引起临床工作者的高度警惕。

【临床表现】

临床症状差异较大,部分患者可无症状或仅有泌尿系感染的表现,部分患者甚至可发生肾功能衰竭。常见的临床类型有以下几种:

1. 肾盂肾炎型

与细菌性肾盂肾炎相似,可表现急性或慢性,可有多发性肾皮质脓肿,集合管或乳头弥散性真菌浸润,可出现乳头坏死,常伴真菌球形成。

2. 膀胱炎型

女性多见,常继发于细菌性膀胱炎治愈后,有时在膀胱内可见真菌球。

3. 输尿管梗阻型

真菌球移行至输尿管,可发生肾绞痛,若双侧完全梗阻则出现无尿、肾盂积水等。

4. 肾乳头坏死型

临床表现同一般肾乳头坏死,由于乳头坏死脱落,IVP可见多个不规则的小空洞。

5. 瘘管型

有报道皮炎芽生菌,组织胞浆菌,新型隐球菌尿路感染可出现膀胱结肠瘘管,尿路皮肤瘘管。

【诊断】

1. 临床表现

提高真菌性尿感的诊断取决于对本病提高警惕性。凡存在真菌感染的易感因素(如长期用抗生素或免疫抑制药、糖尿病等),出现尿路感染症状如尿频、尿急、尿痛及腰痛、发热等或尿中白细胞增多,而细菌培养阴性时,均应注意真菌性尿感的存在。诊断主要依据临床表现及反复血、尿标本培养。如患者尿检有念珠菌尿即念珠菌菌落数量10000~15000/ml。未经离心沉淀的导尿标本镜检,平均有1~3个真菌/HP,即相当于菌落数多于10000~15000/ml,或男性的清洁中段尿标本或女性的导尿标本中真菌培养阳性都意味着尿路真菌感染,可以依此做出本病的诊断。

2. 实验室检查

(1)导尿作真菌定量培养:超过10000/ml菌落数,则常为真菌性尿路感染。而未经沉淀的新鲜导尿标本镜检,10个视野平均有真菌1~3个/HP者,则相当于菌落数超过10000/ml,就有诊断意义,其正确性为80%;真菌在室温时分裂繁殖很慢,其分裂期通常在5小时以上,故受检尿液可放置时间较长而不会增加真菌数目。Schonebeck认为,在男性的清洁中段尿标本或女性的导尿标本中,凡真菌培养阳性都意味着尿路真菌感染。念珠菌以酵母菌和真菌丝两种形式存在于尿中,有人认为真菌丝的存在意味着入侵,但仍有争议。

(2)血清抗念珠菌抗体(血清沉淀素、凝集素等)的测定:有助于诊断,肾念珠菌感染的患者血清沉淀素的阳性率为83%,但有约10%的假阳性。真菌尿路感染,可由血源播放,亦可由上行感染。如果感染仅局限于泌尿系统,则多为上行性,故真菌性阴道炎,肠道真菌感染者,均易伴有尿路真菌感染。

(3)其他辅助检查:膀胱镜、经皮肤尿道活组织取材有助于诊断。

【鉴别诊断】

依靠病原学检查与滴虫性尿感、支原体、衣原体尿感及其他细菌性尿感等相鉴别。

【治疗】

真菌性尿路感染,如能早期诊断,恰当治疗,效果颇佳。

1. 消除易感因素

这是预防和治疗真菌性尿感的最好方法,如避免长期使用抗生素、免疫抑制药、解除尿路梗阻,控制糖尿病等使机体抵抗力下降的疾病,尽量减少导尿及长期保留尿管等。

2. 抑制真菌生长

碱化尿液因真菌在酸性尿中繁殖迅速,故应给予碳酸氢钠口服,每次1.0g,3次/d,以碱化尿液,造成抑制真菌生长的环境。

3. 药物治疗

常用有效药物是两性霉素B、氟胞嘧啶(5-Fc)、氟康唑、伊曲康唑。给药途径包括局部及全身应用。

(1)局部应用:对导管相关性的念珠菌性UTI,拔除导尿管换为三通管,注入两性霉素B50mg/L冲洗膀胱,1次/d,持续7~10天,治疗的成功率在75%以上。如能同时消除其他因素,如高三酰甘油血症、皮质激素的应用、广泛抗生素的应用等其成功率会更高。也可经尿道插管,用制霉菌素200万U/L,每6小时1次,直至尿真菌转阴。适用于膀胱真菌感染。

(2)全身应用:轻症病例可口服氟胞嘧啶(5-Fc),剂量150mg/(kg·d),连服1~3个月,由于其95%由肾排出,故对肾真菌感染疗效好。也可用氟康唑(200mg/d)、伊曲康唑(400mg/d)。对于播散真菌感染的重症病例,或局灶感染持续不消退者,可用两性霉素B,静脉滴注0.1mg/(kg·d)开始,渐增加至1mg/(kg·d),药液应避光缓慢地滴入,耐受性差者可酌减剂量;临床疗效差者可酌加剂量;病情严重者,每天剂量可用至60mg,病情稳定后再改用25~35mg/d。本药有损肾作用,在肾衰时,宜按肌酐清除率减量使用。在用药过程中,应每周测血肌酐和血尿素氮1次,一旦出现药物肾损害应及时停药或换药。停用抗真菌药指征:治疗过程中,应每周验尿1次,连续两次尿标本无菌或尿路造影证实充盈缺损消失时方能停止抗真菌治疗。

4. 转移因子

介绍转移因子治疗真菌感染,认为有调整机体免疫功能作用。用法为2个国际单位,皮下注射每周1~2次,10周为一疗程。

由于真菌性尿路感染可与细菌性尿路感染并存,在制定治疗方案时,应二者兼顾,抓住重点。

【预后】

本病如能早期诊断,恰当治疗疗效颇佳,预后良好。

【预防】

控制感染原,祛除原发病和易感因素,讲究卫生,切断传播途径,可有效预防本病发生。

二、并发症

(一)肾积水

【概述】

由于尿液从肾脏排出受阻、蓄积,造成尿液潴留而引起肾内压升高,以致肾盂肾盏逐渐扩张,肾实质萎缩与破坏,统称为肾积水。肾盂积水是由于尿路阻塞而引起的肾盂肾盏扩大伴有肾组织萎缩。尿路任何部位的管道狭窄或阻塞以及神经肌肉的正常功能紊乱,尿液通过即可出现障碍,造成尿流梗阻,梗阻以上部位因尿液排出不畅而压力逐渐增高,管腔扩大,最终导致肾脏积水,扩张,肾实质变薄、肾功能减退,若双侧梗阻,则出现尿毒症后果严重。

【诊断】

1. 临床表现

(1)病史:由于其临床表现与梗阻部位、时间、发生快慢、有无继发感染及原发病变的性质有关,为此在诊断时应注意:在早期或隐性慢性的梗阻可能无症状;病人的敏感程度与其症状的发现有密切关系。

对于腹块、慢性腰背酸胀、难治性顽固性的尿路感染、不明原因的低热等患者均应考虑有上尿路梗阻存在的可能,应进一步检查。对于儿童间歇性腹块与多尿者更应重视。

(2)体征症状:可从肾区叩痛、肿块、腹块等体征中进一步检查确定是否有上尿路梗阻存在。

多数病人在20~40岁,前列腺精囊结核无明显症状,偶感会阴和直肠内不适。严重的精囊、前列腺结核往往表现为精液减少、脓精、血精、久婚不育。附睾结核一般开始为硬结,无痛,生长缓慢,病变发展肿大形成寒性脓肿,与阴囊皮肤粘连,溃破形成窦道经久不愈,流出稀黄色脓液。双侧附睾结核约占一半,双侧病变精液无精子。

①腰痛:为持续性钝痛或坠胀不适。

②腰腹部肿块:起初始于肋缘下,逐渐向侧腹部及腰部延伸,大者可越过中线为表面光滑的囊性肿块,边缘规则,有波动感,压痛不明显。

③血尿:一般为镜下血尿。并发感染、结石或外伤后血尿加重。

④少尿或无尿:若双侧肾脏、孤立肾或仅一侧有功能的肾脏出现积水,同时伴肾功严重受损害的病人,则出现少尿或无尿。

⑤少尿与多尿交替出现:见于一部分原发性肾积水的病人。可于1次大量排尿后肿块骤然缩小,疼痛减轻,尿量减少时则肿块迅速增大,疼痛加重。

⑥高血压:重度肾积水病人中约1/3出现高血压,呈轻度或中度升高。可能由于扩张的肾盂肾盏压迫小叶间动脉引起肾实质缺血所致。

⑦自发性肾破裂:在无创伤情况下,因继发感染致肾盂破溃,造成肾周围血肿及尿外渗。表现为突发性腰腹疼痛,有广泛性明显压痛伴肌肉紧张。

⑧发热:继发感染时体温升高。

⑨消化道症状:可有腹痛、腹胀、恶心、呕吐,大量饮水后上述症状加重。

⑩双侧梗阻出现慢性肾功能不全、尿毒症。

肾积水常无典型的临床表现,主要表现为原发病的症状和体征,肾积水诊断时,首先应明确肾积水的存在,而后查明肾积水的原因、病变部位、梗阻程度、有无感染以及肾功能损害情况。通过全面细致的病史采集、症状与体征的分析,以及实验室和各项影像学检查综合分析,多可明确诊断。

2. 实验室检查

(1)尿液常规检查:早期轻度的肾积水患者尿常规可正常,当发展到肾盏扩大时可出现血尿与蛋白尿。大量的蛋白尿与管型在上尿路梗阻性疾病不常见。

(2)肾功能测定:单侧上尿路梗阻肾积水患者肾功能检查一般由于对侧的代偿而不出现异常,酚红试验与靛胭脂排泄性测定如表明有损害则说明双侧肾脏损害。当严重的双侧肾积水时,尿流经过肾小管缓慢,就有大量的尿素被再吸收,但是肌酐一般不吸收,这就导致尿素与肌酐之比超过正常的10∶1。当肾脏实质破坏严重影响肾功能时,血肌酐与内生肌酐清除率均将上升。

(3)贫血:在双肾积水肾功能减退时出现。

(4)X线检查:

①尿路平片:显示一增大的肾影,如尿路出现钙化影提示肾输尿管有结石造成梗阻。

②静脉肾盂造影:除肾功能已严重损害一般均可提供较详尽的资料,从中可了解梗阻的部位及原因;肾盂、肾盏与输尿管扩张的程度;从肾积水肾皮质的厚度与其显影的密度大致可估计肾脏的功能。如作大剂量静脉肾盂造影并同时电视录像与电影可动态观察肾,输尿管的蠕动功能,以分辨其为机械性还是动力性梗阻。并可对两侧的蠕动功能加以比较。

③逆行肾盂造影:对肾功能不佳,静脉尿路造影显示不佳者可作逆行造影以了解梗阻部位、病因及梗阻程度,但必须警惕逆行插管造影时将细菌带入积水的肾脏引起脓肾,或是由于插管及造影剂的刺激使梗阻部位的黏膜水肿,加重了梗阻的程度从不完全变成完全。

④经皮穿刺肾输尿管造影:对于静脉造影显影不理想,逆行造影失败或不宜作逆行造影者,可经腰部在B超引导下定位穿刺积水的肾脏顺行造影,以了解梗阻部位与程度,对梗阻近端输尿管与肾盂的情况,并可同对采集的尿液做细胞学检查及培养,也可留置导管作尿液引流。

⑤血管造影:凡怀疑梗阻与血管畸形病变有关的患者,按需要可作肾血管、腹主动脉、下腔静脉或肾静脉造影,以了解梗阻原因与血管的关系。从血管造影中还可了解肾脏的血供、肾皮质的厚度等资料。

⑥膀胱尿道造影:对双侧肾输尿管积水患者作此造影可了解是否有膀胱输尿管逆流及神经病原膀胱等病变。

(5)超声检查:可了解肾、输尿管积水的程度,肾实质萎缩程度,也可初步探测梗阻的部位与原因,并可指导作穿刺造影。

(6)放射性核素检查

①放射性核素肾图:在梗阻性肾图其血管相与分泌相有一定程度压抑,这与梗阻的严重程度及梗阻时间有关,主要表现为排泄相下降迟缓。肾图有助于估计双肾功能及梗

阻程度的差别,但不能做定量分析。

②^{131}I扫描γ照相揭示核素摄入差:放射性核素经过肾皮质的缓慢传送在肾盂中有闪烁积聚。

(7) CT:可了解梗阻的部位,有助于对梗阻病因的探测,能清晰显示肾、输尿管的扩张程度及肾皮质的厚度。并可同时作两侧的结构与功能的比较。

(8) 经皮肾镜与输尿管镜检查:可作梗阻部位腔内观察,并可经此作活检及扩张、切开、插管等治疗,也可经此作肾造瘘。

(9) 膀胱镜检查可直接观察双侧输尿管开口及插管分侧收集尿液进行肾功能化验、尿素的定量分析、酚磺酞或靛胭脂的比色试验,并可从尿量推测肾盂容量经插管作逆行造影。

(10) 肾盂内压测量:经皮肾穿刺插管(>F18)同时自尿道内插一F12～F14导尿管留置于膀胱,保持开放以引流膀胱内液体,用生理盐水或造影剂以10ml/min的流速注入肾盂,直到液体充满上尿路和注入肾盂及膀胱流出的速度(均为10ml/min)相等时,经肾盂的Y型接管连接测压管记录肾盂内压(肾盂绝对压力)。同时由导尿管测出膀胱压力,将肾盂绝对压力扣除腹腔压力(膀胱压力)即为相对压力,正常为 1.18～1.47kPa(12～15cmH$_2$O),大于1.47kPa(15cmH$_2$O)提示有轻度梗阻;大于2.16kPa(22cmH$_2$O)示有中度梗阻;大于3.92kPa(40cmH$_2$O)为严重梗阻。

如在测压同时注入造影剂,还可同时拍片或录像以了解梗阻部位与原因。

【鉴别诊断】

1. 多囊肾

发病年龄为40～60岁,半数以上患者合并有高血压。一侧或两侧上腹部可触及囊性肿块,但肿块表面呈多发囊性结节状,无波动感。IVU示肾盂肾盏受压伸长或变形而无扩张。超声检查和放射性核素肾扫描示两侧肾体积增大,肾区有多发圆形囊肿影像。CT检查示双肾增大,肾实质内可见多数边缘光滑、大小不等的囊性肿块。

2. 单纯性肾囊肿

体积增大时常可触及囊性肿块,超声检查示肾区有单个边缘整齐的圆形透声暗区。IVU示肾盂肾盏受压、变形、移位但无积水。CT检查示一圆形壁薄、界限清楚的低密度肿块,增强后肾实质密度增强而肿块无增强。

3. 肾周围囊肿

腰部可出现边界不清的囊性肿块,肿块活动度差,波动感不明显,但往往有外伤史。IVU示肾脏缩小、移位,但肾盂肾盏形态正常无扩张。超声检查示肾脏周围出现透声暗区。

4. 肾上腺囊肿

腰部可发现巨大囊性肿块。X线平片可见环状钙化;IVU示肾脏下移及肾轴受压移位,肾盂肾盏无变形、扩张。腹膜后充气造影、超声检查、CT检查均显示肾上腺区域囊性肿块影像。

5. 肠系膜囊肿

腹部可触及边缘清楚的囊性肿物,但肿块较表浅并向左右移动;有肠梗阻症状;胃肠道钡餐X线检查有受压征象。

6. 胰腺囊肿

左上腹可触及边缘不清的囊性肿块。但常伴有腹部外伤或急性胰腺炎史;多见于成人;无泌尿系统表现;尿糖试验阳性;胃肠道钡餐X线检查有受压征象。

7. 肝囊肿

右上腹部或剑突下可触及囊性肿块。但囊肿位置表浅,易于触及,压痛较明显;不伴有泌尿系统症状;超声检查及放射性核素肝扫描显示囊肿征象。

8. 马蹄肾

腹部脐区触及均匀实质性肿块。伴发积水时则可触及不规则的囊性肿块，但 IVU 示肾轴呈倒八字形，中间可见连接两肾的峡部的阴影，两侧肾盏位置较低并向中线靠拢，肾盏向内侧伸展。

9. 妊娠肾、输尿管积水

正常妊娠期间常有轻度肾、输尿管积水，除了妊娠子宫压迫输尿管外，是由于妊娠期间黄体酮的分泌引起肾输尿管肌肉松弛所致。这是一种生理性改变，由于解剖关系，几乎都发生在右侧。

【治疗】

1. 保守治疗

(1)肾积水较轻，病情进展缓慢，肾功能已达平衡和稳定状态可观察，但应定期检查了解积水进展情况。

(2)可自行解除的梗阻，如孕妇生理性肾积水。

2. 手术治疗

(1)手术指征：肾积水进行性加重，临床症状明显，肾功能不断下降，梗阻病因明确，有并发症存在，应手术治疗。

(2)手术治疗的原则

①解除造成肾积水的梗阻性疾病，如结石应去除；解除纤维索带或迷走血管的压迫；前列腺增生可行电切或摘除等。

②严重的肾积水致患侧肾功能全部丧失或有严重感染积脓，但对侧肾功能良好，可行患肾切除术。

③肾积水致患侧肾功能极差，对侧肾由于其他疾病功能不佳，甚至尿毒症，积水肾宜先行肾造瘘术，待肾功能恢复后，再进一步处理梗阻。

④双侧肾积水，注意排除下尿路梗阻原因。一般先治疗情况好的一侧，待情况好转后，再处理严重的一侧。通常先做一侧肾造瘘术。

⑤肾小盏积水，漏斗部梗阻多由结石引起，如无临床症状，一般无需手术。

⑥整形手术原则：注意正常的肾输尿管解剖关系，保持肾输尿管的畅通引流，吻合处应在肾盂的最低处。吻合时防止内翻，力争缝合后呈漏斗状。修复时尽量将纤维组织粘连瘢痕切除干净，勿伤及血供，适当保留周围脂肪组织，以覆盖手术野。

(3)术后问题及处理：一般说来，由于尿路梗阻后所引起的肾积水是长期的病理过程，手术解除梗阻只是从形态学上解决了问题，为肾功能的恢复创造了条件。梗阻解除后肾功能在恢复过程中会出现一系列的问题，必须引起泌尿外科医生的高度重视。否则，对这些问题的处理不当，同样会造成很严重的后果。这些问题包括以下几点：

①梗阻后利尿：上尿路急性梗阻缓解后的 1～3 天内，患者可出现利尿现象。24 小时尿量可为 3000～8000ml。在短时期内持续排出大量的尿液，必然会造成水、电解质、酸碱平衡的失调，严重者还会威胁患者的生命。造成梗阻后利尿的原因主要有两个方面：一是梗阻后血中尿素氮和排钠激素的蓄积，使肾小管对水、钠和氯的重吸收功能降低；二是肾小管上皮变平、吸收面积减少、碱性磷酸酶和 Na-K-ATP 酶明显减少。随着病程的进展，肾小管的功能逐渐得到恢复，尿量会逐渐恢复正常。

②对抗平衡问题：根据肾功能恢复过程中的对抗平衡问题，患肾功能的恢复有赖于体内代谢负荷的刺激。因此，一侧肾积水而肾功能严重受损时，如对侧肾功能完全正常，那么患肾的梗阻即使得到解除，但它得不到体内代谢产物的刺激，故其肾功能的恢复会

很慢。而如果对侧肾脏也有一定的损害,患肾在梗阻解除后功能的恢复会快一些。由此可知,如果两侧肾脏均有梗阻时,在保证患者全身情况许可的情况下,可先解除肾功能相对较好的一侧肾脏的梗阻,然后再尽快解除另一侧肾脏的梗阻。

③梗阻对肾脏的影响:梗阻后由于水钠潴留,全身血容量随之增加;肾素活性增加,可导致高血压。在梗阻解除或切除患肾后,部分患者的血压即可随之下降。肾积水时由于肾脏产生红细胞生成素增加,可导致红细胞增多症,肾切除后也会恢复正常。

(二)尿路梗阻

【概述】

通过肾脏实质的血液,经肾脏的过滤作用,将血液中新陈代谢产生的废物和一部分水分形成尿液,经肾盂、输尿管、膀胱、尿道排出体外。通常说的尿路,即指从肾盂到尿道外口这一段尿液引流和排出的途径。在这条途径的任何部位的各种病变,使尿液的引流和排出受到影响,就会造成尿路的梗阻。

【诊断与鉴别诊断】

1. 临床表现

急性尿潴留患者在急诊就医时,表情极为痛苦,病史可提示发病的病因。体检可见下腹胀满,叩诊为浊音,有时膀胱底可达脐平面。检查阴茎、尿道口及尿道有无硬的呈索条状的尿道瘢痕组织以除外尿道狭窄。直肠指检可摸知前列腺的大小,正常的前列腺外形如栗子,底在上而尖向下,底部横径约4cm,纵径3cm,前后径2cm,而两侧叶之间可摸得一凹陷,即所谓中央沟。当前列腺增生时,不仅腺体增大,中央沟亦变浅平。在急性尿潴留时,受胀满膀胱的影响,往往摸到的前列腺比其实际大小要大一些。应在设法排空膀胱之后,再次检查前列腺,核对是否真正增大,以免诊断失误。

2. 诊断要点

(1)应考虑到神经性膀胱的可能,详细的神经系统检查是必要的。

(2)有些药物,如抗组胺类药酚噻嗪,神经节阻滞类药如胍乙啶、利血平,抗胆碱类药物如普鲁本辛等,在某些患者中也引起排尿障碍,甚至尿潴留。在老年病人,前列腺可能已有增大,这些药物很可能诱发急性尿潴留。

(3)腹部B超对于诊断有明确意义。

【治疗】

在急性尿潴留时,膀胱胀满,患者异常痛苦,首先应解除尿的潴留。

最常用的方法是在无菌操作下,从尿道试放橡皮导尿管。导尿管如能通过梗阻进入膀胱,即可将潴留尿排出,暂时解决患者的痛苦,尿液送常规化验及细菌培养。对过胀的膀胱,引流要缓慢一些,避免膀胱内压突然减小而引起出血。导尿管放入膀胱后,不要轻易撤出,因为造成梗阻的原发病变尚未得到治疗,再次形成尿潴留的可能性极大。应将导尿管保留在膀胱内,在尿道外口加以固定。

如导尿管不能通过梗阻,可在下腹部经皮肤穿刺膀胱。

第四节 肾结石并发症

一、肾结石

【概述】

肾结石(calculus of kidney)指发生于肾盏、肾盂及肾盂与输尿管连接部的结石。多数位于肾盂肾盏内,肾实质结石少见。平片显示肾区有单个或多个圆形、卵圆形或钝三角形致密影,密度高而均匀。边缘多光滑,但也有不光滑呈桑椹状。肾是泌尿系形成结石的主要部位,其他任何部位的结石都可以原发于肾脏,输尿管结石几乎均来自肾脏,而且肾结石比其他任何部位结石更易直接损伤肾脏,因此早期诊断和治疗非常重要。

【诊断】

据病史、体检和必要的 X 摄片、化验等检查,不难作出肾结石的诊断,但还应进一步了解结石的大小、数目、形状和部位,有无伴发梗阻、感染、肾功能减退,以及可能的原发病因与估计结石的成分。

病史中凡是有腰部疼痛后伴血尿,或运动后发生血尿,都应考虑肾结石的可能。肾结石中 80% 为显微镜下血尿,少数为肉眼或无痛性血尿。亦有表现为尿路感染的症状,如尿中有脓细胞、细菌尿。尿液中找到结晶体或尿内有排石史,是诊断尿路结石的一个重要线索。B 型超声检查较易发现肾结石与肾积水。

1. 临床表现

(1)无症状:多为肾盏结石,体格检查行 B 超检查时发现,尿液检查阴性或有少量红白细胞。

(2)腰部钝痛:多为肾盂较大结石如铸形结石,剧烈运动后可有血尿。

(3)肾绞痛:常为较小结石,有镜下或肉眼血尿,肾区叩痛明显。疼痛发作时病人面色苍白、全身冷汗、脉搏快速微弱甚至血压下降,常伴有恶心、呕吐及腹胀等胃肠道症状。

(4)排石史:在疼痛和血尿发作时,可有沙粒或小结石随尿排出。结石通过尿道时有尿流堵塞并感尿道内刺痛,结石排出后尿流立即恢复通畅,病人顿感轻松舒适。

(5)感染症状:合并感染时可出现脓尿,急性发作时可有畏寒、发热、腰痛、尿频、尿急、尿痛症状。

(6)肾功能不全:一侧肾结石引起梗阻,可引起该侧肾积水和进行性肾功能减退;双侧肾结石或孤立肾结石引起梗阻,可发展为尿毒症。

(7)尿闭:双侧肾结石引起两侧尿路梗阻、孤立肾或唯一有功能的肾结石梗阻可发生尿闭,一侧肾结石梗阻,对侧可发生反射性尿闭。

(8)腰部包块:结石梗阻引起严重肾积水时,可在腰部或上腹部扪及包块。

2. 实验室检查

(1)尿化验:可分为一般检查和特殊检查。

①一般检查:主要为尿常规,包括 pH 值、相对密度(比重)、红细胞、脓细胞、蛋白、糖、晶体等。尿石患者的尿中可以发现血尿、晶体尿和脓细胞等。尿 pH 值的高低常提示某种类型的结石:磷酸钙、碳酸磷灰石结石患者的尿 pH 值常高于 7.0;而尿酸、胱氨酸和

草酸钙结石患者的尿 pH 值常小于 5.5。可见镜下血尿或肉眼血尿。但 15% 的患者没有血尿。在非感染性结石，可有轻度的脓尿。

②特殊检查

a. 尿结晶检查：应留取新鲜尿液。如看见苯样胱氨酸结晶提示可能有胱氨酸结石；如尿中发现尿酸结晶，常提示尿酸结石可能；发现信封样的晶体就可能是二水草酸钙结石；棺材盖样晶体则为磷酸镁铵晶体；在疑有磺胺类药物结石的患者的尿中会发现磺胺结晶。

b. 尿细菌培养：菌落大于 105/ml 者为阳性。药敏试验则可了解最有效的抗生素。尿培养如为产生尿素的细菌，则有感染结石存在的可能。

c. 24 小时尿的化验：须正确收集 24 小时的尿液，尿液计量要准确。化验的内容包括 24 小时尿钙、磷、镁、枸橼酸、尿酸、草酸、胱氨酸等。

(2)血生化检查

①正常成人血清钙为 2.13～2.6mmol/L(8.5～10.4mg/dl)，无机磷为 0.87～1.45mmol/L(2.7～4.5mg/dl)。原发性甲状旁腺功能亢进的患者血清钙高于正常值，常在 2.75mmol/L(11mg/dl) 以上，且同时伴有血清无机磷降低。

② 正常成人男性血清尿酸不超 416.36mmol/L(7mg/dl)，女性则不超过 386.62mmol/L(6.5mg/dl)。当超过此值时为高尿酸血症。痛风的患者血尿酸增高。

③肾结石伴有肾功能障碍时常有酸中毒，此时血清电解质改变，血清钠和二氧化碳结合力降低，血钾不同程度的升高。肾小管酸中毒时可出现低钾和高氯血性酸中毒。

④尿素氮和肌酐的测定可了解患者的肾功能，当肾功能受到损害时血中的尿素氮、肌酐可有不同程度的增高。

总之，尿石患者的血液和尿液化验有助于了解尿石患者的肾功能、结石有无并发感染、结石可能的类型及结石成因，并对指导结石的治疗及预防起作用。

(3)X 线检查：X 线检查是诊断尿路结石最重要的方法，包括腹部平片、排泄性尿路造影、逆行肾盂造影或作经皮肾穿刺造影等。

①尿路平片：尿路 X 线平片是诊断尿路结石最基本的方法。根据肾、输尿管、膀胱、尿道区的不透 X 线阴影，可以初步得出有无结石的诊断。结石中的含钙量不同，对 X 线的透过程度也不同。大约 40% 的结石可以根据在 X 线平片上显示的致密影来判断结石的成分，草酸钙结石最不透 X 线；磷酸镁铵次之；尿酸结石是最常见的可透 X 线结石。胱氨酸结石因含硫而略不透 X 线。但是茚地那韦结石及某些基质结石在平扫的 CT 片是可以显影的。肾钙化常见于髓质海绵肾(接近沉积在扩张的集合管)。也可与腰椎横突的密度进行比较，并作出诊断。还有 10% 的不含钙结石不易被 X 线平片所发现。

腹部的钙化阴影可与尿路结石相混淆。这些钙化的阴影主要有肠道内的污物及气体；肠系膜淋巴结钙化阴影；骨骼部分的骨岛形成(如骶髂关节区域)、第 11、12 肋软骨钙化；骨盆区域的静脉钙化所形成的"静脉石"阴影；体外的异物干扰(如纽扣、裤带上打的结等)；消化道钡剂检查后没有排净的钡剂。

②排泄性尿路造影：排泄性尿路造影除了可以进一步确认在 X 线平片上不透 X 线阴影与尿路的关系外，还可见患侧上尿路显影延迟；肾影增大；肾盂及梗阻上方的输尿管扩张、迂曲等改变，并据此了解肾脏的功能情况。必要时需延长造影的时间以求患侧满意显影。对输尿管壁段的结石，充盈的膀胱影可掩盖结石的影像，此时可嘱患者排尿后再摄片。可透 X 线的结石在 IVU 片上可表现

为充盈缺损。通过 IVU 片还可以了解肾脏的形态、有无畸形等情况。通过 IVU 还可显示出肾盏憩室的结石与集合系统的关系。

③急性肾绞痛时的 X 线造影检查：对经常规检查还无法明确诊断的患者，如急诊肾图表现为梗阻型肾图，可立即进行排泄性尿路造影检查。只要作好必要的准备（如给患者缓解疼痛）并适当延长造影的时间，绝大多数患者可以获得明确的诊断。其主要表现为患侧肾脏显影时间延迟（一般于 120～240 分钟时可达到目的）、肾脏体积增大，造影剂在结石的部位排泄受阻。据此，可以明确结石的诊断。

急诊泌尿系造影的机制为：一侧上尿路急性梗阻时，健侧肾脏的代偿功能不能很快出现，使造影剂能在血液内滞留较长的时间；输尿管急性梗阻后，患侧肾脏内有回流发生。一方面降低了患侧上尿路的压力，改善肾皮质的血液循环，较长时间地维持肾单位的功能；另一方面使梗阻部位以上潴留的尿液不断更新，并从血液中得到造影剂，经过一段时间后终于使梗阻以上部位清晰地显影。

④逆行造影：在下列情况下需要行逆行造影以协助诊断：因种种原因致使排泄性尿路造影不满意时；排泄性尿路造影发现肾、输尿管的病变，需要进一步明确病变的部位、范围和性质时；怀疑肾内有阴性结石、息肉时；某些肾鹿角型结石手术前，逆行造影可帮助了解结石与肾盂、肾盏的关系。造影剂可为泛影葡胺，也可为空气。随着诊断技术的不断进步，逆行造影的应用已大为减少。

⑤肾穿刺造影：在逆行造影失败时，可进行肾穿刺造影。因可能会引起一些并发症，故现已很少使用。

(4)肾图：肾图是诊断尿路梗阻的一种安全可靠、简便无痛苦的方法，可了解肾功能和各侧上尿路通畅的情况，作为了解病情发展及观察疗效的指标。其灵敏度远较排泄性尿路造影为高。利尿肾图则可以对功能性梗阻及机械性梗阻进行鉴别。急性肾绞痛时如尿常规有红细胞但 KUB 未见结石的阴影而不能明确诊断时，可急诊行肾图检查。如出现患侧梗阻性肾图，则可确定是患侧上尿路有梗阻，而与其他急腹症相鉴别。

(5)超声检查：B 超检查可对肾内有无结石及有无其他合并病变作出诊断，确定肾脏有无积水。尤其能发现可透 X 线的尿路结石，还能对结石造成的肾损害和某些结石的病因提供一定的证据。但 B 超也有一定的局限性，它不能鉴别肾脏的钙化与结石、不能直观地了解结石与肾之间的关系、也不能看出结石对肾的具体影响，更重要的是 B 超不能对如何治疗结石提供足够的证据。大约 1/4 以上 B 超正常的患者在 IVU 检查时诊断为输尿管结石。因此，B 超对尿路结石的诊断只能作为一种辅助或筛选检查。在 B 超发现有结石后，应作进一步检查，如排泄性尿路造影等。

(6)CT 检查：并非所有的尿石患者均需作 CT 检查。CT 检查可显示肾脏大小、轮廓、肾结石、肾积水、肾实质病变及肾实质剩余情况，还能鉴别肾囊肿或肾积水；可以辨认尿路以外引起的尿路梗阻病变如腹膜后肿瘤、盆腔肿瘤等；增强造影可了解肾脏的功能；对因结石引起的急性肾功能衰竭，CT 能有助于诊断的确立。因此，只有对 X 线不显影的阴性结石以及一些通过常规检查无法确定诊断进而影响手术方法选择的尿石患者，才需要进行 CT 检查。非增强的螺旋 CT（NCHCT）由于资料可以储存、重建而得到应用。检查的时间快、费用低、没有造影剂的副作用、放射的剂量小，还可与腹部其他与肾绞痛容易混淆的疾病（如阑尾炎、卵巢囊肿等）相鉴别。其诊断肾、输尿管结石的敏感性在96%~100%之间,特异性在92%~97%之间。

NCHCT的扫描的范围为剑突至耻骨联合下方。在NCHCT片上,所有结石都是高密度,且能显示肾积水及肾皮质的厚度。

(7)磁共振:磁共振尿路造影对诊断尿路扩张很有效。对96%的尿路梗阻诊断有效,尤其是对肾功能损害、造影剂过敏、禁忌X线检查者。也适合于孕妇及儿童。

结石在磁共振上均显示低信号,但需根据病史及其他影像学资料与血凝块相鉴别。

磁共振尿路成像(MRU)通过对重T_2加权效果使含水器官显像的原理成像。该技术对流速慢或停止的液体(如脑脊液、胆汁、尿液等)非常敏感,呈高信号;而实质性器官及流动的液体呈低信号,达到水成像的清晰效果。这项技术不用造影剂、没有放射线,具有安全、操作简便等优点,可获得类似排泄性尿路造影的效果。在MRU上,肾结石、膀胱结石均表现为低信号,与周围的尿液高信号相比表现为充盈缺损。但是,它也需与血块、肿瘤等相鉴别。MRU除用于输尿管结石引起的梗阻外,对其他原因引起的上尿路梗阻(如肾盂输尿管交界处狭窄)、输尿管囊肿、输尿管异位开口等也有很好的诊断作用。

【鉴别诊断】

肾结石需与下列疾病进行鉴别。

1. 胆结石

胆结石可致胆绞痛,易与右侧肾绞痛相混淆。胆结石合并有胆囊炎时,可出现右上腹部持续性疼痛,阵发性加剧,墨菲征阳性。右肋缘下有时可有触痛并随呼吸移动的肿大胆囊,或边界不清、活动度不大而有触痛的被大网膜包裹的包块。胆结石病人尿常规检查一般正常,B超检查可以确定诊断。

2. 肾结核

肾结石合并有梗阻和感染时应与肾结核相鉴别。肾结核往往有慢性顽固的膀胱刺激症状,经一般抗生素治疗无明显效果;尿中有脓细胞,而普通尿培养无细菌生长;有时伴有肺结核或肾脏的小结核病灶;膀胱镜检查可见充血水肿、结核性结节、结核性溃疡、结核性肉芽肿和瘢痕形成等病变,在膀胱三角区和输尿管开口附近病变尤为明显。输尿管口常呈洞穴状,有时见混浊尿液排出;钙化型肾结核在平片可见全肾广泛钙化,局灶性者在肾内可见斑点钙化阴影。肾结核造影的早期X线表现为肾盏边缘不整齐,有虫蛀样改变,严重者可见肾盏闭塞、空洞形成,肾盏肾盂不规则扩大或模糊变形。

3. 海绵肾

海绵肾的发病率为1/5000,患者的肾髓质集合管呈囊状扩张,大体外观如海绵状。70%病例存在双侧肾病变,每个肾脏有1个至数个乳头受累。本病出生时即存在,但无症状,通常到40~50岁因发生结石或感染并发症才被发现。集合管扩张造成长期的尿液滞留,加上经常合并的高尿钙症,是发生结石和感染的原因,肾小管浓缩和酸化功能常受损。腹部平片可见肾脏大小正常或轻度增大,肾区内可见成簇的多发性结石(在乳头区呈放射状排列)。静脉肾盂造影见到的髓质集合管呈扇状囊状扩张为诊断本病的依据。

4. 肾盂肿瘤

肾盂肿瘤多为乳头状瘤,良性与恶性之间常无明显界限,转移途径与肾癌相同;由于肾盂壁薄,周围淋巴组织丰富,所以常有早期淋巴转移。该病多在40岁以后发生,男性多于女性。早期表现为无痛性血尿,但无明显肿块;晚期因肿瘤增大,造成梗阻时可出现肿块。尿沉渣检查有时可见肿瘤细胞,血尿时膀胱镜检查可见患侧输尿管口喷血。在造影片上有充盈缺损,需与透X线结石鉴别。

CT和B超可协助鉴别。

5. 胆道蛔虫症

肾结石病人出现肾绞痛时,应与胆道蛔虫病进行鉴别。胆道蛔虫主要表现为剑突下阵发性"钻顶样"剧烈绞痛,其特点为发作突然,缓解亦较迅速。疾病发作时,病人常辗转不安,全身出汗,甚至脸色苍白,四肢发冷,并常伴有恶心呕吐,呕吐物可含胆汁甚或蛔虫。发作间歇期,疼痛可完全消失。有时疼痛可放射至右肩部或背部。B超可明确诊断。

6. 急性阑尾炎

右侧肾结石病人出现肾绞痛时,应注意与急性阑尾炎进行鉴别。转移性右下腹痛是急性阑尾炎的特点。70%~80%的病人,在发病开始时感觉上腹疼痛,数小时至十几小时后转移至右下腹部。上腹部疼痛一般认为是内脏神经反射引起,而右下腹痛则为炎症刺激右下腹所致。急性阑尾炎的腹部体征表现为右下腹有局限固定而明显的压痛点,当腹痛尚未转移至右下腹前,压痛已固定在右下腹,这在诊断上具有重要意义。若症状不典型或阑尾位置异常,应参考其他症状体征进行鉴别。如一时难以确诊,应严密观察,全面分析,以减少误诊。

7. 急性胰腺炎

腹痛是急性胰腺炎的主要症状。腹痛常开始于上腹部,但亦可局限于右上腹或左上腹部,视病变侵犯的部位而定。如胰头部病变且合并胆道疾患,除右上腹痛外,可向右肩或右腰部放射;炎症主要侵犯胰尾时,上腹疼痛可向左肩背部放射。疼痛的性质和强度大多与病变的程度一致。水肿性胰腺炎多为持久性疼痛,可伴有阵发性加重,多可忍受;出血或坏死性胰腺炎则多为刀割样剧痛,不易为一般镇痛药所缓解,严重者可发生休克。根据病史、体征及血、尿淀粉酶的测定,多数急性胰腺炎的诊断一般可以确立。

8. 卵巢囊肿蒂扭转

肾结石女性病人出现肾绞痛时应注意与卵巢囊肿蒂扭转相鉴别。卵巢囊肿蒂扭转的典型症状为突然发生剧烈腹痛,甚至发生休克、恶心、呕吐。妇科检查发现有压痛显著、张力较大的肿块并有局限性肌紧张。如果扭转发生缓慢,则疼痛较轻,有时扭转能自行复位,疼痛也随之缓解。

9. 淋巴结钙化

若位于肾区内,可误诊为肾结石。淋巴结钙化为圆形颗粒状致密影,内部不均匀,且多发、散在,静脉尿路造影片加侧位片有助于肾结石区别。

10. 其他

肾结石还应与其他引起腰背痛、腹痛的有关疾病进行鉴别,如宫外孕破裂、胃炎、胃溃疡等疾病。

【治疗】

1. 急性肾绞痛的治疗

(1)对绞痛不严重的患者:可以即刻给予吲哚美辛栓100mg,肛门内给药。急性梗阻时,肾盂内压力升高,刺激肾髓质合成前列腺素E_2。后者使肾血流量增加并抑制抗利尿激素,产生利尿作用,进一步增加肾盂内的压力,使输尿管结石在排出的过程中引起剧烈的绞痛。吲哚美辛是一种非类固醇类抗炎药物,静脉注射后,一方面通过改善结石附近输尿管的尿流而降低压力;另一方面,它又是前列腺素合成的强有力的抑制剂,能抑制前列腺素E_2的合成以及前列腺素E_2的作用,75%的患者在用药后约20分钟内肾绞痛完全缓解。吲哚美辛口服后经肝脏处理,其抑制前列腺素E_2合成的作用大大减弱。由于正常人直肠齿状线以下黏膜的静脉是直接回流进入下腔静脉的,而齿状线以上黏膜的静脉是通过肠系膜下静脉回流进入门静脉的。

吲哚美辛栓在直肠内溶化并经黏膜吸收后直接进入体循环,即能发挥缓解肾绞痛的作用。

口服黄体酮、硝苯地平等药物。黄体酮具有显著的持久止痛作用,一般用药后30分钟大多数肾绞痛缓解,继续用药并能预防肾绞痛发作或明显减轻疼痛。口服硝苯地平5~10mg,每天3次,可使肾绞痛得到缓解。舌下含服作用较口服迅速,绞痛发作时立即舌下含服,5分钟后即能够缓解疼痛。硝苯地平用后不良反应一般较轻,初服者常见面部潮红,心悸,窦性心动过速。孕妇忌用。还可直肠内应用双氯芬酸(双氯灭痛)胶浆。

(2)绞痛较重时:可给予肌内注射阿托品0.5mg和(或)哌替啶50mg。可用哌替啶(50~100mg)、吗啡(10~15mg)肌内注射。然而,即便是静脉注射吗啡,在30分钟时也只有36%的患者有效。

(3)输液利尿:一般可给输1000~1500ml液体,必要时还可以加用利尿药物(肌内注射呋塞米20mg或静脉输入甘露醇250ml)。

(4)对绞痛严重、药物治疗没有明显好转而诊断明确的输尿管结石患者,可急诊行体外冲击波碎石。

对口服药物后症状不能得到控制;结石引起无尿(一般见于独肾)或合并感染;直径大于6mm的结石自行排出的可能性极小,应采取积极的方法治疗。

2. 非手术治疗

尿石症的治疗方法很多,应根据患者的全身情况、结石部位、结石大小、结石成分、有无梗阻、感染、积水、肾实质损害程度以及结石复发趋势等来制订治疗方案。在结石比较小、没有肾积水及其他并发症,估计结石可以自行排出的情况下,常先进行中西医结合治疗。大部分患者经中西医结合治疗后,结石会自行排出。对经过一段时间治疗,结石仍未排出的患者,应采取其他治疗(如体外冲击波碎石)或及时进行手术治疗,以保护肾功能。对各种原因引起的代谢性结石应当根据具体情况选择相应的药物治疗(如用药物降低血、尿中的钙、磷、尿酸、草酸、胱氨酸等)。

(1)多发结石的治疗原则

①对双侧肾结石,先处理肾功能较好的一侧结石;如两侧肾功能相似,则先处理容易手术的一侧肾结石。

②当同时有肾结石和输尿管结石时(同侧或双侧),一般先处理输尿管结石,然后再处理肾结石。

③上尿路和下尿路结石同时存在时,如下尿路结石并未造成梗阻,则先处理上尿路结石;如上尿路结石还没有影响肾功能,则可先处理下尿路结石。

(2)总攻疗法:是指在短时间里采用一系列的中西医结合手段,增加尿流量、扩张输尿管、增强输尿管蠕动,促使肾、输尿管结石排出的方法。适用于直径小于4mm的肾结石或输尿管结石。虽然"总攻疗法"一般费时较长,患者需耐受排石的痛苦,排石的效果并不肯定,近年来已极少有单位用此方法治疗尿石症了,但在许多基层医疗单位仍不失为一种可行的治疗手段。

(3)高钙尿的治疗

①多饮水:以增加尿量,降低形成结石成分的尿饱和度。

②调整饮食结构:主要是减少奶及奶制品、动物蛋白的摄入,多摄入含植物纤维素多的食物。

③噻嗪类利尿剂:噻嗪直接刺激远曲小管对钙的重吸收,促进钠的排泄,可使结石的形成降低90%,被广泛地用于复发性草酸钙结石患者。30%~35%的患者中有副作用,其中大部分患者会因此而终止治疗,长期的噻嗪治疗可导致体液减少、细胞外容量减少、

近曲小管对钠和钙的重吸收。噻嗪也促进甲状旁腺素对增加肾钙重吸收的作用,噻嗪对肠道钙的吸收没有影响,而在肾性高钙尿患者则减少。

④磷酸纤维素钠:口服后能在肠道内与钙结合而降低肠钙的吸收。对于吸收性高尿钙症,可联合应用磷酸纤维素钠、补充镁及限制饮食中的草酸等方法,以减少尿钙、减少钙盐的结晶,又能保持骨密度及临床的疗效。

⑤枸橼酸盐:尿枸橼酸盐升高可使草酸钙饱和度下降,减少钙盐结晶和结石的形成。

⑥正磷酸盐:正磷酸盐能在肠道内与钙结合并减少其吸收。正磷酸盐能减少1,25-二羟维生素D_3($1,25-(OH)_2D_3$)的产生而不影响甲状旁腺的功能。在用正磷酸盐治疗的复发性结石患者中,缓解率为75%~91%。在用中性或碱性磷酸盐治疗时,尿磷的排泄明显增加,增加尿中抑制作用,它禁用于磷酸镁铵结石患者。正磷酸盐还可引起胃肠道功能失调和腹泻。麸糠能与肠道的钙结合并增加尿中的正磷酸盐,减少结石的复发。饭后口服麸糠,可用于预防结石的发生。

(4)草酸钙结石的治疗:除多饮水、低草酸低脂肪饮食等外,还可选择以下药物治疗:

①枸橼酸盐:枸橼酸盐是预防复发性草酸钙结石的一种新的、有希望的方法,能显著增加尿枸橼酸盐的排泄,从而降低复发性结石发生率。它主要有枸橼酸钠钾(多用于欧洲)和枸橼酸钾(多用于美国)两种制剂。近年的研究发现,枸橼酸钾能有效地治疗合并有低枸橼酸尿的含钙结石,其作用明显优于枸橼酸合剂,并在临床中取代了枸橼酸合剂。

②镁制剂:适用于低镁尿性草酸钙肾结石,对缺镁的结石患者补充氧化镁或枸橼酸镁可以增加尿镁和枸橼酸盐的排泄,达到理想的镁-钙比例,降低尿草酸钙的超饱和状态,降低复发结石的发生率。也可与磷酸纤维素钠合用治疗Ⅰ型吸收性高钙尿。口服氧化镁及维生素B_6可以完全阻止结石的形成。其他制剂有氢氧化镁,其主要的副作用是胃肠道不适。

③磷酸盐:口服磷酸盐可增加尿磷酸盐的排出,通过降低维生素D而抑制肠道对钙的吸收,从而降低尿钙排出,并且增加草酸钙结晶抑制剂焦磷酸盐的排出,治疗含钙结石和高尿钙。

④磷酸纤维素钠:磷酸纤维素钠是一种离子交换剂。在大约85%的吸收性高钙尿和复发性肾结石患者中磷酸纤维素钠能降低钙在胃肠道内的吸收。磷酸纤维素钠在一些患者中可引起恶心和腹泻,也会减少镁的吸收。通过限制肠道内草酸钙的形成增加草酸盐的吸收,这也就增加了尿草酸的排泄。在肠道钙吸收正常的患者中,可引起钙的负平衡并刺激甲状旁腺。

⑤乙酰半胱氨酸:乙酰半胱氨酸能抑制TH黏蛋白的聚合、减少草酸钙晶体含量、预防肾结石的形成。口服乙酰半胱氨酸能使尿中的大晶体团块明显减少,降低了尿石形成的危险。乙酰半胱氨酸的副作用很小。

其他药物还有考来烯胺(消胆胺)、牛磺酸、胆绿醇、葡萄糖酸镁等。对饮食草酸盐及其前体过量的患者,应需避免摄入富含草酸及其前体的食物和药物。维生素B_6缺乏时,人体内的乙醛酸不能转变为甘氨酸,而经氧化转变成草酸。对由此引起的高草酸尿,可给予小剂量维生素B_6。

(5)尿酸结石的治疗:尿酸结石占所有肾结石的50%~60%。75%~80%的尿酸结石是纯结石;其余的结石含草酸钙。男女发病率相等。治疗的目的是降低尿中尿酸的浓度。主要的措施有以下方法:

①增加液体摄入:大量饮水以增加尿量,保证24小时尿量超过1500~2000ml。

②控制饮食:限制饮食中的嘌呤,主要限制红色肉类、动物内脏、海产品、禽类和鱼的摄入。

③碱化尿液:服用碱性药物以碱化尿液致尿pH在6.5~7.0之间,可增加尿酸的溶解度。首选枸橼酸钾,其次是枸橼酸合剂和碳酸氢钠。也可用5%碳酸氢钠或1.9%乳酸钠溶液静脉滴注,后者应用较多,效果满意。碳酸氢钠的副作用有胃肠气胀。

④别嘌醇:别嘌醇能抑制黄嘌呤氧化酶、阻止次黄嘌呤和黄嘌呤转化为尿酸。如果患者有高尿酸血症或尿尿酸排泄大于1200mg/d,可给予别嘌醇。别嘌醇的副作用有皮疹、药物热或肝功异常。经过碳酸氢钠或别嘌醇治疗可使尿酸结石部分或完全溶解。

(6)感染结石的治疗:感染结石约占所有结石的2%~20%。它可分为两种:一种是由尿路感染而形成的结石;一种是因其他成分的结石继发感染而形成的结石。前者是真正的感染结石。其成分主要是磷酸镁铵及尿酸铵,也可混合有碳酸钙。后者核心的成分多为尿酸及草酸钙,结石的外层则为磷酸镁铵及尿酸铵。

感染结石的治疗原则是彻底清除结石和根治尿路感染。对感染性结石的药物治疗主要包括以下几个方面:

①治疗感染:首先应根据细菌培养及药物敏感试验,选择合适的抗生素。由于停留在晶体表面或晶体之间的细菌在停用抗菌药物后还有可能再感染。因感染结石而行手术治疗的患者中,40%以上术后存在持续尿路感染,故应长期用药。应用抗菌药物治疗后,尿中细菌的菌落如从107降至105,可使尿素酶的活性降低99%。

②使用尿素酶的抑制剂:应用尿素酶的抑制剂可以阻止尿素的分解,从根本上防止感染结石的形成。乙酰氧肟酸(acetohydroxamic acid)是尿素酶的有力的不可逆的竞争性抑制剂,能预防磷酸镁铵和碳酸磷灰石结晶的形成。口服后能很快被胃肠道吸收,1小时后达到最高浓度。副作用为深静脉血栓、震颤、头痛、心悸、水肿、恶心、呕吐、味觉丢失、幻觉、皮疹、脱发、腹痛和贫血。乙酰氧肟酸妊娠妇女禁用。对感染结石而禁忌手术的患者,Griffith推荐同时应用乙酰氧肟酸与抗生素。尿素酶的其他抑制剂包括羟基缬氨酸(hydroxyurea)、丙异羟肟酸(propionohydroxamic acid)、chlorobenzamidoacetohydroxamic acid、nicotinohydroxamic acid、flurofamide等。

③溶石治疗:溶石治疗是通过各种管道(如输尿管导管、经皮肾造瘘管、术后留置的肾造瘘管等)向肾盂、输尿管内注入溶石药物来达到溶石的目的。进行溶石治疗前应尽可能彻底清除结石碎片,以减少溶石的困难。进行溶石治疗必须具备一定条件:尿液应是无菌的,必须在尿路感染得到完全控制后才能应用灌洗溶液,以免在溶石过程中大量细菌释放出来而引起尿路感染;溶石液体的流进及流出应当通畅;肾盂内压力维持在2.94kPa(30cmH$_2$O);没有液体外渗,如有液体漏出,则应停止灌洗;要监测血清中镁的水平,避免发生高镁血症。等渗的枸橼酸液在pH4.0时能溶解磷酸钙和磷酸镁铵,形成可溶性的枸橼酸钙复合物。可应用溶肾石酸素(hemiacidrin),但毒性大,甚至可引起死亡。肾盂首先用无菌生理盐水以120ml/h的速度,如灌洗24小时后,如无异常,才可开始进行溶石治疗。溶石期间,患者如出现发热、腰痛、血肌酐、血镁、血磷升高等情况,即应停止灌洗。

④酸化尿液:酸化尿液可以增加磷酸镁铵和碳酸磷灰石的溶解度,从而使磷酸镁铵

结石部分或完全溶解。同时还能增加抗生素的作用。主要的药物有维生素C和氯化铵。对巨大的感染结石，可行开放手术治疗。也可采用经皮肾取石术治疗铸型结石以取代开放手术。对有漏斗部狭窄或肾内解剖畸形的患者可行防萎缩的肾切开取石术。体外冲击波碎石(ESWL)比经皮肾取石术损伤小。据统计，对大的铸型结石，结合应用经皮肾取石和ESWL是最有效的方法。但50%以上的患者在随访10年以上时有复发。如用开放手术加药物溶石，则平均随访7年，仅个别患者复发。

(7)胱氨酸结石的治疗：治疗的目的是使尿中胱氨酸的浓度低于200mg/L。对胱氨酸结石的治疗可以采取下列措施：

①减少含胱氨酸食物的摄入：胱氨酸是由必需氨基酸甲硫氨酸代谢而来的，应限制富含甲硫氨酸的食物(如肉、家禽、鱼、奶制品)，以减少胱氨酸的排泄。由于胱氨酸是一种必需氨基酸，对生长期的儿童不宜过于限制，以免对大脑以及生长造成一定的影响。严格限制钠的摄入也有利于降低胱氨酸的尿中浓度。

②增加液体的摄入：1L尿大约能溶解250mg胱氨酸，应均匀地饮水以达到整天均匀地排尿(尤其夜间要有足够量的尿)，并使24小时尿达到3L。

③口服碱性的药物：碱化尿液至尿pH>8.4，是一个非常重要的措施。同时增加液体摄入，可以增加胱氨酸在尿中的溶解度，不仅能预防新的结石形成，而且能使已经形成的结石溶解。碳酸氢钠和枸橼酸钾最常用于碱化尿液。乙酰唑胺能通过抑制碳酸酐酶而增加碳酸氢盐的排泄。

④口服降低胱氨酸排泄的药物：如青霉胺(D-青霉胺)(每增加青霉胺剂量250mg/d，可降低尿胱氨酸浓度75~100mg/d)、N-乙酰-D-L-青霉胺、乙酰半胱氨酸、α-巯丙酰甘氨酸等。这些药物能与胱氨酸中的巯基(—SH)结合而增加其溶解度。也可口服谷酰胺降低胱氨酸的浓度。α-巯丙酰甘氨酸(MPG)能与胱氨酸结合形成可溶性复合物，使尿胱氨酸浓度低于200mg/L，但它的毒性比青霉胺低。卡托普利通过形成卡托普利-胱氨酸的二硫键复合物使溶解度增加200倍。应当指出的是，这些药物都有一定的副作用，服用时如出现副作用，应及时停药并作相应处理。

⑤大剂量维生素C：其作用是使胱氨酸转变为溶解度较大的半胱氨酸。其副作用是会增加草酸的形成而出现高草酸尿。

由于胱氨酸结石是一种遗传性疾病，必须坚持长期治疗。如上述措施无效而结石且引起肾功能损害，应及时进行手术治疗。必要时可在手术的同时放置肾造瘘管以供今后溶石治疗时用。可用于溶石的药物有碳酸氢钠、N-乙酰半胱氨酸、氨丁三醇、青霉胺(D-青霉胺)。

对胱氨酸结石用超声碎石和体外冲击波碎石治疗的效果不佳。这是因为胱氨酸是有机物质，晶体间结合牢固，对超声和体外冲击波都不敏感的缘故。另一方面，胱氨酸结石一般体积比较大，常为多发结石和铸型结石，勉强碎石不仅费时，排石也费时。碎石不彻底或排石不完全都有可能在肾脏内遗留结石碎片，并成为复发结石的核心。因此，对胱氨酸结石应采用多种方法综合治疗。

(8)中医学治疗

①清热利湿行气：常用的清热利湿药有金钱草、车前子、海金砂、滑石、泽泻、木通、通草、地肤子、石韦等；淡渗利湿药有猪苓、茯苓、赤小豆、薏苡仁。行气解郁药有木香、乌药、厚朴、青皮、香附、枳实、莱菔子等。主要用于无嵌顿、直径小于0.8cm的小结石，能

②气滞行瘀：以化瘀行气软坚药三棱、莪术、桃仁、枳壳等组方，它可使磷酸盐部分脱失，草酸颗粒结晶变圆钝，结构破碎。金钱草、石韦、茯苓、玉米须等组成的中成药还能减少上尿路含钙结石患者尿中的大晶体的比例，提高尿液对草酸钙晶体生长和聚集的抑制活性，具有防止含钙结石形成、降低尿石复发的作用。

③破血破气加益气药促使结石移动排出，解除梗阻：缓解结石梗阻性肾输尿管积水，减少手术率。对中度肾积水，只要无严重感染和进行性加重，可应用以中药为主的非手术方法积极治疗。排石后用补肾、活血、益气药有助于肾功能的恢复。此外，在碎石前后应用清热利湿、化瘀行气、清热解毒、补肾益气等中医方法治疗。

④一些中成药也颇受欢迎：如排石颗粒（包括无糖型的）、泌淋胶囊等。

（9）体外冲击波碎石（extracorporeal shock wave lithotripsy, ESWL）：是20世纪80年代的新技术，曾被誉为"肾结石治疗上的革命"。多年来，随着碎石机的更新换代和碎石经验的积累，现在肾、输尿管和膀胱结石均可进行体外冲击波碎石。

①ESWL的适应证：对肾结石，应为直径不超过2.5cm、不透X线的单发性或体积与之相当的多发肾盂或肾盏结石。据统计，大约70%以上的肾结石可采用ESWL的方法进行治疗。直径大于2.5cm的结石，碎石前最好先放置双J导管。碎石前均应经造影确定患侧肾脏功能良好、结石下方的尿路是通畅的。ESWL如能与经皮肾镜、开放手术等措施相结合，相互取长补短，可以取得更为理想的疗效。

②ESWL的禁忌证：随着ESWL的适应证的不断扩大，禁忌证在逐步缩小。妊娠是目前惟一绝对禁忌证。结石下方尿路的梗阻、尿路感染、心血管疾病等都成为相对禁忌证，经过适当的治疗后即可进行ESWL。但对凝血机制障碍、严重的心血管疾病、肾功能障碍、极度肥胖及巨大而复杂的结石仍不适宜进行ESWL。

此外，体积特别大的肾结石由于形成的时间比较长，往往同时有各种合并症（特别是合并感染等），单独采用上述的任何一种治疗方法都不能解决问题。即使采用开放手术也不一定能将结石取净，有时还有可能因严重出血而不得不切除肾脏。最近，国外提出一种所谓的"三明治"治疗方法。即先采用经皮肾镜超声碎石术将结石的主体粉碎，尽可能把结石碎片冲洗干净，但仍保留手术时使用的隧道；接着用体外冲击波碎石将剩余的结石碎片击碎，待其自然排出；最后再通过隧道把不能排除的碎片用经皮肾镜取出。Madbouly等对ESWL患者作了快速（每分钟120次）及慢速（每分钟60次）的比较。认为慢速的ESWL似乎更有效。慢速需要的冲击波的总数比快速的少，但治疗的时间长、成功率明显增高。

③ESWL的并发症

石街形成：体积较大的肾结石在碎石后可以形成"石街"。它主要有3种情况：较大的结石碎块在输尿管堵塞，使随后的细小碎沙不能排出；大量细小的结石碎片排出过快造成堵塞；输尿管内多个较大的结石碎粒形成堵塞。

出血：ESWL后很少引起出血。大多数情况下出血的程度较轻，短期内多可自愈。临床上表现为血尿、肾实质及肾周出血、皮肤出血及消化道出血及咯血等。

高血压：多数患者在ESWL后会有短期的血压升高，大多能自行恢复正常。

3. 手术治疗

尽管现在由于药物治疗、ESWL 等方法的应用,绝大多数肾结石患者已不需要进行手术治疗了。随着微创手术技术的不断普及,开放手术的机会也大大减少。

(1)肾结石手术治疗的适应证

①较大的肾盂、肾盏结石(如直径大于 3cm 的结石或鹿角型结石):这些结石也可采用腔内泌尿外科手术的方法和体外冲击波碎石的方法治疗。

②肾盂、肾盏内的多发结石:手术对一次性取尽结石比较有把握。

③已有梗阻并造成肾功能损害的肾结石(如肾盏颈部有狭窄的肾盏结石、有肾盂输尿管交界处狭窄肾盂结石、有高位输尿管插入畸形的肾盂结石等):对结石梗阻所致的无尿,应及时手术解除梗阻、挽救肾功能。

④直径大于 2cm 或表面粗糙的肾结石,以及在某一部位停留时间过长估计已经形成粘连、嵌顿的结石。

⑤对肾脏有严重并发症、全身情况不佳的患者:应选择手术治疗,以缩短治疗周期。

⑥一些多次体外冲击波碎石治疗未获成功或采用其他取石方法失败的患者。

(2)主要的开放手术方法:对有适应证的患者,应根据结石所在的部位、结石的大小、形态、数量;肾脏、输尿管的局部条件来决定手术治疗的方法。

①肾盂切开取石术:适用于较大的肾盂结石或肾盂内的多发结石。

②肾实质切开取石术:适用于鹿角形肾盂肾盏结石或肾盏内的多发结石、经肾盂无法取出或不易取净的结石。为了减少出血,一般选择在肾实质最薄的部位或离结石最近的部位切开肾实质。必要时还要采取暂时阻断肾脏血流、局部降温的方法来减少出血。

③肾部分切除术:对于局限于肾上盏或肾下盏的多发结石、特别是肾盏颈部有狭窄时,采用肾切开取石或肾盂切开取石都不能顺利取出结石时,可行肾部分切除术,将肾上极或肾下极连同结石一并切除。

④肾切除术:对一侧肾或输尿管结石梗阻引起的严重肾积水,肾皮质菲薄;合并感染并导致肾积脓,肾功能完全丧失者。如果对侧肾功能正常,可施行肾切除手术。

⑤甲状旁腺切除术:对原发性甲状旁腺功能亢进引起的结石,如是由腺瘤或腺癌引起的,就应行手术完整地切除;如果是由甲状旁腺增生引起的,就应切除 4 个甲状旁腺中的 3 个或 3.5 个腺体。

4. 腔内泌尿外科手术

(1)经皮肾镜碎石术:经皮肾镜碎石术适用于体积较大的肾结石、铸型结石、肾下盏结石、有远段尿路梗阻的结石以及其他治疗方法(特别是体外冲击波碎石)失败后的结石。最适合经皮肾镜碎石的是身体健康、较瘦、直径大于 2cm 的单发结石,位于轻度积水的肾盂中或扩张的肾盂内的结石。对大的铸型结石采用经皮肾镜取石和体外冲击波碎石联合治疗,效果也很满意。

经皮肾镜碎石术的禁忌证包括全身出血性倾向、缺血性心脏疾患、呼吸功能严重不全的患者,过度肥胖、腰肾距离超过 20cm,不便建立经皮肾通道者,高位肾脏伴有脾大或肝大者,肾结核,未纠正的糖尿病,高血压,肾内或肾周急性感染者,严重脊柱后凸畸形等患者均不能作经皮肾镜取石,孤立肾患者不宜进行经皮肾镜碎石。

①超声碎石是利用超声换能器的压电效应将电能转换成声能,再沿着硬性探条传导至顶端,当探条顶端接触到结石时,超声波的高频震动能把结石碾磨成粉末状小碎片或将结石震裂。

②液电碎石是通过放置在水中的电极将

储存在电容器中的高压电能在瞬间释放出来,使电能转变为力能,直接将结石击碎。液电的冲击力很强,碎石效果好。

③气压弹道碎石是模仿气锤的作用原理,利用压缩气体产生的能量推动手柄内的子弹体,在弹道内将能量传递到探杆,探杆尖端与结石反复撞击,将结石击碎。

④近年来用于泌尿系统碎石的激光器为最新研制的钬激光(holmium laser)。钬激光是稀有元素钬产生的脉冲式激光,波长2140nm,恰好位于水的吸收范围,峰值功率瞬间可达上千瓦。钬激光可通过直径为$320\sim550\mu m$低水含量的石英光导纤维发射激光。通过内镜直抵结石将其粉碎,为多数泌尿系结石首选的体内碎石方法。与气压弹道碎石等体内碎石机相比较,钬激光碎石术的有效率及安全性明显提高,与传统的激光相比,钬激光有明显优势。钬激光除可用于碎石外,还具有切割汽化软组织、凝固止血功效。对于时间长、炎症反应重、已经形成包裹的结石可以先汽化包裹的软组织,再粉碎结石。钬激光可以粉碎包括胱氨酸结石、一水草酸钙结石在内的各种成分结石。

⑤电子动能碎石,电子动能碎石机由主机、手柄和脚踏开关3部分组成。其工作原理与气压弹道碎石机极其相似,它通过引发小金属探针类似的撞击运动来击碎结石。所不同之处是,电子动能碎石是通过手柄中的磁芯按照电磁原理产生的能量形成高速短距离直线运动,来回反弹直接撞击金属探针,产生陡峭的动能冲击波,并通过探头传递到结石,将结石击碎。

经皮肾镜碎石成功率高,治疗肾结石可达98.3%,并有痛苦小、创伤小、适应范围广、患者恢复快等优点,它的主要并发症有术中及术后出血、肾盂穿孔、邻近脏器损伤、感染、肾周积尿等。

(2)化学溶石疗法:它包括两个方面,一是通过口服药物的方法来溶解结石;二是通过各种途径将导管放到结石近段的尿路(主要是肾盂和膀胱),经过导管注入溶解结石的药物,使药物与结石直接接触来达到溶石的目的。

临床上口服药物主要用于治疗尿酸结石和胱氨酸结石。经过导管注入溶解结石的药物主要有 Renacidin 溶肾石酸素、碳酸氢钠 sodium bicarbonate、EDTA 依地酸等。应根据不同结石的理化性质来选择相应的药物,如 Renacidin 是酸性溶液(pH3.9)可与结石中的钙结合形成枸橼酸钙复合物,主要用于治疗感染性结石;碳酸氢钠和 EDTA 均为碱性药物,用于治疗尿酸结石和胱氨酸结石。

【预后】

尽管近几年来在尿石症的治疗方面取得了很大的发展,事实上,这些治疗方法往往都是"治标不治本"的。尿石治疗后,形成结石的因素并未得到解决。如仍有代谢异常,则会有结石复发。有25%~75%的尿石症患者在随访10~20年的过程中有结石复发,复发率为每年5%~7%,并有50%的患者在10年内有复发。任何治疗如不能使结石的治愈率大于70%(在3年内),就应该认为是无效的。

二、并发症

(一)泌尿系梗阻

【概述】

泌尿系统梗阻是指肾盂至尿道外口存在各种梗阻性病变引起的肾脏结构和功能损害。泌尿系统梗阻是指肾盂至尿道外口存在各种梗阻性病变引起的肾脏结构和功能损害。泌尿系统梗阻性临床表现在急性梗阻常产生疼痛,症状与梗阻的病因和程度有关。结石等引起急性输尿管梗阻可出现典型肾绞痛;急性肾盂梗阻积水多产生严重、难忍的腰痛,间隙性梗阻有发作性绞痛。慢性部分性梗阻可无疼痛或仅腰背部钝痛,在大量饮水后可加剧。泌尿系统梗阻性诊断的依据主要是具有尿路梗阻的病因,相应症状及不同程度肾功能障碍。体检有时可扪及增大的肾脏。超声显示肾脏增大,肾盂积水,长期梗阻者肾实质萎缩,肾图呈一侧或双侧性梗阻图形,静脉尿路造影可判断梗阻部位、程度及原因。现代医学治疗泌尿系统梗阻性疾病的原则是及早解除梗阻,保护肾功能及防治并发症。梗阻解除后则须防止脱水和电解质紊乱。

【诊断与鉴别诊断】

1. 临床表现

(1)上尿路梗阻的临床表现:为患侧腰痛。肾积水明显时上腹部可触及肿块如为间歇性梗阻,则肿块时大时小。并发感染时可有发热、脓尿,有的出现尿频、尿急等症状。并发结石时可出现血尿。双侧严重肾积水可出现慢性肾功能不全症状,如食欲不振,恶心、呕吐及贫血等。双侧上尿路梗阻时可出现无尿。

(2)下尿路梗阻的临床表现:主要为进行性排尿困难,表现为尿线细小,射尿无力,排尿滴沥,淋漓不尽,分段排尿,进而出现尿潴留及充盈性尿失禁。长期下尿路梗阻亦可导致两侧肾积水及肾功能不全。

2. 诊断要点

(1)尿液检查:并发感染时,尿内可有白细胞及脓细胞。中尿培养有非特异性细菌生长。并发结石时尿内有红细胞。

(2)膀胱镜检查:下尿路梗阻时,膀胱镜检查可发现前列腺增生,膀胱颈挛缩,膀胱结石及膀胱内小梁、小房、憩室等病变。

(3)尿路造影:并发结石时平片上可显示不透光的结石阴影。上尿路梗阻时,患侧常有肾积水。严重肾积水常致肾功能亏损而不显影。输尿管积水可显示扩大,迂曲等。下尿路梗阻时,膀胱轮廓不规则,有憩室时可显示憩室的大小及部位。膀胱尿道造影可显示尿道狭窄及瓣膜等病变。

(4)B型超声检查:上尿路梗阻时,患侧肾常可探到液平段,提示患肾积水。并发结石时可探及结石及其声影。下尿路梗阻时,膀胱内可测得不同程度的残余尿。

(5)CT扫描检查:上尿路梗阻时,CT扫描除能测得患肾积水外,尚能测定患肾皮质的厚度,对决定治疗方案有重要参考价值。CT扫描尚可检测结石影,有时亦可发现肾盂及输尿管肿瘤。

(6)肾功能检查:梗阻早期,肾功能常无改变。单侧上尿路梗阻常致患侧肾功能减退,可由靛胭脂试验,同位素肾图及静脉尿路造影提示。长期两侧上尿路梗阻及下尿路梗阻时,可致两侧肾功能不全,血尿素氮及肌酐升高。同位素肾图可显示患肾功能受损或梗阻性肾图。

(7)尿流动力学检查:下尿路梗阻时,最大尿流率降低(<10ml/s),排尿期膀胱内压明显增高(>70cmH$_2$O)。

【治疗】

尿路梗阻的原因很多,治疗方法复杂,因此,必须细致检查,全面考虑,并在此基础上选择治疗方针。

1. 病因治疗

尿路梗阻疾病的治疗应在明确诊断,查明病因的基础上,消除引起尿路梗阻的原因,才能彻底治愈。例如：肾盂输尿管连接部狭窄，如患肾仍有功能，应作肾盂成形术，即切除狭窄部分，大部切除扩大的肾盂后，重作肾盂输尿管吻合。肾及输尿管结石可行体外震波碎石或手术取石术。前列腺增生症如病情允许，应行前列腺摘除术。尿道狭窄应行狭窄段切除及吻合或拖入术。双侧尿路梗阻的治疗原则为两侧肾功能尚可时，宜先对肾功能较差侧施行手术，使两肾功能均能充分恢复如两侧肾功能均差时，应选择肾功较好的一侧先行手术，对侧亦应尽快施行手术。

2. 梗阻以上造瘘术

如梗阻病因暂时不能解除，或病人情况不允许作较大手术时，可先在梗阻以上部位行造瘘术，以利尿液引流，使梗阻引起的损害逐渐恢复，待条件许可时，再解除梗阻的病因。上尿路梗阻时行肾造瘘术。下尿路梗阻时行膀胱造瘘术。

3. 肾切除术

如上尿路梗阻导致严重肾积水，肾功能已极度损害或又合并严重感染时，如对侧肾正常，可将患侧肾切除。

（二）尿路感染

详见第六章第一节。

（三）急性或慢性肾功能衰竭

详见第一章"急性肾功能衰竭"。

第七章

其他感染相关的肾损害并发症

第一节 乙型肝炎病毒相关性肾炎并发症

一、乙型肝炎病毒相关性肾炎

【概述】

乙型肝炎病毒相关性肾炎是指乙肝病毒（HBV）直接或间接诱发的肾小球肾炎，并经血清免疫学及肾活检免疫荧光所证实，并除外肝、肾两种疾病无关同时存在及系统性红斑狼疮等其他病因引起肝肾病变的一种疾病。

【诊断与鉴别诊断】

1. 临床表现

起病年龄多为儿童及青少年，男性居多，临床表现多样。

（1）肾脏表现：所有病人均出现镜下血尿或蛋白尿、起病隐匿，多在查尿时发现。部分病人可以肾炎综合征或肾病综合征起病，表现为肾病综合征者，伴有不同程度水肿、可有大量腹水，表现为系膜毛细血管性肾炎者，40%有血压升高，20%肾功能不全。表现为膜性肾病者，无血压升高和肾功能不全。

（2）肝脏表现：大多数无肝炎病史和肝炎的临床表现，部分病人可有肝脏增大或肝功能异常。

2. 实验室检查

蛋白尿明显，可伴不同程度镜下血尿和管型尿，表现为肾病综合征者，有大量蛋白尿和低蛋白血症。肾功能多数正常，部分系膜毛细血管性肾炎者可有肾功能不全。

几乎全部病人血 HbsAg 阳性，60%~80%病例 HbeAg 阳性。血清 C_3、C_4 降低，冷球蛋白增多，白蛋白减少，胆固醇轻度增高，谷丙转氨酶及谷草转氨酶可增高，有人认为球蛋白增多是 HBV-GN 的主要特征，血

IgG、IgA 增高,提示病变处于活动期。

3. 诊断要点

中华儿科学会肾脏病学组于 2000 年 11 月珠海会议制定:①血清 HBV 标志物持续阳性;②患肾小球肾炎并可除外其他继发性肾小球疾病;③肾组织切片中找到 HBV 抗原或 HBV DNA;④肾组织病理为膜系肾病。

凡符合第①、②、③条可确诊,不论其肾组织病理为何,符合第①、②、④条时,尽管其肾组织且间中未查到 HBV 抗原或 HBV DNA,可作为拟诊。

HBV-GN 的预后与病理类型有关,膜性肾病 50% 可自发缓解,当血清 HbeAg 转阴而出现 HbeAb 时,尿和肝功能异常也相继改善。而病理表现为系膜血管性肾炎者预后较差,可渐进至肾功能不全。

【治疗】

1. 治疗原则

目前尚无特效治疗,治疗原则与一般肾炎相同,合理的生活制度,恰当的营养,定期的医疗随诊很重要。

表现为肾病综合征者,可用优质蛋白,低盐饮食,予以利尿剂或静脉补充白蛋白等非特异治疗,另可试用短程糖皮质激素治疗,可减轻或消除蛋白尿,但不宜单独使用。糖皮质激可延迟体内中和抗体产生,延缓宿主清除 HBV 的能力,并有促进 HBV 的再生细胞内复制的潜在危险,使病理改变迁延不愈或加重。HBV-GN 不应应用免疫抑制剂。

2. 抗病毒治疗

(1)α-干扰素具有抗病毒作用,通过与细胞表面受体特异性结合阻断病毒的繁殖和复制,但不能进入宿主细胞直接杀灭病毒。可使用重组人类 α 干扰素(α-IFN)100 万 IU~300 万 IU 肌注,每周 3 次,6 个月为一疗程,主要副作用为发热、流感样症状、嗜睡和乏力,少数患者发生多形红斑,个别病例出现精神症状或原有神经症状加重,应及时减量或停药。

(2)阿糖腺苷在体内转化能抑制 DNA 多聚酶和还原酶,从而抑制病毒复制,剂量 15mg/(kg·d)静脉点滴,2 周为一疗程,联合应用 α-IFN 可取得较好效果。

(3)胸腺肽 α 具有免疫调节作用,与 α-IFN 合用时 HBV 转阴率较单用 α-IFN 明显提高。

多数病例预后良好,自发缓解率可达 50% 以上,在成人患者,特别是膜增生性肾小球肾炎患者,部分病人可发展至终末期肾功能不全。

二、并发症

(一)高血压

【概述】

本病易继发引起血压升高出现高血压。

【诊断】

符合乙型肝炎病毒相关性肾炎诊断标准。

1. 临床表现

早期患者血压波动,血压时高时正常,为脆性高血压阶段,在劳累、精神紧张、情绪波动时易有血压升高,休息、去除上述因素后,血压常可降至正常。随着病情的发展,血压可逐渐升高并趋向持续性或波动幅度变小。病人的主观症状和血压升高的程度可不一致,约半数病人无明显症状,只是在体格检查或因其他疾病就医时才发现有高血压。

病人可头痛,多发在枕部,尤易发生在睡醒时,尚可有头晕、头胀、颈部扳住感、耳鸣、眼花、健忘、注意力不集中、失眠、烦闷、乏力、四肢麻木、心悸等。这些症状并非都是由高血压直接引起，部分是高级社会功能失调所致，无临床特异性。此外，尚可出现身体不同部位的反复出血，如眼结膜下出血、鼻出血、月经过多，少数有咯血等。

2. 辅助检查

血尿常规、肾功能、尿酸、血脂、血糖、电解质（尤其血钾）、心电图、胸部 X 线和眼底检查应作为高血压病病人的常规检查。

3. 诊断依据

收缩压超过 140mmHg 或舒张压超过 90mmHg，且持续存在，可确诊为高血压；收缩压 140～160mmHg 或（和）舒张压 90～95mmHg，为临界性高血压。

【鉴别诊断】

本病需与原发性高血压相鉴别。

通过病史，心、脑、眼底等靶器官的表现可资鉴别。

【治疗】

(1) 调整生活方式，减肥，低盐、低脂饮食。

(2) 选用降血压药，如 ACEI（血管紧张素转换酶抑制剂）、血管紧张素受体拮抗剂、β受体拮抗剂、钙拮抗剂、扩血管药、α 受体拮抗剂等的其中一种，再加用一个利尿药如氢氯噻嗪，密切观察血压变化，再调整用药剂量，或增减降血压的药物，使得 24 小时血压理想控制。

(3) 使用抑制血小板药阿司匹林。

(4) 根据有否心、肾、脑等靶器官的情况，调整用药。

(5) 戒烟，积极控制动脉粥样硬化的危险因素。

(二) 慢性肾功能衰竭

详见第二章"慢性肾功能衰竭"。

第二节　流行性出血热肾损害并发症

一、流行性出血热肾损害

【概述】

流行性出血热又称肾综合征出血热，是由流行性出血热病毒引起的自然疫源性疾病，流行广，病情危急，病死率高，危害极大。世界上人类病毒性出血热共有 13 种，根据该病肾脏有无损害，分为有肾损及无肾损两大类。在我国主要为肾综合征出血热（HFRS）。在病原体未解决前，在我国称流行性出血热（EHF）；在朝鲜称朝鲜出血热（KHF）；在俄罗斯称出血性肾病肾炎（HNN）；由于特异性血清学诊断的确立及病原学的解决，1982 年世界卫生组织统一定名为肾综合征出血热。现我国仍沿用流行性出血热的病名。

本病是由病毒引起以鼠类为主要传染源的自然疫源性疾病，是以发热、出血倾向及肾脏损害为主要临床特征的急性病毒性传染病。

【诊断与鉴别诊断】

1. 临床表现

潜伏期为 5～46 天，一般为 1～2 周。本病典型表现有发热、出血和肾脏损害三类主要症状,以及发热、低压,少尿、多尿与恢复期等五期临床过程。多数病例临床表现并不典型,或某期表现突出,或某期不明显而呈"越期"现象,或前两、三期重叠。

(1)发热期:主要表现为感染性病毒血症和全身毛细血管损害引起的症状。大多突然畏寒发热,体温在1～2日内可达39～40℃,热型以弛张热及稽留热为多,一般持续3～7日。出现全身中毒症状,高度乏力,全身酸痛,头痛和剧烈腰痛、眼眶痛,称为"三痛"。头痛可能与脑血管扩张充血有关;腰痛与肾周围充血、水肿有关;眼眶痛可能为眼球周围组织水肿所致。胃肠道症状也较为突出,常有食欲不振、恶心、呕吐、腹痛及腹泻等。重者可有嗜睡、烦躁及谵语等。但热度下降后全身中毒症状并未减轻或反而加重,是不同于其他热性病的临床特点。

颜面、颈部及上胸部呈弥漫性潮红,颜面和眼睑略浮肿,眼结膜充血,可有出血点或淤斑和球结合膜水肿,似酒醉貌。在起病后2～3日软腭充血明显,有多数细小出血点。两腋下、上胸部、颈部、肩部等处皮肤有散在、簇状或搔抓状、索条样的淤点或淤斑。重者的淤点、淤斑可遍及全身,且可发生鼻出血、咯血或腔道出血,表示病情较重,多由 DIC 所致。

(2)低血压期:主要为失血浆性低血容量休克的表现。

一般在发热4～6日,体温开始下降时或退热后不久,患者出现低血压,重者发生休克。可全并DIC、心力衰竭、水电解质平衡失调,临床表现心率加快,肢端发凉,尿量减少,烦躁不安,意识不清,口唇及四肢末端发绀,呼吸短促,出血加重。本期一般持续1～3日,重症可达6日以上。且常因心肾功能衰竭造成死亡,此期也可不明显而迅速进入少尿或多尿期。

(3)少尿期:少尿期与低血压期常无明显界限,二者经常重叠或接踵而来,也有无低血压休克,由发热期直接进入少尿期者。24小时尿少于400ml为少尿,少于50ml者为无尿。本期主要临床表现为氮质血症,水电解质平衡失调。也可因蓄积于组织间隙的液体大量回入血循环,以致发生高血容量综合征。

本期多始于6～8病日,血压上升,尿量锐减甚至发生尿闭。重者尿内出现膜状物或血尿,此期常有不同程度的尿毒症、酸中毒及电解质紊乱(高钾、低钠及低钙血症等)的表现。伴有高血容量综合征者,脉搏充实有力,静脉怒张,有进行性高血压及血液稀释等。重者可伴发心衰、肺水肿及脑水肿。同时出血倾向加重,常见皮肤大片淤斑及腔道出血等。本期一般持续2～5日,重者无尿长逾1周,本期轻重与少尿和氮质血症相平行。

(4)多尿期:肾脏组织损害逐渐修复,但由于肾小管回吸收功能尚未完全恢复,以致尿量显著增多,24小时尿量达3000ml为多尿,多尿达4000～10000ml以上。多尿初期,氮质血症、高血压和高血容量仍可继续存在,甚至加重。至尿量大量增加后,症状逐渐消失,血压逐渐回降。若尿量多而未及时补充水和电解质,亦可发生电解平衡失调(低钾、低钠等)及第二次休克。本期易发生各种继发感染,大多持续1～2周,少数长达数月。

(5)恢复期:随着肾功能的逐渐恢复,尿量减至3000ml以下时,即进入恢复期。尿液稀释与浓缩功能逐渐恢复,精神及食欲逐渐好转,体力逐渐恢复。一般需经1～3月恢复正常。

(6)临床分型:按病情轻重可分为四型:

①轻型:体温39℃下,中毒症状轻;血压基本正常;出血现象少;肾损害较轻,尿蛋白在"＋～＋＋",无明显少尿期。

②中型：体温在 39～40℃，中毒症状较重，外渗现象明显；收缩压低于 12.0kPa（90mmHg），或脉压小于 3.5kPa（26mmHg）；皮肤、黏膜出血现象明显；肾损明显，尿蛋白可达"卅"，有明显少尿期。

③重型：体温高于 40℃，全身中毒症状及外渗现象严重，或出现中毒性精神症状；收缩压低于 9.3kPa（70mmHg）或脉压小于 3.5kPa（26mmHg）；皮肤、黏膜出血现象较重。如皮肤淤斑、腔道出血；肾损严重，少尿期持续在 5 日以内或尿闭 2 日以内者。

④危重型：在重型基础上，出现以下任何严重综合征者：难治性休克；出血现象严重，有重要脏器出血；肾损极为严重，少尿超过 5 天以上，或尿闭 2 天以上，或尿素氮超过 120mg/dl 以上；心力衰竭、肺水肿；中枢神经系统并发症；严重继发感染。

2. 实验室检查

（1）常规检查

①血常规：不同病期中变化不同，对诊断、预后判定均重要。白细胞第 3 病日逐渐升高，第 4 病日淋巴细胞升高，并出现较多的异型淋巴细胞。发热后期和低血压期血红蛋白和红细胞明显升高，血小板从第 2 病日开始减少，并可见异型血小板。

②尿常规：显著的尿蛋白是本病的重要特点，也是肾损害的最早表现。其主要特征为出现早、进展快、时间长。

（2）血液生化检查：血 BUN 和 Cr 多数在低血压休克期开始上升，发热期血气分析以呼吸性碱中毒多见，休克期和少尿期以代谢性酸中毒为主。

（3）PCR 技术：应用 PCR 方法可以检出 EHFV 的 RNA，敏感性高。

（4）特异性血清学检查：免疫荧光技术为常规方法之一。可检出白细胞及尿沉渣细胞内病毒抗原，用于早期诊断。

3. 诊断要点

本病主要依靠临床特征性症状和体征，结合实验室检查，参考流行病学史进行诊断。

【治疗】

1. 发热治疗

（1）一般治疗：早期应严格卧床休息，避免搬运，以防休克，给予高营养、高维生素及易消化的饮食。

（2）液体疗法：发热期由于特有的血管系统损伤，血浆大量渗出及出血；高热，进食量减少，或伴有呕吐或腹泻，使大量体液丧失，血容量急剧减少及内环境严重紊乱，是发生低血压休克及肾损的主要原因。

（3）皮质激素疗法：中毒症状重可选用氢化考的松每日 100～200mg 或地塞米松 5～10mg 加入液体稀释后缓慢分次静滴。

（4）止血抗凝疗法：根据出血情况，酌情选用止血敏、安络血及云南白药，但早期应避免用抗纤溶药物。

（5）抗病毒疗法：可以应用利巴韦林 1g/d，持续 3～5 天。

2. 低血压休克期治疗

应针对休克发生的病理生理变化，补充血容量，纠正胶体渗透压和酸碱平衡，调整血管舒缩功能，消除红细胞、血小板聚集，防止 DIC 形成和微循环淤滞，维护重要脏器功能等。

3. 少尿期治疗

包括移行阶段及多尿早期，治疗原则应是保持内环境平衡，促进利尿，防治尿毒症、酸中毒、高血容量、出血、肺水肿等并发症以继发感染。

4. 多尿期治疗

治疗原则是及时补足液体及电解质，防止失水、低钾与低钠，防止继发感染。补充原则为量出为入，以口服为主，注意钠、钾的补充。

5. 恢复期治疗

治疗原则为补充营养。

二、并发症

(一)急性呼吸窘迫综合征

【概述】

急性呼吸窘迫综合征(acute respiratory distress syndrome,ARDS)是指肺内、外严重疾病导致以肺毛细血管弥漫性损伤、通透性增强为基础,以肺水肿、透明膜形成和肺不张为主要病理变化,以进行性呼吸窘迫和难治性低氧血症为临床特征的急性呼吸衰竭综合征。流行性出血热的休克期和少尿期易出现此病,ARDS是急性肺损伤发展到后期的典型表现,该病起病急骤,发展迅猛,预后极差,死亡率高达50%以上。

【诊断】

符合流行性出血热的诊断。

1. 临床表现

除流行性出血热各期的表现外,当肺刚受损的数小时内,患者可无呼吸系统症状。随后呼吸频率加快,气促逐渐加重,肺部体征无异常发现,或可听到吸气时细小湿啰音。X线胸片显示清晰肺野,或仅有肺纹理增多模糊,提示血管周围液体聚集。动脉血气分析示PaO_2和$PaCO_2$偏低。随着病情进展,患者呼吸窘迫,感胸部紧束、吸气费力、发绀,常伴有烦躁、焦虑不安,两肺广泛间质浸润,可伴奇静脉扩张,胸膜反应或有少量积液。由于明显低氧血症引起过度通气$PaCO_2$降低,出现呼吸性碱中毒。呼吸窘迫不能用通常的氧疗使之改善。如上述病情继续恶化,呼吸窘迫和发绀继续加重,胸片示肺部浸润阴影大片融合,乃至发展成"白肺"。呼吸肌疲劳导致通气不足,二氧化碳潴留,产生混合性酸中毒,心脏停搏,部分患者出现多器官衰竭。

2. 实验室检查

(1)肺功能测定

①肺量计测定:肺容量和肺活量,残气,功能残气均减少。呼吸死腔增加,若死腔量/潮气量(VD/VT)>0.6,提示需机械通气。

②动脉血气分析:PaO_2降低,是ARDS诊断和监测的常用指标。根据动脉血氧分析可以计算出肺泡动脉氧分压差($PA-aO_2$)、静动脉血分流(Qs/Qt)、呼吸指数($PA-aO_2/PaO_2$),氧合指数(PaO_2/FiO_2)等派生指标,对诊断和评价病情严重程度十分有帮助。如Qs/Qt增高提倡用于病情分级,以高于15%、25%和35%分别划分为轻、中、重不同严重程度。呼吸指数参照范围0.1~0.37,大于1表明氧合功能明显减退。大于2常需机械通气。氧合指数参照范围为53.2~66.7kPa(400~500mmHg),ARDS时降至26.7kPa(20mmHg)。

(2)肺血管通透性和血流动力学测定

①肺水肿液蛋白质测定 ARDS时,肺毛细血管通透性增加,水分和大分子蛋白质进入间质或肺泡,使水肿液蛋白质含量与血浆蛋白含量之比增加,若比值大于0.7,考虑ARDS,小于0.5为心源性肺水肿。

②肺泡-毛细血管膜通透性(ACMP)测定:应用双核素体内标记技术,以^{113}铟(^{113}In)自体标记转铁蛋白,用以测定肺的蛋白质积聚量,同时以^{99m}锝(^{99m}Tc)自体标记红细胞,校正胸内血流分布的影响。分别算出^{113}铟、^{99m}锝的肺心放射计数比值,观察2小时的变化得出血浆蛋白积聚指数。健康人参考值为$0.138×10^{-3}$/min。

③血流动力学监测：通过通入四腔漂浮导管，可同时测定并计算肺动脉压（PAP）、肺动脉毛细血管楔压（PCWP）、肺循环阻力（PVR）、PVO_2、CVO_2、Qs/Qt 及热稀法测定心输出量（CO）等，不仅对诊断、鉴别诊断有价值，而且对机械通气治疗，特别是 PEEP 对循环功能影响，亦为重要的监测指标。ARDS 患者平均脉动脉压增高大于 2.67kPa，肺动脉压与肺毛细血管楔压差（PAP-PCWP）增加（＞0.67kPa），PCWP 一般小于 1.18kPa（12cmH_2O），若大于 1.57kPa（16cmH_2O），则为急性左心衰竭，可排除 ARDS。

④肺血管外含水量测定：目前用染料双示踪稀释法测定，由中心静脉或右心导管注入 5cm 靛氰绿染料葡萄糖液 10ml，然后在股动脉通过与热敏电阻连接的导管记录热稀释曲线，并用密度计检测染料稀释曲线，再通过微机处理计算肺水量，可用来判断肺水肿的程度，转归和疗效，但需一定设备条件。

3. 诊断要点

至今由于缺乏特异的检测指标，给早期诊断带来困难。凡有可能引起 ARDS 的各种基础疾病或诱因，一旦出现呼吸改变或血气异常，均应警惕有本征发生的可能。建立诊断综合临床、实验室及辅助检查，必要的动态随访观察，并排除类似表现的其他疾病。为疾病统计和科研需要，必须依据确定的诊断标准。历年来曾有各家提出的各种诊断标准，差别甚大。

(1) ARDS 诊断标准：除规定 $PaO/FiO≤26.7kPa$（200mmHg）外，其余指标与 ALI 相同。

1995 年全国危重急救学学术会议（庐山）仿照上述标准提出我国 ARDS 分期诊断标准如下：

①有诱发 ARDS 的原发病因。

②先兆期 ARDS 的诊断应具备下述 5 项中的三项：a. 呼吸频率 20～25 次/min；b. （FiO_2 0.21）$PaO_2≤9.31kPa$（≤70mmHg），$PaO_2＞7.8kPa$（60mmHg）；c. $PaO_2/FiO_2≥39.9kPa$（≥300mmHg）；d. PA-aO_2（FiO_2 0.21）3.32～6.65kPa（25～50mmHg）；e. 胸片正常。

③早期 ARDS 的诊断应具备 6 项中的 3 项：a. 呼吸频率＞28 次/min；b. （FiO_2 0.21）$PaO_2≤7.90kPa$（60mmHg），$PaO_2＞6.60kPa$（50mmHg）；c. $PaCO_2＜4.65kPa$（35mmHg）；d. $PaO_2/FiO_2≤39.90kPa$（≤300mmHg），$PaO_2/FiO_2＞26.60kPa$（＞200mmHg）；e. （FiO_2 1.0）PA-a$O_2＞13.30kPa$（＞100mmHg），PA-a$O_2＜26.60kPa$（＜200mmHg）；f. 胸片示肺泡无实变或实变不大于 1/2 肺野。

④晚期 ARDS 的诊断应具备下述 6 项中 3 项：a. 呼吸窘迫，频率＞28 次/min；b. （FiO_2 0.21）$PaO_2≤6.60kPa$（≤50mmHg）；c. $PaCO_2＞5.98kPa$（＞45mmHg）；d. $PaO_2/FiO_2≤26.6kPa$（≤200mmHg）；e. （FiO_2 1.0）PA-a$O_2＞26.6kPa$（＞200mmHg）；f. 胸片示肺泡实变超过 1/2 肺野。

(2) 中华医学会呼吸病学分会 1999 年制定的诊断标准如下：

①有 ALI/ARDS 的高危因素。

②急性起病、呼吸频数和（或）呼吸窘迫。

③低氧血症：ALI 时动脉血氧分压（PaO_2）/吸入氧分数值（FiO_2）≤300；ARDS 时 $PaO_2/FiO_2≤200$；

④胸部 X 线检查显示两肺浸润阴影。

⑤PAWP≤18mmHg，或临床上能除外心源性肺水肿。

同时符合以上 5 项条件者，可以诊断 ALI 或 ARDS。

【鉴别诊断】

本病须与自发性气胸、急性肺栓塞和心源性肺水肿相鉴别。

1. 自发性气胸

本病主要症状为呼吸困难,与ARDS相似,但本病多突发且患侧胸痛、刺激性干咳,气管向健侧移位,患侧胸廓饱满、呼吸动度减弱,叩诊呈鼓音,呼吸音减弱或消失,X线有特征性改变,有助于诊断。

2. 急性肺栓塞

本病突发呼吸困难,伴胸痛,咳血,有典型的三连征,X线可见梗死灶易与ARDS相鉴别。

3. 心源性肺水肿

心源性肺水肿患者卧位时呼吸困难加重。咳粉红色泡沫样痰,双肺底有湿啰音,对强心、利尿等治疗效果较好;若有困难,可用超声心动图检查来鉴别。

【治疗】

ARDS治疗的关键在于原发病及其病因,治疗流行性出血热可制止炎症反应进一步对肺的损伤;更紧迫的是要及时纠正患者严重缺氧,赢得治疗基础疾病的宝贵时间。

1. 呼吸支持治疗

(1)氧疗:纠正缺氧刻不容缓,可采用经面罩持续气道正压(CPAP)吸氧,但大多需要借助机械通气吸入氧气。一般认为$FiO_2 > 0.6$,$PaO_2 < 8kPa(60mmHg)$,$SaO_2 < 90\%$时,应对患者采用呼气末正压通气PEEP为主的综合治疗。

(2)机械通气:呼气末正压通气(PEEP)经多年的临床实践,已将PEEP作为抢救ARDS的重要措施。PEEP改善ARDS的呼吸功能,主要通过其吸气末正压使陷闭的支气管和闭合的肺泡张开,提高功能残气(FRC)。

2. 维持适宜的血容量

在保证血容量、稳定血压前提下,要求出入液量轻度负平衡($-500 \sim -1000ml/d$)。为促进水肿液的消退可使用呋塞米,每日$40 \sim 60mg$。在内皮细胞通透性增加时,胶体可渗至间质内,加重肺水肿,故在ARDS的早期不宜给胶体液。若有血清蛋白浓度低则另当别论。

3. 肾上腺皮质激素的应用

早期可以应用激素,地塞米松$60 \sim 80mg/d$,或氢化考的松$1000 \sim 2000mg/d$,每6小时1次,连用2天,有效者继续使用$1 \sim 2$天停药,无效者迟早停用。ARDS伴有败血症或严重呼吸道感染忌用激素。

4. 纠正酸、碱和电解质紊乱

与呼吸衰竭时的一般原则相同,重在预防。

5. 营养支持

ARDS患者处于高代谢状态,应及时补充热量和高蛋白、高脂肪营养物质。应尽早给予强有力的营养支持,鼻饲或静脉补给,保持总热量摄取$83.7 \sim 167.4kJ(20 \sim 40kcal/kg)$。

(二)急性心力衰竭

【概述】

急性心力衰竭是指由于器质性心脏病发展到心肌收缩力减退使心脏不能将回心血量全部排出,心搏出量减少,引起肺静脉淤血,动脉系统严重供血不足。流行性出血热引起的急性心肌炎、急性的心脏容量负荷过重可导致急性心力衰竭。

【诊断】

符合流行性出血热的诊断。

1. 临床表现

病人常突然感到极度呼吸困难,迫坐呼吸,恐惧表情,烦躁不安,频频咳嗽,咯大量白色或血性泡沫状痰液,严重时可有大量泡沫样液体由鼻涌出,面色苍白,口唇青紫,大汗淋漓,四肢湿冷,两肺满布湿啰音,心脏听诊可有舒张期奔马律,脉搏增快,可呈交替脉。血压下降,严重者可出现心源性休克。突发严重呼吸困难,呼吸频率常达30～40分钟,强迫坐位、面色灰白、发绀、大汗、烦躁,同时频繁咳嗽、咳粉红色泡沫状痰。极重者可因脑缺氧而致神志模糊。肺水肿如不能及时纠正,则终致心源性休克。听诊使两肺漫布湿性啰音和哮鸣音,心尖部第一心音减弱,频率快,同时有舒张早期第三心音而构成奔马律,肺动脉瓣第二心音亢进。

2. 诊断要点

根据典型症状与体征,一般不难作出诊断。故临床上对本病的诊断较少使用辅助检查,但X线检查心肺对诊断也有帮助,必要时可行血液动力学监测以明确诊断。

【鉴别诊断】

1. 心性哮喘与支气管哮喘的鉴别

前者多有心脏增大、舒张期奔马律等体征,肺部可闻干、湿啰音,对强心剂有效;而后者多见于青少年,无心脏病史及心脏体征,常在春秋季发作,有过敏史,肺内满布哮鸣音,对麻黄素、肾上腺皮质激素和氨茶碱等有效。

2. 左心衰竭

(1)呼吸困难:是左心衰竭的最早和最常见的症状。主要由于急性或慢性肺淤血和肺活量减低所引起。阵发性夜间呼吸困难是左心衰竭的一种表现,病人常在熟睡中憋醒,有窒息感,被迫坐起,咳嗽频繁,出现严重呼吸困难。

(2)咳嗽和咯血:是左心衰竭的常见症状。

(3)其他:可有疲乏无力、失眠、心悸等。

3. 右心衰竭

(1)上腹部胀满:是右心衰竭较早的症状。常伴有食欲不振、恶心、呕吐及上腹部胀痛。

(2)颈静脉怒张:是右心衰竭的一个较明显征象。

(3)水肿:心衰性水肿多先见于下肢,呈凹陷性水肿,重症者可波及全身,下肢水肿多于傍晚出现或加重,休息一夜后可减轻或消失。

(4)发绀:右心衰竭者多有不同程度的发绀。

(5)神经系统症状:可有神经过敏,失眠,嗜睡等症状。

(6)心脏体征:主要为原有心脏病表现。

4. 全心衰竭

可同时存在左、右心衰竭的临床表现,也可以左或右心衰竭的临床表现为主。

【治疗】

1. 改变坐位

患者取坐位,双腿下垂,以减少静脉回流。

2. 吸氧

立即高流量血管给氧,对病情特别严重者应给予面罩用麻醉机加压给氧,使肺泡内压在吸气时增加,一方面可以使气体交换加强,另一方面可以对抗组织液向肺泡内渗透。

在吸氧的同时使用抗泡沫剂使肺泡内的泡沫消失,增加气体交换面积,一般可用50%酒精置于氧气的滤瓶中,随氧气吸入。如病人不能耐受可降低酒精浓度或间断给予。

3. 吗啡

5～10mg为静脉缓注不仅可以使患者

镇静,减少躁动所带来的额外的心脏负担,同时也具有小血管舒张的功能而减轻心脏的负荷。必要时每间隔15分钟重复一次,共2~3次。老年患者可酌减剂量或改为肌内注射。

4. 快速利尿

呋塞米20~40mg静注,于2分钟内推完,10分钟内起效,可持续3~4小时,4小时可重复一次。除利尿作用外,本药还有静脉扩张作用,有利于肺水肿缓解,若无效则可通过血液透析降低血容量。

5. 血管扩张剂

以硝普钠、硝酸甘油或酚妥拉明(利其丁)静脉滴注。

(1)硝普钠:为动、静脉血管扩张剂,静注后2~5分钟起效,一般剂量为12.5~25μg/min,根据血压调整用量,维持收缩压在100mmHg左右;对原有高血压者血压降低幅度(绝对值)以不超过80mmHg为度,维持量为50~100μg/min。硝普钠含有氰化物,用药时间不宜连续超过24小时。

(2)硝酸甘油:扩张小静脉,降低回心血量,使LVEDP及肺血管压降低。患者对本药的耐受量个体差异很大,可先用10μg/min开始,然后每10分钟调整一次,每次增加5~10μg,以血压达到上述水平为度。

(3)酚妥拉明:为α受体阻滞剂,以扩张小动脉为主。静脉用药0.1mg/min开始,每5~10分钟调整一次,最大可增至1.5~2.0mg/min,监测血压同前。

6. 洋地黄类药物

可考虑用毛花苷丙静脉给药,最适合用于有心房颤动伴有快速心室率并已知有心室扩大伴左心室收缩功能不全者。首剂可给0.4~0.8mg,2小时后可酌情在给0.2~0.4mg。对急性心肌梗死,在急性期24小时内不宜用洋地黄类药物,二尖瓣狭窄所致肺水肿洋地黄类药物也无效。后两种情况如伴有心房颤动快速心室率则可应用洋地黄类药物减慢心室率,有利于缓解肺水肿。

7. 氨茶碱

可解除支气管痉挛,并有一定的正性肌力及扩血管利尿作用,可起辅助作用。

8. 其他

应用四肢轮流三肢结扎法减少静脉回心血量,在情况紧迫,其他治疗措施尚未奏效时,也能对缓解病情有一定的作用。

待急性症状缓解后,应着手对诱因及基本病因进行治疗。

(三)颅内压增高综合征

【概述】

凡由多种致病因素引起颅内容积增加,侧卧位腰椎穿刺所测得的脑脊液压力超过2kPa,即为颅内压增高,若出现头痛、呕吐、视力障碍及视乳头水肿等一系列临床表现时,称为颅内压增高综合征。流行性出血热可有脑毛细血管内皮细胞通透性增加,血脑屏障破坏,血管内蛋白质渗往细胞外间隙,使细胞外间隙扩大所致脑水肿。

【诊断】

符合流行性出血热的诊断。

1. 临床表现

(1)头痛:急性颅内压增高者突然出现头痛,慢性者头痛缓慢发展。多为跳痛、胀痛或爆裂样痛,用力、咳嗽、喷嚏、排便可使头痛加重。平卧或侧卧头低位亦可使头痛加重,坐姿时减轻。早期头痛在后半夜或清晨时明显,随后头痛为持续性伴阵发性加剧。

(2)呕吐:多在头痛剧烈时发生,常呈喷射状,与进食无关,伴有或不伴有恶心。儿童患者多见。

(3)视神经乳头水肿:视神经乳头水肿早期表现为眼底视网膜静脉扩张、视乳头充血、边缘模糊,继之生理凹陷消失,视乳头隆起(可达8~10屈光度),静脉中断,网膜有渗出物,视乳头内及附近可见片状或火焰出血。

(4)脉搏、血压及呼吸的变化:急性或亚急性颅内压增高时,脉搏缓慢(50~60次/min),若压力继续增高,脉搏可以增快。颅内压迅速增高时血压亦常增高。呼吸多为频率改变,先深而慢,随后出现潮式呼吸,也可浅而快,过度换气亦不少见。

(5)意识及精神障碍:颅内压急剧增高时可致昏迷,或呈不同程度的意识障碍,如意识模糊、嗜睡等,慢性颅内压增高时,轻者记忆力减退、注意力不集中,重者可呈进行性痴呆、情感淡漠、大小便失禁。

(6)其他:癫痫大发作、眩晕、一侧或两侧外展神经麻痹、双侧病理反射或抓握反射阳性等。

2. 诊断要点

颅内压增高有急性、亚急性和慢性之分。一般病程缓慢的疾病多有头痛、呕吐、视乳头水肿等症状,初步诊断颅内压增高不难。而急性、亚急性脑疾病由于病程短,病情发展较快,多伴有不同程度的意识障碍,且无明显视乳头水肿,此时确诊有无颅内压增高常较困难,需要进行下列检查予以确定。

(1)眼底检查:在典型的视乳头水肿出现之前,常有眼底静脉充盈扩张、搏动消失,眼底微血管出血,视乳头上下缘可见灰白色放射状线条等改变。

(2)脱水试验治疗:20%甘露醇250ml快速静脉滴注或呋塞米40mg静脉推注后,若头痛、呕吐等症状减轻,则颅内压增高的可能性较大。

(3)影像学检查:头颅平片可发现颅骨内板压迹增高或(和)鞍背吸收某些原发病的征象。脑血管造影对脑血管病,多数颅内占位性病变有相当大的诊断价值。有条件可行头颅CT扫描和MRI(磁共振)检查,它对急性、亚急性颅内压增高而无明显视乳头水肿者,是安全可靠的显示颅内病变的检测手段。

【鉴别诊断】

需与其他原因引起的颅内压增高症相鉴别。

1. 颅脑外伤

多有外伤史,通过头部外伤及CT、MRI等检查可鉴别。

2. 颅内炎症

行脑脊液检查可以确诊。

3. 颅内肿瘤和颅内转移瘤

发病较慢,渐加重,CT、MRI等检查可鉴别。

【治疗】

1. 病因治疗

治疗流行性出血热为基础。

2. 对症治疗

主要降低颅内压。维持有效血液循环和呼吸机能,增强脑细胞对病损的耐受性。

(1)降颅压药

①脱水疗法:脱水疗法是降低颅内压、减轻脑组织水肿、防止脑疝形成的关键。成人常用20%甘露醇250ml,快速静滴,每4~6小时1次。主要在于高渗溶液在血-脑之间形成渗透压差,尽快地将脑内水分转入血液循环,并非单纯通过利尿作用。在少尿期脱水无效予血液透析。

②利尿剂:主要是抑制肾小管对钠、氯、钾的重吸收,从而产生利尿作用。由于大量利尿使机体脱水从而降低颅内压。呋塞米40~60mg静脉注射或50%葡萄糖40mg+呋塞米40~60mg静推1~3次/d,也可加入

甘露醇内快速静滴；口服剂量一次20～40mg，3次/d。利尿酸钠，成人一次用量25～50mg加入10％葡萄糖20ml中缓慢静注。利尿剂和脱水剂的应用，因排钾过多，应注意补钾。

③肾上腺皮质激素：肾上腺皮质激素能改善血脑屏障，降低其通透性，加强对水、电解质代谢的调节功能，稳定细胞膜功能和减轻细胞膜的损害；改善局部脑血流量，减轻病变区周围水肿；减少脑脊液生成；增强非特异性抗炎和解毒作用。应用肾上腺皮质激素时，应注意有无禁忌证，如溃疡病、糖尿病等，因其有抑制免疫机能，合并感染者慎用。常用药物有地塞米松20～40mg加入5％～10％葡萄糖液250～500ml内静脉滴注1次/d，或氢化考的松200～300mg加入5％～10％葡萄糖250～500ml静脉滴注1次/d，短期应用后，改为口服，并逐渐减量停药。

脱水治疗时应适当限制液体入量，成人每日输入量一般不超过2000ml，天热多汗，发热或频繁呕吐以及腹泻患者，可酌情增加，且输液速度不宜过快。

(2)减压手术：颅内压增高发生脑危象早期时应用，可选用颞肌下减压，枕下减压。也可脑室穿刺引流或脑室分流术。

(3)其他疗法：低热能降低脑部代谢，减少脑耗氧量，降低颅内压。常用脑局部降温，用冰帽或冰袋、冰槽头部降温。

(四) 消化道出血

【概述】

流行性出血热导致的血管通透性增加、血小板减少、肝素类物质增多等因素可引起消化道出血。

【诊断】

符合流行性出血热的诊断。

1. 临床表现

消化道出血的临床表现取决于出血病变的性质、部位、失血量与速度，与患者的年龄、心肾功能等全身情况也有关系。

(1)出血方式：急性大量出血多数表现为呕血；慢性小量出血则以粪便潜血阳性表现；出血部位在空肠曲氏韧带以上时，临床表现为呕血，如出血后血液在胃内潴留时间较久，因经胃酸作用变成酸性血红蛋白而呈咖啡色。如出血速度快而出血量又多，呕血的颜色是鲜红色。黑粪或柏油样粪便表示出血部位在胃肠道，但如十二指肠部位病变的出血速度过快时，在肠道停留时间短，粪便颜色会变成紫红色。右半结肠出血时，粪便颜色为鲜红色。在空间回肠及右半结肠病变引起小量渗血时，也可有黑粪。

(2)失血性周围循环衰竭：上消化道大量出血导致急性周围循环衰竭。失血量过大，出血不止或治疗不及时可引起机体的组织血液灌注减少和细胞缺氧。进而可因缺氧、代谢性酸中毒和代谢产物的蓄积，造成周围血管扩张，毛细血管广泛受损，以致大量体液淤滞于腹腔内脏与周围组织，使有效血容量锐减，严重地影响心、脑、肾的血液供应，终于形成不可逆转的休克，导致死亡。

在出血周围循环衰竭发展过程中，临床上可出现头昏、心悸、恶心、口渴、黑蒙或晕厥；皮肤由于血管收缩和血液灌注不足而呈灰白、湿冷；按压甲床后呈现苍白，且经久不见恢复。静脉充盈差，体表静脉往往瘪陷。病人感到疲乏无力，进一步可出现精神萎靡、烦躁不安，甚至反应迟钝、意识模糊。

(3)血常规：血红蛋白测定、红细胞计数、血细胞压积可以帮助估计失血的程度。但在急性失血的初期，由于血浓缩及血液重新分布等代偿机制，上述数值可以暂时无变化。一般需组织液渗入血管内补充血容量，即3～

4小时后才会出现血红蛋白下降,平均在出血后32小时,血红蛋白可被稀释到最大限度。

(4)呕吐物和粪便潜血试验。

2. 诊断要点

通过临床表现及辅助检查易得出诊断。若上消化道出血引起的急性周围循环衰竭征象的出现先于呕血和黑粪,有时尚需进行上消化道内镜检查和直肠指检,借以发现尚未呕出或便出的血液,而使诊断得到及早确立。

【鉴别诊断】

本病需与其他原因所引起的消化道出血相鉴别。

1. 消化性溃疡

慢性、周期性节律性上腹痛是典型消化性溃疡的主要症状,消化性溃疡所致出血通过典型症状、病史及胃镜检查易与本病引起的消化道出血相鉴别。

2. 肝硬化

肝硬化易出现胃底食管静脉破裂出血,但其多有典型的腹水、脾大、呕血黑便三联征,且有慢性肝炎病史,不难与之鉴别。

3. 胃癌

胃癌多有上腹痛,进食逐渐减少,消瘦的慢性进展的过程,通过胃镜及病理检查容易鉴别。

【治疗】

治疗关键在于控制原发病,出血较多时可补充凝血因子和血小板,甚至输血,肝素类物质增多可以予鱼精蛋白,尿毒症所致者则需透析治疗。

(五)急性肾功能衰竭

详见第一章"急性肾功能衰竭"。

第三节 人类免疫缺陷相关性肾病并发症

一、人类免疫缺陷相关性肾病

【概述】

获得性免疫缺陷综合征是由人体免疫缺陷病毒感染导致的疾病,现已证明AIDS可以造成多种肾脏损害,其中有一种特殊的硬化性肾小球病与该病毒相关,被称为人类免疫缺陷相关性肾病(HIVAN),是最常见的AIDS引起的肾损害。

【诊断与鉴别诊断】

1. 临床表现

HIVAN的临床特点是重度蛋白尿,而且常常是早期的表现。HIVAN以肾病综合征为特征表现者约占10%,患者多出现大量蛋白尿(>3g/d),低蛋白血症(<2.5g/L),伴正常肾功能或不同程度肾功能衰竭,偶尔可表现为血尿(镜下或肉眼),25%~35%患者为中等程度蛋白尿。

患者外周水肿一般不明显,多数患者(>95%)在开始时(代偿期)血压正常,且在肾功能进行性减退时血压仍保持正常。肾脏B超检查和尸检均证明肾脏增大,肾实质回声增强。

HIVAN典型临床过程是肾小球滤过率(GFR)迅速下降,常在8~16周内发展成终末期肾衰,尽管有透析支持治疗,其存活时间常少于1年。有少数报道终末期肾衰的

HIVAN患者经维持透析或肾移植可延长生命。

2. 实验室检查

(1)尿常规:可见重度蛋白尿、镜下血尿、无菌性脓尿等,肾功能下降,低蛋白血症。

(2)肾脏B超:检查可见肾脏增大,肾脏皮髓质分界不清或肾实质回声不均等异常超声表现。

(3)肾活检:发现在HIV肾病中FSGS的病理改变特征。

①光镜:可见肾小球脏层上皮细胞肿胀和增生,伴胞质内粗大空泡形成或蛋白质重吸收微滴,广泛毛细血管壁塌陷并常呈球性萎陷,萎陷的血管丛被一层肥大脏层上皮细胞"加冠",在仍开放的管腔内可见泡沫细胞,系膜基质增生,内有大量内渗性病变,肾小囊常扩张并被蛋白质充填。此外,还有明显的肾小管病变,如近曲小管刷状缘消失,细胞变平,可见小管呈微囊性扩张,小管上皮细胞含大量蛋白质重吸收微滴,伴各种变性、坏死和再生,这种扩张小管见于整个皮质及髓质,在皮髓交界处尤为明显,管腔内充满大的管型,但仍可见部分小管萎缩,间质弥漫性水肿。相反,间质无纤维化病变,淋巴细胞和单核细胞浸润极少,且缺乏高血压小动脉病变。

②免疫荧光:显示在肾小球硬化的节段及系膜区可见 IgM、C_3 和 C_1q,显示颗粒状节段性沉积。也可检出 IgG 或 IgA、C_3 的循环免疫复合物。这些免疫学特征与 I 型膜增殖性肾炎的免疫学结果相似。

(4)电镜:可见脏层上皮细胞足突融合,上皮细胞与基膜分离,尤其是在肾小球硬化的节段。在多种细胞的核内及胞质内有各种复合性包涵体,在内皮细胞及间质细胞中出现丰富的管状网状结构(TRS),这种包涵体数量多,体积大并相互融合。在感染HIV而无症状的FSGS的肾活检中这类包涵体的存在可认为是HIV携带状态的有力证据。在肾小管上皮细胞和其他一些细胞的胞质中还见到平行堆积物及柱状对池改变(CCC),后者又称为试管及戒指样变。

3. 诊断要点

HIVAN首先要根据国际疾病控制中心(CDC)诊断 AIDS 标准确定 AIDS 的诊断,然后根据肾脏病的有关临床表现和化验结果综合分析做出本病诊断。如通过血清学和病毒研究证实有 HIV 感染,许多 HIV 血清阳性但临床尚健康者有肾脏病的临床表现。HIVAN 主要临床表现为蛋白尿,部分为肾病综合征,且在短期内肾功能迅速减退,肾活检有FSGS病理改变等及其他病因诊断,包括毒品成瘾、肿瘤、免疫因素及肾毒性等均可诱发和促使 AIDS 患者发生各种肾脏疾病。

【治疗】

目前对于 HIVAN 来说,针对原发病治疗无法奏效,为此,人们尝试运用多种治疗措施包括免疫抑制剂,以及血管紧张素酶抑制剂等。

1. 一般疗法

(1)隔离传染源,以防止 AIDS 的不断增加。此外,医护人员的防护,做好消毒隔离工作,都很重要。

(2)对 AIDS 活动期患者并发各种感染和恶性肿瘤者应充分休息,高糖、高蛋白饮食,补充足够热量。

(3)对症治疗,高热时可用退热药及物理降温,患者常因恐惧 AIDS,焦虑紧张,厌世等,脑部占位性病变者可产生精神障碍,宜适当应用镇静剂。

2. 抗病毒治疗

积极的抗病毒治疗对患者是较为有效的,可以改善生存率以及 HIVAN 的自然过程。目前抗 HIV 药物分三类,包括核苷类逆转录酶抑制剂,非核苷类逆转录酶抑制剂及蛋白酶抑制剂。研究表明阿西洛韦可以使 NS 缓解;而齐多呋啶可以延缓 HIV 患者进展到肾衰的过程。

(1)齐多夫定(Zidovudine, AZT):是第二代反转录酶的抑制剂,可干扰 HIV,阻止病毒核心蛋白质的合成。本药通过血-脑脊髓屏障,对脑部病变疗效较好,副作用较小。

(2)利巴韦林(Ribavirin):具有抗 RNA 病毒的功能,也有抑制 HIV 的作用,毒性较低,但不能通过血-脑脊髓屏障。

(3)其他:如 HPA-23、三钠磷酸甲酸盐(Forcarnet)、异丙肌苷(Inosine pranobex, Imunovir)等,对 HIV 都有一定抑制作用和对免疫系统的调节作用。

以上抗 HIV 药物都存在一定局限性和缺点,故仍是一个尚未解决的治疗难题。

3. 免疫增强疗法

HIV 感染主要是产生免疫抑制,因此增强和恢复机体的免疫功能是治疗 AIDS 的重要环节,但对 AIDS 有效的方法并不多。

(1)骨髓移植:只能达到免疫状况的暂时性改善,在短期内延长生命的作用,不能彻底改善免疫抑制状态。

(2)重组人干扰素 X-A(rIFNX-A):可抑制 HIV 增殖,同抗病毒药物合用或在 AIDS 早期治疗和预防可能有价值。

(3)阿地白介素(白细胞介素 2):体外试验证明可使 AIDS 患者的淋巴细胞对 PHA、ConA 以及混合淋巴细胞反应中的增殖反应升高,使用阿地白介素(IL-2)时必须与抗 HIV 药物合用。

(4)颗粒细胞性巨噬细胞克隆刺激因子(GMCSF)有免疫促进和抗病毒作用。

(5)其他:人血丙种球蛋白有助于增强患者的抵抗力,香菇多糖(Lentinan)可使干扰素生成增加,但都不能改变机体的免疫状态。

4. 肾脏并发症的治疗

糖皮质激素、ACEI 类药物可能延缓 HIVAN 患者肾功能不全的进展。激素对 HIVAN 患者的确切疗效至今尚未定论。激素的疗效尚需进一步证实。其他免疫抑制剂如环孢素、骁悉、FK506 对其治疗尚未有报道,需进一步的研究。ACEI 类药物可以有效地改善患者的尿蛋白量,并可以改善肾功能损害的预后。

5. 透析治疗

HIVAN 若发展到 ESRD 时,透析是维持生命的重要手段,但即使这样,也不能显著延长患者生命,不能使患者康复。总之血透对 HIVAN 肾功能衰竭的效果并不理想。

6. 肾移植

有学者认为终末期的 HIVAN 可以进行肾移植术,但仅限于无症状的 HIV 感染者,有关 HIVAN 肾移植问题由于病例较少,尚不能肯定其疗效,有个别获得成功报道。但肾移植患者条件性致病感染的发生率很高。移植后的免疫抑制剂的使用可能增加感染、肿瘤发生的机会。

二、并发症

(一)急性肾功能衰竭

【概述】

AIDS 肾损害患者中急性肾衰的发病率约 55%。急性肾小管坏死引起的急性肾衰,是由于肾缺血(常因体液或血液丢失,败血症引起休克)或肾中毒(常由药物的毒性引起如庆大霉素、两性霉素 B、喷他脒等)所致。此外,大量蛋白尿和严重低蛋白血症引起肾水肿,并发溶血性尿毒症综合征(HUS)和血栓性血小板减少性紫癜(TTP)、多发性骨髓瘤也可引起急性肾衰,原先存在的肾脏疾病也是引起急性肾衰的危险因素,其中最常见原因为脱水。

【诊断】

1. 符合 HIVAN 的诊断标准

出现肾功能衰竭,并排除其他原因引起的肾功能衰竭,即可诊断。急性肾衰竭的诊断一般不难,肾功能在短时间内急骤恶化,使肾小球滤过率下降达正常值的一半,血肌酐和尿素氮进行性升高,患者可出现少尿甚至是无尿,引起水电解质及酸碱平衡失调等症状则支持本病的诊断。

2. 临床表现

(1)水、电解质、酸碱平衡紊乱:表现为水过多,代谢性酸中毒,高钾血症,低钠血症,低钙和高磷血症等。

(2)各系统功能障碍:消化系统症状,如食欲减退、恶心、呕吐、腹胀、腹泻等,严重者可发生消化道出血;呼吸系统除容量过多和感染的症状外,尚可出现呼吸困难、咳嗽、憋闷、胸痛等尿毒症肺炎症状;循环系统多因尿少及体液过荷,出现高血压及心力衰竭、肺水肿表现,因毒素滞留、电解质紊乱、贫血及酸中毒引起各种心律紊乱及心肌病变;神经系统受累出现意识障碍、躁动、谵妄、抽搐、昏迷等尿毒症脑病症状;血液系统受累可有出血倾向及轻度贫血现象。在急性肾衰竭同时或在疾病发展过程中还可合并多个脏器衰竭,死亡率高。

3. 实验室检查

(1)血液检查:有轻、中度贫血;血清尿酸较肌酐和尿素氮升高显著,血清钾浓度升高,大于 5.5mmol/L;碳酸氢根浓度多低于 20mmol/L;血清钠浓度正常或偏低;血钙降低,血磷升高。

(2)尿液检查:尿常规检查多为+~++,常以中、小分子蛋白为主。尿沉渣检查可见肾小管上皮细胞、上皮细胞管型和颗粒管型及少许红、白细胞等;尿比重降低且较固定,多在 1.015 以下,尿尿酸排出量与尿肌酐比值大于 1.0。

【鉴别诊断】

当与肾后性氮质血症所致的肾衰竭相鉴别:及时解除梗阻即可以迅速改善肾功能。当发生以下几种情况时考虑有梗阻。

(1)病史:有导致梗阻的原发病,如尿路结石、前列腺肥大、盆腔肿物、腹膜后纤维化、肾乳头坏死等。

(2)B超检查或静脉肾盂造影:见双肾增大,有肾盂肾盏输尿管扩张积液的情况。

(3)X线,CT,磁共振:检查均对其诊断有帮助。

【治疗】

1. 内科治疗

(1)卧床休息:所有明确诊断的患者都应严格卧床休息。

(2)饮食:能进食者尽量利用胃肠道补充营养,给予清淡流质或半流质食物为主。酌情限制水分、钠盐和钾盐。早期应限制蛋白质(高生物效价蛋白质 0.5g/kg),重症患者常有明显胃肠道症状,从胃肠道补充部分营养先让患者胃肠道适应,以不出现腹胀和腹泻为原则。然后循序渐进补充部分热量,以 2.2~4.4kJ/d(500~1000kcal)为度。过快、过多补充食物多不能吸收,易导致腹泻。

(3)维护水平衡:少尿期患者应严格计算 24 小时出入水量。24 小时补液量为显性失液量及不显性失液量之和减去内生水量。显性失液量系指前一天 24 小时内的尿量、粪、呕吐、出汗、引流液和创面渗液等丢失液量的总和;不显性失液量系指每天从呼气失去水分(为 400～500ml)和从皮肤蒸发失去水分(为 300～400ml)。但不显性失液量估计常有困难,故亦可按每天 12ml/kg 计算,并考虑体温、气温和湿度等。一般认为体温每升高 1℃,每小时失水量为 0.1ml/kg;室温超过 30℃,每升高 1℃,不显性失液量增加 13%;呼吸困难或气管切开均增加呼吸道水分丢失。内生水系指 24 小时内体内组织代谢、食物氧化和补液中葡萄糖氧化所生成的水总和。食物氧化生成水的计算为 1g 蛋白质产生 0.43ml 水,1g 脂肪产生 1.07ml 水和 1g 葡萄糖产生 0.55ml 水。由于内生水的计算常被忽略,不显性失水量计算常属估计量,致使少尿期补液的准确性受到影响。为此,过去多采用"量出为入,宁少勿多"的补液原则,以防止体液过多。但必须注意有无血容量不足因素,以免过分限制补液量,加重缺血性肾损害,使少尿期延长。

(4)高钾血症的处理:最有效的方法为血液透析或腹膜透析。若有严重高钾血症或高分解代谢状态,以血液透析为宜。高钾血症是临床危急情况,在准备透析治疗前应予以紧急处理。

①伴代谢性酸中毒者可给 5% 碳酸氢钠 250ml 静脉滴注。

②10% 葡萄糖酸钙 10ml 静脉注射,以拮抗钾离子对心肌的毒性作用。

③25% 葡萄糖液 500ml 加胰岛素 16～20U 静脉滴注,可促使葡萄糖和钾离子等转移至细胞内合成糖原。

④钠型或钙型离子交换树脂 15～20g 加入 25% 山梨醇溶液 100ml 口服,3～4 次/d。由于离子交换树脂作用较慢,故不能作为紧急降低血钾的治疗措施,对预防和治疗轻度高钾血症有效。1g 树脂可吸附 1mmol 钾离子。

此外,防治高钾血症的措施还有限制高钾的食物、纠正酸中毒、不输库存血,并及时清除体内坏死组织,尤其对挤压伤患者,如出现难以控制的高钾血症,应细心检查深部坏死肌肉部位,只有清除坏死组织,才能控制高钾血症。上述措施无效,血 K 仍大于 6.5mmol/L 时应透析治疗。

(5)低钠血症的处理:低钠血症一般为稀释性,体内钠总量并未减少,因此仅在少于 120mmol/L 或虽在 120～130mmol/L 但有低钠症状时补给。应用 3% 氯化钠或 5% 碳酸氢钠,也可相互配合使用,先补半量后酌情再补剩余量。

(6)低钙血症与高磷血症:补钙可用 10% 葡萄糖酸钙,高磷血症应限含磷食物,并可服用氢氧化铝或磷酸钙。

(7)纠正代谢性酸中毒:对非高分解代谢的少尿期患者,补充足够热量,减少体内组织分解,一般代谢性酸中毒并不严重。但高分解代谢型代谢性酸中毒发生早,程度严重,可加重高钾血症,应及时治疗。当血浆实际碳酸氢根低于 15mmol/L,应予 5% 碳酸氢钠 100～250ml 静脉滴注,根据心功能情况控制滴速,并动态随访监测血气分析。对严重代谢性酸中毒应尽早做血液透析较为安全。

(8)抗感染治疗:开展早期预防性透析以来,少尿期患者死于急性肺水肿和高钾血症者显著减少,而感染则成为少尿期主要死亡原因。常见为血液、肺部、尿路、胆管等部位感染,可根据细菌培养和药物敏感试验合理选用对肾脏无毒性作用的抗生素治疗。并注意在急性肾衰时抗菌药物的剂量。

(9)营养支持疗法:急性肾衰患者特别是败血症、严重创伤等伴有高分解代谢状态,每天热量摄入不足,易导致氮质血症快速进展。营养支持可提供足够热量,减少体内蛋白分解,从而减缓血氮质升高速度,增加机体抵抗力,降低少尿期死亡率,并可能减少透析次数。营养补充尽可能部分利用胃肠道循序渐进的增加热量；但重度患者由于常有消化道症状或因外科手术后，故部分或全部热量常需经静脉补充。一般能量供给按 $30\sim35$ kcal/(kg·d) 计算（1cal＝4.18J），严重高分解代谢患者则给予 40kcal/(kg·d)，其中以高渗葡萄糖提供约 2/3 热量，由脂类供应 1/3，由于 ARF 患者常伴有糖代谢紊乱，高分解状态易引起机体对胰岛素的拮抗、肝葡萄糖产生增加以及对葡萄糖转化为糖原的能力减退，这些均增加高糖血症，故若接受 25%～50%葡萄糖溶液静脉滴注，可很快产生或加重高糖血症[通常机体对每天逐渐增加葡萄糖的葡萄糖耐受量为 0.5g/(kg·h) 而不需要外源性胰岛素]，因此可酌情从 10%～15%开始，均匀等量给予，并密切随访血糖浓度。但急性肾衰患者能否负荷乳化脂肪及其用量极限，均需进一步研究。脂肪乳剂总热量高，总液量少，渗透压低，并可提供必需脂肪酸，减轻糖代谢紊乱，使用 10%脂肪乳剂每 500ml 可提供 500kcal 的热量，但长链者在体内清除慢，可抑制中性白细胞的趋化和游走，并封闭网状内皮系统清除细菌能力，而中链者在血中清除快，因短链水溶性好、较快氧化，故以使用中、长链混合液为宜。每次静滴至少 4 小时，速度过快可引起胃肠道症状以及其他可能不良反应。使用时应观察血电解质；对无高分解代谢状态的患者，治疗数天后常见血钾、血磷降低，故应适当补充，以免发生症状性低血钾、低血磷症。关于氨基酸的补充，一般为 0.5～1.0g/(kg·d)，包括必需和非必需氨基酸，静脉滴速宜控制在 40 滴/min，以防发生副反应；长期用药应注意高氯血症和酸中毒的发生。

2. 透析治疗

早期预防性血液透析或腹膜透析可减少急性肾功能衰竭发生感染、出血、高钾血症、体液潴留和昏迷等威胁生命的并发症。所谓预防性透析，系指在出现并发症之前施行透析，这样可迅速清除体内过多代谢产物，维持水、电解质和酸碱平衡，从而有利于维持细胞生理功能和机体内环境稳定，治疗和预防原发病的各种并发症。

(1) 紧急透析指征

①急性肺水肿，或充血性心力衰竭。

②严重高钾血症，血钾在 6.5mmol/L 以上，或心电图已出现明显异位心律，伴 QRS 波增宽。

(2) 一般透析指征

①少尿或无尿 2 天以上。

②已出现尿毒症症状，如呕吐、神志淡漠、烦躁或嗜睡。

③高分解代谢状态。

④出现体液潴留现象。

⑤血 pH 在 7.25 以下，实际重碳酸氢盐在 15mmol/L 以下或二氧化碳结合力在 13mmol/L 以下。

⑥血尿素氮 17.8mol/L（50mg/dl）以上，除外单纯肾外因素引起，或血肌酐 442μmol/L（5mg/dl）以上。

⑦对非少尿患者出现体液过多、眼结膜水肿、心奔马律或中心静脉压高于正常；血钾 5.5mmol/L 以上；心电图疑有高钾图形等任何一种情况者，亦应透析治疗。

至于选用血液透析抑或腹膜透析，主要根据医疗单位临床经验选用简单易行的方法。但下列情况以选用血液透析为宜：存在高分解状态者，近期腹部手术特别是有引流者，以及呼吸困难者。腹膜透析适合于伴有活动性出血或创伤、血管通道建立有困难、老年、心血管功能不稳定或儿童病例。ARF 患者施行血液透析治疗过程中应尽量避免发生低血压，以免出现缺血再灌注情况，延长肾功能恢复日期，在一次透析中勿过分超滤，使用生物相容性较好的透析器和碳酸氢盐透析液、透析中吸氧以及必要时选用序贯超滤弥散透析,将单纯超滤与弥散透析分开进行等措施,以减少透析中低血压发生率。

(二)痛风

【概述】

具有肾脏毒性作用的HIV治疗药物的应用以及HIV并发肿瘤化疗后可以发生高尿酸血症、痛风,甚至造成尿素盐沉积可造成肾小管坏死。

【诊断】

符合HIVAN的诊断标准,患者突然发生脚拇趾、跖、踝、膝等处单关节红肿疼痛,伴血尿酸盐增高,即应考虑痛风可能,滑囊液检查找到尿酸盐结晶即可确立诊断。

1. 临床疑诊

凡中年以上的男性患者有肾脏疾病之表现(有小至中等量蛋白尿伴镜下血尿或肉眼血尿、血压高或水肿、尿浓缩功能受损)伴发关节炎及尿路结石应首先怀疑本病。尿酸肾病的诊断需首先明确痛风的诊断。

2. 诊断标准

(1)关节液白细胞内有尿酸盐结晶。

(2)痛风结节针吸或活检有尿酸盐结晶。

(3)具备下列12项中6项以上者亦可确诊(有98%的准确性):①1次以上急性关节炎发作;②单关节炎发作;③炎症在一天内达到高峰;④关节充血肿胀;⑤第一跖趾关节疼痛或肿胀;⑥单侧第一跖趾关节疼痛或肿胀;⑦累及单侧跗骨关节;⑧可疑痛风石;⑨血清尿酸水平升高;⑩不对称单关节痛;⑪X线示骨皮质下囊性变而不伴骨浸润;⑫关节炎发作期间,关节液细菌培养阴性。

(4)具备以下三项者:①典型关节炎,随之有一个无症状的缓解期;②给予秋水仙碱治疗后,滑膜可迅速缓解者;③高尿酸血症。

凡具备以上4项中1项者即可确诊。从关节滑液或痛风石中证实有尿酸结晶,是诊断本病的金标准。

【鉴别诊断】

1. 类风湿关节炎

四肢近端小关节常呈对称性梭形肿胀畸形,晨僵明显。血尿酸不高,类风湿因子阳性。

2. 化脓性关节炎与创伤性关节炎

前者关节囊液可培养出细菌,后者有外伤史。两者血尿酸水平不高,关节囊液无尿酸盐结晶。

3. 假性痛风

假性痛风是关节软骨钙化所致,多见于老年人,膝关节最常受累。血尿酸正常,关节滑囊液检查可发现有焦磷酸钙结晶或磷灰石,X线可见软骨呈线状钙化或关节旁钙化。

【治疗】

1. 一般治疗

调节饮食,控制总热量摄入。限制高嘌呤食物(如心、肝、肾、脑、鱼虾类、海蟹等)避免过多的肉食,控制蛋白入量,使其不超过1.0g/(kg·d)。多吃新鲜菜类及水果和富含维生素的饮食。避免酗酒,适当运动可减轻胰岛素抵抗,防止超重和肥胖,多饮水,每日尿量达2000~3000ml将有利于尿酸的排泄。睡前多饮水使夜尿增加,有助于小结石的排出和控制感染,夜尿的稀释可延缓结石的增长速度,不使用抑制尿酸排泄的药物如噻嗪类利尿药等。

2. 碱化尿液

此为防治尿酸结石的重要措施。碱化尿可使尿酸结石溶解。常用碳酸氢钠3~6g/d。大的肾盂结石,可将碱化药经膀胱镜输尿管导管向肾盂内注入,反复冲洗,可使肾盂内尿酸结石溶解,以解除结石引起的尿路梗阻。

3. 药物治疗高尿酸血症

(1) 促进尿酸排泄的药物:适用于肾功能尚好的患者,主要是抑制近端肾小管对尿酸盐的重吸收,增加尿酸的排泄,从而降低尿酸的水平。

①苯溴马隆:常用量 25～100mg/Qd。

②丙磺舒:初始剂量为 0.25g/Bid。两周后可逐渐增加剂量,每日最大剂量不超过 2g。

③磺吡酮:一般初始剂量 50mg/Bid;渐至 100mg/Tid,最大剂量每日 800mg。

(2) 抑制尿酸生成药物:主要有别嘌醇。每次 100mg,每日 2～4 次,最大剂量每日可至 600mg。待尿酸降至 360μmol/L 以下,则可减量至胃肠耐受水平的最适宜剂量。

4. 关节炎的防治

急性期应迅速控制急性发作,避免过早停药。急性期控制关节炎疼痛的药物以秋水仙碱效果最好,其作用是抑制白细胞的趋化,干扰尿酸盐的炎性反应,但无降低血尿酸的作用。

常用空腹法,初始口服剂量为 1mg,随后每小时 0.5mg 或每 2 小时 1mg,直到症状缓解,或出现恶心、呕吐、水样腹泻等胃肠道不良反应。第一日最大剂量 6～8mg,若用到最大剂量症状无明显改善时,应及时停药。

此外,非甾体抗炎药亦可用以治疗关节炎,对上述药物常规治疗无效或因严重不良反应不能使用者可考虑使用糖皮质激素或 ACTH 短疗程治疗。慢性关节炎期可服用别嘌醇或促尿酸排泄药物治疗。

第四节 感染性心内膜炎肾脏损害并发症

一、感染性心内膜炎肾脏损害

【概述】

感染性心内膜炎是指由细菌、真菌和其他微生物(如病毒、立克次体、衣原体、螺旋体等)循血行途径引起的心内膜、心瓣膜或邻近大动脉内膜的感染并伴赘生物的形成。常多发于原已有病的心脏,近年来发生于原无心脏病变者日益增多,尤其见于接受长时间经静脉治疗、静脉注射麻醉药成瘾、由药物或疾病引起免疫功能抑制的患者。人工瓣膜置换术后的感染性心内膜炎也有增多。IE 可分为急性感染性心内膜炎和亚急性感染性心内膜炎,前者往往由毒力强的病原体所致,有严重的全身中毒症状,未经治疗者可在数日至数周死亡;后者的病原体毒力较低,病情较轻,病程较长,中毒症状较少。

SBE 并发肾脏损害并不少见。1910 年首次报道一例 SBE 合并肾脏损害患者,此后该并发症日益增多,引起学者的重视。据统计,抗生素运用以前,75% 以上的 SBE 会引起肾损害,抗生素运用后,比例有所下降,但仍有 22.4% 的 SBE 并发肾小球肾炎。因此,对 SBE 患者应特别注意肾脏方面并发症的治疗。

【诊断与鉴别诊断】

1. 临床表现

较典型的急性或亚急性感染性心内膜炎患者出现肾炎、肾梗塞或肾脓肿症状时,诊断

(1)肾梗塞:本病的表现个体差异较大且无特异性,主要取决于肾动脉闭塞的速度,程度和范围。如右肾动脉的细分支闭塞时,通常狭窄过程发生缓慢,因而存在丰富的侧支循环,可仅造成小的梗死或无梗死灶,临床上常无症状。肾动脉主干及大分支急性闭塞常出现典型的临床表现,如突然剧烈的腰、背或上腹部疼痛和压痛,伴发热、恶心呕吐、血尿及蛋白尿。急性双侧或孤立肾患者的肾动脉闭塞或是患侧肾梗死并发对侧肾动脉痉挛导致快速进行性尿少及肾衰竭。

(2)肾小球肾炎:患者的临床表现多种多样,病理表现多呈局灶性或弥漫性肾损害。肾炎多发生于心内膜炎发病后数周,较轻者通常为局灶节段性肾炎,表现为不同程度的镜下或肉眼血尿、蛋白尿、红细胞管型、白细胞尿,多无肾功能异常。轻至中度急性肾炎综合征伴氮质血症比较常见,血尿素和肌酐升高,肌酐清除率下降。弥漫性损害病变更加严重,表现为膜增生性肾小球肾炎,临床上可见持续性镜下血尿和蛋白尿,也有表现为肾病综合征者。也有报道肾脏有广泛新月体形成,临床呈急进性肾炎表现,表现为大量蛋白尿,镜下血尿,伴肾功能进行性减退。部分病人可出现低蛋白血症和肾性水肿。常见广泛而严重的肾损害,可发生肾衰。

(3)肾脓肿

①一般症状:高热、寒战,体温多在38~39℃,也可高达40℃。热型不一,一般呈弛张型,也可呈间歇或稽留型。伴头痛、全身酸痛,热退时可有大汗等。

②泌尿系症状:患者有腰痛,多为钝痛或酸痛,程度不一,少数有腹部绞痛,沿输尿管向膀胱方向放射;体检时在上输尿管点(腹直肌外线与脐平线交叉点)或肋腰点(腰大肌外缘与十二肋交叉点)有压痛,肾区叩痛阳性。患者常有尿频、尿急、尿痛等膀胱刺激症状。

2. 实验室检查

(1)血尿常规化验:末梢血白细胞增加,可出现镜下血尿,红细胞呈多形性、多样性,有时可见红细胞管型、颗粒管型及肾小管上皮细胞。轻微蛋白尿伴或不伴白细胞尿,肉眼血尿少见。

(2)血清酶检查:AST在肾梗死后立即升高,3~4天可恢复正常,LDH梗死后1~2天开始升高,2周后恢复正常;AKP梗死后3~5天达最高水平,4周后恢复正常。

(3)肾功能:一侧肾梗死时血肌苷,尿素氮一过性升高,也可正常,两侧肾梗死或孤立肾梗死时肾功能进行性恶化,其值明显升高,尿量减少。血尿素氮及肌酐可升高。

(4)静脉肾盂造影:可显示梗死区域。放射性核素检查即肾动态扫描在肾动脉分支闭塞时可显示节段性肾灌注缺损,肾动脉主干完全闭塞时患侧肾灌注完全缺如。血管彩超、螺旋CT及磁共振血管成像可提供肾动脉血栓形成、栓塞及肾梗死的征象。

(5)选择性肾动脉造影:特别是数字减影血管造影是确诊肾动脉血栓,梗死的最直接、可靠手段,能显示栓塞的部位。

(6)尿纤维蛋白降解产物(FDP):可阳性。

(7)类风湿因子、冷球蛋白:可呈阳性,少数伴肾损害的SBE患者ANCA抗体阳性。

【治疗】

1. 一般治疗

(1)起病后应卧床休息至肉眼血尿消失、水肿消退及血压恢复正常,以后仍要防止剧烈活动和感冒,一般休息至少半年。

(2)应给高糖及富有维生素的低盐(<3g/d)饮食,出现氮质血症者应限制蛋白质摄入量。

(3)尿量明显减少者应限制液体入量及钾的入量。

2. 药物治疗

(1)对疑患本病的患者,在连续送血培养后,立即用静脉给予苄星青霉素每日 600万~1200万 U,并与链霉素合用,每日 1~2g。若治疗 3 天发热不退,应加大苄星青霉素剂量至 2000 万 U 静脉滴注,如疗效良好,可维持 6 周。一般认为应选择较大剂量的青霉素类、链霉素、头孢菌素类等杀菌剂,它们能穿透血小板-纤维素的赘生物基质,杀灭细菌,达到根治瓣膜的感染、减少复发的危险。抑菌剂和杀菌剂的联合应用,有时亦获得良好的疗效。疗效取决于致病菌对抗生素的敏感度,若血培养阳性,可根据药敏选择药物。同时应避免使用有肾毒性的抗菌药物。疗程亦要足够长,力求治愈,一般为 4~6 周。

(2)尿蛋白超过 3.5g/d 者仍可用糖皮质激素或合并用雷公藤多甙。

(3)持续血尿者可用大量维生素 C 及雷公藤多甙口服;血尿明显者加用清热利湿、消炎通便中药,如越婢汤、八正散。根据辨证施治用六味地黄丸、桂附地黄丸、知柏地黄丸等。

3. 血液净化治疗

对合并急性肾功能衰竭者及时做血液透析或腹膜透析治疗。

二、并发症

(一)高血压

【概述】

半数以上的患者在梗死数日可常发生高血压,可能是由于肾实质梗死区的周围组织释放肾素增加所致。高血压通常为一过性,2~3 周后随着血栓再通或侧支循环建立可缓解,少数患者呈持续性。有报道还可出现高血压危象。

【诊断】

符合感染性心内膜炎的肾脏并发症的诊断。

1. 临床表现

病人可头痛,多发在枕部,尤易发生在睡醒时,尚可有头晕、头胀、颈部扳住感、耳鸣、眼花、健忘、注意力不集中、失眠、烦闷、乏力、四肢麻木、心悸等。症状与血压水平有一定的联系,典型的高血压疼痛在血压下降后即可消失。这些症状并非都是由高血压直接引起,部分是高级神经功能失调所致,无临床特异性。此外,尚可出现身体不同部位的反复出血,如眼结膜下出血、鼻出血、月经过多,少数有咯血等。

2. 辅助检查

血尿常规、肾功能、尿酸、血脂、血糖、电解质(尤其血钾)、心电图、胸部 X 线和眼底检查应作为高血压病病人的常规检查。这些检查有助于发现相关的危险因素和靶器官的损害。同时可以有目的选择一些特殊检查,如 24 小时动态血压监测,动脉弹性功能测定,血浆肾素活性等,可以指导降压治疗及评价降压药物的疗效。

3. 诊断依据

高血压的诊断主要靠所测量的血压值。收缩压高于 140mmHg 或舒张压高于 90mmHg,且持续存在,可确诊为高血压;收缩压 140~160mmHg 或(和)舒张压 90~95mmHg,为临界性高血压。

【鉴别诊断】

1. 与原发性高血压相鉴

通过病史、心、脑、眼底等靶器官的表现

可资鉴别。

2. 原发性醛固酮增多症

本病是肾上腺皮质增生或肿瘤分泌过多醛固酮所致,以长期高血压伴低血钾为特征。由于电解质代谢障碍,本症可有肌无力、周期性麻痹、烦渴、多尿等症状。实验室检查有低血钾、高血钠、代谢性碱中毒、血浆肾素活性降低、血浆及尿醛固酮增多。血浆醛固酮/血浆肾素活性比值有较高的诊断敏感性和特异性。超声、反射性核素、CT可确定病变性质和部位。

3. 嗜铬细胞瘤

嗜铬细胞起源于肾上腺髓质、交感神经节和体内其他部位嗜铬组织,肿瘤间歇或持续释放过多肾上腺素、去甲肾上腺素与多巴胺。临床表现变化多端,典型的发作表现为阵发性血压升高伴心动过速、头痛、出汗、面色苍白。在发作期间可确定血和尿儿茶酚胺或其代谢产物3-甲氧基-4-羟基苦杏仁酸,如有显著升高,提示嗜铬细胞瘤。超声、反射性核素、CT或磁共振可确定病变性质和部位。

4. 皮质醇增多症

皮质醇增多症又称Cushing综合征,主要是由于促肾上腺皮质激素(ACTH)分泌过多导致肾上腺皮质增生或者肾上腺瘤,引起糖皮质激素过多所致。80%患者有高血压,同时有向心性肥胖、满月脸、水牛背、皮肤紫纹、毛发增多、血糖增多等表现。24小时尿中17-羟或17-酮类固醇增多,地塞米松抑制试验和肾上腺皮质激素兴奋试验有助于诊断。颅内蝶鞍X线检查,肾上腺CT,放射性核素肾上腺扫描可确定病变部位。

【治疗】

1. 调整生活行为

减轻体重,减少钠盐的摄入,补充钙和钾盐,减少脂肪摄入,戒烟,限制饮酒,增加运动。

2. 选用降血压药

如选用噻嗪类利尿剂,ACEI(血管紧张素转换酶抑制剂)、血管紧张素受体拮抗剂、β受体拮抗剂、钙拮抗剂、扩血管药、α受体拮抗剂等降压药物,密切观察血压变化,再调整用药剂量,或增减降血压的药物,使得24小时血压理想控制。轻、中度高血压,一般采用一种降压药即可奏效,应根据患者的全身情况,选用不良反应小,服用方便的药物;对于重度高血压或有严重并发症的高血压,应采用联合用药方法,尽快控制血压,一般采用2~3种降压药即可。降压药最好应用长效制剂,即降压效果能维持在24小时以上,24小时血压谷峰比值应大于50%,以免造成血压一天内大幅度波动。由于每例高血压患者情况不一,其发病机制不尽相同,对降压药的反应也不同,因此在临床用药过程中必须分别对待,选择最合适药物和剂量,以获得最佳疗效。降压治疗一般要求血压控制在140/90mmHg以下,对重度高血压、老年高血压或伴有明显脑动脉硬化、肾功能不全的患者,若经联合治疗血压仍不能低于140/90mmHg或症状反而加重者,则将血压控制在140~150/90~95mmHg即可,血压降低太多反而会造成心、脑、肾缺血,加剧病情和并发症。轻度高血压治疗1~3个月后,中度高血压治疗2~4周后,如血压未能控制在140/90mmHg以下,则可加大药物剂量或加用另一降压药,必要时改用降压药。轻度高血压经治疗血压正常达半年以上,可予停药观察,但应坚持非药物治疗,定期随访;中、重度高血压经治疗后舒张压维持在90mmHg左右达半年之久,可停用一种药物,或减少一种药物的剂量。对停药或减量的患者,应定期随访,坚持非药物治疗,如发现血压再度升高,应重新开始治疗,根据血压程度和治疗反应及时调整药物和剂量,以获得最佳疗效。

(二) 心力衰竭

【概述】

心力衰竭是心内膜炎最常见的并发症,同时在心内膜炎肾损害时常常出现。

【诊断】

符合感染性心内膜炎的肾脏并发症的诊断。

1. 临床表现

病人常突然感到极度呼吸困难,面色灰白,发绀,迫坐呼吸,恐惧表情,烦躁不安、频频咳嗽,咯大量白色或血性泡沫状痰液,严重时可有大量泡沫样液体由鼻涌出,面色苍白,口唇青紫,大汗淋漓,四肢湿冷,两肺满布湿啰音和哮鸣音,极重者可因脑缺氧而致神志模糊,发病开始可有一过性血压升高,病情如不缓解,血压可持续下降直至休克。心脏听诊可有心尖部第一心音减弱,舒张期奔马律,脉搏增快,可呈交替脉。

2. 辅助检查

胸部 X 线片示早期间质性水肿时,上肺静脉充盈、肺门血管影模糊、小叶间隔增厚;肺水肿时表现为蝶形肺门;严重肺水肿时,上肺静脉充盈,为弥漫满肺的大片阴影。

【鉴别诊断】

1. 心性哮喘与支气管哮喘的鉴别

前者多见于中年以上,有心脏病史及心脏增大等体征,常在夜间发作,肺部可闻干、湿啰音,对强心剂有效;而后者多见于青少年,无心脏病史及心脏体征,常在春秋季发作,有过敏史,肺内满布哮鸣音,对麻黄素,肾上腺皮质激素和氨茶碱等有效。

2. 右心衰竭与心包积液、缩窄性心包炎等的鉴别

三者均可出现肝脏肿大,腹水,但右心衰竭多伴有心脏杂音或肺气肿,心包积液时扩大的心浊音界可随体位而变动,心音遥远,无杂音,有奇脉;缩窄性心包炎心界不大或稍大,无杂音,有奇脉。

3. 对左心衰竭、右心衰竭和全心衰竭的鉴别诊断

心力衰竭的临床表现与何侧心室或心房受累有密切关系。左心衰竭的临床特点主要是由于左心房和(或)右心室衰竭引起肺淤血、肺水肿;而右心衰竭的临床特点是由于右心房和(或)右心室衰竭引起体循环静脉淤血和水钠潴留。

【治疗】

1. 镇静

皮下或肌内注射吗啡 5～10mg 或哌替啶 50～100mg,使病人安静,扩张外周血管,减少回心血量,减轻呼吸困难。对老年人,神志不清,已有呼吸抑制,休克或合并肺部感染者禁用。

2. 吸氧

加压高流量给氧每分钟 6～8L,可流经 25%～70% 酒精后用鼻管吸入,加压可减少肺泡内液体渗出,酒精能降低泡沫的表面张力使泡沫破裂,从而改善通气,也可使用有机硅消泡剂消除泡沫。

3. 减少静脉回流

患者取坐位或卧位,两腿下垂,以减少静脉回流,必要时,可加止血带于四肢,轮流结扎三个肢体,每 5 分钟换一肢体,平均每肢体扎 15 分钟,放松 5 分钟,以保证肢体循环不受影响。

4. 利尿

静脉给予作用快而强的利尿剂如呋塞米

20～40mg 或利尿酸钠 25～40mg 加入葡萄糖内静脉注射,以减少血容量,减轻心脏负荷,应注意防止或纠正大量利尿时所伴发的低血钾症和低血容量。

5. 血管扩张剂

静脉滴注硝普钠或酚妥拉明以降低肺循环压力,但应注意勿引起低血压,也可舌下含化硝酸甘油或二硝酸异山梨醇降低肺循环静脉压。

6. 强心药

如近期未用过洋地黄类药物者,可静脉注射快速作用的洋地黄类制剂,如毛花甙丙、毒毛旋花子甙 K 等,对二尖瓣狭窄所引起的肺水肿,除伴有心室率快的心房颤动外,不用强心药,以免因右心室输出量增加而加重肺充血。

7. 氨茶碱

对伴有支气管痉挛者可选用,氨茶碱 0.25g 加入 10% 葡萄糖液 20ml 稀释后静脉缓慢注入,可减轻支气管痉挛,扩张冠状动脉和加强利尿。副作用有室性早搏或室性心动过速,故应慎用。

8. 皮质激素

氢化考的松 100～200mg 或地塞米松 10mg 加入葡萄糖液中静滴亦有助肺水肿的控制。

9. 原有疾病和诱发因素治疗

如有发作快速性心律失常,应迅速控制。

(三)急性肾功能衰竭

【概述】

心内膜炎肾损害易导致急性肾功能衰竭。

【诊断】

符合感染性心内膜炎的肾脏并发症的诊断,出现肾功能衰竭,并排除其他原因引起的肾功能衰竭,即可诊断。急性肾衰竭的诊断一般不难,肾功能在短时间内急骤恶化,使肾小球滤过率下降达正常值的一半,血肌酐和尿素氮进行性升高,患者可出现少尿甚至是无尿,引起水电解及酸碱平衡失调等症状则支持本病的诊断。

1. 临床表现

(1)水、电解质、酸碱平衡紊乱:表现为水过多,代谢性酸中毒,高钾血症,低钠血症,低钙和高磷血症等。

(2)各系统功能障碍:消化系统症状,如食欲减退、恶心、呕吐、腹胀、腹泻等,严重者可发生消化道出血;呼吸系统除容量过多和感染的症状外,尚可出现呼吸困难、咳嗽、憋闷、胸痛等尿毒症肺炎症状;循环系统多因尿少及体液过荷、出现高血压及心力衰竭、肺水肿表现,因毒素滞留、电解质紊乱、贫血及酸中毒引起各种心律紊乱及心肌病变;神经系统受累出现意识障碍、躁动、谵妄、抽搐、昏迷等尿毒症脑病症状;血液系统受累可有出血倾向及轻度贫血现象。在急性肾衰竭同时或在疾病发展过程中还可合并多个脏器衰竭,死亡率高。

2. 实验室与辅助检查

(1)血液检查:有轻、中度贫血;血清尿酸较肌酐和尿素氮升高显著,血清钾浓度升高,大于 5.5mmol/L;碳酸氢根浓度多低于 20mmol/L;血清钠浓度正常或偏低;血钙降低,血磷升高。

(2)尿液检查:尿常规检查多为 +～++,常以中、小分子蛋白为主。尿沉渣检查可见肾小管上皮细胞、上皮细胞管型和颗粒管型及少许红、白细胞等;尿比重降低且较固定,多在 1.015 以下,尿尿酸排出量与尿肌酐比值大于 1.0。

【鉴别诊断】

当与肾后性氮质血症所致的肾衰竭相鉴别：及时解除梗阻即可以迅速改善肾功能。当发生以下几种情况时考虑有梗阻。

(1) 病史上有导致梗阻的原发病，如尿路结石，前列腺肥大，盆腔肿物，腹膜后纤维化，肾乳头坏死等。

(2) B超检查或静脉肾盂造影见双肾增大，有肾盂肾盏输尿管扩张积液的情况。

(3) X线、CT、磁共振检查均对其诊断有帮助。

【治疗】

1. 内科治疗

(1) 卧床休息：所有明确诊断的患者都应严格卧床休息。

(2) 饮食：能进食者尽量利用胃肠道补充营养，给予清淡流质或半流质食物为主。酌情限制水分、钠盐和钾盐。早期应限制蛋白质（高生物效价蛋白质 0.5g/kg），重症患者常有明显胃肠道症状，从胃肠道补充部分营养先让患者胃肠道适应，以不出现腹胀和腹泻为原则。然后循序渐进补充部分热量，以 2.2～4.4kJ/d(500～1000kcal) 为度。过快、过多补充食物多不能吸收，易导致腹泻。

(3) 维护水平衡：少尿期患者应严格计算24小时出入水量。24小时补液量为显性失液量及不显性失液量之和减去内生水量。显性失液量系指前一天24小时内的尿量、粪、呕吐、出汗、引流液及创面渗液等丢失液量的总和；不显性失液量系指每天从呼气失去水分（为 400～500ml）和从皮肤蒸发失去水分（为 300～400ml）。但不显性失液量估计常有困难，故亦可按每天 12ml/kg 计算，并考虑体温、气温和湿度等。一般认为体温每升高 1℃，每小时失水量为 0.1ml/kg；室温超过 30℃，每升高 1℃，不显性失液量增加 13%；呼吸困难或气管切开均增加呼吸道水分丢失。内生水系指 24 小时内体内组织代谢、食物氧化和补液中葡萄糖氧化所生成的水总和。食物氧化生成水的计算为 1g 蛋白质产生 0.43ml 水，1g 脂肪产生 1.07ml 水和 1g 葡萄糖产生 0.55ml 水。由于内生水的计算常被忽略，不显性失水量计算常属估计量，致使少尿期补液的准确性受到影响。为此，过去多采用"量出为入，宁少勿多"的补液原则，以防止体液过多。但必须注意有无血容量不足因素，以免过分限制补液量，加重缺血性肾损害，使少尿期延长。

(4) 高钾血症的处理：最有效的方法为血液透析或腹膜透析。若有严重高钾血症或高分解代谢状态，以血液透析为宜。高钾血症是临床危急情况，在准备透析治疗前应予以紧急处理。

① 伴代谢性酸中毒者可给 5% 碳酸氢钠 250ml 静脉滴注。

② 10% 葡萄糖酸钙 10ml 静脉注射，以拮抗钾离子对心肌的毒性作用。

③ 25% 葡萄糖液 500ml 加胰岛素 16～20U 静脉滴注，可促使葡萄糖和钾离子等转移至细胞内合成糖原。

④ 钠型或钙型离子交换树脂 15～20g 加入 25% 山梨醇溶液 100ml 口服，3～4 次/d。由于离子交换树脂作用较慢，故不能作为紧急降低血钾的治疗措施，对预防和治疗轻度高钾血症有效。1g 树脂可吸附 1mmol 钾离子。此外，防治高钾血症的措施还有限制高钾的食物、纠正酸中毒、不输库存血，并及时清除体内坏死组织，尤其对挤压伤患者，如出现难以控制的高钾血症，应细心检查深部坏死肌肉部位，只有清除坏死组织，才能控制高钾血症。上述措施无效，血 K 仍大于 6.5mmol/L 时应透析治疗。

(5) 低钠血症的处理:低钠血症一般为稀释性,体内钠总量并未减少,因此仅在小于120mmol/L 或虽在 120～130mmol/L 但有低钠症状时补给。应用 3%氯化钠或 5%碳酸氢钠,也可相互配合使用,先补半量后酌情再补剩余量。

(6) 低钙血症与高磷血症:补钙可用 10%葡萄糖酸钙,高磷血症应限含磷食物,并可服用氢氧化铝或磷酸钙。

(7) 纠正代谢性酸中毒:对非高分解代谢的少尿期患者,补充足够热量,减少体内组织分解,一般代谢性酸中毒并不严重。但高分解代谢型代谢性酸中毒发生早,程度严重,可加重高钾血症,应及时治疗。当血浆实际碳酸氢根低于 15mmol/L,应予 5%碳酸氢钠 100～250ml 静脉滴注,根据心功能情况控制滴速,并动态随访监测血气分析。对严重代谢性酸中毒应尽早做血液透析较为安全。

(8) 抗感染治疗:开展早期预防性透析以来,少尿期患者死于急性肺水肿和高钾血症者显著减少,而感染则成为少尿期主要死亡原因。常见为血液、肺部、尿路、胆管等部位感染,可根据细菌培养和药物敏感试验合理选用对肾脏无毒性作用的抗生素治疗。并注意在急性肾衰时抗菌药物的剂量。

(9) 营养支持疗法:急性肾衰患者特别是败血症、严重创伤等伴有高分解代谢状态,每天热量摄入不足,易导致氮质血症快速进展。营养支持可提供足够热量,减少体内蛋白分解,从而减缓血氮质升高速度,增加机体抵抗力,降低少尿期死亡率,并可能减少透析次数。营养补充尽可能部分利用胃肠道循序渐进的增加热量;但重度患者由于常有消化道症状或因外科手术后,故部分或全部热量常需经静脉补充。一般能量供给按 30～35kcal/(kg·d)计算(1cal=4.18J),严重高分解代谢患者则给予 40kcal/(kg·d),其中以高渗葡萄糖提供约 2/3 热量,由脂类供应 1/3,由于 ARF 患者常伴有糖代谢紊乱,高分解状态易引起机体对胰岛素的拮抗、肝葡萄糖产生增加以及对葡萄糖转化为糖原的能力减退,这些均增加高糖血症,故若接受 25%～50%葡萄糖溶液静脉滴注,可很快产生或加重高糖血症(通常机体对每天逐渐增加葡萄糖的葡萄糖耐受量为 0.5g/(kg·h)而不需要外源性胰岛素),因此可酌情从 10%～15%开始,均匀等量给予,并密切随访血糖浓度。但急性肾衰患者能否负荷乳化脂肪及其用量极限,均需进一步研究。脂肪乳剂总热量高,总液量少,渗透压低,并可提供必需脂肪酸,减轻糖代谢紊乱,使用 10%脂肪乳剂每 500ml 可提供 500kcal 的热量,但长链者在体内清除慢,可抑制中性白细胞的趋化和游走,并封闭网状内皮系统清除细菌能力,而中链者在血中清除快,因短链水溶性好、较快氧化,故以使用中、长链混合液为宜。每次静滴至少 4 小时,速度过快可引起胃肠道症状以及其他可能不良反应。使用时应观察血电解质;对无高分解代谢状态的患者,治疗数天后常见血钾、血磷降低,故应适当补充,以免发生症状性低血钾、低血磷症。关于氨基酸的补充,一般为 0.5～1.0g/(kg·d),包括必需和非必需氨基酸,静脉滴速宜控制在 40 滴/min,以防发生副反应;长期用药应注意高氯血症和酸中毒的发生。

2. 透析治疗

早期预防性血液透析或腹膜透析可减少急性肾功能衰竭发生感染、出血、高钾血症、体液潴留和昏迷等威胁生命的并发症。所谓预防性透析,系指在出现并发症之前施行透析,这样可迅速清除体内过多代谢产物,维持水、电解质和酸碱平衡,从而有利于维持细胞生理功能和机体内环境稳定,治疗和预防原发病的各种并发症。

(1) 紧急透析指征：①急性肺水肿，或充血性心力衰竭；②严重高钾血症，血钾在 6.5mmol/L 以上，或心电图已出现明显异位心律，伴 QRS 波增宽。

(2) 一般透析指征：①少尿或无尿 2 天以上；②已出现尿毒症症状，如呕吐、神志淡漠、烦躁或嗜睡；③高分解代谢状态；④出现体液潴留现象；⑤血 pH 在 7.25 以下，实际重碳酸氢盐在 15mmol/L 以下或二氧化碳结合力在 13mmol/L 以下；⑥血尿素氮 17.8mol/L (50mg/dl) 以上，除外单纯肾外因素引起，或血肌酐 442μmol/L(5mg/dl) 以上；⑦对非少尿患者出现体液过多、眼结膜水肿、心奔马律或中心静脉压高于正常；血钾 5.5mmol/L 以上；心电图疑有高钾图形等任何一种情况者，亦应透析治疗。

至于选用血液透析抑或腹膜透析，主要根据医疗单位临床经验选用简单易行的方法。但下列情况以选用血液透析为宜：存在高分解状态者，近期腹部手术特别是有引流者，以及呼吸困难者。腹膜透析适合于伴有活动性出血或创伤、血管通道建立有困难、老年、心血管功能不稳定或儿童病例。ARF 患者施行血液透析治疗过程中应尽量避免发生低血压，以免出现缺血再灌注情况，延长肾功能恢复日期，在一次透析中勿过分超滤，使用生物相容性较好的透析器和碳酸氢盐透析液、透析中吸氧以及必要时选用序贯超滤弥散透析，将单纯超滤与弥散透析分开进行等措施，以减少透析中低血压发生率。

第八章

其他肾脏疾病并发症

第一节 高血压肾病并发症

一、高血压肾病

【概述】

高血压肾病系原发性高血压引起的良性小动脉肾硬化(又称高血压肾小动脉硬化)和恶性小动脉肾硬化,并伴有相应临床表现的疾病。

临床上,根据患者的情况和实验室检查的资料,将高血压肾病分为下述几个时期,为治疗提供理论依据。

Ⅰ期(微量白蛋白尿期):以尿中白蛋白排泄率异常为特征,肾功能正常,尿常规蛋白阴性。

Ⅱ期(临床蛋白尿期):以尿常规蛋白阳性、24小时尿蛋白定量大于0.5g为特征,肾功能正常。

Ⅲ期(肾功能不全期):以Ccr下降、SCr升高为特征。分非透析期(Ccr在80～10ml/min,133μmol/L＜Scr＜707μmol/L)和透析期(尿毒症期)(Ccr＜10ml/min,Scr＞707μmol/L)。

【诊断】

1. 病史及症状

年龄多在40～50岁以上,高血压病史5～10年以上。早期仅有夜尿增多,继之出现蛋白尿,个别病例可因毛细血管破裂而发生短暂性肉眼血尿,但不伴明显腰痛。常合并动脉硬化性视网膜病变、左心室肥厚、冠心病、心力衰竭、脑动脉硬化和(或)脑血管意外史。病程进展缓慢,少部分渐发展成肾功能衰竭,多数肾功能常年轻度损害和尿常规异常。恶性高血压者舒张压需超过16kPa(120mmHg),伴有明显心脑合并症且迅速发展,大量蛋白尿,常伴有血尿,肾功能进行性减退。

2. 临床表现

(1)重度水肿:水肿常为首发症状,呈全身性明显水肿,指压有凹陷。严重患者可并有胸水、腹水,当胸水、腹水较多时可引起呼吸困难、脐疝或腹股沟疝。高度水肿常伴尿少、高血压、轻度氮质血症。

(2)大量蛋白尿:大量蛋白尿是肾病综合征最主要的表现,尿蛋白定性多为＋＋～＋＋＋＋,成人每日尿蛋白排泄超过 3.5g/d,大多为选择性蛋白尿。

(3)低蛋白血症:血浆蛋白下降,血清白蛋白小于 30g/L,严重者不足 10g/L。

(4)高脂血症:血胆固醇、三酰甘油等均明显增高。

3. 体检

一般血压持续性增高(20.0/13kPa,150/100mmHg 以上);有的眼睑和(或)下肢浮肿、心界扩大等;多数动脉硬化性视网膜病变,当眼底有条纹状、火焰状出血和棉絮状的软性渗出,支持恶性肾小动脉硬化症诊断。伴有高血压脑病者可有相应的神经系统定位体征。

4. 辅助检查

(1)多为轻中度蛋白尿,24 小时定量多在 1.5～2.0g;镜检有形成分(红细胞、白细胞、透明管型)少,可有血尿;早期血尿酸升高,尿 NAG 酶、$β_2$-MG 增高,尿浓缩-稀释功能障碍;Ccr 多缓慢下降,血尿素氮、肌酐升高。肾小管功能损害多先于肾小球功能损害。

(2)影像学检查肾脏多无变化,发展致肾功能衰竭时可出现肾脏不同程度缩小;核素检查早期即出现肾功能损害;心电图常提示左心室高电压;胸部 X 线或超声心动图常提示主动脉硬化、左心室肥厚或扩大。

(3)临床诊断困难者在早期应作肾活检。

【鉴别诊断】

应除外各种继发高血压,尤其是慢性肾炎高血压型。恶性肾小动脉硬化症应与急进性肾炎、系统性血管炎等病相鉴别。

【治疗】

(1)早期、轻度高血压和尿常规大致正常者可予非药物治疗,保持良好的情绪、减肥、限盐、限酒、练气功及太极拳、适当的体育锻炼等。

(2)可供选用的降压药物:①利尿剂;②β受体阻滞剂;③钙拮抗剂;④血管紧张素转换酶抑制剂(ACEI)。

(3)恶性肾小动脉硬化症患者短期内肾功能迅速恶化,在合并有高血压脑病、视力迅速下降、颅内出血等以及不能口服药物时,可静脉给药,常用硝普钠,力争在 12～24 小时控制血压。长压定能够迅速降低血压,适合恶性高血压的最初治疗。

(4)伴发高脂血症、糖尿病及高尿酸血症者,应给予相应的治疗。同时应用抗血小板聚集和黏附的药物,可能有阻止肾小动脉硬化的作用。

(5)有肾功能不全时还应给予非透析治疗和替代治疗。

(6)保持大便通畅。

二、并发症

(一)高血压危象

【概述】

因紧张、疲劳、寒冷、嗜铬细胞瘤阵发性高血压发作、或突然停服降压药等诱因,小动脉发生强烈痉挛,血压急剧上升,影响重要器官血液供应而产生危急症状。危象发生时,出现头痛、烦躁、眩晕、恶心、呕吐、心悸、气急及视力模糊等严重症状,以及伴有痉挛动脉(椎基底动脉、颈内动脉、视网膜动脉、冠状动脉等)累及的靶器官缺血症状。

【诊断】

1. 临床表现

突然起病,病情凶险。通常表现为剧烈头痛,伴有恶心呕吐,视力障碍和精神及神经方面异常改变。

2. 主要特征

(1)血压显著增高:收缩压升高可达200mmHg以上,严重时舒张压也显著增高,可达117mmHg以上。

(2)自主神经功能失调征象:发热感,多汗、口干、寒战、手足震颤、心悸等。

(3)靶器官急性损害的表现

①视力模糊,视力丧失,眼底检查可见视网膜出血,渗出,视乳头水肿。

②胸闷,心绞痛,心悸,气急,咳嗽,甚至咯泡沫痰。

③尿频,尿少,血浆肌酐和尿素氮增高。

④一过性感觉障碍,偏瘫,失语,严重者烦躁不安或嗜睡。

3. 辅助检查

血常规、尿常规、肾功能、头颅CT。

【鉴别诊断】

1. 嗜铬细胞瘤

有典型阵发性高血压发作史,发作间歇期血压可正常。降压试验阳性,尿儿茶酚胺3甲氧基-4-羟基苦杏旦酸(VMA)含量增高,肾盂造影和腹膜后充气造影可助鉴别。

2. 脑肿瘤

高血压脑病时症状与脑肿瘤相似加以鉴别。脑肿瘤病人视神经乳头有水肿及颅内占位性病变体征,X线检查及CT检查可助鉴别。

3. 颅内出血

常突发神志障碍,呼吸深大带鼾音,口角歪斜,肢体瘫痪。眼底检查可有视乳头水肿,但眼底动脉无痉挛表现。

【治疗】

(1)迅速降压。

(2)制止抽搐。

(3)脱水、排钠、降低颅内压。

(4)其他并发症的治疗。

对主动脉夹层分离,应采取积极的降压治疗,诊断确定后,宜施行外科手术治疗。

(二)高血压脑病

【概述】

本病见于高血压患者,由于血压急骤升高,导致脑小动脉痉挛或脑血管调节功能失控,产生严重脑水肿的一种急性脑血管疾病。

高血压脑病亦为内科较为常见的急症,是指脑细小动脉发生持久而严重的痉挛或广泛微血管栓塞,脑供血发生急性障碍,也可能脑内小动脉因血压极度升高而被迫扩张,从而使大脑过度灌注,导致脑水肿和颅内压增高,引起的一系列临床表现。

可发生于急进型或严重缓进型高血压病患者,尤其是伴有明显脑动脉硬化者;在妊娠中毒症、肾小球肾炎、肾血管性高血压和嗜铬细胞瘤等继发性症状性高血压患者中亦时有发生。发病常先有血压突然升高、头痛、恶心、烦躁不安等症状,然后发生剧烈头痛、呕吐、心动过缓(个别亦可心动过快)、脉搏有力、呼吸困难、视力障碍、黑矇、抽搐、意识模糊甚至昏迷。也可有暂时性偏瘫、半身感觉障碍、失语等。

血压升高时收缩压和舒张压均升高,而以舒张压升高为主。腰穿脑脊液压力增高,其蛋白含量增高,视神经乳头水肿。发作短暂者历时数分钟,长者可达数小时甚至数日之久,高血压脑病可以看作是发生在脑部的高血压危象。

【诊断】

1. 临床表现

急骤起病,病情发展非常迅速。肾功能损害者更容易发病。

(1)动脉压升高:原来血压已高者,在起病前,再度增高,舒张压达 16kPa(120mmHg)以上,平均动脉压常在 20.0～26.7kPa(150～200mmHg)之间。

(2)颅内压增高:由脑水肿引起。患者剧烈头痛,喷射性呕吐,视乳头水肿,视网膜动脉痉挛并有火焰样出血和动脉痉挛以及绒毛状渗出物。

(3)意识障碍:可表现为嗜睡及至昏迷,精神错乱亦有发生。

(4)癫痫发作:可为全身性局限性发作,有的出现癫痫持续状态。

(5)阵发性呼吸困难:由于呼吸中枢血管痉挛,局部缺血及酸中毒所引起。

(6)其他脑机能障碍的症状:如失语、偏瘫等。

(7)头痛:常是高血压脑病的早期症状,多数为全头痛或额枕部疼痛明显,咳嗽、活动用力时头痛明显,伴有恶心、呕吐。当血压下降后头痛可得以缓解。

(8)脑水肿症状为主:大多数病人具有头痛、抽搐和意识障碍三大特征,谓之为高血压脑病三联征。

2. 实验室检查

可见脑脊液压力增高(诊断已明确时禁作),细胞和蛋白含量也可增高。脑电图可见弥散慢波或(和)癫痫性放电。颅脑 CT 扫描可见因脑水肿所致的弥漫性的白质密度降低。

【鉴别诊断】

根据高血压患者突发急骤的血压与颅内压升高的症状,诊断不难,需与其他急性脑血管病鉴别。

1. 腰穿脑脊液

呈血性改变可确定诊断。

2. 蛛网膜下腔出血

与高血压脑病一样,也可有突发的剧烈头痛、呕吐、脑膜刺激症状,部分患者也可有血压增高、意识障碍通常较轻,极少出现偏瘫,且脑脊液呈均匀血性等特点,可与高血压病鉴别。

3. 颅内占位性病变

虽有严重头痛,但为缓慢出现,非突然发生,其他颅内压增高症状和局灶性神经体征亦是进行性加重,血压虽可升高,但不及高血压脑病的显著增高。

4. 颅内肿瘤

如临床疑为颅内肿瘤,可通过脑超声波,脑血管造影或 CT 等检查加以确诊。

【治疗】

(1)迅速降低血压。
(2)降低颅内压,消除脑水肿。
(3)控制癫痫。
(4)病因治疗

症状控制后,有肾功能衰竭者可行透析治疗,妊娠毒血症者应引产等。

（三）脑血管病（包括脑出血、脑血栓形成、腔隙性脑梗死、短暂性脑缺血发作等）

【概述】

脑血管病是指脑血管破裂出血或血栓形成，引起的以脑部出血性或缺血性损伤症状为主要临床表现的一组疾病，又称脑血管意外或脑卒中，俗称为脑中风。该病常见于中年以上人群的急性发作，严重者可发生意识障碍和肢体瘫痪，是目前造成人类死亡和残疾的主要疾病，也是高血压患者的主要致死原因。

脑血管病按其进程，可分为急性脑血管病（中风）和慢性脑血管病两种。急性脑血管病包括短暂性脑缺血发作、脑血栓形成、脑栓塞、高血压脑病、脑出血和蛛网膜下腔出血等；慢性脑血管病包括脑动脉硬化、脑血管病性痴呆、脑动脉盗血综合征、帕金森氏病等。我们通常所说的脑血管病，一般指的是急性脑血管病，发病急，常危及人的生命，因此，也易引起人们的重视。而慢性脑血管病病程长，易被人忽视。

【诊断】

1. 临床表现

（1）呈突然起病，症状常开始于一侧上肢，然后在数小时或一、二天内其神经功能障碍症状受不进行性累及该侧肢体的其他部分。

（2）多数不伴头痛、呕吐等颅内高压所有症状，较大动脉闭塞后数日内发生的继发性脑水肿可使身体症状恶化并导致意识障碍，严重考虑脑水肿还可引起致命性的颅内结构移位（脑疝）的危险。

（3）大脑中动脉及其深穿支：最易受累，出现对侧偏瘫（程度我们严重）、偏侧麻木（感觉实在丧失）、同向偏盲，主侧半球（通常为左侧）受累时可表现失语，非优势半球受累时则发生失用症。

（4）颈内动脉：可引起同侧眼失明，其他根本症状如笑容常常与大脑中动脉及其深穿支闭塞后出现的心脏症状体征难于鉴别。

（5）大脑前动脉：不常见，一侧可引起对侧偏瘫（下肢重，上肢轻）、强握反射及尿失禁。双侧受累时可引起情感淡漠、意识模糊，偶可出现缄默状态及痉挛性截瘫。

（6）大脑后动脉：可有同侧偏盲、对侧偏身感觉效果丧失、自发的丘脑性疼痛、或突然发生不自主的偏身抽搐症；优势半球受累时可见失读症。

（7）椎-基底动脉：眼球运动麻痹、瞳孔异常、四肢瘫痪、进食吞咽困难停诊、意识障碍甚至死亡。

2. 鉴别诊断

与常见脑血管病的鉴别诊断见表8-1。

表8-1 常见脑血管病的鉴别诊断

鉴别要点	脑出血	脑蛛网膜下腔出血	脑血栓形成	脑栓塞	短暂性脑缺血发作
年龄	中年以上	青壮年	中老年	青壮年	中老年
常见病因	高血压，动脉硬化	动脉瘤，动静脉畸形	动脉硬化	心脏病	动脉硬化，颈椎病，低血压等

续表

鉴别要点	脑出血	脑蛛网膜下腔出血	脑血栓形成	脑栓塞	短暂性脑缺血发作
发病形式	急骤,多在用力或情绪激动时发生	急骤,多在用力或情绪激动时发生	缓慢,多在安静中发生	急骤,随时发生	急骤,随时发生
意识状态	昏迷深,持续时间长	多无或仅有短暂昏迷	多清醒	昏迷轻,为时较短	可无或仅有短暂昏迷
脑膜刺激征	多有,但较轻	明显	无	无	无
常见神经体征	三偏,失语	无或轻微	三偏,失语较轻	三偏,失语	体征常在几小时内恢复
头颅CT	高密度病灶,占位效应,破入脑室等	颅底或脑表面有血	低密度病灶	低密度病灶	正常或有较小低密度病灶
脑脊液	压力高,多呈血性	压力高,多呈血性	正常	压力高	正常

【治疗】

(1)保持安静,减少不必要搬动和检查,最好就地或就近治疗,防止引起血压、颅内压波动的因素如大便、呛咳、情绪波动,应绝对卧床3~4周。

(2)控制脑水肿、颅内压增高。

(3)处理并发症:抗感染,防褥疮,维持水、电解质酸碱平衡,防止应激性溃疡。

(4)改善大脑代谢。

(5)对症及处理并发症。

(6)手术治疗指征

①小脑出血多于10ml;

②皮质下浅表出血;

③大脑半球出血量30~50ml;

④内科1~2日治疗血肿仍扩大。

⑤有脑疝危及生命者可紧急行去骨板减压术。

(四)心力衰竭

【概述】

心力衰竭又称"心肌衰竭",是指心脏不能搏出同静脉回流及身体组织代谢所需相称的血液供应。往往由各种疾病引起心肌收缩能力减弱,从而使心脏的血液输出量减少,不足以满足机体的需要,并由此产生一系列症状和体征。心瓣膜疾病、冠状动脉硬化、高血压、内分泌疾患、细菌毒素、急性肺梗塞、肺气肿或其他慢性肺脏疾患等均可引起心脏病而产生心力衰竭的表现。妊娠、劳累、静脉内迅速大量补液等均可加重有病心脏的负担,而诱发心力衰竭。主要症状是呼吸困难、喘息、水肿等。

【诊断】

1. 临床表现

心力衰竭分为左心衰竭和右心衰竭。

(1) 左心衰竭:主要表现为疲倦乏力,呼吸困难,初起为劳力性呼吸困难,终而演变为休息时呼吸困难,只能端坐呼吸。阵发性呼吸困难是左心衰竭的典型表现,多于熟睡之中发作,有胸闷、气急、咳嗽、哮鸣,特别严重的可演变为急性肺水肿而表现剧烈的气喘、端坐呼吸、极度焦虑和咳吐含泡沫的黏液痰(典型为粉红色泡沫样痰)、发绀等肺部淤血症状。

(2) 右心衰竭:主要表现为下肢水肿,颈静脉怒张,食欲不振,恶心呕吐,尿少,夜尿,饮水与排尿分离现象等。主要体征是肺底湿性啰音或全肺湿性啰音,肺动脉瓣第二音亢进,奔马律与交替脉,肝肿大,肝颈回流阳性,X线检查以左心室或左心房增大为主。实验室检查则左心衰竭有臂舌时间延长,飘浮导管测定肺动脉毛细血管楔嵌压增高;右心衰竭有臂肺时间延长、静脉压明显增高。

左心衰竭多因左心受到损害,负荷过度,阻力增加;右心衰竭最常见的发病原因是左心衰竭时所产生的肺阻性充血和肺动脉高压。右心衰竭较少单独出现。

2. 辅助检查

(1) 注意心力衰竭的原因和有无肺或(和)体循环淤血的症状体征,并按心脏血管病一般常规进行检查。

(2) 静脉压、血沉、肝肾功能检查。长期进低盐饮食或服利尿剂者,应定时查血钾、钠、氯、镁。

(3) 拟根据临床表现及检查,区分左心、右心或全心衰竭,并判定心衰级别。

【鉴别诊断】

1. 支气管哮喘

左心衰竭夜间阵发性呼吸困难(称为"心源性哮喘")与支气管的鉴别,前者多见于中年以上,有心脏病史及心脏增大等体征,常在夜间发作,肺部可闻干、湿啰音,对强心剂有效;而后者多见于青少年,无心脏病史及心脏体征,常在春季发作,有过敏史,肺内满布哮鸣音,对麻黄素、肾上腺皮质激素和氨茶碱等有效。

2. 右心衰竭与心包积液、缩窄性心包炎等的鉴别

三者均可出现肝脏肿大,腹水、但右心衰竭多伴有心脏杂音或肺气肿,心包积液时扩大的心浊音界可随体位而变动,心音远,无杂音,有奇脉;缩窄性心包炎心界重复,无杂音,有奇脉。

【治疗】

(1) 休息,控制体力活动,避免精神刺激。
(2) 控制钠盐摄入。
(3) 利尿。
(4) 扩管。
(5) 强心。
(6) 抗肾素—血管紧张素系统相关药的运用。
(7) β受体阻断药的应用。

(五) 主动脉夹层

【概述】

主动脉夹层指主动脉腔内的血液通过内膜的破口进入主动脉壁中层而形成的血肿,并非主动脉壁的扩张,有别于主动脉瘤,过去此种情况被称为主动脉夹层动脉瘤,现多改称为主动脉夹层血肿或主动脉夹层分离,简称主动脉夹层。

【诊断】

1. 临床表现

视病变部位而不同,主要表现如下:
(1) 疼痛:夹层分离突然发生时多数患者突感胸部疼痛,向胸前及背部放射,随夹层涉及范围而可以延至腹部、下肢、壁及颈部。疼痛剧烈难以忍受,起病后即达高峰,呈刀割或撕裂样。少数起病缓慢者疼痛可以不著。

(2)高血压:患者因剧痛而有休克外貌,焦虑不安、大汗淋漓、面色苍白、心率加速,但血压常不低或者增高,如外膜破裂出血则血压降低。不少患者原有高血压,起病后剧痛使血压更增高。

(3)心血管症状

①主动脉瓣关闭不全。夹层血肿涉及主动脉瓣环或影响心瓣叶的支撑时发生,故可突然在主动脉瓣区出现舒张期吹风样杂音,脉压增宽,急性主动脉瓣反流可以引起心力衰竭。

②脉搏改变,一般见于颈、肱或股动脉,一侧脉搏减弱或消失,反映主动脉的分支受压迫或内膜裂片堵塞其起源。

③胸锁关节处出现搏动或在胸骨上窝可触到搏动性肿块。

④可有心包摩擦音,夹层破裂入心包腔可引起心包堵塞。

⑤胸腔积液,夹层破裂入胸膜腔内引起。

(4)神经症状:主动脉夹层延伸至主动脉分支颈动脉或肋间动脉,可造成脑或脊髓缺血,引起偏瘫、昏迷、神志模糊、截瘫、肢体麻木、反射异常、视力与大小便障碍。

(5)压迫症状:主动脉夹层压迫腹腔动脉、肠系膜动脉时可引起恶心、呕吐、腹胀、腹泻、黑粪等症状;压迫颈交感神经节引起霍纳(Horner)综合征;压迫喉返神经致声嘶;压迫上腔静脉致上腔静脉综合征;累及肾动脉可有血尿、尿闭及肾缺血后血压增高。

2. 辅助检查

近年来各种检查方法对确立主动脉夹层很有帮助,超声心动图、CT扫描、磁共振均可用以诊断,对考虑手术者主动脉造影仍很必要。

(1)心电图:可示左心室肥大,非特异性ST-T改变。病变累及冠状动脉时,可出现心肌急性缺血甚至急性心肌梗死改变。心包积血时可出现急性心包炎的心电图改变。

(2)X线:胸部平片见上纵隔或主动脉弓影增大,主动脉外形不规则,有局部隆起。如见主动脉内膜钙化影,可准确测量主动脉壁的厚度。正常在2～3mm,增到10mm时则提示夹层分离可能性,若超过10mm则可肯定为本病。主动脉造影可以显示裂口的部位,明确分支和主动脉瓣受累情况,估测主动脉瓣关闭不全的严重程度。缺点是它属于有创性检查,术中有一定危险性。CT可显示病变的主动脉扩张。发现主动脉内膜钙化优于X线平片,如果钙化内膜向中央移位则提示主动脉夹层,如向外围移位提示单纯主动脉瘤。此外CT还可显示由于主动脉内膜撕裂所致内膜瓣,此瓣将主动脉夹层分为真腔和假腔。CT对降主动脉夹层分离准确性高,主动脉升、弓段由于动脉扭曲,可产生假阳性或假阴性。但CT对确定裂口部位及主动脉分支血管的情况有困难,且不能估测主动脉瓣关闭不全的存在。

(3)超声心动图:对诊断升主动脉夹层分离具有重要意义,且易识别并发症(如心包积血、主动脉瓣关闭不全和胸腔积血等)。在M型超声中可见主动脉根部扩大,夹层分离处主动脉壁由正常的单条回声带变成两条分离的回声带。在二维超声中可见主动脉分离的内膜片呈内膜摆动征,主动脉夹层分离形成主动脉真假双腔征。有时可见心包或胸腔积液。多普勒超声不仅能检出主动脉夹层分离管壁双重回声之间的异常血流,而且对主动脉夹层的分型、破口定位及主动脉瓣反流的定量分析都具有重要的诊断价值。应用食管超声心动图,结合实时彩色血流显像技术观察升主动脉夹层分离病变较可靠。对降主动脉夹层也有较高的特异性及敏感性。

(4)磁共振成像(MRI)：MRI能直接显示主动脉夹层的真假腔,清楚显示内膜撕裂的位置和剥离的内膜片或血栓。能确定夹层的范围和分型,以及与主动脉分支的关系。但其不足是费用高,不能直接检测主动脉瓣关闭不全,不能用于装有起搏器和带有人工关节、钢针等金属物的病人。

(5)数字减影血管造影(DSA)：无创伤性DSA对B型主动脉夹层分离的诊断较准确,可发现夹层的位置及范围,有时还可见撕裂的内膜片,但对A型病变诊断价值较小。DSA还能显示主动脉的血流动力学和主要分支的灌注情况。易于发现血管造影不能检测到的钙化。

(6)血和尿检查白细胞计数：常迅速增高。可出现溶血性贫血和黄疸。尿中可有红细胞,甚至肉眼血尿。

【鉴别诊断】

急起剧烈胸痛、血压高、突发主动脉瓣关闭不全、两侧脉搏不等或触及搏动性肿块应考虑此症。胸痛常被考虑为急性心肌梗死,但心肌梗死时胸痛开始不甚剧烈,逐渐加重,或减轻后再加剧,不向胸部以下放射,用止痛药可收效,伴心电图特征性变化,若有休克外貌则血压常低,也不引起两侧脉搏不等,以上各点足资鉴别。

【治疗】

一旦疑及或诊为本病,即应住院监护治疗。治疗的目的是减低心肌收缩力、减慢左室收缩速度和外周动脉压。治疗目标是使收缩压控制在13.3～16.0kPa(100～120mmHg),心率60～75次/min。这样能有效地稳定或中止主动脉夹层的继续分离,使症状缓解,疼痛消失。治疗分为紧急治疗与巩固治疗二个阶段。

1. 紧急治疗

(1)止痛：用吗啡与镇静剂。

(2)补充血容量：有出血入心包、胸腔或主动脉破裂者输血。

(3)降压：对合并有高血压的病人,要求血压降低至临床治疗指标。血压下降后疼痛明显减轻或消失是夹层分离停止扩展的临床指征。

2. 巩固治疗

对近端主动脉夹层、已破裂或濒临破裂的主动脉夹层,伴主动脉瓣关闭不全的患者进行手术治疗。对缓慢发展的及远端主动脉夹层,可以继续内科治疗。保持收缩压于13.3～16.0kPa(100～120mmHg)。

(六)慢性肾功能衰竭

详见第二章"慢性肾衰竭"。

第二节 缺血性肾病并发症

一、缺血性肾病

【概述】

缺血性肾脏病,过去亦称为"血管性肾脏疾病",是指肾动脉及其各级分支病变引起的肾脏疾病,所致高血压约占继发性高血压病的3%。缺血性肾病(IRD)是指由各种原因引起的肾动脉狭窄(RAS)或阻塞(≥60%),导致肾脏灌注流量减少,肾小球滤过率(GFR)降低,肾实质损害的一种疾病。其病理生理学改变主要有三种类型,即动脉纤维肌层病变,青年人多见;动脉壁粥样硬化,老年人多见;大动脉炎。共同的病变是引起肾动脉狭窄和肾脏缺血。纤维肌层病变较少引起肾动脉完全阻塞,且以单侧病变为主;动脉粥样硬化常可引起两侧肾动脉完全性阻塞,肾功能受累,并引起其他动脉病变,主要是脑血管,冠状动脉,腮腺动脉和下肢动脉,并引起反复发作性肺水肿左心衰,缺血性肾脏病一般指此类动脉病变。

肾脏是高血压的靶器官,而高血压是肾血管病变的首要表现,蛋白尿较少,肾功能可呈进行性受累,高血压伴肾功能受累(主要是蛋白尿的出现)预示肾脏预后不佳;而肾功能衰竭则是心血管疾病死亡率的高危因素,同时长期血压控制不佳易使肾脏向终末期肾功能衰竭(ESRD)发展。随着年龄的增加,高血压对靶器官损害的流行病学亦发生了改变,从早期心脏(左室肥厚)致冠状动脉粥样斑块形成,发展到脑动脉粥样硬化,最后引起缺血性肾脏病。

【诊断】

1. 临床表现

(1)此病多发生于 50 岁以上个体,常伴心(如冠心病)、脑(如脑梗死)、外周血管(如颈动脉内膜超声检查发现动脉粥样硬化斑块)等其他部位动脉粥样硬化病表现,伴或不伴高血压。肾脏病变主要表现为肾功能缓慢进行性减退,肾脏体积渐进缩小,而尿常规化验变化轻微。患者可有或无腹部血管杂音。

(2)当粥样硬化性肾动脉狭窄同时引起肾血管性高血压时,此血压常有下列一或数个特点:血浆肾素-血管紧张素-醛固酮水平增高,患者可出现低血钾;对血管紧张素转换酶抑制剂(ACEI)或血管紧张素Ⅱ受体拮抗剂(ARB)格外敏感,服药后血压可陡降和(或)诱发急性肾衰竭;原本稳定的高血压突然恶化,甚至迅速进展成恶性高血压;多种抗高血压药物联合治疗无效,呈难治性高血压表现。

(3)患者还可反复发作急性肺水肿,其中部分患者具有冠心病,是导致急性肺水肿因素之一。但是,部分患者冠状动脉却完全正常,故急性肺水肿发病更主要与高肾素性高血压相关。

2. 辅助检查

动脉粥样硬化所致肾动脉狭窄常发生于肾动脉开口处及近段 1/3,下列检查将有助于诊断。

(1)超声检查:B 超能准确测定肾脏大小,若两肾大小不一(长径相差 1.5cm),则应详查小肾侧有无肾动脉狭窄。若与彩色多普勒超声检查配合,检测血流情况(发现肾动脉主干血流加速及肾内血流阻力指数减低),对提示本病意义更大。不过,超声检查仅能获得肾动脉狭窄的间接信息,并不能直接看到狭窄处影像,敏感性及特异性均欠高,只能作为初筛检查。

(2)放射性核素肾显像检查:单用 ^{131}I-邻碘马尿酸钠(^{131}I-OIH)或 ^{99m}Tc-巯基乙酰基三甘氨酸(^{99m}Tc-MAG3)(二者均可测量肾血流量)及 ^{99m}Tc-二乙烯三胺五乙酸(^{99m}Tc-DTPA,可测量肾小球滤过率)做普通核素肾显像检查,对本病诊断意义不大。必需作巯甲丙脯酸增强肾闪烁显像检查,若出现核素峰值降低、达峰及排泄时间延迟即能提示本病。不过增强肾闪烁显像检查同超声检查一样,仅能提供肾动脉狭窄的间接信息,有较多的假阴性及假阳性,为此,也只能作为肾动脉狭窄初筛检查。

(3)螺旋 CT 血管造影(SCTA):静脉注射碘造影剂后,SCTA 能清楚显示肾动脉及肾实质影像(可三维成像,并可从任意角度旋转观察,避开血管影像重叠),在诊断肾动脉狭窄上,其敏感性及特异性皆接近肾动脉造影。本法主要优点是勿需动脉插管,为无创性检查;其主要缺点是需要注射碘造影剂且用量大(故做此检查时最好选用非离子化造影剂,并在造影前1小时至造影后6小时内静脉滴注等渗碳酸氢钠液,以减轻肾毒性;而碘过敏病人及肾功能不全血清肌酐大于221μmol/L的患者不宜做此检查)。另外,检出的肾动脉狭窄程度常有夸张。

(4)磁共振血管造影(MRA):静脉注射造影剂钆-二乙烯三胺五乙酸(Gd-DTPA)后观察肾动脉及肾实质影像(亦可三维成像),在诊断肾动脉狭窄上,敏感性及特异性与SCTA相似。除同SCTA一样为无创性检查外,其主要优点是不用碘造影剂,故碘过敏及重度肾功能不全(血清肌酐>221μmol/L)患者仍能用此检查。但是其缺点是对远端肾动脉及分支狭窄检出率低;检出的肾动脉狭窄程度有夸张。而且,体内有金属物体(如冠状动脉支架、心脏起搏器等)的病人不能做此检查。

(5)肾动脉造影:包括主动脉-肾动脉造影(插管至主动脉的肾动脉开口处造影)及选择性肾动脉造影(分别插入左、右肾动脉主干造影),能准确显示肾动脉狭窄部位、范围、程度及侧支循环形成情况,是诊断肾动脉狭窄的"金指标"。主要缺点是该检查为有创性检查,且需注射碘造影剂。近年来,选用小腔导管做血管插管,已减少了肾动脉壁损伤及胆固醇结晶栓塞(由管壁粥样斑块脱落致成)的发生;而选用非离子化造影剂及数字减影血管造影术(DSA,可减少造影剂用量),并在造影前后静脉滴注等渗碳酸氢钠溶液,已使造影剂肾病发生率显著减低。

缺血性肾脏病与肾血管性高血压并存时,还可考虑检查外周血肾素活性(并做巯甲丙脯酸试验),或(和)两肾肾静脉血肾素活性。

【鉴别诊断】

应与良性小动脉性肾硬化症及肾小动脉胆固醇结晶栓塞鉴别,它们也可引起慢性肾脏缺血性病变。

1. 良性小动脉性肾硬化症(BANS)

需有长期持续高血压史(常为10余年),而本病可不伴高血压或仅有较短期高血压;两病肾病临床表现相似,但是BANS两肾大小对称,而本病两肾大小常不一致;两病肾脏病理均显示肾实质缺血性病变,但是BANS患者肾小动脉硬化十分突出,而本病不伴高血压时无肾小动脉硬化。除以上各点外,有无肾动脉粥样硬化狭窄的影像学变化是两病鉴别关键。

2. 肾小动脉胆固醇结晶栓塞

肾小动脉胆固醇结晶栓塞又称粥样栓塞性肾病,它与缺血性肾病一样均可由肾动脉粥样硬化引起。血管外科手术或导管插管诱发管壁粥样硬化斑大量碎裂、胆固醇结晶广泛栓塞肾小动脉时,临床呈现急性肾衰竭;而管壁粥样硬化斑反复自发小量碎裂,引起肾小动脉多次小范围栓塞时,临床却呈现进行性慢性肾衰竭。后者需与缺血性肾脏病鉴别,鉴别要点是在肾穿刺组织的小动脉腔和(或)肾小球中发现胆固醇结晶(石蜡包埋切片中,仅能见到胆固醇结晶溶解后的结晶形裂隙)。

不过,在此必须强调,肾动脉粥样硬化性缺血性肾脏病常能与BANS和(或)胆固醇结晶栓塞并存,此时它们将共同致病,加速肾衰竭进程。

【治疗】

本病治疗包括肾脏血管重建治疗(如血

管成形术、血管支架放置术及外科手术治疗)及药物治疗。如果符合下列指标,进行肾脏血管重建治疗后,病肾功能还有可能挽救。

(1)B超等影像学检查显示肾脏长径大于9cm;

(2)核素肾显像检查证实病肾仍具有部分功能;

(3)肾动脉造影发现堵塞血管远端已建立侧支循环并恢复血运。

如果患者血清肌酐已超过354μmol/L(4mg/dl)或(和)肾脏长径小于7.5cm时,血管重建治疗已失去意义,此时亦只能选择药物治疗。

1. 经皮经腔肾血管成形术(PTRA)治疗

现代已将PTRA作为首选血管重建治疗。文献统计PTRA治疗后肾功能变化情况如下:45.4%改善,31.1%稳定,19.5%恶化,4%死亡,证实了PTRA治疗的有效性。PTRA并发症的发生率为3%~10%,包括内膜撕裂、血栓形成、胆固醇结晶栓塞及碘造影剂肾损害等,应小心防止。

2. 血管支架放置术

影响PTRA疗效的主要问题是术后再狭窄,肾动脉开口处再狭窄发生率尤高(达30%左右)。为此,近年已多在PTRA后立即放置金属血管支架,如此已显著减少了再狭窄发生(发生率10%左右)。文献报道,PTRA加金属支架治疗后肾功能变化情况:47.6%改善,44.4%稳定,4.0%恶化,4.0%死亡,疗效较单纯PTRA提高。

3. 外科手术血管重建治疗

外科手术血管重建包括动脉内膜切除术、旁路搭桥术及自身肾移植术等。合并肾动脉瘤或严重腹主动脉粥样硬化病的患者应首选此治疗,PTRA加支架治疗失败后也可再用外科手术重建血管。

4. 药物治疗

药物治疗包括降高血压(慎用或不用ACEI及ARB类药物,小心应用利尿剂)、降高血脂、控制高血糖及抗血小板治疗等,它们虽能改善相关病症,但是对阻止缺血性肾脏病进展效果甚微。

二、并发症

(一)高血压

详见本章第一节"高血压肾病"。

(二)慢性肾衰

详见第二章"慢性肾衰竭"。

第三节 肾静脉血栓并发症

一、肾静脉血栓

【概述】

肾静脉血栓(RVT)是指肾静脉主干和(或)分支内血栓形成,导致肾静脉部分或全部阻塞而引起一系列病理改变和临床表现。肾静脉血栓可发生于单侧或双侧,发生部位有主干、单个分支或多个分支,也可与其他脏器血管的血栓形成同时并存。急性肾静脉主干血栓可并发急性肾功能衰竭;慢性肾静脉血栓,因能形成侧支循环以改善肾静脉回流,绝大多数肾功能不全是可逆性的。肾静脉血栓多见于严重脱水的婴幼儿,在成人则见于肾病综合征患者。

【诊断与鉴别诊断】

1. 临床表现

肾静脉血栓的临床表现个体差异性大,主要取决于其发生的缓急和轻重而异,大致分为急性和慢性两种类型。

(1)急性型:以小儿多见,血栓多形成于肾静脉主干,可为完全性阻塞。

①全身表现:发热、寒战,另有部分患者可有恶心、呕吐、高血压等表现。

②局部表现:一过性剧烈腰肋痛及腹痛,肋脊角压痛明显,肾区叩痛。

③血液检查:常见血尿素氮、肌酐增高,内生肌酐清除率下降,严重者双侧肾静脉均发生血栓而出现少尿,甚至无尿及急性肾功能衰竭。

④尿液检查:常有一过性肉眼血尿,尿蛋白骤然增加。

⑤血浆乳酸脱氢酶升高:多见于婴幼儿急性起病者。

⑥肾脏肿大:当肾静脉完全阻塞时,B超示患侧肾脏肿大,肾静脉内可见血栓回声。

⑦经皮股静脉穿刺选择性肾静脉造影:病肾体积增大,肾盂肾盏扩大,显影延长。

(2)慢性型:以年纪较大者多见,肾静脉为不完全阻塞,多伴侧支循环,临床症状不明显。

①临床症状:表现为多次发生肺栓塞,患者表现胸痛、呼吸困难、咯血;或身体其他部位(如下肢静脉、肝静脉、门静脉、视网膜静脉)的栓塞。所有RVT病人,如果下腔静脉受累,均可发生下腔静脉阻塞综合征,发生下肢水肿和腹壁静脉侧支循环形成。

②血液检查:部分患者出现血尿素氮、肌酐水平的升高,及肾小管功能受损,表现肾性糖尿、低渗尿、肾小管酸中毒,甚至范可尼综合征。

③尿液检查:几乎所有患者均有血尿,无菌性白细胞尿,轻度蛋白尿。

④病变侧肾脏体积增大:于肾区可触及肿大的肾脏,影像学检查可证实。

⑤经皮股静脉穿刺选择性肾静脉造影:偶见肾盂和输尿管近端侧支循环压迹。

2. 诊断要点

肾病综合征患者突然出现明显腰痛,血尿,尿蛋白增加,肾功能急剧下降,一般诊断不困难。但绝大多数慢性患者可无明显临床症状,需提高警惕,对出现不对称的下肢水肿,不明原因血尿,蛋白尿加重,肾功能急剧减退,反复出现肺栓塞或其他部位栓塞的肾病综合征患者应高度考虑本病,及时行影像学检查,避免延误病情。

【治疗】

肾静脉血栓确诊后,应尽快给予抗凝和溶栓治疗,以预防肺栓塞和血栓扩散,争取及早溶解血栓,恢复静脉回流。对于急性血栓形成患者,溶栓治疗可能取得显著效果,而对于慢性血栓患者,长期抗凝治疗也能防止和减少血栓扩散和新的血栓形成,以改善肾功能和减少并发症发生。

1. 抗凝治疗

对于慢性血栓形成或急性血栓栓塞病人溶栓治疗后,一般常需3～6个月或更长时间的抗凝治疗。常用药有以下几种:

(1)普通肝素:肝素作用于凝血过程中多个环节,主要是通过增强血浆中抗凝血酶Ⅱ活性而抑制凝血酶及其他凝血因子,阻止纤维蛋白原转化为纤维蛋白,并使纤维蛋白稳定因子失活,从而阻碍形成稳定的纤维蛋白。可用于防止血栓形成和扩散,但对已经形成的血凝块的溶解作用不大。主要用于急性的动、静脉栓塞溶栓治疗后的维持巩固治疗。一般用量为 25mg 加 5% 葡萄糖盐水溶液或生理盐水静滴或皮下注射,每 4~6 小时 1 次。用药期间需监测部分凝血酶原时间,使其保持在正常的 2 倍左右。

(2)低分子肝素:以抗凝血因子 X 活性为主,对血小板功能影响比普通肝素小,副作用少。一般予 80~120U/(kg·d)皮下注射或静脉滴注,连用 4 周。

(3)口服抗凝药:双香豆素类药物能与维生素 K 竞争性的与肝脏有关的酶蛋白结合,使依赖维生素 K 参与的凝血因子合成障碍而起抗凝作用。一般起效较慢,主要用于防治静脉血栓形成或需长期抗凝治疗的患者,如华法林成人首剂 15~20mg,次日 5~10mg,3 日后改维持量 2.5~5mg/d,用药过程须监测凝血酶原时间。

2. 抗血小板聚集药物

此类药物可防止血栓的形成与发展。常用阿司匹林、噻氯匹定、双嘧达莫等,剂量分别为 40~80mg/d,300~500mg/d,300~600mg/d。

3. 溶栓疗法

溶栓疗法即激活纤溶酶原,促其转化为纤溶酶,溶解纤维蛋白,使血栓溶解消散,防止已形成的血栓扩大。对部分血栓形成后发生自溶的病人,也可起加速血栓溶解和预防再发的作用。常用的溶栓剂有以下几种:

(1)尿激酶:剂量为 3 万~5 万 U 加入 5% 葡萄糖溶液 100ml 中,半小时内滴完,每日 1 次,2 周为一疗程。有活动性出血或 2 个月内发生过脑出血的病人忌用。

(2)链激酶:用法与尿激酶相同,但因其不良反应较多,现已较少使用。

(3)rtPA:是位于血管内和组织中的丝氨酸蛋白酶,能选择性地与血栓表面纤维蛋白结合,形成复合物对纤溶酶原亲和力较高,能将纤溶酶原转化为纤溶酶,使血栓溶解,对全身性纤维溶解系统的影响较小,但价格昂贵。据初步报道 rtPA 100mg 一次性静滴 2 小时进行溶栓治疗,61% 的患者不需要再次溶栓。

4. 手术治疗

使用手术摘除血栓的效果尚不肯定,目前临床并不做为常规治疗,仅适用于急性肾静脉大血栓保守治疗无效者,尤其是双肾、孤立肾或右肾大血栓伴肾功能损伤者,某些病人术后肾功能改善,蛋白尿减少。对肾内小静脉血栓致肾功能下降,不是手术的适应证。应随访检查肾功能恢复情况,如 3~6 个月该肾无功能并发生高血压,则应切除病侧肾脏。

二、并发症

(一)肺栓塞

【治疗】

肺栓塞(PE)是以各种栓子阻塞肺动脉系统为其发病原因的一组疾病或临床综合征的总称,包括肺血栓栓塞症、脂肪栓塞综合征、羊水栓塞、空气栓塞等。肺血栓栓塞症(PTE)为来自静脉系统或右心的血栓阻塞肺动脉或其分支所致疾病,以肺循环和呼吸功能障碍为其主要临床和病理生理特征。PTE 为 PE 的最常见类型,占 PE 中的绝大多数,通常所称 PE 即指 PTE。肺动脉发生栓塞后,若其支配区的肺组织因血流受阻或中断而发生坏死,称为肺梗死(PI)。引起 PTE 的血栓主要来源于深静脉血栓形成(DVT)。PTE 常为 DVT 的并发症,PTE 与 DVT 共属于静脉血栓栓塞症(VTE),为 VTE 的两种类型。

创伤、长期卧床、静脉曲张、静脉插管、盆

腔和髋部手术、肥胖、糖尿病、避孕药或其他原因的凝血机制亢进等,容易诱发静脉血栓形成。在形成肾静脉血栓后,栓子易脱落,并通过循环到肺动脉,引起栓塞。肺栓塞常是肾静脉血栓的常见并发症。血流淤滞,血液凝固性增高和静脉内皮损伤是血栓形成的促进因素。

【诊断】

1. 临床表现

如果小儿在发热、寒战、恶心、呕吐、高血压、一过性剧烈腰肋痛及腹痛,肋脊角压痛明显,肾区叩痛等基础上,出现呼吸困难、胸痛、咯血、惊恐、咳嗽、晕厥、腹痛等表现,应考虑急性肾静脉栓塞引起的肺栓塞。

肾静脉栓塞发生在年纪较大者,多为不完全阻塞,且伴侧支循环,临床症状不明显,并发肺栓塞时,患者出现胸痛、呼吸困难、咯血等表现。

另外患者的症状与栓子大小栓塞范围也有关:①急性大面积肺栓塞:表现为突然发作的重度呼吸困难,似心肌梗死样胸骨后疼痛,晕厥、发绀、右心衰竭、休克、大汗淋漓、四肢厥冷及抽搐,甚至发生心脏停搏或室颤而迅速死亡;②中等大小的肺栓塞:常有胸骨后疼痛及咯血,如果病人既往有心肺疾病,则会发生晕厥及高血压;③肺的微栓塞:可以产生成人呼吸窘迫综合征;④肺梗死:常有发热轻度黄疸。

2. 诊断要点

(1)有引起肾静脉栓塞的原发病史。

(2)儿童突然发生的呼吸困难、胸痛、咯血、惊恐、咳嗽、晕厥、腹痛,或休克、大汗淋漓、四肢厥冷及抽搐等;老年患者表现胸痛、呼吸困难、咯血长期不愈的,及身体其他部位(如下肢静脉、肝静脉、门静脉、视网膜静脉)的栓塞。

(3)体检:常有低热,少数高热达38.5℃,一侧肺叶或全肺栓塞时可出现气管移向患侧膈肌上抬,病变部位叩诊浊音肺野可听及哮鸣音和干湿啰音,也可闻及肺血管性杂音;心率加快,可出现心律失常如期前收缩、室上性心动过速、心房扑动及心房颤动等,胸骨左缘第二、三肋间可有收缩期搏动,可有肺动脉第二音亢进;当存在三尖瓣反流时,胸骨左缘第四、五肋间可出现收缩期杂音;右心功能不全可出现颈静脉充盈,搏动增强,肝脏增大,肝颈静脉反流征和下肢水肿,心包积液。

(4)肺动脉造影:肺动脉造影常被认为是诊断肺栓塞的"最佳标准",常见的征象有肺动脉及其分支充盈缺损;栓子堵塞造成的肺动脉截断现象;肺动脉堵塞引起的肺野无血流灌注,不对称的血管纹理减少,肺透亮增强;栓塞部位出现"剪枝征"等。

(5)心电图:最常见的改变是 V_1、V_2 导联 T 波倒置和 ST 段压低,比较有意义的改变是 Ⅰ 导联 S 波变深,Ⅲ 导联出现深的 Q 波和倒置的 T 波。其他改变还包括电轴右偏,完全性和不完全性右束支传导阻滞,肺型 P 波和低电压,也可发生心律失常。

(6)磁共振:MRI 对肺栓塞的诊断有多方面的价值,可鉴别肺动脉内缓慢的血流和不流动的栓子。

【鉴别诊断】

肺栓塞的临床类型有别,需鉴别的疾病主要为其他心肺疾患。

1. 急性心肌梗死

胸骨后呈压榨性或窒息性疼痛,并反射至左肩、左臂,除肺水肿外,一般无咯血,心电图有心肌梗死的特征性改变等。

2. 主动脉夹层

急性肺栓塞患者出现剧烈胸痛,胸腔积

液伴休克者,需与主动脉夹层相鉴别。后者多有高血压病史、动脉硬化症、双上肢血压不等,X线检查及超声心动图可助鉴别。

3. 肺不张

术后肺不张可与肺栓塞相混淆,动脉血气通常也不正常。周围静脉正常有助于区别,需要时可做CT、MRI或肺动脉造影以资鉴别。

4. 肺炎

肺炎患者常有发热、胸痛、咳嗽,X线胸片示浸润阴影等,易与肺栓塞相混淆,是肺栓塞最易误诊的疾病之一。根据较明显的呼吸困难,颈静脉充盈,下肢静脉炎,X线胸片示反复浸润阴影和区域性肺血管纹理减少以及血气异常等,应怀疑肺栓塞,再进一步做CT和MRI等检查,可予鉴别。

5. 冠状动脉供血不足

在年龄较大的急性肺栓塞或复发性肺栓塞患者心电图可出现Ⅱ、Ⅲ、aVF导联ST段、T波改变,同时存在的胸痛、气短表现,容易诊断为冠状动脉供血不足或心内膜下心肌梗死。通常肺栓塞的心电图除ST,T改变外,心电轴右偏明显"肺型P波",心电图改变常在1~2周内明显好转或消失,与冠心病者不同。肺栓塞患者为劳力性呼吸困难,而冠心病为劳力性心绞痛、胸闷等。放射性核素示心肌显像二者截然不同,肺栓塞缺少典型的心肌灌注缺损表现。

【治疗】

1. 急性肺栓塞的治疗

(1)一般处理:对高度可疑或确诊肺栓塞的患者,应进行严密监护,监测生命体征、静脉压、心电图及血气的变化,使患者安静、保暖、吸氧。对大面积肺栓塞者,应收入重症监护治疗病房。为防止栓子再次脱落,要求患者绝对卧床,保持大便通畅,避免用力;为镇静、止痛,必要时可给予吗啡、哌替啶、可待因;为预防肺内感染和治疗静脉炎应用抗生素。

(2)呼吸循环支持治疗:对有低氧血症的患者,采用经鼻导管或面罩吸氧。当合并严重的呼吸衰竭时,可使用经鼻或面罩无创性机械通气或经气管插管行机械通气。应避免做气管切开,以免在抗凝或溶栓过程中局部大量出血。

(3)右心功能不全治疗:对心排血量下降,但血压尚正常的患者,可予具有一定肺血管扩张作用和正性肌力作用的多巴酚丁胺和多巴胺;若出现血压下降,可增大剂量或使用其他血管加压药物,如间羟胺、肾上腺素等。

(4)溶栓治疗:溶栓治疗可迅速溶解部分或全部血栓,恢复肺组织再灌注,减小肺动脉阻力,降低肺动脉压,改善右室功能,减少严重肺栓塞患者的病死率和复发率。溶栓治疗主要适用于大面积肺栓塞的病人,即出现因栓塞所致休克和(或)低血压的病例。溶栓治疗宜高度个体化,溶栓的时间窗一般定在14天以内,溶栓应尽可能在肺栓塞确诊的前提下慎重进行。对有溶栓指征的病例宜尽早开始溶栓。常用的溶栓药物有尿激酶(UK)、链激酶(SK)和重组组织型纤溶酶原激活剂(rtPA)。三者溶栓效果相仿,临床上可根据条件选用。rtPA可能对血栓有较快的溶解作用。

(5)抗凝治疗:为肺栓塞的基本治疗方法,可以有效地防止血栓再形成和复发,同时,机体自身纤溶机制溶解已形成的血栓。目前临床上应用的抗凝药物主要有普通肝素、低分子量肝素和华法林。一般认为,抗血小板药物的抗凝作用尚不能满足肺栓塞的抗凝要求。临床疑诊肺栓塞时,即可安排使用普通肝素或低分子量肝素进行有效的抗凝治疗。

(6)肺动脉血栓摘除术：适用于经积极的保守治疗无效的紧急情况，要求医疗单位有施行手术的条件和经验。患者应符合以下标准：大面积PTE，肺动脉主干或主要分支次全堵塞，不合并固定性肺动脉高压者；有溶栓禁忌证者；经溶栓和其他积极的内科治疗无效者。

(7)经静脉导管碎解和抽吸血栓：用导管碎解和抽吸肺动脉内巨大血栓或行球囊血管成形，同时还可进行局部小剂量溶栓。适应证有肺动脉主干或主要分支大面积PTE并存在以下情况者：有溶栓和抗凝治疗禁忌、经溶栓或积极的内科治疗无效、缺乏手术条件。

(8)静脉滤器：为防止下肢深静脉大块血栓再次脱落阻塞肺动脉，可于下腔静脉安装滤器。适用于下肢近端静脉血栓，而抗凝治疗禁忌或有出血并发症；经充分抗凝而仍反复发生PTE伴血流动力学变化的大面积PTE；近端大块血栓溶栓治疗前；伴有肺动脉高压的慢性反复性PTE；行肺动脉血栓切除术或肺动脉血栓内膜剥脱术的病人。

2. 慢性栓塞性肺动脉高压的治疗

(1)慢性大血管血栓栓塞性肺动脉高压患者，若阻塞部位处于手术可及的肺动脉近端，可考虑行肺动脉血栓内膜切除术。

(2)介入治疗：球囊扩张肺动脉成形术。已有报道，但经验尚少。

(3)抗凝治疗：口服华法林可以防止肺栓塞再发和抑制肺动脉高压进一步发展，并可能促进部分血栓溶解。

(4)存在反复下肢深静脉血栓脱落者，可放置下腔静脉滤器。

(5)血管扩张药等治疗：能有效降低肺动脉高压，防止血栓再发。

(6)治疗心力衰竭：当右心房压升高有明显右心衰竭时可应用地高辛利尿剂血管紧张素转换酶抑制剂及多巴胺等治疗早期患者疗效比较满意。

(二)下腔静脉阻塞综合征

【概述】

下腔静脉阻塞综合征是由于下腔静脉受邻近病变侵犯、压迫或腔内血栓形成等原因引起的下腔静脉部分或完全性阻塞，下腔静脉血液回流因之障碍而出现的一系列临床综合征。随着发生阻塞部位的不同，其临床表现亦不相同。Budd(1846)，Chiari(1899)提出了阻塞发生在肝静脉段的下腔静脉，称为肝静脉阻塞综合征，或Chiari-Budd综合征。

【诊断】

符合下腔静脉阻塞的诊断标准。

1. 临床症状

根据阻塞部位的不同，临床表现有很大的差异，取决于阻塞的部位、程度以及侧支循环的状况。轻度阻塞可无明确的症状或为原发病变的症状所掩盖；一旦完全阻塞，症状和体征可很典型。

(1)上段下腔静脉阻塞：病变累及肝静脉或以上平面，则可有下腔静脉高压、门静脉高压(包括肝脾肿大、腹水、食管静脉曲张和上消化道出血等)和心贮备功能不足(包括动则心悸、气促)三组临床表现。引起肝脏的回流障碍，临床表现类似急性或慢性的肝外性(Chiari-Budd综合征)闭塞。表现为腹水、肝脏肿大、肝功能障碍，常合并高醛固酮症、水钠潴留增加等。急性肝静脉阻塞可因急剧进行性腹水、肝性脑病而死亡。

(2)中段下腔静脉阻塞：如果病变累及肾静脉或以上平面，则导致肾静脉高压、肾血流量减少、肾功能障碍，加重肾静脉阻塞。表现为腰痛，肾脏肿大，并可有蛋白尿、血尿。如进入慢性期，则因长期蛋白尿、全身水肿、血胆固醇增高等,可引起不同程度的肾功能衰竭以及出血性肾梗死。

(3)下段下腔静脉阻塞:下腔静脉下段的阻塞所引起的症状,可表现为两下肢以至阴囊明显肿胀,每于行走、运动后加剧,平卧休息后减轻。下肢浅静脉曲张,皮肤出现营养性改变,如皮肤光薄、脱毛、瘙痒、湿疹。如果阻塞延及到髂静脉,股静脉及大腿静脉,则两小腿可有色素沉着和溃疡发生。甚至形成经久不愈的溃疡,尤以两下肢足靴区最为明显。亦可有步行障碍,下腹痛等。浅表静脉扩张时见胸壁皮下、下腹部及侧腹部静脉的扩张,血流方向均朝向头侧,竖直长链状,有时也可盘曲成团,似静脉瘤样改变。曲张静脉一般位于胸腹前壁,也可位于胸腹侧壁和后背。

2. 检查

(1)血液检查:可有转氨酶增高,血清钠、肌酐、尿素氮增高,白蛋白降低。

(2)尿液检查:可有蛋白尿、血尿。

(3)下腔静脉造影:是最可靠的诊断方法,对显示下腔静脉阻塞的部位、范围、腔内抑或腔外阻塞以及侧支循环形成的情况可以做出较明确的诊断。双向下腔静脉造影是诊断下腔静脉阻塞的可靠检查方法。征象有阻塞端呈杯口或截断现象;阻塞部位呈充盈缺损;下腔静脉阻塞部成角;狭窄段较广泛与正常段逐渐过渡;下腔静脉呈扭曲的轮廓等。

(4)静脉肾盂造影:可准确判定阻塞病变的部位、范围、性质、侧支循环和有无外来压迫等。

(5)CT检查:可显示肝静脉和下腔静脉狭窄和闭塞的部位、范围、程度以及肝脏的形态变化。

(6)B超检查:B超检查在诊断下腔静脉阻塞中起重要作用,检查准确方便,甚至有时可弥补造影的不足并可筛选病人作下腔静脉造影的主要检查方法。可见肝脏肿大、腹水等。

【鉴别诊断】

在鉴别诊断中,上段下腔静脉阻塞应注意与肝硬化所致者相鉴别,还应与缩窄性心包炎、结核性腹膜炎相鉴别。一般通过详细询问病史和体格检查,根据各自的临床特点不难做出诊断健康搜索。鉴别诊断发生困难时,采用 B 超或下腔静脉造影,即可做出确诊。

(1)肝硬化:根据有典型蜘蛛痣、肝掌,肝质地较硬或不平滑,腹水,食管静脉曲张,明显脾肿大,有脾功能亢进及各项肝功能检查异常,B超等检查,不难鉴别。

(2)结核性腹膜炎:患者多为青壮年,尤其是女性,有结核病史或伴有腹膜外结核,伴发热、乏力、消瘦、腹痛、腹胀和腹泻等症状,有典型的腹部"柔韧感"体征,伴或不伴腹水或腹部肿块等可鉴别。

(3)缩窄性心包炎:可有大量腹水、但静脉压升高、颈静脉怒张,肝大明显,有奇脉,心音强、脉压小等表现可资鉴别。

【治疗】

1. 急性期治疗

在急性期时可采用抬高下肢,应用抗凝、抗血小板聚集治疗,如肝素、双香豆素衍化物、低分子右旋醣酐、双嘧达莫等,可防止血栓进一步扩展。宜低盐饮食,并服用利尿药物消除水肿。如出现肺栓塞症状,应考虑做下腔静脉结扎或下腔静脉滤网成形术,以防栓塞再发。

2. 慢性期治疗

对慢性期患者,如侧支循环能起到有效的分流作用,仅须作对症处理,尽可能保护下肢,如多抬高上肢、避免体力劳动、外穿弹力袜等。对慢性阻塞尤其是静脉流入部以下的阻塞则非手术的适应证。因为阻塞部位有发生再通的可能,下肢发生循环障碍,尤其发生溃疡,可用不全交通支结扎术、皮肤移植等治疗。

(三)急性肾衰竭

详见第一章"急性肾衰竭"。

第四节 多发性骨髓瘤肾损害并发症

一、多发性骨髓瘤肾损害

【概述】

多发性骨髓瘤是浆细胞异常增生的恶性肿瘤。骨髓中有异常浆细胞的增殖,主要浸润骨髓和软组织,它能产生单株(M)球蛋白,引起骨骼破坏,血清中出现单克隆免疫球蛋白,尿内出现本-周氏蛋白,临床表现为骨痛、病理性骨折、贫血、出血、肾功能损害及反复感染。该病好发于50~60岁的老年人。如果肾脏出现受累,则称为多发性骨髓瘤肾损害。

【诊断与鉴别诊断】

1. 临床表现

主要为骨髓瘤增生破坏骨骼和浸润髓外组织产生大量异常M蛋白所引起的一系列改变。以贫血、骨骼损害和肾脏病变最为突出。

(1)肾脏表现

①蛋白尿:是多发性骨髓瘤肾损害的早期表现,血尿少见,偶见管型尿,没有高血压和水肿表现。尿蛋白定量多少不等,主要为本-周氏蛋白,为溢出性蛋白尿。

②肾病综合征:多发性骨髓瘤中肾病综合征少见,出现则提示肾脏淀粉样变或轻链沉积病。特点是大量非选择性蛋白尿,无高血压,双肾体积增大,无肉眼血尿。

③慢性肾功能衰竭:主要是由于肾小管间质病变发展而来,特点是贫血出现早,与肾功能受损程度不成正比;临床多无高血压,有时甚至血压偏低;双肾多无缩小。

④急性肾功能衰竭:其发病为在慢性肾小管损害的基础上,综合因素所致。如在病程中发生大量管型阻塞肾小管,引起急性梗阻性肾病;高钙、高尿酸血症形成结石阻塞肾小管;严重感染、肾毒性药物、造影剂的使用都会加重原有肾损害诱发急性肾功能衰竭。

⑤慢性肾小管功能不全:多发性骨髓瘤病人肾损害以肾小管最早和最常见,表现为口渴、多饮、夜尿增多,尿浓缩和酸化功能障碍,尿钾、钠、氯排泄增多,或出现范可尼综合征。

(2)肾外表现

①对骨骼的浸润:最常侵犯的骨骼是颅骨、肋骨、胸骨、脊椎和四肢长骨的近侧端。由于瘤细胞在骨髓腔内无限增殖,导致弥漫性骨质疏松或局限性骨质破坏。骨痛是最常见的早期症状,以腰部最为多见,其次为胸骨、肋骨与四肢骨。初起时疼痛可为间断性或游走性,后渐加重而呈持续性。局部有压痛、隆起或波动感;可伴发病理性骨折,经常不在负重部位,常有几处骨折同时发生。

②对骨髓的浸润:瘤细胞在骨髓内大量增殖,引起骨髓象的明显改变。在周围血常规中,表现为正常细胞、正常色素型贫血。白

细胞与血小板计数可正常或偏低,晚期表现为全血细胞减少。

③对其他器官的浸润:由于脊椎的骨折或骨髓瘤本身对脊神经根的压迫或对脑和脊髓的浸润,可引起神经痛,感觉异常,甚至瘫痪。由于瘤细胞在全身的浸润,使肝、脾、淋巴结肿大,以肝大为多见。亦可侵及其他脏器,引起相应的临床表现。因骨破坏和骨质吸收,大量钙入血,加之 M 蛋白与钙结合,可致高钙血症和尿钙增多。

④与 M 蛋白及多肽链有关的临床表现:蛋白尿,约 40%～70% 骨髓瘤患者,尿中出现 Ig 的轻链称之为本-周蛋白;血沉增快;出血倾向,表现为黏膜渗血、皮肤紫癜、晚期可有内脏或颅内出血;感染,患者常有反复感染,以肺部和尿路感染较为多见;高黏滞度综合征大量单克隆 Ig 提高血液黏滞度,使血流迟缓,引起微循环障碍,视网膜、脑、肾等器官尤易受到损伤,引起头晕、视力障碍、手足麻木等症状;雷诺现象,部分患者单克隆 Ig 是冷沉淀球蛋白,遇冷时球蛋白凝集沉淀,引起微循环障碍,出现手足发绀、冰冷、麻木或疼痛等现象,遇热后症状缓解;淀粉样变性,少数患者伴发淀粉样变性,淀粉样物质广泛沉积于组织、器官和肿瘤中,引起周围神经、肾、心、肝、脾的病变,导致肝、脾肿大,关节疼痛,神经功能异常等临床表现。

2. 诊断要点

多发性骨髓瘤的诊断依据为骨髓中浆细胞增多(>15%),且形态异常;血清中有大量 M 蛋白(IgG>35g/L,IgA>20g/L,IgM>15g/L,IgD>2g/L,IgE>2g/L)或尿中本-周蛋白大于 1g/24h;溶骨性病变或广泛的骨质疏松。3 项中有 2 项阳性,结合临床表现,即可诊断多发性骨髓瘤。如患者同时有上述多发性骨髓瘤肾损害,即可诊断骨髓瘤肾病。

肾病如果遇到以下情况应考虑多发性骨髓瘤,进一步行骨髓穿刺加活检及血、尿蛋白电泳实验:年龄 40 岁以上不明原因的肾功能不全;贫血和肾功能损害不成正比;肾病综合征无血尿、高血压,早期伴贫血和肾衰;早期肾功能不全伴高钙血症;血沉明显增快,高球蛋白血症且易感染;高尿酸血症明显而肾功能正常;骨痛伴病理性骨折;不明原因的肾小管酸中毒,尤其是近曲小管型者;成人型范可尼综合征;原因不明的肾性尿崩症。

【治疗】

1. 支持治疗

对预防和治疗并发症的发生十分重要。

长期卧床患者容易发生骨骼脱钙、高钙血症、肾功能不全,鼓励患者进行适当活动有助于改善上述状况。疼痛明显时,可予止痛剂。胸肋骨或胸腰椎有病变者,应配用轻便矫正性支架加以保护。对已有严重胸和(或)腰椎压缩性骨折并有可能损及脊髓而截瘫患者,需限制活动。胸椎、腰椎有溶骨性病变者应睡铺有软垫的木板硬床,防止脊柱弯曲过度引起骨折而损伤脊髓。

纠正贫血,使血红蛋白浓度维持在 80g/L 以上,以改善患者一般情况,使之能够耐受化疗。红细胞生成素皮下或静脉注射有助于改善贫血。血小板减少引起出血时,可输浓缩血小板悬液。当高黏滞综合征严重时,可采用血浆交换法,迅速去除异常大量免疫球蛋白,降低血浆黏滞度。高钙血症时用静脉注射降钙素、静脉滴注帕米膦酸二钠,口服泼尼松可有效降低血钙浓度。高尿酸血症时口服别嘌醇,可有效降低血尿酸浓度。脱水是由尿钙增多引起多尿、肾小管功能不全引起多尿以及高钙血症引起呕吐等因素所造成,治疗上一方面给予补液,使每天尿量达到 1500～2000ml,另一方面及时处理高钙血症。

本病患者易并发感染,应注意预防感冒,保持口腔卫生。一旦发生感染,应针对病原菌选用有效抗生素,力求早期控制感染。

2. 化疗

化疗是本病的主要疗法,可采用单一烷化剂,如苯丙氨酸氮芥、环磷酰胺、甲基苄肼、苯丁酸氮芥、卡氮芥、阿霉素等,但联合化疗的效果更为优越。

作为单药治疗,苯丙氨酸氮芥(米尔法兰,左旋苯丙氨酸氮芥)、环磷酰胺、氮甲(甲酰溶肉瘤素、N-甲)、丙卡巴肼(甲基苄肼)、卡莫司汀(双氯乙亚硝脲、卡氮芥、BCNU)、洛莫司汀(氯乙环己基亚硝脲、罗氮芥、CC-NU)、长春新碱、依托泊苷(足叶乙甙、VP16)等均有疗效。

(1)方案:应用最久、疗效较好的是应用联合化疗。

①MP方案:苯丙氨酸氮芥 $8mg/m^2$,口服,第1~4天(或 $4mg/m^2$,口服,第1~7天);泼尼松 60~80mg,口服,第1~7天,4周为一疗程。MP的有效率约为50%。

②M2方案:卡氮芥 0.5mg/kg,静注,第1天;环磷酰胺 10mg/kg,静注,第1天;苯丙氨酸氮芥 0.25mg/kg,口服,第1~4天;泼尼松 1mg/kg,口服,第1~7天,0.5mg/kg,口服,第8~14天;长春新碱 0.03mg/kg,静注,第21天,5周为一疗程。

③VBMCP方案:长春新碱 $1.2mg/m^2$,静注,第1天;卡氮芥 $20mg/m^2$,静注,第1天;苯丙氨酸氮芥 $8mg/m^2$,口服,第1~4天;环磷酰胺 $400mg/m^2$,静注,第1天;泼尼松 $40mg/m^2$,口服,第1~7天,$20mg/m^2$,口服,第8~14天,5周为一疗程。

④VMCP/VBAP方案:长春新碱 $1mg/m^2$,静注,第1天;苯丙氨酸氮芥 $6mg/m^2$,口服,第1~4天,环磷酰胺 $125mg/m^2$,口服,第1~4天,泼尼松 $60mg/m^2$,口服,第1~4天,3周为一疗程;长春新碱 $1mg/m^2$,静注,第1天;卡莫司汀 $30mg/m^2$,静注,第1天;阿霉素 $30mg/m^2$,静注,第1天;泼尼松 $60mg/m^2$,口服,第1~4天,3周为一疗程。两个方案交替使用。

(2)目前对难治性病例多采用VAD方案或大剂量苯丙氨酸氮芥(HDM)方案治疗。

①VAD方案:长春新碱 0.4mg/24h,持续静脉滴注4天,阿霉素 $10mg/(m^2 \cdot 24h)$ 持续静脉滴注4天,地塞米松 40mg,口服,第1~4天、第9~12天、第17~20天,25天为一疗程。主要副作用是大剂量地塞米松导致的继发性感染。

②大剂量苯丙氨酸氮芥方案:苯丙氨酸氮芥 $50\sim100mg/m^2$,静注,第1天。此方案的有效率约40%,主要副作用是骨髓抑制,需加以注意。

3. 干扰素及其他生物反应调节剂

干扰素是具有抗病毒、影响细胞生长、调节免疫等多种功能的细胞因子。干扰素对细胞(包括肿瘤细胞)生长的影响多表现为抑制作用,同时干扰素也有激活自然杀伤细胞、激活细胞毒性T细胞、刺激B细胞合成免疫球蛋白等调节免疫作用,因此被用于肿瘤包括本病的治疗。应用干扰素 $\alpha(3\sim5)\times10^6U$ 皮下注射,1周3次,至少6周以上,单药治疗本病初治患者的有效率为10%~20%,多为部分缓解。若与化疗合并使用,是否优于单用化疗尚有争论。

白介素6(IL-6)是诱导B细胞分化和刺激B细胞-浆细胞生长的重要细胞因子。人骨髓瘤细胞体外培养需要IL-6,骨髓瘤患者骨髓中及血清中IL-6水平也显著升高,这些都提示IL-6在本病的发病机制中起着重要作用,因此有研究应用抗IL-6单克隆抗体治疗本病,初步报告有一定疗效,但有待进一步研究证实。

骨痛是本病的主要症状之一，帕米膦酸二钠通过抑制破骨细胞活性而减轻骨痛和溶骨性病变，用法为60～90mg，静脉滴注，每月1次，可重复使用。

4. 放射治疗

放射治疗适用于不宜手术切除的孤立性骨浆细胞瘤和髓外浆细胞瘤的治疗，同时也是减轻局部剧烈骨痛的有效治疗手段。

5. 手术治疗

当胸椎或腰椎发生溶骨性病变使患者卧床不起并可能因发生压缩性骨折而导致截瘫时，可以进行病椎切除、人工椎体置换固定术。成功的手术将使患者避免发生截瘫，在一定程度上恢复活动能力，提高生命质量。

6. 造血干细胞移植

化疗虽在本病取得了显著疗效，但未能治愈本病，故自20世纪80年代起试用骨髓移植配合超剂量化疗和周身放射根治本病。同基因、异基因、自身骨髓（包括外周血干细胞）移植均已应用于本病的临床治疗。

7. CD_{20}单克隆抗体治疗多发性骨髓瘤

利妥昔单抗（美罗华）$375mg/m^2$，1次/周，共用4次为1个周期，间歇6个月进行第2个周期，总共6个周期，给利妥昔单抗的第35天予苯丙氨酸氮芥（马尔法兰）0.25mg/kg，口服，第1～4天，泼尼松100mg，口服，第1～4天，每4～6周重复1次。

判断本病疗效的重要指标是血清M蛋白和（或）尿本-周蛋白减少50%以上，浆细胞瘤两个最大直径缩小50%以上及骨骼溶骨性损害改善。次要标准，骨髓中浆（瘤）细胞减少小于5%，血红蛋白增加20g/L，血钙及尿素氮降至正常水平，凡经治疗后，M蛋白消失，其他上述各项指标均可达到正常水平者为完全缓解达到至少1项，主要指标和至少2项次要指标者为部分缓解。

二、并发症

(一)骨骼破坏

【概述】

由于瘤细胞在骨髓腔内无限增殖，导致弥漫性骨质疏松或局限性骨质破坏。常见于颅骨、盆骨、肋骨、脊柱骨等。

【诊断】

符合多发性骨髓瘤的诊断标准。

1. 临床表现

(1)出现于扁骨，如颅骨、胸骨、肋骨、脊柱及骨盆等骨骼破坏，进而出现骨痛，这是多发性骨髓瘤的早期症状之一。

(2)患者早期可能没有骨痛的症状，只是X线检查时发现有骨骼破坏。有的老年患者因腰痛入住骨科、神经科，经多方检查后才发现脊柱有骨骼破坏，可有压缩性骨折，此时血常规无异常发现，只是血沉快，住院多时方诊断为多发性骨髓瘤骨骼破坏，压缩性骨折。

(3)颅骨、肋骨、骨盆部位的骨骼破坏轻者，局部症状体征也就不明显，严重者可因瘤细胞向外浸润到骨膜及邻近组织，局部可形成瘤块，大小不一，早期可孤立，最终发展为多发性脊柱骨破坏，极易造成压缩性骨折，严重者还可能影响脊髓，造成肢体麻木、疼痛、活动受限。

(4)压缩性骨折可造成站立困难，患者常需卧床休息，脊柱压缩性骨折是多发性骨髓瘤影响患者自主活动的主要并发症。

2. 检查

(1)X线骨骼检查：X线检查在本病诊断上具有重要意义。本病的X线表现有下述4种：

①弥漫性骨质疏松：瘤细胞浸润及瘤细胞分泌激活破骨细胞的因子(IL-1、淋巴细胞毒素、TNF、OAF)引起普遍性骨质疏松。脊椎骨、肋骨、盆骨、颅骨常表现明显，也可见于四肢长骨。

②溶骨性病变：骨质疏松病变的进一步发展即造成溶骨性病变。典型X线征象是多发性圆形或卵圆形、边缘清晰锐利似穿凿样溶骨性病变，常见于颅骨、盆骨、肋骨、脊椎骨，偶见于四肢骨骼。

③病理性骨折：骨折在骨质破坏的基础上发生，最常见于下胸椎和上腰椎，多表现为压缩性骨折。其次见于肋骨、锁骨、盆骨，偶见于四肢骨骼。

④骨质硬化：此种病变少见，一般表现为局限性骨质硬化，出现在溶骨性病变周围。弥漫性骨质硬化罕见。IgD型骨髓瘤较易并发骨质硬化。γ-骨骼显像是近年来用于检查骨质异常的手段之一。在本病，溶骨性病变表现为病变部位有放射线浓集。此法可一次显示周身骨骼，且较X射线敏感。X射线仅在骨骼脱钙达30%以上时才能显示出病变，而γ-骨骼显像在病变早期即可出现放射线浓集征象。但是，γ-骨显像虽然敏感性较高，但特异性却不高，任何原因引起的骨质代谢增高均可导致放射线浓集征象，故应注意鉴别。

(2)CT和磁共振成像(MRI)：也可用于本病的诊断性检查，特别当骨髓瘤侵犯中枢神经系统或脊椎骨压缩性骨折损伤脊髓、神经根时，CT及(或)MRI检查可为诊断提供重要信息。如脊柱CT显示有椎体骨质改变，表现为多发性圆形或卵圆形或不规则形破坏，呈皂泡样或蜂窝样。MRI能发现骨髓瘤的骨髓浸润，尤其是脊椎骨，在判断可疑溶骨或骨质疏松部位骨髓浸润方面有重要诊断意义，但不能直接发现骨质破坏。

【鉴别诊断】

1. 腰痛性疾病

多发性骨髓瘤常被误诊为腰肌劳损、椎间盘突出、腰椎结核、骨质疏松等疾病。因为腰痛是多发性骨髓瘤的主要症状之一，常是患者求医的主诉之一，可能选择普通外科、骨科就诊。若临诊医生对多发性骨髓瘤无警惕性或认知不足，特别是腰椎X线检查未显示有腰椎压缩性骨折病变时，容易发生漏诊或误诊。应当强调，当老年患者以腰痛为主诉就诊时，尤其腰痛呈持续性和活动后加重、局部有压痛、伴有贫血或血沉显著增快时，尽管X线检查未见溶骨性病变或压缩性骨折，也应进行有关检查(骨髓穿刺、蛋白电泳、免疫电泳等)，排除或肯定多发性骨髓瘤的诊断。

2. 骨转移癌

肺癌、胃癌、结肠癌、卵巢癌、乳腺癌、胰腺癌等恶性肿瘤易发生骨转移，引起骨痛、溶骨性病变、贫血等临床表现，与多发性骨髓瘤有相似之处，需予以鉴别。

(1)多发性骨髓瘤：血中有显著增多的单克隆免疫球蛋白(M成分)，而骨转移癌一般血中无M成分。即使骨转移癌偶伴发单克隆免疫球蛋白增多，其增高水平也有限。

(2)骨髓穿刺或活检：可见成堆转移癌细胞；该细胞形态及分布与骨髓瘤细胞显著不同。免疫表型检查可帮助鉴别，骨髓瘤细胞、浆细胞CD_{38}、CD_{138}、CD_{56}阳性，而转移癌为AE1/AE3阳性。

(3)骨转移癌：患者有其原发肿瘤的临床表现，不同于多发性骨髓瘤的临床表现。

【治疗】

多发性骨髓瘤骨病的治疗包括化疗、双膦酸盐类药物治疗、局部放疗、手术治疗以及止痛。除非在脊柱骨折急性期，一般不建议患者绝对卧床,否则更易发生脱钙,应鼓励患者适当活动,但要避免剧烈运动或对抗性运动。有脊柱病变的患者应使用加有软垫的硬板床,预防脊柱骨折导致的脊髓压迫。

1. 化疗

标准规范化的化疗是治疗多发性骨髓瘤骨病的基础和最重要的部分,可延缓多发性骨髓瘤的病理进程,许多患者在化疗后骨痛明显减轻。

2. 双膦酸盐治疗

多项研究证实,双膦酸盐虽然在降低死亡、非椎体骨折及高钙血症发生率方面无统计学意义,但可有效减少多发性骨髓瘤的骨骼并发症和椎骨骨折并缓解骨痛。

(1) 适应证

①X线平片显示溶骨性改变:对于经X线平片证实有溶骨性破坏的多发性骨髓瘤患者,推荐给予每月1次双膦酸盐。

②骨X线平片或骨无机质密度测量提示骨量减少:目前尚无关于这方面应用的临床研究,但考虑到骨质疏松往往是骨髓瘤骨病的最初表现,对这部分患者,仍然推荐使用双膦酸盐。若骨X线平片没有提示骨量改变,则不推荐使用。

③高钙血症:中重度高钙血症,患者需立刻使用双膦酸盐,并同时静脉水化,必要时加用呋塞米。

④孤立性浆细胞瘤:不推荐使用。未定性单克隆丙种球蛋白血症不推荐使用。

(2) 疗程:建议从多发性骨髓瘤骨病确诊后就开始使用,一般前6个月每月1次,以后可根据病情适当延长应用的间歇期。总疗程建议持续2年以上,直至出现明显副作用或病人体力明显下降。

(3) 双膦酸盐的选择:目前在多发性骨髓瘤治疗中研究较多的双膦酸盐主要有伊班膦酸、氯膦酸盐、帕米膦酸和唑来膦酸等。这些药物各自的优缺点与使用方便程度、不良反应及成本有关。使用时应综合考虑,尤其应注意肾毒性和颌骨坏死(ONJ)的可能性。

3. 局部放疗

对化疗和双膦酸盐治疗后仍无法缓解的顽固性疼痛、椎体不稳、即将发生的病理性骨折和脊髓压迫,局部放疗可迅速有效地缓解骨病和软组织病变的疼痛。单次放疗(通常是8Gy)与分次放疗作用相仿。对于长骨骨折患者,局部放疗可有效控制疼痛,并有可能促进骨折愈合。

局部放疗可用于治疗顽固性疼痛、已发生或即将发生的病理性骨折的患者,推荐剂量为8~10Gy/次。

4. 手术治疗

出现长骨骨折、脊髓压迫或椎体不稳等情况时,可能需要矫形外科协助治疗。

(1) 椎体成形术:可缓解骨痛和增加骨强度,但不能恢复椎骨高度。

(2) 椎体后凸成形术:是一种新的缓解骨痛的有效方法,可重塑椎体高度,不仅有效缓解急性疼痛,还能改善被压缩椎体的结构,但难度大,风险较高,需要慎重选择。

建议:①长骨骨折需要行固定术;②若出现持续性腰背疼痛,可考虑行椎体成形术或椎体后凸成形术,但手术者必须经过培训且熟练掌握该技术。

5. 止痛剂的使用

患者出现严重疼痛时需选择止痛药物,用药剂量应为临床治疗正式记录的一部分,这些记录可作为疼痛治疗评估的一个半定量指标。止痛需求减少往往意味着治疗有效。处方类止痛药的应用要遵循WHO的"止痛阶梯"原则,但要尽量避免或小心使用非类固醇类抗炎药,因为它们有肾功能损害及胃肠道刺激等副作用。对于严重疼痛病例可考虑试用邦罗力负荷剂量以减轻骨痛并减少止痛药物的应用。未定性单克隆丙种球蛋白血症不推荐使用。

（二）感染

【概述】

由于多发性骨髓瘤的球蛋白增高为异常的成分，缺乏免疫活性，正常的免疫球蛋白明显减少，所以几乎每个患者都会发生感染，感染的轻重程度不一，感染部位也不一样，晚期可有严重感染，导致败血症致死。常见为肺部感染，患者有病理性骨折或脊柱压缩性骨折，而长期卧床，且使用化疗方案中有免疫抑制剂等，易患上呼吸道感染或肺炎。感染的菌种可为细菌，也可为霉菌，还可以是二者共同感染。

【诊断】

符合多发性骨髓瘤的诊断标准。

1. 临床表现

（1）细菌感染：致病菌多为肺炎链球菌，多数患者有高热，可伴寒战，体温在数小时内可以升到39～40℃，高峰在下午或傍晚，也可呈稽留热，与脉率相平行。患者感患侧胸部疼痛，可放射到肩部、腹部，咳嗽或深呼吸时加剧。痰少，可带血丝或呈铁锈色。胃纳锐减，偶有恶心、呕吐、腹痛或腹泻，有时误诊为急腹症。患者呈急性病容，面颊绯红，皮肤干燥。口角和鼻周可出现单纯性疱疹。当病变广泛时，出现低氧血症，表现为气急、发绀，有败血症者，皮肤和黏膜可有出血点，巩膜黄染，心率增快，有时心律不齐。早期肺部体征无明显异常，仅有胸廓呼吸运动幅度减小，轻度叩浊，呼吸音减低和胸膜摩擦音。肺实变时，有典型的体征，如叩浊、语颤增强和支气管呼吸音。消散期可闻及湿啰音，重症可伴肠胀气，上腹部压痛。严重感染可伴发休克、弥散性血管内凝血、成人呼吸窘迫综合征和神经症状，如神志模糊、烦躁不安、嗜睡、谵妄、昏迷等。

（2）霉菌感染：具有支气管肺炎的各种症状和体征，但起病缓慢，多在应用抗生素治疗中肺炎出现或加剧，可有发热，咳嗽剧烈，痰为无色胶冻样，偶带血丝。肺部听诊可有中小水泡音。常同时有其他念珠菌感染的病灶，如鹅口疮为最多见，个别可有皮肤或消化道等部位的真菌病。

2. 检查

（1）血常规：白细胞计数多数在$10～30\times10^9/L$，中性粒细胞多在80%以上，并有核左移，细胞内可见中毒颗粒。年老体虚、酗酒、免疫力低下者白细胞计数可不高，但是中性粒细胞比例仍高。真菌感染时见白细胞减少。

（2）痰涂片检查：如发现典型的革兰阳性、带荚膜的双球菌或链球菌，即可初步做出病原诊断。真菌感染可查到念珠菌发芽的酵母细胞和菌丝。

（3）痰培养：在24～48小时可以确定病原体。

（4）X线检查：早期仅见肺纹理增粗或受累的肺段、肺叶稍模糊。随病情发展，可表现为大量炎症浸润阴影或实变影。消散期，X线显示炎症浸润逐渐消失，多数病例在起病3～4周才完全消散。真菌感染时见大片状阴影，多见肺底和中部，个别为粟粒状阴影，但在短期内可有变化。

【鉴别诊断】

1. 干酪性肺炎

急性结核性肺炎临床表现与肺炎球菌肺炎相似，X线亦有肺实变表现，但结核病常有低热乏力，痰中容易找到结核菌。X线显示病变多在肺尖或锁骨上下，密度不均，历久不消散,且可形成空洞和肺内播散。而肺炎球菌肺炎经青霉素治疗 3～5 天,体温多能恢复正常,肺内炎症也较快吸收。

2. 其他病原体引的肺炎

葡萄球菌肺炎和克雷白杆菌肺炎的临床表现均较严重。革兰阴性杆菌肺炎多见于体弱、心肺慢性疾病或免疫缺损患者,多为院内继发感染。痰和(或)血的细菌阳性培养是诊断不可缺少的依据。病毒和支原体肺炎一般病情较轻,白细胞常无明显增加,临床过程、痰液病原体分离和血液免疫学试验对诊断有重要意义。

3. 急性肺脓肿

早期临床表现与肺炎球菌肺炎相似,但随着病程的发展,大量脓臭痰为肺脓肿的特征,致病菌有金葡球菌、克雷白杆菌及其他革兰阴性杆菌和厌氧菌。X 线显示脓腔和液平,较易鉴别。

4. 肺癌

少数周围型肺癌 X 线影像颇似肺部炎症。但一般不发热或仅有低热,周围血白细胞计数不高,痰中找到癌细胞可以确诊。肺癌可伴发阻塞性肺炎,经抗生素治疗后炎症消退,肿瘤阴影渐趋明显,或者伴发肺门淋巴结肿大,肺不张。对于有效抗生素治疗下炎症久不消散,或者消散后又复出现者,尤其是年龄较大的病人,要注意观察,有时需 X 线体层摄片、CT、MRI 检查,痰脱落细胞和纤支镜检查等,以免耽误诊断。

【治疗】

1. 一般治疗

患者应卧床休息,注意足够蛋白质、热量和维生素等的摄入,观测呼吸、心率、血压及尿量,注意可能发生的休克。有明显胸痛,可给少量止痛剂,如可待因 15mg 可予缓解。不用阿司匹林或其他退热剂,以免大量出汗,脱水,引起临床判断错误。鼓励饮水每日 1～2L。中等或重症患者应给氧。

2. 药物治疗

通常不必应用抗生素预防细菌感染,但是一旦有明确的感染,不必等待细菌培养结果,即应选择恰当的抗生素,剂量宜大,用药时间宜长。为针对性选择合适的抗生素,应常规做口腔、皮肤、痰液等排泄物培养。严重感染时除应用抗生素外,还可加用大剂量静脉丙种球蛋白每日 10～15g。霉菌感染可采取预防措施,平日多嚼服生大蒜,化疗期或化疗后可较长时间服用伊曲康唑,每日 2 次,每次 0.1g。如遇到复发、难治的多发性骨髓瘤患者须采用强烈联合化疗时,有条件者可放置于层流洁净病床,以利预防外源性感染,多发性骨髓瘤患者化疗期间或化疗后容易合并病毒性感染,多为带状疱疹,如发生带状疱疹,应加强对症治疗,局部涂布无环鸟苷,应用干扰素及其他抗病毒药物,并注意局部皮肤的清洁护理,减少及避免继发感染。

(三) 高钙血症

【概述】

约有 1/3 病例,甚至 50% 的患者可发生高钙血症,血钙升高的主要原因是异常免疫球蛋白与钙结合,血中主要是非离子化钙增多。

【诊断】

符合多发性骨髓瘤的诊断标准。

1. 临床表现

可出现厌食、烦渴、恶心呕吐、多尿、便秘、头痛、嗜睡,甚至会出现精神错乱及昏迷;还可有疲乏、肌张力降低,腱反射减弱,肌痛、关节痛。钙如果沉积在肾脏,可加重肾脏的损害。

2. 检查

高氯血症,PTH 正常或升高或下降,低磷血症,血氯/血磷升高,尿磷升高,尿钙升高,尿 cAMP 升高。

【鉴别诊断】

1. 原发性甲状旁腺功能亢进症

起病缓慢,早期可无自觉症状,至骨骼脱钙才表现骨痛、多发性病理性骨折、牙齿脱落并常有肾结石形成。血清钙增高伴低血磷、血清碱性磷酸酶增高、血氯增高、尿 cAMP 增高。后者增高是 PTH 激活肾小管腺苷环化酶所致。血清 PTH 增高是诊断本病的主要依据,但须与继发性的 PTH 增高及其他导致高钙血症的原因相鉴别,如维生素 D 中毒、结节病、甲状腺功能亢进等,皮质醇抑制试验有助鉴别,即口服皮质醇 100mg/d,连续 10 天。原发性甲状旁腺功能亢进症,血钙不低,而结节病、维生素 D 中毒等血钙明显下降。

2. 恶性肿瘤所致高钙血症

以肺癌和乳腺癌占绝大多数,其次为恶性淋巴瘤多发性骨髓瘤等。

3. 维生素 D 中毒

长期大量服用维生素 D 使血钙升高,久之形成肾结石肾钙化,晚期导致尿毒症。

4. 结节病

结节病为原因不明的多系统肉芽肿病,常累及肺、肺门淋巴结与皮肤,常伴有血钙与尿钙升高,血清球蛋白增高,而清蛋白减少,血清 PTH 降低。

5. 甲状腺功能亢进

约 10%~15%甲状腺功能亢进患者伴有轻度高钙血症。

【治疗】

有恶心、呕吐、多尿者应予补充液体,以免细胞外液容量减少。血钙轻度增高,需给予生理盐水注射,因钠可促使钙经肾排出,补足水分后,还可以利尿排钙。如血钙大于 3mmol/L,除补液利尿外,还需口服泼尼松,或给予氢化可的松、氟美松静脉点滴。如上述措施无效,则应改用光辉霉素静注,血钙会很快下降。肾功能不全、心功能不全者可用透析治疗。

(四)肾功能衰竭

【概述】

多发性骨髓瘤患者常合并肾脏病变,这是由于异常的免疫球蛋白的重链和轻链合成失去平衡,过多的轻链从肾小球滤过,在肾小管内重吸收,造成肾小管损害。从肾脏排出的轻链就是尿中的本-周蛋白,高钙血症、高黏滞综合征、淀粉样变性及瘤细胞的肾脏浸润均可加重肾脏的损害。多发性骨髓瘤患者的肾功能衰竭多属慢性,发生于重症及晚期患者。肾功能渐进性损害,除尿常规异常及夜尿多外,血尿素氮、肌酐也可异常,显示肾功能不全,晚期尿少、尿闭,可发生尿毒症,也可引起肾性贫血,肾功能衰竭是多发性骨髓瘤患者死亡的主要原因之一。

【诊断】

符合多发性骨髓瘤的诊断标准。

1. 临床表现

(1)水、电解质、酸碱平衡紊乱:肾脏的基本功能即调节水、电解质、酸碱平衡,肾功能不全时,由于其排泄或代谢功能障碍,必然会引起不同程度的水、电解质、酸碱平衡紊乱。

①水代谢失调:出现为失水时,除尿毒症其他表现外,可感到口干、乏力、尿量少和血压低等失水症状,严重者出现脑细胞脱水现象,如嗜睡、烦躁、幻觉,以致昏迷;出现水过

多时,表现为全身浮肿,血压增高、肺水肿、心力衰竭等。

②钠代谢:高钠血症早期表现不明显,逐步发展为神清淡漠、嗜睡、肌张力高、腱反射亢进、抽搐、昏迷甚至死亡;低钠血症时出现头晕、极度疲乏、体位性低血压、脉细数、肌肉痉挛、抽搐症低血容量症状,严重者可发生低血压休克而陷入昏迷。

③钾平衡:高钾血症时出现乏力、四肢酸软、动作缓慢,甚至肢体瘫痪和肌麻痹,也可见肌肉酸痛、四肢苍白、湿冷、心率缓慢、心律失常、房室传导阻滞、房颤甚至心脏骤停;低钾血症时见倦怠、乏力、感觉异常、腹胀,严重者发生迟缓性瘫痪、呼吸肌麻痹,心率增快、室上性心律失常等。

④磷代谢:临床上,磷代谢紊乱所引起的一系列表现主要由高磷血症和继发性甲旁亢引起。高磷本身可诱发转移性钙化和组织损害,皮肤和皮下组织转移性钙化则表现为瘙痒,角膜钙化则引起带状角膜瘤,结合膜下钙化则表现为急性刺激症状和"病眼",关节周围钙化则导致肌腱炎和关节炎,血管壁钙化可引起永久性缺血,其他如在心脏、肺脏、脑部钙化则引起心脏传导障碍、二尖瓣狭窄、限制性和纤维性肺病以及"器质性脑病",肾组织钙化可引起的肾脏损害并成为肾脏病进展机制之一。继发性甲状旁腺功能亢进则主要引起骨营养不良,临床上表现为近端肌病、软组织钙化和骨病,骨病主要包括骨软化、纤维性骨炎、纤维囊性骨炎等一系列表现。

⑤钙代谢:CRF 时主要表现为低钙血症。临床上,低钙血症会引起神经肌肉应激性增加,是 CRF 患者手足搐搦等症状的常见原因。然而,由于钙在酸性溶液中溶解度较高,虽然酸中毒时总体血钙可能偏低,但游离钙水平尚正常,低钙血症症状可不出现。然而,一旦酸中毒较快纠正后,该系列症状可再出现,应引起临床上足够重视。

⑥镁代谢:主要是高镁血症,由肾小球滤过减少引起。当 GFR 低于 30ml/min 时,各种适应性改变不足以对抗体内镁的潴留,特别进食含镁的饮食时,可出现高镁血症,但一般临床上无明显表现。当血清镁浓度大于 1.64mmol/L 时,可引起嗜睡、言语障碍、食欲不振;当大于 2.05mmol/L 时,可明显抑制神经肌肉功能,出现昏睡、血压下降、腱反射减弱和肌无力;随着血清镁浓度进一步升高,可出现心动过缓、房室传导或心室传导阻滞,严重者可致心跳骤停。

⑦代谢性酸中毒:CRF 早期机体酸中毒并不明显,主要由一系列肾内外代偿性改变维持体液中 pH 值。临床上,CRF 时由于一系列适应性改变,往往酸中毒并不严重,HCO_3^- 浓度得以维持,然而这是以机体一系列代偿功能增加为代价。中度以上的酸中毒时,患者出现呼吸深长而大、食欲减退、头痛、烦躁不安、心力衰竭、血压下降,严重者昏迷。

(2) 糖、脂肪、蛋白质和氨基酸代谢障碍

①糖代谢障碍:主要表现为 CRF 肝脏糖异生增加,胰岛对葡萄糖刺激分泌机制异常主要表现在两方面,一方面胰岛 β 细胞可增加胰岛素分泌以克服外周组织对胰岛素的抵抗,可使糖耐量试验正常,另一方面,胰岛 β 细胞对葡萄糖刺激的敏感性下降,使胰岛素分泌减少。随着肾功能下降,肾脏对胰岛素清除率亦随之下降。当 GFR 下降到 15～20ml/min 时,最终导致胰岛素清除下降。

②蛋白质和氨基酸代谢障碍:CRF 患者常表现有蛋白质、氨基酸合成低下、分解代谢增加及负氮平衡,若不及时纠正,则表现为蛋白质营养不良,严重影响患者康复,伤口愈合并增加感染机会。

(3) 各系统功能障碍

①消化系统:消化系统症状是 CRF 最早

和最突出的表现，常为CRF的诊断线索，早期表现为厌食、食后胃肠饱胀感，随着肾功能进展，特别是尿毒症期间可出现恶心、呕吐、腹泻，严重者可致水、电解质和酸碱平衡紊乱，加重尿毒症症状，形成恶性循环。此外，上消化道出血在尿毒症人群中十分常见。可出现呕血、黑便，严重者大出血导致死亡。

②心血管系统：患者出现心功能不全时表现心悸、气促、端坐呼吸、颈静脉怒张、肝大及水肿。

③呼吸系统：CRF早期常可出现肺活量减低，限制性通气障碍和氧弥散能力下降，当伴有代谢性酸中毒时可出现气促，甚至发生Kussmaul呼吸，进入尿毒症期，则可出现尿毒症肺、尿毒症性胸膜炎及肺钙化，并且肺部感染发生率明显增加。

④神经系统：中枢神经系统早期常表现为功能抑制，如淡漠、疲乏、记忆力减退。病情加重时出现记忆力、判断力、定向力和计算力障碍，并常出现欣快感或抑郁症，妄想和幻觉，可有扑翼样震颤。周围神经病变常见下肢疼痛、灼痛和痛觉过敏，运动后消失，故患者常活动腿。

⑤血液系统：CRF血液系统异常可表现为贫血、出血倾向及血栓倾向。表现为心率加快、心输出量和心搏增加、心肌前负荷和收缩力增加，皮下淤斑、紫癜、鼻出血和牙龈出血。

⑥运动系统：尿毒症晚期常有肌病，表现为严重肌无力，以近心端肌肉受累为主。可有举臂或起立困难，企鹅样步态等表现。

⑦皮肤变化：尿毒症患者可因贫血面色苍白或呈黄褐色，这种肤色改变一度认为是尿色素增加之故，成为尿毒症患者特有的面容。因继发性甲状旁腺功能亢进可致皮肤瘙痒、溃疡及软组织坏死，尿毒症性瘙痒还与高浓度尿素在皮肤形成尿素霜有关。

⑧免疫系统：CRF患者伴有感染，主要与生理防御屏障破坏、免疫功能异常、促炎症介质异常有关。

⑨内分泌系统：除肾脏产生的内分泌激素发生障碍外，性激素也时常紊乱，性功能常有障碍。女性患者可出现闭经、不育；男性患者常有阳痿，精子生成减少或活力下降等表现。

2. 检查

(1)尿液检查：尿常规见蛋白，晚期肾功能损害明显时尿蛋白反见减少。尿沉渣镜检有不同程度的血尿、管型尿，粗大宽阔的蜡状管型对慢性肾衰有诊断价值。尿比重降低至1.018以下，或固定在1.010左右。尿中BUN、Scr水平的测定、Ccr测定、尿液浓缩-稀释功能测定有助诊断。

(2)血液检查：因CRF时均有贫血，故血常规检查对CRF有重要提示作用。血红蛋白降低，一般在80g/L以下，重者小于50g/L，为正常形态正色素性贫血，白细胞正常或降低，感染或严重酸中毒时白细胞可升高，血小板正常或降低，红细胞沉降率增快。其他检查包括血浆总蛋白、白蛋白、球蛋白及其比值测定；血电解质测定。

(3)肾功能检查：血肌酐、尿素氮上升。

(4)肾脏B超：肾皮质厚度减小，双肾萎缩。

【鉴别诊断】

1. 肾前性急性肾衰竭

由于肾前因素使有效循环血容量减少，致肾血流量灌注不足引起的肾功能损害。肾小球滤过率减低，肾小管对尿素氮、水和钠的重吸收相对增加，患者血尿素氮升高、尿量减少、尿比重增高。肾前性急性肾衰患者的肾小球及肾小管结构保持完整，当肾脏血流灌注恢复正常后，肾小球滤过率也随之恢复。

但严重的或持续的肾脏低灌注可使肾前性急性肾衰竭发展至急性肾小管坏死。

2. 肾后性急性肾衰竭

输尿管阻塞,如结晶体(尿酸等)、结石、血块、腹膜后纤维化、肿瘤、血肿等;膀胱颈阻塞,如前列腺肥大、膀胱颈纤维化、神经元性膀胱等;尿道阻塞狭窄等,解除梗阻后,肾功能很快恢复。

【治疗】

一旦发生慢性肾功能衰竭则应该采用血液透析治疗或血液滤过治疗或血浆置换,对纠正酸碱平衡、电解质紊乱,减少各系统症状都有利,这些方法虽不能根除肾功能衰竭,却能使患者转危为安,延长病程。

如发生肾性贫血,可应用康力龙或丙酸睾丸酮,还可应用重组人红细胞生成素,每次每千克体重按 100~150U,每周 3 次,皮下注射,连续应用 8 周,常可使血红蛋白上升恢复到正常,停药后血红蛋白会下降,也可以小剂量维持,以减少副作用的发生。

(五)高黏滞综合征

【概述】

多发性骨髓瘤时,血中异常球蛋白大量增多,会使血液黏滞性显著增高,而引起血液流体动力学的抵抗增加,出现的一系列特有的临床症状。

【诊断】

符合多发性骨髓瘤的诊断标准。

1. 临床表现

可发生口腔黏膜出血、鼻出血,因眼底静脉扩展、局限性狭窄、出血及渗出,引起视力障碍;头晕、眼花、耳聋、手足麻木及意识障碍,严重者可昏迷;可出现心、肺、肾功能的异常;可引起雷诺现象等。

2. 检查

从血液流变学的角度检查患者的红细胞比积、血浆黏度、纤维蛋白原、血小板黏附率、红细胞沉降率和血沉方程 K 值等项均有不同程度增高。红细胞变形性降低或聚集性增高,及血小板功能亢进、纤维蛋白原、胆固醇含量增高或红细胞压积绝对或相对增高。

【鉴别诊断】

高脂血症 高血脂症血脂是人体血浆内所含脂质的总称,其中包括胆固醇、三酰甘油、胆固醇脂、β脂蛋白、磷脂、未脂化的脂酸等。当血清胆固醇超过正常值 230mg/100ml,三酰甘油超过 140mg/100ml、β脂蛋白超过 390mg/100ml 以上时,即可称之为高血脂症。高黏滞血症是由于一种或几种血液黏滞因子升高,使血液过度黏稠、血流缓慢所造成,血脂异常是高黏滞血症的一个病因。

【治疗】

吸烟影响血液循环,减少血流量,降低血流速度,因而必须禁烟。多食富含维生素 C、卵磷脂的食物和水果。选用一些抗凝、降低血液黏度的药物,常用的有益心酮、藻酸双酯钠、肠溶阿司匹林、茶色素、链激酶、蝮蛇抗栓酶等;也可选用一些活血化淤药物如复方丹参片、当归片、绞股蓝、川芎、双嘧达莫等。当发生严重高黏滞综合征而引起视力障碍,严重出血倾向或昏迷时,应采取放血法,一般至少放血浆 500ml。有条件者应采用血细胞分离机进行血浆交换,可迅速部分去除患者含有异常增多的 IgM 血浆,而代之以正常血浆或血浆代用品,缓解病情,必要时可重复血浆交换治疗。

第五节 肾细胞癌并发症

一、肾细胞癌

【概述】

肾细胞癌(renal cell carcinoma)又叫肾癌、肾腺癌(adeno carcinoma),起源于肾小管上皮细胞,可发生于肾实质的任何部位,但以上、下级为多见,少数侵及全肾;左、右肾发病机会均等,双侧病变占1%~2%。是肾脏最常见的恶性肿瘤,肾脏恶性肿瘤80%为肾癌,约占全身恶性肿瘤的3%。占肾脏原发性恶性肿瘤的85%~90%,20%初诊时已有转移,30%术后发生转移,是泌尿系统中第二常见的恶性肿瘤。主要为透明细胞癌(75%~80%),非透明细胞肾癌,包括乳头状、嫌色细胞和肉瘤样癌等约占25%。

【诊断与鉴别诊断】

近些年伴随着影像学诊断技术的进步及健康检查的普及,无任何自觉症状,完全由于偶然情况而被发现的肾细胞癌逐渐增多,称为偶发性肾癌。

1. 临床分期

(1)肾癌分期尚不统一,目前临床上以Robson的分期和TNM分期应用最广泛,Robson分期如下:

Ⅰ期:肿瘤局限于肾包膜内。

Ⅱ期:肿瘤穿破肾包膜侵犯肾周围脂肪但局限于肾筋膜内肾静脉和局部淋巴结无浸润。

Ⅲ期:肿瘤侵犯肾静脉或局部淋巴结有或无下腔静脉肾周围脂肪受累。

Ⅳ期:远处转移或侵犯邻近脏器。

以上是简化的Robson分期,便于应用,其缺点是Ⅱ、Ⅲ期的预后一样。

(2)1987年国际抗癌协会提出的TNM分期如下:

T0:无原发肿瘤。

T1:肿瘤最大径不超过2.5cm局限在肾包膜内。

T2:肿瘤最大径大于2.5cm局限在肾包膜内。

T3:肿瘤侵犯大血管肾上腺和肾周围组织局限在肾筋膜内。

T3a:侵犯肾周围脂肪组织或肾上腺。

T3b:侵犯肾静脉或下腔静脉。

T4:侵犯肾筋膜以外。

N0:无淋巴结转移。

N1:单个单侧淋巴结转移最大径不超过2.5cm。

N2:多个局部淋巴结转移或单个淋巴结最大径2~5cm。

N3:局部转移淋巴结最大径超过5cm。

M1:远处转移。

(3)肾细胞肿瘤的组织学分类(WHO2004)

①透明细胞肾细胞癌。

②多房囊性肾细胞癌。

③乳头状肾细胞癌。

④嫌色细胞肾细胞癌。

⑤集合管癌。

⑥肾髓质癌。

⑦伴有Xp11.2转位/TFE3基因融合的肾细胞癌。

⑧神经母细胞瘤相关肾细胞癌。

⑨黏液小管和梭形细胞癌。
⑩乳头状腺瘤。
⑪嗜酸细胞瘤。

2. 症状

早期可无任何症状,晚期典型症状为血尿、腰痛、肾区肿大(三联征),有时患者因为病灶转移来就诊。

(1)血尿:为最初及最常见的症状,多为间歇性、无痛性、全程性血尿,也可呈现显微镜血尿。系由肿瘤侵犯肾盂或肾盏黏膜而引起。约40～60岁左右的患者会发生不同程度的血尿,通常为间歇性全程无痛肉眼血尿,有时有条状血块。

(2)疼痛:肾区多有钝痛或胀痛或侧腹痛,原因除由于肿瘤生长牵张肾被膜外,还可由于肿瘤侵犯周围脏器或腰肌所造成,后一种疼痛往往较重且持久。如果血尿严重,凝集成块堵塞输尿管,可以发生绞痛。

(3)腰部肿块:多为晚期表现。可在上腹部或腰部触及肿块。有时为本病最早出现的体征。肿块软硬不一,表面光滑或呈分叶状。小的肿瘤,位于肾上极或肾后侧的肿瘤,常不能触及。

(4)发热:部分患者有持续性低热,或有间歇性突然高热。

(5)Stauffer综合征:肾肿瘤引起的肝功能异常,但肝内无转移瘤,当原发肾肿瘤切除后,肝功能即恢复正常,称为肾源性肝功能异常综合征(nephrogenic hepatic dysfunction syndrome)。据统计肾肿瘤约10%有此综合征,最常见于肾细胞癌,其发生率约为40%。

(6)其他:红细胞增多症、高血压、白血病样表现、发热综合征、肝肾功能不全、胃肠道症状等。晚期可出现贫血等恶病质及肿瘤转移病象。

3. 体征

腰部肿块位于上腹部肋弓下,可随呼吸运动而上下移动。触诊可以发现腰部肿块坚硬、不光滑和触痛。瘦长体型者更易出现,检查者所触及的可能是肿瘤本身,也可能是被肿瘤推移的肾下极。如果包块固定不动,说明肿瘤已侵犯肾脏周围的脏器结构。

4. 诊断要点

(1)临床疑诊:由于肾细胞癌缺乏早期临床症状,常在体检时或其他检查的时候发现。肾细胞癌高发年龄为50～70岁,男、女为2:1,根据临床症状、体征,特别是不明原因的尿血、发热、腰痛、腹部肿块,应该及早进行B超检查,必要时可以进行CT、MRI等检查。对于40岁以上的中老年人群,尤应定期检查。B超常表现为不均质的中低回声实性肿块,体积小的肾癌有时表现为高回声,需结合CT或肾动脉造影诊断。

(2)确诊手段

①B超:为最廉价、安全、简便的检测方法。利用彩色B超,观察肾血流以及腹部大血管的血流状态。对肾细胞癌的肿瘤内丰富血流有很高的检出率,而肾盂癌的肿瘤内几乎没有血流。据此有助于两者的鉴别。也可利用彩色B超探查肾静脉、下腔静脉有无肿瘤血栓存在,有助于本病的病期诊断。

②CT:在影像诊断中,CT检查的精确度最高,达96%,目前CT扫描是检出和定性诊断小肾癌的最佳方法。T2以下的早期癌和T3以上进行癌的浸润度判断,CT符合率为85%。特别是动力学的CT检查,可发现肾细胞癌内极富血管的特征性征象以及肿瘤直径小的病例。但是缺点是部分腺瘤或嗜酸细胞瘤或伪增强的小肾囊肿有可能误诊为小肾癌,显示静脉内癌栓不如磁共振检查。

③MRI:可鉴别高密度囊肿与肾癌,因此是肾功能不全、造影剂过敏患者可选择的影像学诊断手段。对于增强CT难以诊断的小肾肿块,应用更敏感的脂肪抑制动态增强

MRI具有鉴别诊断意义。MRI的三维影像重建对小肾癌的诊断和NSS的术前评估具有重要的指导价值，MRI在显示肾静脉或下腔静脉受累、周围器官侵犯及肿瘤出血、坏死、囊变等方面优于CT。缺点是空间分辨率较低，且费用较高，故一般在CT检查难以诊断时应用。

④血管造影：可进行腹主动脉和肾动脉造影。另外肾癌大多血供丰富，表现为造影剂池样聚集、肾包膜血管增多，故数字减数造影（DSA）可清楚显示新生血管、侧支循环、血管。通过血管造影，可发现肾细胞癌特征性的极富血管征象，包括曲张不规则粗细不均的血管增多、静脉湖、动脉瘤、动静脉瘘，静脉过早充盈，以及造影剂自肿瘤坏死组织中渗出而产生的血管池阴影等，也可借助下腔静脉造影以了解肾静脉是否受累。过去本法是诊断肾细胞癌的主要方法，目前本法仅用于教学诊断和动脉栓塞术的放射介入治疗。

⑤肾肿瘤的经皮肤针吸和活检：肾肿瘤的活组织检查应选择合适的病例，临床诊断难以确认肿瘤的性质为良性或恶性时可进行该项检查。随着偶发肿瘤的增加，肾肿瘤活检的必要性显著提高。通过活检，若能明确为良性肿瘤者，可避免不必要的手术。

【治疗】

目前多数学者认为对原发性肾癌应肾癌根治的肾摘除术。对偶发癌可行肾部分切除术（nephron-sparing surgery）。对患者状态差，而不能耐受根治手术者可进行肾的化疗或肾肿瘤γ刀治疗。对肾细胞癌体积大而血管丰富或已有癌栓伸入肾静脉或下腔静脉的肾癌或剧烈疼痛或血尿严重不能耐受肾切除的患者，可做肾动脉栓塞术、冰冻术。

双侧肾同时或先后发生肾癌，较为罕见。双侧肾癌可对肿瘤较大侧行根治性肾切除术；较小侧行部分肾切除术。如两侧病变范围均很小，可行两侧部分肾切除术。

1. 手术治疗

保留肾单位手术（NSS），包括肿瘤剜除术、肾部分切除术（开放性NSS最初用于孤立性肾癌患者、腹腔镜手术）。

(1)绝对适应证：孤立肾肾癌、双侧肾癌或合并对侧肾功能中重度受损的肾癌患者。

(2)相对适应证：对侧肾脏已发生病变或存在有肾功能不全的肾癌患者（如泌尿系先天畸形、肾小球肾炎、肾盂肾炎、泌尿系感染或结石、糖尿病或高血压等系统性疾病等）。

(3)选择性适应证：一侧局限性肾癌，对侧肾功能正常。因在出血量、住院天数及恢复时间等方面有优势。腹腔镜技术具有广阔的临床应用前景。

2. 肾癌微创技术

随着微创技术发展，近年涌现出多种肾癌微创技术，包括射频、微波、高能聚焦超声、冷冻消融术、乙醇注射疗法。

3. 非手术治疗

(1)肾动脉栓塞疗法：有学者认为，术前肾动脉栓塞使肿瘤血流量减少，表面怒张静脉萎陷肿瘤体积缩小，这些改变有利于减少术中出血及肿瘤切除。毛细血管水平的栓塞使肾癌在延期手术时更易切除，提高手术切除率，并且栓塞所致肿瘤坏死组织可刺激机体免疫系统，提高免疫机能。经过化疗后，肿瘤体积缩小，肾周脂肪水肿等因素宜于肿瘤切除，减少了术中转移的可能性。

(2)影像介导下肾癌的微创治疗：为保留肾功能，对4cm以下的肿瘤可采用肾冷冻消融、射频消融、微波和高强度聚焦超声，都可在超声、CT、MRI等影像学介导下不切除肿瘤的情况下达到治疗的目的，其创伤小、安全、有效等优点越来越受到人们的重视。

(3)化学疗法、放射疗法：现在并没有十

分有效的化学疗法。肾细胞癌对化疗不敏感,且肾脏解剖位置隐蔽,周围脏器易受放射线损伤。只用于对肾细胞癌转移灶姑息性治疗,如骨转移时放疗减轻骨痛、脑转移时放疗缓解症状等。

(4)免疫治疗:免疫治疗是以自然界存在的某种物质激活免疫系统而杀灭肿瘤细胞的疗法,已使用的免疫制剂有干扰素、IL-2、IL-6、LAK 细胞、TIL 等。

二、并发症

(一)转移性肾癌

【概述】

大约 1/4 患者就医时就已经有转移。肾癌局限在包膜内时恶性度较小,当肿瘤逐渐增大穿透假包膜后,除侵及肾周筋膜和邻近器官组织,向内侵及肾盂肾盏引起血尿外,还可直接扩展至肾静脉、下腔静脉形成癌栓,经血液和淋巴转移至肺、肝、骨、脑等。淋巴转移最先到肾蒂淋巴结。肾癌可通过直接浸润、淋巴途径和血运三种途径转移。肺和骨骼是常见的转移部位。

1. 直接浸润

肾癌逐渐长大,穿破肿瘤包膜朝四周扩散,向内侵入肾盂,向外突破肾包膜侵及肾周脂肪和筋膜,蔓延到邻近组织如结肠、肾上腺、肝、脾及横膈等。

2. 淋巴途径

据统计 15%～30% 的肾癌可经淋巴途径转移。左侧转移到肾蒂、主动脉前和左外侧淋巴结;右侧累及肾门附近、下腔静脉前淋巴结、主动脉和下腔静脉间淋巴结。

3. 血运转移

血运转移是肾癌重要的转移途径,癌细胞侵犯静脉,从毛细血管、肾内静脉至肾静脉,在静脉内形成瘤栓,可进一步伸入下腔静脉到达右心房,并向肺、骨骼和其他脏器,引起广泛的血运转移。

【诊断】

1. 临床表现

(1)肺部转移:是最为常见的转移部位。可以出现咳嗽、发热、咯血、发热、胸痛等症状,经过常规抗感染治疗后,不能缓解,应该高度怀疑。尤其是对有长期、大量吸烟史的中老年人群。

(2)骨转移:常见转移部位是脊柱、骨盆和四肢近端骨骼,往往表现为病变部位进行性疼痛难忍,夜间疼痛尤为明显,可以发现病理性骨折。

(3)肝脏转移:肾癌肝转移并不多见,出现乏力、纳差、低热、右上腹部胀或痛等症状。

(4)淋巴结转移:肾癌可以经过淋巴转移到肾门、锁骨上等淋巴结,可以出现淋巴结肿大等。

2. 诊断要点

(1)已经有肾癌的原发病史。

(2)肺部转移时早期无明显的呼吸道症状。肺部病变广泛时,可有咳嗽、发热、咯血、胸痛等表现。X 光片可以发现肺癌的表现。

(3)骨转移时,表现为病变部位夜间疼痛,甚至可出现病理性骨折。X 光片上表现为溶骨性骨质破坏,还可以发生病理骨折,甚至脊髓受压引起截瘫。

(4)肾癌肝脏转移,多无明显症状,或可以出现乏力、纳差、腹部胀痛等表现。X 线、CT 等可以发现肝脏病变的改变。

【鉴别诊断】

根据肾癌转移的不同部位,可与其他原因的肿瘤相鉴别。

1. 原发性肺癌肾转移

肺癌的肾转移主要是由于肺癌发展到了晚期发生血行转移的结果，一般患者可无症状，部分患者可出现肾区胀痛。肾癌肺转移一般是以肾脏的表现在前，如尿血、腰部胀痛、肿块等；肺癌肾转移一般先出现咳嗽、咯血、胸痛，常规的抗感染治疗效果差。

2. 原发性骨癌

与其他癌症患者一样有食欲减低、体重减轻、发烧等症状。而且患处疼痛，关节与肢体有局部肿块及肿胀，或之关节与肢体运动受限制或患部皮肤溃烂，肢体远端会有麻木感，因压迫神经血管，可发生病理性骨折或变形。骨癌最典型的症状就是骨痛，如果晚上比白天明显的骨痛时，更需特别注意。

3. 原发性肝癌

原发性肝癌肾转移很少见，原发性肝癌常有慢性乙型病毒性肝炎等病史，常有肝区疼痛、食欲减退、乏力、消瘦，肝区疼痛、肝肿大、黄疸等表现。

【治疗】

肾癌的转移多发生在治疗的第一年，肾癌转移的根治性治疗目前尚不满意，放射治疗有一定效果。对于转移性肾癌，传统的细胞毒药物与免疫治疗有效率仅为10%~20%，5年存活率小于5%。即使早期RCC患者手术后，仍有10%~30%将发生转移。

1. 外科治疗

手术切除原发灶的价值如下：

(1)作为减瘤手术切除瘤肾可提高免疫治疗、化疗、放疗等综合治疗的疗效；

(2)可缓解发热、疼痛、出血等局部症状，提高生活质量；

(3)少数患者(1/200)切除瘤肾后转移灶(子瘤)可能自发消退，延长患者生存期。

2. 术前的肾动脉栓塞术

多数学者意见是不应列为常规施行，但认为对直径大于7.0cm的血管丰富型肾癌作术前栓塞是有价值的。在理论上栓塞后还可减少术中操作或推挤癌栓经血行播散的机会。

3. 姑息性治疗的肾动脉栓塞术

可激活宿主的免疫机能，有时转移灶在栓塞术后变小，甚至消失。一般使用永久性栓塞物，如无水乙醇、聚乙烯醇、弹簧圈、可脱离球囊等。

4. 分子靶向治疗

舒尼替尼是一种能够选择性地作用于多种受体酪氨酸激酶的新型靶向药物，它通过抑制肿瘤血管生成，阻断肿瘤生长所需要的血液和营养物质供给和直接攻击肿瘤细胞的双重作用机制来对抗肿瘤生长。

5. 骨髓干细胞移植

异体的干细胞移植可产生对肾癌细胞有免疫作用的T淋巴细胞，从而用于治疗转移性肾癌。但尚缺乏长期缓解的报道。

6. 中医药治疗

现代研究表明黄芪单独使用已证明有降低化疗药物不良反应、增强化疗疗效、提高机体免疫功能和改善患者生活质量等作用。黄芪多糖能提高网状内皮系统吞噬功能，增强T细胞、NK细胞、LAK细胞、IL-2抗癌活性，其有效成分F3能增强对肿瘤细胞的杀伤能力。

（二）栓塞

【概述】

肾细胞癌除侵袭邻近脂肪肌肉组织外还具有向静脉内扩散形成癌栓的特性，癌栓可以延伸进入肾静脉、下腔静脉甚至到达右心房。癌栓是造成腔静脉受阻只占临床的1%~25%，表现下肢静脉曲张、足背水肿、腹壁浅静脉怒张。

根据癌栓在下腔静脉中延伸的长度,可以分为4型:

Ⅰ型:肾静脉型,指癌栓在肾静脉上以上距离不超过2cm;

Ⅱ型:肝下型,栓子在肾静脉以上超过2cm,但位于肝门腔静脉以下;

Ⅲ型:癌栓达肝内腔静脉,但在横膈以下;

Ⅳ型:膈上型,癌栓超过横膈平面,有时可及右心房内。

【诊断】

1. 临床表现

(1)下肢静脉曲张:是由于癌栓引起下腔静脉栓塞引起。常感患肢沉重、胀痛、易疲劳,休息后可缓解。小腿浅静脉渐现隆起、扩张,有时可卷曲成团或囊状,尤以站立后明显,抬高腿后消失。

(2)下肢水肿:当下腔静脉受侵,可同时有下肢水肿出现。

(3)腹壁静脉怒张:是由于下腔静脉栓塞,引起其远端回流障碍,致使其属支迂曲扩张,侧支形成。本病亦可出现胸腹壁广泛性静脉曲张胸腹壁自发性疼痛,可显见直线形或迂曲状静脉,触之疼痛、硬韧,呈条索状或结节状。

(4)继发性精索静脉曲张:特点为多见于右侧,平卧位后不消失,由于肾静脉或下腔静脉内瘤栓阻碍精索静脉内血液回流引起。

2. 诊断要点

(1)有肾细胞癌的病史。

(2)可以出现下肢静脉曲张,站立后明显,抬高后可消失。也可以出现下肢水肿,腹壁静脉怒张,精索静脉曲张。

(3)B超或静脉造影示大隐静脉迂曲扩张,瓣膜功能不全。

(4)精索内静脉造影:造影剂在精索静脉内逆流长度达5cm时为轻度;逆流到L1~L5水平者为中度;逆流至阴囊内者为重度。对继发性精索静脉曲张应注意检查腹部、应作静脉肾盂造影排除肾脏肿瘤。

(5)下腔静脉栓塞时,下腔静脉造影时,可以明确检出癌栓。

【鉴别诊断】

1. 原发性下肢深静脉瓣膜功能不全

多发生在股、腘静脉,主要病变为瓣叶的游离缘松弛下垂,合拢时留有漏斗形间隙,发生血液向远侧逆流。

(1)患肢有较严重的重垂不适及肿胀,行走时因瓣膜失去单开放功能而症状加重,只有在平卧时才能缓解。

(2)因早期破坏小腿交通支静脉瓣膜,常迅速出现皮肤营养不良性变化。一般没有腰痛、血尿、腹部肿块等表现。

2. 肝硬化

肝硬化也具有腹壁静脉曲张、下肢水肿等表现,但是肝硬化的B超提示,肝形态失常,肝被膜不光滑、凹凸不平,呈锯齿状或波浪状。肝实质回声增粗、增强,分布不均,重者可见肝内密布短小粗线状增强回声,或不规则的条索、斑片、网状增强回声,甚至可见肝硬化结节,表现为近似圆形或不规则的低回声区,而肾脏可无明显异常的声像图表现。

3. 原发性精索静脉曲张

精索静脉曲张的病因主要是由于精索静脉血流淤积而引起,本病95%发生于左侧。由于人的直立姿势影响精索静脉回流;静脉壁及其周围结缔组织薄弱或提睾肌发育不全;静脉瓣膜缺损或关闭不全,故易发生静脉曲张。平卧时曲张静脉随即消失。肾肿瘤有肾静脉、下腔静脉形成癌栓等引起的精索静脉曲张,多发生在右侧,且卧位时曲张不能缓解。

【治疗】

肾静脉和下腔静脉癌栓如果没有局部或远处扩散，肾癌根治性肾切除术时可同时切除癌栓，预后良好。

1. 手术治疗

手术切除肾癌及其癌栓是目前治愈本病的最好方法。由于手术范围、难度、全身情况的不同及其癌栓可能随时脱落等情况，难度比单纯肾癌的切除术大。

2. 栓塞剂

栓塞治疗的疗效与栓塞剂的种类、用量及术者的经验有关。常用的栓塞剂有明胶海绵、无水乙醇等。

第六节 输尿管癌并发症

一、输尿管癌

【概述】

输尿管肿瘤临床较为少见。发病年龄为20～90岁，男性比女性为多，约4:1。原发性输尿管肿瘤起源于输尿管本身，以恶性肿瘤居多，其中大多数(90%)为移行细胞癌。输尿管肿瘤40～70岁占80%。输尿管肿瘤按肿瘤性质可分为良性输尿管肿瘤和恶性输尿管肿瘤。良性输尿管肿瘤如输尿管息肉，恶性肿瘤如移行细胞癌、移行细胞合并鳞状上皮癌、黏液癌等。输尿管肿瘤发病率约占整个上尿路肿瘤的1%～3%。50%～60%的输尿管上皮肿瘤伴发其他泌尿道器官肿瘤(多器官发病)。本文主要介绍输尿管癌。

血尿为最常见初发症状，肉眼血尿、腰痛及腹部包块是输尿管癌常见的三大症状，但均为非特异性表现，极易同肾、膀胱肿瘤及输尿管结石、肾积水等疾患相混淆。通常输尿管治疗会伴随间歇的无痛性肉眼血尿，有时肿瘤梗阻输尿管，肿瘤形成的血块下行可引起肾绞痛。

【诊断】

1. 临床分型

(1)输尿管上段癌:从肾盂输尿管连接部至骶骨上缘；

(2)输尿管中段癌:从骶骨上缘至横跨髂血管部位；

(3)输尿管下段癌:盆腔内输尿管。

两处及两处以上肿瘤定义为多发肿瘤。

2. 症状

(1)血尿:多数患者常为无痛性肉眼血尿,间歇发生。

(2)疼痛:疼痛可以是轻微的,少数患者由于血尿通过输尿管而引起严重的肾绞痛或排出条状血块。如扩散至盆腔部或腹部器官,可引起相应部位疼痛,常是广泛而恒定的刀割样痛,这样的疼痛一旦发生,往往是晚期症状。

(3)肿块:输尿管肿瘤可扪及肿块者占25%～30%,输尿管肿瘤本身能扪及肿块是罕见的,大部分患者扪及的肿块并不是肿瘤本身,往往是一个肿大积水的肾脏。

(4)其他:约10%～15%患者被诊断时无任何症状。少见症状有宫颈糜烂、尿痛、体重减轻、厌食和乏力等。如有反复发作的无痛性肉眼血尿伴有右侧精索静脉曲张者,要高度怀疑右侧输尿管肿瘤的可能。

部分患者因肿瘤浸润延伸至膀胱三角区的输尿管下段肌肉而出现膀胱刺激症。

3. 体征

发生肾积水,重时积水肾可触及。

4. 诊断要点

原发性输尿管癌因位置隐蔽,定位诊断较困难,主要是依赖于各种影像学检查手段。

(1)临床疑诊:根据临床的症状、体征,特别是出现不明原因的尿血、肾脏积水、肾脏绞痛对诊断具有重要的提示意义。如果结合B超、尿路造影、CT、MRI等检查,可以初步疑诊或排除其他疾病。

①B超:B超为无损伤检查,可重复进行,采用各种方向的断层,可对尿路进行全面系统检查,有助于输尿管肿瘤的诊断显示肾、输尿管积水,膀胱内有囊性肿物。

②X线造影:检查排泄性尿路造影,显示患侧肾、输尿管积水,因肾功能受损而显影淡并迟缓,可伴有重复肾盂、重复输尿管征象。膀胱造影见输尿管末端呈"眼镜蛇头"状或球状阴影。

③肾图:梗阻加反复感染,使肾功能减退,示梗阻性肾图。

④膀胱镜检查:一侧输尿管口有囊肿,壁光滑透明,血管清晰,囊肿有节律性充盈和萎陷,尿液从细小的输尿管口排入膀胱,静脉注射靛胭脂有助于观察输尿管口。

⑤尿脱落细胞检查:可以在尿液中发现肿瘤细胞。

(2)确诊手段

①B超:使用最为广泛,绝大多数患者的间接征象(输尿管、肾盂积水)可被显示,相当一部分患者可直接发现输尿管的肿瘤,只有极少数B超无明显异常征象(假阴性)。患侧肾盂及输尿管可有不同程度的扩张积水,或输尿管占位。多次反复超声检查可提高输尿管肿瘤的诊断符合率。

②静脉肾盂造影(IVP):可显示肾积水的程度和输尿管管腔充盈缺损以及整个尿路情况,同时可以了解健侧肾功能情况,为手术方式提供依据,是原发性输尿管癌的基本检查之一。但输尿管肿瘤造成肾积水,常导致较严重肾功能损害,IVP检查时肾及输尿管不显影或显影不良,因此无法明确充盈缺损的位置、长度及程度。主要表现为偏心性充盈缺损或杯口状,管腔狭窄或僵硬,梗阻上方尿路积水扩张。

③膀胱镜检查:是诊断输尿管肿瘤必做的检查,除可以发现输尿管中脱出的肿瘤外,更重要的是可以观察有无肿瘤种植或同时发生的膀胱肿瘤,并可取活体组织进活检。膀胱镜加逆行造影是诊断原发性输尿管癌的重要手段。膀胱镜下可以观察输尿管开口的情况,排除膀胱病变引起的血尿。特别是原发性输尿管下段癌出现血尿时,可观察到患侧输尿管开口向膀胱喷血。有时可见输尿管瘤体向膀胱突出。

④输尿管镜检查:对输尿管肿瘤的诊断最为可靠。输尿管镜检可直接观察输尿管全程,它不仅直接观察肿瘤的形态和位置,而且可行组织学活检和治疗,有助于提高原发性输尿管癌诊断率。

⑤CT:对于不适宜尿路造影,尿路造影显示输尿管内充盈缺损鉴别不清,如透光性结石、血块等,以及对输尿管肿瘤的临床分期,CT均具有重要诊断价值。CT对原发性输尿管癌的诊断价值较大,能直接显示病变部位输尿管管壁增厚,腔内软组织肿块,管腔狭窄或闭塞,还能通过增强扫描观察两侧肾的功能和患侧肾盂肾盏的扩张积水程度,更重要的是能准确显示肿瘤向输尿管周围浸润的情况以及区域淋巴结和远处转移情况。

⑥尿脱落细胞检查:是定性诊断的重要方法,可在影像学改变前提供发现肿瘤的线索。该方法简单,无创伤,可反复进行,是筛选尿路上皮性肿瘤的重要方法。尿脱落细胞检查,尿脱落细胞学检查在本病中亦很重要,常能提供有价值的线索,可以作为观察和随访、筛查的重要手段。但缺乏特异性,不能明确判定病变部位。

【治疗】

1. 手术治疗

手术为首选治疗方式,传统的肾—输尿管全段—膀胱袖状切除术仍是目前治疗本病的主要方法。手术方式多主张行患侧肾、输尿管全长及膀胱袖状切除术。由于肾盂、输尿管、膀胱黏膜均为移行上皮,肿瘤多有中心性和种植转移的特点,术后残留输尿管和膀胱癌的发生率高。经典手术方法是开放性肾输尿管,包括膀胱壁段,全切除术,手术一般采用两个切口(腰部)切肾和(下腹部)切输尿管。有报道采用肾—输尿管全段—膀胱袖状切除术时复发率明显降低。

2. 输尿管镜治疗

可进行电灼、电切、激光治疗等。适用于肿瘤小于1cm,累及范围不超过输尿管周径的一半;孤立肾或对侧肾功能严重受损;分期是0-a期/Ⅰ~Ⅱ级及局限于输尿管的肿瘤。

3. 腹腔镜行肾盂输尿管全切术

可达到根治目的,且并发症少,康复快。

二、并发症

(一)肾积水

【概述】

由于尿液从肾脏排出受阻、蓄积,造成尿液潴留而引起肾内压升高,以致肾盂肾盏逐渐扩张、肾实质萎缩与破坏,统称为肾积水。肾盂积水是由于尿路阻塞而引起的肾盂肾盏扩大伴有肾组织萎缩。尿路任何部位的管道狭窄或阻塞以及神经肌肉的正常功能紊乱,尿液通过即可出现障碍,造成尿流梗阻,梗阻以上部位因尿液排出不畅而压力逐渐增高,管腔扩大,最终导致肾脏积水,扩张,肾实质变薄、肾功能减退,若双侧梗阻,则出现尿毒症,后果严重。

【诊断】

1. 临床表现

肾积水常无典型的临床表现,主要表现为原发病的症状和体征,肾积水诊断时,首先应明确肾积水的存在,而后查明肾积水的原因、病变部位、梗阻程度、有无感染以及肾功能损害情况。

(1)腰痛:为持续性钝痛或坠胀不适。

(2)腰腹部肿块:起初始于肋缘下,逐渐向侧腹部及腰部延伸,大者可越过中线为表面光滑的囊性肿块,边缘规则,有波动感,压痛不明显。

(3)血尿:一般为镜下血尿。并发感染、结石或外伤后血尿加重。

(4)少尿或无尿:若双侧肾脏、孤立肾或仅一侧有功能的肾脏出现积水,同时伴肾功能严重受损害的病人,则出现少尿或无尿。

(5)发热:继发感染时体温升高。

(6)消化道症状:可有腹痛、腹胀、恶心、呕吐、大量饮水后上述症状加重。

(7)双侧梗阻:出现慢性肾功能不全,尿毒症。

2. 诊断要点

(1)有引起肾积水的原发病史。

(2)有腰痛、血尿、腰腹部肿块等表现。

(3)X线尿路平片:可显示增大的肾影。

(4)B超：此方法简单方便，无损伤，对积水量探测均较准确。并能初步与肾囊肿、肾肿瘤相鉴别。B超对肾积水程度的判断标准如下：

①积水早期：超声图像无明显变化；

②轻度积水：肾窦内有带状卵圆形或菱形回声区，实质变化不明显；

③中度积水：肾窦呈典型的手套状、烟斗状或车轮状无回声区，实质变薄但大于正常厚度的1/2；

④重度积水：肾窦内有较大多房囊状无回声区，实质明显变薄但大于正常的1/4；

⑤极重度积水：肾窦内无回声区呈巨大囊肿形或有不完全分隔，实质菲薄，不易分辨。

(5)彩色多普勒超声：通过测量肾内动、静脉血流频谱值来反映患侧肾的血流动力学变化。测量参数有收缩期峰值(systolic value,SV)及阻力指数(resistant index,RI)。SV主要反映肾血管充盈度和血流供应强度，RI反映肾血管的阻力状态，与血管弹性和肾间质改变有关，也与肾血流量有关。

(6)静脉泌尿系统造影：可了解一侧抑或双侧肾积水、梗阻的部位、梗阻的程度(部分或完全)等情况。当积水严重影响患侧肾功能时可能显影不佳。大剂量IVU并延迟摄片时间，可发现肾盂肾盏扩张、膨大。IVU可诊断的上尿路梗阻性疾病有以下几种：

①泌尿系管腔内疾病：如肾和输尿管结石，是尿石症确诊的方法；

②泌尿系管壁病变引起的梗阻：如肾和输尿管上皮性肿瘤、结核、输尿管瓣膜和息肉；

③泌尿系管壁外疾病引起的梗阻：如IVU还可根据集合系统显影的浓淡和肾积水的程度来判断肾功能状态。

(7)CT：可清楚地显示肾脏大小、轮廓、肾实质、肾积水及尿路以外的病变。CT强化造影，可了解肾脏功能、肾脏病变的鉴别。

(8)MRI：对于肾功能障碍、造影剂过敏、梗阻病变避免介入性感染及患者不能耐受IVU时，可施行MRI尿路水造影，利用尿液在T_2加权中为强信号，可对尿路系统行冠状、矢状及横断扫描，对梗阻部位及性质的诊断有很重要的价值。

(9)肾图：呈梗阻型肾图曲线。

【鉴别诊断】

1. 输尿管结石

输尿管结石也可以引起肾积水，并出现血尿或者腰腹绞痛等表现。输尿管中上段结石引起的输尿管绞痛的特点是一侧腰痛和镜下血尿。疼痛多呈绞痛性质，可放射到同侧下腹部、睾丸或阴唇。血尿较轻微，大多数仅有镜下血尿。但疼痛发作后血尿加重，约半数病人出现肉眼血尿。绞痛发作时可合并有恶心呕吐，冷汗，面色苍白，腹胀，呼吸急促等症状。输尿管膀胱壁段结石可引起尿频、尿急、尿痛及同侧肾积水和感染。双侧输尿管结石可致无尿。如有肾积水和感染，体检可能触及肾脏并可有压痛，有时沿输尿管走行部位有压痛。直肠或阴道指诊可能触及输尿管下端结石。B超检查的结石表现为特殊声影，能发现平片上不能显示的小结石和透X线结石。CT对X光线不显影的尿酸结石，CT可以确诊。

2. 多囊肾

发病年龄为40～60岁，半数以上患者合并有高血压。一侧或两侧上腹部可触及囊性肿块。但肿块表面呈多发囊性结节状，无波动感。IVU示肾盂肾盏受压伸长或变形而无扩张。超声检查和放射性核素肾扫描示两侧肾体积增大，肾区有多发圆形囊肿影像。CT检查示双肾增大，肾实质内可见多数边缘光滑、大小不等的囊性肿块。有家族性遗传病史。

3. 单纯性肾囊肿

体积增大时常可触及囊性肿块。超声检查示肾区有单个边缘整齐的圆形透声暗区。IVU 示肾盂肾盏受压、变形、移位但无积水。CT 检查示一圆形壁薄、界限清楚的低密度肿块，增强后肾实质密度增强而肿块无增强。

4. 肾周围囊肿

腰部可出现边界不清的囊性肿块。肿块活动度差。波动感不明显；但往往有外伤史、IVU 示肾脏缩小、移位，但肾盂肾盏形态正常无扩张。超声检查示肾脏周围出现透声暗区。

5. 马蹄肾

腹部脐区触及均匀实质性肿块。伴发积水时则可触及不规则的囊性肿块，但 IVU 示肾轴呈倒八字形，中间可见连接两肾的峡部的阴影，两侧肾盏位置较低并向中线靠拢，肾盏向内侧伸展。

6. 正常妊娠期间常有轻度肾、输尿管积水

除了妊娠子宫压迫输尿管外，是由于妊娠期间黄体酮的分泌引起肾输尿管肌肉松弛所致。这是一种生理性改变，由于解剖关系，几乎都发生在右侧。

【治疗】

(1) 手术治疗。输尿管癌引起的肾积水可以进行肾—输尿管全段—膀胱袖状切除术，解除梗阻。

(2) 不宜进行手术治疗的，可以考感染等对症处理。

(3) 出现肾绞痛发作，予解痉、止痛等处理。

（二）肾绞痛

【概述】

肾绞痛又称肾、输尿管绞痛，是泌尿外科急症中的一种常见症状。主要是因肾盂、输尿管发生急性阻塞，引起阻塞部位以上急性积水；肾盂内压力急剧增高，诱发肾盂、输尿管痉挛，而发生的极其剧烈的疼痛，它的发生与身体是否强壮无关。肾绞痛一般呈间歇性发作，疼痛持续的时间和间歇的时间也没有一定规律，疼痛持续时间短者几十分钟，长者可达数日。间歇时间亦从数日到数年不等。

【诊断】

1. 临床表现

(1) 腰部剧痛：突然发生一侧腰部或上腹部剧烈疼痛，如刀割样。患者曲腰捧腹，辗转不宁，企图改变体位以减轻痛苦，故坐立不安，完全丧失自制能力，大声呻吟或喊叫，满面流汗，并伴有频繁的恶心、呕吐，有时可有尿意或排便感。

(2) 放射痛：常局限于一侧肾区，其特点是可以放射，多直接放射至后腰部、上腹部。亦可向下沿输尿管放射。

(3) 呕吐：是由于反射作用所引起。

(4) 发热：如肾脏合并感染，则可有体温升高。

在做腹部深触诊时，偶可触及胀大的肾脏，有坚实感及压痛，肾区叩击痛明显。

2. 诊断要点

(1) 有引起肾绞痛的原发病史。

(2) 突然发作的腰部剧烈疼痛，甚至出现恶心、呕吐等表现。

(3) 通过影像学检查可以发现结石、肿瘤等。

【鉴别诊断】

1. 泌尿系结石

泌尿系结石是引起肾绞痛的主要原因。超声可作为泌尿系结石常规的检查方法，尤其是在肾绞痛时，可以作为首选的检查方法供临床应用。另外尿路平片可以发现90%左右不透过X线的结石，能够大致地确定结石的位置、形态、大小和数量，并且初步地提示结石的化学性质。因此，可以作为结石检查的常规方法。

2. 胆绞痛

胆绞痛为胆道或胆囊结石梗阻引起的，其部位在右上腹部向肩部放射伴恶心、呕吐等肠道症状，如为胆总管梗阻则可能出现黄疸。

3. 阑尾炎

有的阑尾炎粪石梗阻引起炎症疼痛时可以出现右下腹的绞痛样发抖，但其程度不如肾绞痛剧烈，且伴有明显的胃肠道症状及发热等。

4. 肠梗阻

一般肠梗阻大多疼痛部位与肾绞痛很易分别，但乙状结肠梗阻引起的肠梗阻则以左侧腹部为主，容易与左侧肾绞痛混淆。

【治疗】

对症处理以解痉，抗感染为主。解除痉挛的药物可应用山莨菪碱、黄体酮类药物、钙离子通道阻断剂等，必要时可予以哌替啶等强力止痛。

第七节 膀胱癌并发症

一、膀胱癌

【概述】

膀胱癌是泌尿系统最常见的恶性肿瘤，以移行上皮细胞癌为多，发病率居泌尿系统恶性肿瘤的首位。其病变位置于膀胱底及二侧壁较多见，三角区及膀胱颈次之。其发病原因还不清楚，一般认为与经常接触致癌物如萘胺、联苯胺等有关，日常生活中常见的染料、橡胶、塑料制品、油漆、洗涤剂等也有潜在的致癌危险。另外，某些疾病如膀胱白斑、腺性膀胱炎、尿道结石、尿潴留等也可能会诱发膀胱癌。膀胱癌是泌尿系统常见恶性肿瘤。

据世界卫生组织2002年统计，全球每年约有36万新发病例，发病率居恶性肿瘤第九位，男性患者约占75%~80%。平均发病年龄为70岁；每年约有1万人死于膀胱癌，在致命癌症中排第12位。在非治疗情况下，自然生存期约16~20个月。

【临床表现】

1. 临床分型

采用Jewett及TNM分期标准，各期表现为如下：

(1) T1/A期：侵犯固有层，膀胱壁光整，无增厚，在T_2加权时，肿瘤基底处膀胱壁低信号带清楚，光滑。

(2) T2/B1期：侵犯浅肌层，膀胱壁增厚，局部无僵硬，膀胱低信号带表浅处被肿瘤中等信号浸润。

(3) I3a/B2期：侵犯深肌层，膀胱壁增厚，僵硬，但外缘光整，膀胱低信号带大部分或全部被肿瘤信号占据。

(4) T3b/C期：侵犯膀胱周围脂肪，膀胱壁增厚不光整,周围脂肪层中出现软组织密度影,膀胱周围脂肪的高信号区中有肿瘤偏低信号浸润。

(5)T4/D期:侵犯邻近脏器,盆壁,局部淋巴结转移,远处转移。

2. 症状

(1)血尿:大多数膀胱肿瘤以无痛性肉眼血尿或显微镜下血尿为首发症状,病人表现为间歇性、全程血尿,有时可伴有血块。因此,在临床上间歇性无痛肉眼血尿被认为是膀胱肿瘤的典型症状。出血量与血尿持续时间长短,与肿瘤的恶性程度、肿瘤大小、范围和数目有一定关系,但并不一定成正比。有时发生肉眼血尿时,肿瘤已经很大或已属晚期;有时很小的肿瘤却会出现大量血尿。

膀胱癌血尿与其他疾患所致的血尿相比,膀胱癌的血尿有三个特点:

一是无痛性。即在发生血尿时,患者无任何疼痛及其他不适症状,医学上称为无痛性血尿。这与结石有血尿时多伴有肾、输尿管疼痛不同,也与膀胱炎所致的血尿多伴尿频、尿急、尿痛不一样。但若癌肿坏死、溃疡和合并感染时,可出现尿频、尿急、尿痛等膀胱刺激症状。

二是间歇性。即血尿间歇出现,可自行停止或减轻,两次血尿可间隔数天或数月,甚至半年,容易造成血尿已治愈好转的错觉,从而未能及时就诊检查。

三是全程血尿。

(2)膀胱刺激症状:早期膀胱肿瘤较少出现尿路刺激症状。若膀胱肿瘤同时伴有感染,或肿瘤发生在膀胱三角区时,则尿路刺激症状可以较早出现。此外还必须警惕尿频、尿急等膀胱刺激症状,可能提示膀胱原位癌的可能性。因此,凡是缺乏感染依据的膀胱刺激症状患者,应采用积极全面的检查措施,以确保早期作出诊断。

(3)排尿困难:少数病人因肿瘤较大,或肿瘤发生在膀胱颈部,或血块形成,可造成尿流阻塞、排尿困难甚或出现尿潴留。

(4)上尿路阻塞症状:癌肿浸润输尿管口时,引起肾盂及输尿管扩张积水,甚至感染,引起不同程度的腰酸、腰痛、发热等症状。如双侧输尿管口受侵,可发生急性肾衰竭症状。

(5)全身症状:包括恶心、食欲不振、发热、消瘦、贫血,恶病质,类白血病反应等。

(6)转移灶症状:晚期膀胱癌可发生盆底周围浸润或远处转移。常见的远处转移部位为肝、肺、骨等。当肿瘤浸润到后尿道、前列腺及直肠时,会出现相应的症状。当肿瘤位于一侧输尿管口,引起输尿管口浸润,可造成一侧输尿管扩张、肾积水。当肿瘤伴有膀胱结石时,会出现尿痛和血尿等膀胱结石的症状。

(7)常见并发症:膀胱癌常见并发症为膀胱癌痛、严重尿血、尿潴留等。

3. 体征

早期膀胱癌病人往往无特殊阳性体征,出现阳性体征往往病至中晚期。如浅表淋巴结转移时表现为淋巴结肿大;肺转移时又见肺呼吸音减弱,或合并干湿啰音;肝转移时可见肝界增大、包膜不光或黄疸;骨转移时出现转移部位压痛,当出现全身衰竭而表现为恶病质时,消瘦、贫血等阳性体征就更为明显。

4. 诊断要点

膀胱癌的诊断可以分为临床疑诊以及使用辅助检查进行确诊。

(1)临床疑诊:根据临床症状、体征,特别是出现无痛性、间歇性肉眼血尿,尿潴留等表现时,结合尿红细胞形态,B超等影像学检查可以初步排除结石等引起的血尿、少尿等疾病。

①尿红细胞形态:尿红细胞形态可以判

断血尿的来源,但是不能确诊膀胱癌。红细胞形态的检查主要是在显微镜下观察红细胞的大小、形态、色素的变化以及异形红细胞的数量。如为肾小球性血尿,绝大多数是畸形红细胞,数目多于8000个/ml。其临床意义有两点:

一是非肾小球性血尿:尿中红细胞形态相对正常,大小均匀,表面光滑,与正常末梢血内红细胞相似,呈双凹镜状,且胞浆内血色素含量正常,此类红细胞称为同形性或均一型。有时这类血尿中也含有胞浆内血红蛋白较少的影红细胞或胞膜有棘状突起的圆齿状细胞,但此类血尿中内红细胞形态不超过两种以上。正常人尿沉渣有时也可见到变异红细胞,但其数目少于8000个/ml。

二是肾小球性血尿:尿中红细胞呈多种形态变形,或多形型。红细胞的大小、形状、胞浆内血红蛋白含量都有很多改变,变形红细胞占优势,其数量多于8000个/ml。

②尿脱落细胞检查:是一种简单易行又无创伤的检查方法,对膀胱癌的诊断有重要价值,膀胱癌病人约85%尿脱落细胞检查可呈阳性。能检查尿内是否存在癌细胞,可作为膀胱癌的筛选。

③B超、常规检查:对尿液离心后在高倍显微镜下寻找红细胞,以判断血尿的存在。此为诊断隐性血尿的惟一办法,简单易行,利用此方法可发现早期膀胱癌患者,也可作为高危人群的常规检查项目。

④X线造影检查:通过造影可了解膀胱充盈情况和肿瘤浸润的范围、深度。结合肾盂和输尿管造影可了解是否肾积水、输尿管浸润及浸润的程度等。

⑤膀胱镜:可以直接看到癌肿的生长部位、大小、数目、形状、有无蒂、浸润范围、是否合并出血。

⑥B超检查:通过使膀胱充盈、膀胱壁黏膜充分伸展,B超能发现0.5～1.0cm的肿瘤,并可检查肿瘤的浸润深度。如果是经直肠超声扫描,则能显示肿瘤基底部膀胱壁的畸形和突入膀胱腔的肿块回声,可依此确定膀胱肿瘤的范围。

⑦CT检查:当膀胱肿瘤组织向腔内或壁外生长及出现转移时,CT成像可充分显示其形状、大小,准确率在80%左右,此表现对膀胱癌的分期有一定的帮助。但较小肿瘤(如<5mm)和原位癌仍不易被发现,不能了解输尿管情况,分期准确性不高,肿大淋巴结不能区分是转移还是炎症,不能准确区分肿瘤是局限于膀胱还是侵犯到膀胱外,而且既往有肿瘤切除史者可因局部炎症反应所致的假象而造成分期过高。

(2)确诊手段

①膀胱镜检查:是手术前惟一可以确诊膀胱癌的手段。将膀胱镜顺着尿道插入膀胱内,观察整个膀胱,同时观察尿道,可以直接看到肿瘤的部位、大小、数目、浸润程度等,如果同时取活组织病理检查,可以明确肿瘤的性质。

②膀胱癌的声像图表现:自膀胱壁向腔内突出的乳头状或菜花状结节,多有蒂,内部回声分布欠均匀,部分可见强光点,一般较小者(<1.5cm)回声较强,较大者回声较低。观察病变部位膀胱壁各层的完整性可判断肿瘤浸润深度。

③彩色多普勒表现:一般2cm以内肿瘤多无明显血流信号。2cm以上肿瘤内多可见较丰富的低速、低阻动脉血流信号。

④CT表现:CT对诊断膀胱肿瘤有一定价值,可发现较大肿瘤,还可与血块鉴别。平扫在充满尿液的膀胱内可见膀胱壁上局部不规则增厚、壁结节或突入腔内的软组织肿块。病灶大部都是均匀的软组织密度灶,除较晚期患者外,病变边缘完整。常好发于膀胱后

底壁及双侧壁。早期病变呈小结节状或小丘状壁内肿块,偶呈带蒂状。随着肿块逐渐增大,到晚期常沿膀胱壁生长成菜花样大肿块,可占据整个膀胱。内可有钙化、坏死区,边缘分叶,毛糙。腺癌的钙化发生率远高于移行上皮癌。病灶侵犯盆腔脂肪间隙时,膀胱壁与周围脂肪分界模糊,脂肪密度增高并呈网纹状结构。严重者出现肠粘连、盆腔积液和淋巴转移,侵犯输尿管膀胱开口引起患侧肾积液。

⑤MRI:膀胱壁突向腔内肿块和(或)膀胱壁局限性不规则增厚;平扫 T_1 肿瘤的信号等于或略高于正常膀胱壁或邻近骨骼肌的信号,但远低于膀胱周围脂肪的信号;T_2 肿瘤的信号高于肌肉信号;肿瘤与正常膀胱壁的对比度在第二回波较为明显。

⑥诊断性经尿道电切术(TUR):TUR作为诊断膀胱癌的首选方法,已逐渐被采纳。如果影像学检查发现膀胱内有肿瘤病变,并且没有明显的膀胱肌层浸润征象,可以酌情省略膀胱镜检查,在麻醉下直接行诊断性FUR,这样可以达到两个目的,一是切除肿瘤,二是对肿瘤标本进行组织学检查以明确病理诊断、肿瘤分级和分期,为进一步治疗以及判断预后提供依据。

【治疗】

1. 手术切除

经尿道肿瘤切除术配合电灼疗法适用于早期浅表性膀胱癌,术后患者可能需要接受化疗或生物治疗;根治性膀胱切除术是治疗浸润性膀胱癌的最常用手术,适用于范围较大的浅表性肿瘤,切除范围包括全膀胱、附近淋巴结、部分尿道和附近可能有癌细胞的器官;部分膀胱切除术适用于只浸润至膀胱壁的低恶性单发肿瘤;当癌肿已转移至膀胱外而无法完全切除时,有时亦会施行膀胱切除术或尿流改道术以缓解病情。

2. 加热疗法

用导管插入膀胱灌注预热45℃的生理盐水,利用肿瘤组织受热力和水压的双重作用,使部分癌细胞消灭,本法配合手术切除或化学治疗,可明显提高疗效。

3. 生物治疗

多用于术后浅表性膀胱癌,经尿道灌注已削弱的活 Calmette-Gu6rin 细菌溶液入膀胱内,用细菌刺激免疫系统去杀灭膀胱内的癌细胞,可预防肿瘤的术后复发。

4. 免疫治疗

免疫治疗是将体细胞、细胞因子、树突状细胞疫苗与生物反应调节剂输到患者体内对抗肿瘤,或通过激活免疫系统的效应细胞来杀伤或抑制肿瘤。

5. 靶向治疗

靶向治疗是指通过基因组学、蛋白质组学和代谢组学技术寻找分子靶标,筛选合适靶向药物进行治疗,如截断酪氨酸激酶受体信号转导途径,阻止细胞过度增殖。

6. 生物放化疗

以单克隆抗体(如抗 CD_{20} 抗体)或纳米颗粒为载体,a、J3 或 7 放射性同位素或化疗药物为弹头,通过抗体特异性结合抗原表达阳性的肿瘤细胞,将放射性同位素或化疗药物靶向到癌细胞,实现近距离照射或化疗,以减少对周围正常细胞的伤害。

7. 中医药治疗

实验证明,金钱草对膀胱肿瘤细胞的生长有明显抑制作用;石韦能增强机体单核细胞的吞噬活性,具抗癌作用,更可缓解放化疗引起的白细胞下降。

二、并发症

(一)尿潴留

【概述】

膀胱内积有大量尿液而不能排出,称为尿潴留。引起尿潴留的原因很多,一般可分为阻塞性和非阻塞性两类。阻塞性尿潴留有前列腺肥大、尿道狭窄、膀胱或尿道结石、肿瘤等疾病,阻塞了膀胱颈或尿道而发生尿潴留。非阻塞性尿潴留即膀胱和尿道并无器质性病变,尿潴留是由排尿功能障碍引起的,如脑肿瘤、脑外伤、脊髓肿瘤、脊髓损伤、周围神经疾病以及手术和麻醉等均可引起尿潴留。

【诊断】

1. 临床表现

(1)急性尿潴留:发病突然,膀胱内充满尿液不能排出,患者常胀痛难忍,有时部分尿液可从尿道溢出,但不能减轻下腹疼痛。

(2)慢性尿潴留:多表现为排尿不畅、尿频、常有排尿不尽感,有时出现尿失禁现象。少数病人虽无明显慢性尿潴留梗阻症状,但往往已有明显上尿路扩张、肾积水,甚至出现尿毒症症状,如全身衰弱、食欲不振、恶心呕吐、贫血、血清肌酐和尿素氮显著升高等。

2. 诊断要点

根据病史及典型临床表现,诊断并不困难。体格检查时耻骨上区常可见到半球形膨胀的膀胱,用手按压有明显尿意,叩诊为实音。超声检查可以明确诊断。

(1)有原发病史。

(2)急性尿潴留时,下腹部胀痛,尿意紧迫,但无尿液。慢性尿潴留伴有排尿困难,每次仅排少量尿,尿频。

(3)耻骨上可见球形隆起,触诊时表面光滑,且具有弹性,叩诊呈浊音。

(4)B超:可以测定膀胱内残余尿液。

【鉴别诊断】

本病应该与其他原因引起的尿潴留鉴别。

1. 无尿

不能排出尿液,与尿潴留相似。检查是耻骨上膀胱空虚,膀胱导尿时无尿液流出。

2. 前列腺增生引起的尿潴留

多发生于50岁以上的男性,直肠指诊可以触摸到表面光滑、有弹性、中央沟消失的前列腺。B超检查可以见到明显增大的前列腺,向膀胱突起,边界整齐。

3. 尿道狭窄

由于各种原因引起损伤尿道,引起纤维组织增生代替了原来的尿道海绵体,形成瘢痕,导致尿道下载,严重时可以导致尿潴留。尿道触诊时,可以触摸到尿道变硬呈索状。尿道造影可显示狭窄部位、程度。

4. 膀胱结石

当结石长期梗阻膀胱出口时,可以引起尿潴留。但是排尿时,是尿液突然中断,阴茎头部剧痛。B超和X线可以发现膀胱结石。

【治疗】

1. 急性尿潴留

(1)治疗原则是解除病因,恢复排尿。如病因不明或梗阻一时难以解除,可行导尿术引流膀胱尿液,以解除胀痛,然后再作进一步检查,明确病因后再进行治疗。

(2)对于尿潴留在短时间不能恢复者,最好放置导尿管持续导尿,1周左右拔除。急性尿潴留病人在不能插入导尿管时,可采用粗针头耻骨上膀胱穿刺的方法吸出尿液,以暂时缓解病人的痛苦。此外,还可采用膀胱穿刺造瘘引流尿液。

放置导尿管或膀胱穿刺造瘘引流尿液时,应间歇缓慢放出尿液,避免快速排空膀胱,导致膀胱内压骤然降低而引起膀胱内大量出血。

2. 慢性尿潴留

若为机械性梗阻病变引起,有上尿路扩张肾积水、肾功能损害者,应先行膀胱尿液引流,待肾积水缓解、肾功能改善后,针对病因择期手术或采取其他方法治疗,以解除梗阻。若为动力性梗阻引起,多数病人需间歇自行导尿。自行导尿困难或上尿路积水严重者,可作耻骨上膀胱造口术或其他尿流改道术。

3. 中医治疗

采用针刺阴陵泉、足三里、三阴交、关元、中极、水道等穴位,可在较短时间内使尿排出。或用中医按摩手法,用掌指部,在病人膀胱前壁、底部轻柔按压数十次,能增强膀胱平滑肌收缩功能,常可促使排尿。也可用指,用力均匀适度,点压关元、气海、中极等穴位,同时嘱患者用力,使尿被逼出。此外,也可用药物,如中药利水通淋的方药,还可用热敷小腹处,均能使尿潴留得到治疗。

(二)急性肾衰竭

【概述】

急性肾衰竭是一个由多种病因引起的临床综合征,是因肾循环衰竭或肾小管的变化而引起的一种突发性肾功能完全丧失,因此肾脏无法排除身体的代谢废物。当肾脏无法行使正常功能时,会导致毒素,废物和水分堆积在体内,而引起急性肾衰竭。引起急性肾衰竭的原因主要分为肾前性、肾性和肾后性三类。膀胱肿瘤引起的急性肾衰竭,属于肾后性。

【诊断】

1. 临床表现

(1)大多数在先驱症状12～24小时后开始出现少尿(每日尿量50～400ml)或无尿。一般持续2～4周。

(2)可有厌食、恶心、呕吐、腹泻、呃逆、头昏、头痛、烦躁不安、贫血、出血倾向、呼吸深而快、甚至昏迷、抽搐。

(3)代谢产物的蓄积:血尿素氮、肌酐等升高。出现代谢性酸中毒。

(4)电解质紊乱:可有高血钾、低血钠、高血镁、高血磷、低血钙等,尤其是高钾血症。严重者可导致心跳骤停。

(5)水平衡失调,易产生过多的水潴留;严重者导致心力衰竭,肺水肿或脑水肿。

(6)易继发呼吸系统及尿路感染。

2. 诊断要点

(1)指甲肌酐检测:指甲肌酐可以反应4个月前的肾功能情况,可以用来鉴别急性肾衰竭和慢性肾衰竭。

(2)超声检查:灰阶超声可以用于肾后性急性肾衰竭的诊断,还可以显示肾脏的大小。B超可以发现膀胱等部位的肿瘤,以及膀胱内的尿液情况。

(3)CT:平扫在充满尿液的膀胱内可见膀胱壁上局部不规则增厚、壁结节或突入腔内的软组织肿块。病灶大部都是均匀的软组织密度灶,除较晚期病人外,病变边缘完整。

【鉴别诊断】

1. 慢性肾衰竭

慢性肾衰竭的病史较长,常有各种肾小球肾炎的原发病史,B超可以发现肾脏体积缩小,而急性肾衰竭脏体积增大。指甲肌酐也可以用来鉴别急、慢性肾衰竭。

2. 不同原因引起的急性肾衰竭的鉴别

肾前性急性肾衰竭主要是由于肾血流灌注不足,肾小球滤过率减少所致。常见于休克、失钠、失水、失血、充血性心力衰竭等。肾性急性肾衰竭,尿蛋白常有+++～++++,多超过 2g/d,还伴有高血压和浮肿。如果是肾血管疾患引起的急性肾衰竭,主要是由于双侧肾静脉血栓形成,双侧肾动脉闭塞等,通过肾动脉、肾静脉造影可以确诊。肾后性急性肾衰竭如果及时解除梗阻,肾功能可以迅速改善。B 超显示双侧肾脏增大,有肾盂、肾盏、输尿管扩张积液等现象,放射性核素肾图呈梗阻图形。CT、MRI 对于发现肿瘤、结石等均有帮助。

【治疗】

(1)纠正水、电解质、酸碱平衡失调。

(2)控制感染。

(3)消除病因,积极治疗并发疾病,采用内科或外科治疗,控制原发病,解除梗阻。尿管梗阻伴急性肾衰的急诊处理原则是尽快缓解梗阻,为后期解除病因做准备。处理的关键在于成功地引流尿液,经膀胱镜输尿管插管是急诊处理的首选措施。治疗原则是早期实施手术解除梗阻,解除肾功能较好一侧的梗阻。

第八节 尿酸性肾病并发症

一、尿酸性肾病

【概述】

尿酸是嘌呤代谢的终末产物,由于嘌呤代谢紊乱使血尿酸生成过多或由于肾脏排泄尿酸减少,均可使血尿酸升高。尿酸在肾组织沉积引起的肾损害的疾病即为尿酸肾病。尿酸肾病是西方国家的一种常见病,多见于肥胖、喜肉食者及酗酒者,近年来随着我国经济水平的提高,饮食结构的变化,蛋白质及富含嘌呤成分的食物摄入量增加,本病在我国的发病率逐渐增高。

本病如能早期诊断并予以合理的治疗,肾脏病变可减轻或停止发展。如延误诊治或治疗不当,则病情恶化而死于肾功能衰竭。高尿酸血症可继发于某些疾病,如各种慢性肾脏疾病及肾功能衰竭,骨髓、淋巴增生性疾患等。本文主要讨论原发性高尿酸血症肾病。

【诊断与鉴别诊断】

1. 临床表现

原发性高尿酸血症肾病的临床表现可分为肾系表现和肾外表现。肾系表现包括慢性高尿酸血症肾病、急性高尿酸血症肾病、尿酸结石。肾外表现主要是指关节病变。

(1)慢性高尿酸血症肾病(即痛风肾病):本病起病隐匿,多见于中老年患者,男性多见,女性少见,女性多于绝经期后发现,可能与饮食习惯不同有关。早期表现为轻度腰痛及轻微蛋白尿,以小分子蛋白为主,85%病例尿蛋白不超过++,尿蛋白为持续性或间隙性出现。40%病例伴有轻度水肿,60%病例血压中度升高。尿酸结晶沉积于肾间质-肾小管使肾小管的功能受损,尿浓缩稀释功能障碍为肾受累的早期指证。结石堵塞肾小管及肾以下尿路可引起肾绞痛和血尿,结石梗阻尿路可引起继发感染,呈肾盂肾炎的表现,有尿频、尿急、尿痛、发热、腰痛症状。晚期肾病变累及肾小球，致使肌酐清除率逐渐下降，血肌酐和血尿素氮升高，尿蛋白排出减少，尿酸排出亦减少，终末期呈尿毒症的临床表现，患者可因尿毒症死亡。

(2) 尿酸结石：原发性高尿酸血症发生尿酸结石的机会为正常人群的 1000 倍，高尿酸血症、酸性尿及脱水尿浓缩是其形成尿酸结石的三个危险因素。尿酸结石的症状主要有尿路局部的刺激症状，尿流梗阻和继发感染三个方面。这些症状因结石的大小、形状、部位和有无感染而异。尿酸结石常呈砂石状，不易被查觉，仔细观察尿中有灰黄色或橘红色、鱼子样大小的砂粒状砂石。较大的结石由米粒大小或黄豆大小，可随尿排出，结石大者可引起肾绞痛及肉眼血尿。有肾绞痛提示梗阻，少数病人有双侧肾绞痛，活动后出现血尿、排石。表现有排尿困难，尿流中断以致尿闭。巨大的结石停留于肾盂肾盏内使肾盂肾盏变形，或引起肾盂积水，压迫肾实质使肾功能更加恶化。结石患者的尿在显微镜下可见多数呈双折光的针状尿酸结晶。

(3) 急性高尿酸血症肾病：起病急骤，由于大量尿酸结晶沉积于肾间质及肾小管内，肾小管腔被尿酸填充、堵塞导致少尿型急性肾功能衰竭。其临床特征初期排出尿酸增加，尿中有多形结晶，发生血尿和少量蛋白尿。病变进展时出现少尿和无尿，可伴有腰痛、恶心、呕吐和嗜睡等尿毒症状。血尿酸和尿尿酸均显著的升高。

(4) 关节病变：当血清尿酸水平超过 500μmol/L 时，尿酸盐即可沉积于关节及其周围滑囊、软骨部位引起关节炎。关节病变是痛风肾病的主要肾外表现，可呈急性或慢性关节炎的表现。急性关节炎起病急骤，多于 2~6 小时关节疼痛达高峰。发作多在夜间，患者因关节炎剧痛而醒来。多侵犯第一跖趾关节，其后是足跟部、踝部、手指、肘及膝关节受累。所患关节局部红、肿、热、痛，运动受限制，常伴有高热、血沉加快，末梢血白细胞增高。首次发作者 3~10 日内症状消失，关节肿退，运动恢复，不留痕迹。急性痛风性关节炎可反复发作，初次至第二次发作多间隔 1 年之久。间歇期无任何症状。急性发作多在酗酒、暴食、过劳或受冷后出现。

急性关节炎反复发作迁延不愈，进入慢性期，关节肿胀疼痛不消退。尿酸结晶沉积于关节及其附近的软骨、滑膜、腱鞘、黏液囊内，使关节长期肿胀、变形、畸形、僵直、活动受限，并形成痛风结节肿。

(5) 其他表现：高尿酸血症患者常伴有肥胖、冠心病、血脂异常、糖耐量异常及 2 型糖尿病，统称为代谢综合征。

2. 实验室及其他检查

(1) 血尿酸测定：血清标尿酸酶法，正常男性为 150~380μmol/L，女性为 100~300μmol/L，一般男性高于 420μmol/L，女性高于 350μmol/L 可确定为高尿酸血症。由于存在波动性，应反复监测。

(2) 尿尿酸测定：限制嘌呤饮食 5 天后，每日尿酸的排出量仍超出 3.57mmol/L (600mg)，或普食尿酸排泄量大于 800mg/d，可认为尿酸生成过多。

(3) 滑囊液或痛风石内容物检查：行关节腔穿刺或结节自行破溃物及穿刺结节内容物，在旋光显微镜下，见白细胞内有双折光现象的针形尿酸盐结晶。

(4) X 线检查：受累关节 X 线片，急性关节炎其可见非特征性软组织肿胀。慢性期可见软骨缘破坏，关节面不规则；典型者可见骨质呈圆形或不规则的穿凿样、凿孔样、虫蚀样或弧形、圆形骨质透亮缺损。

(5) CT 与 MRI 检查：沉积在关节内的痛风石，CT 扫描表现为灰度不等的斑点状影像。痛风石在 MRI 检查的影像中呈低到中等密度的块状阴影。

3. 诊断要点

(1) 临床疑诊：凡中年以上的男性患者有肾脏疾病之表现(有小至中等量蛋白尿伴镜下血尿或肉眼血尿、血压高或水肿、尿浓缩功能受损)伴发关节炎及尿路结石应首先怀疑本病。尿酸肾病的诊断需首先明确痛风的诊断。

(2) 痛风的诊断标准

1) 关节液白细胞内有尿酸盐结晶；

2) 痛风结节针吸或活检有尿酸盐结晶；

3) 具备下列 12 项中 6 项以上者亦可确诊(有 98% 的准确性)：

① 1 次以上急性关节炎发作；

② 单关节炎发作；

③ 炎症在一天内达到高峰；

④ 关节充血肿胀；

⑤ 第一跖趾关节疼痛或肿胀；

⑥ 单侧第一跖趾关节疼痛或肿胀；

⑦ 累及单侧跗骨关节；

⑧ 可疑痛风石；

⑨ 血清尿酸水平升高；

⑩ 不对称单关节痛；

⑪ X 线示骨皮质下囊性变而不伴骨浸润；

⑫ 关节炎发作期间，关节液细菌培养阴性。

4) 具备以下三项者：① 典型关节炎，随之有一个无症状的缓解期；② 给予秋水仙碱治疗后，滑膜可迅速缓解者；③ 高尿酸血症。

凡具备以上 4 项中 1 项者即可确诊。从关节滑液或痛风石中证实有尿酸结晶，是诊断本病的金标准。

(3) 尿酸肾病的诊断：临床已被确诊为痛风者，应注意尿和肾功能等方面的检查以及时确立尿酸肾病的诊断。

【治疗】

控制高尿酸血症是防治尿酸肾病的重要措施。

1. 一般治疗

调节饮食，控制总热量摄入。限制高嘌呤食物(如心、肝、肾、脑、鱼虾类、海蟹等)避免过多的肉食，控制蛋白入量，使其不超过 $1.0g/(kg \cdot d)$。多吃新鲜菜类及水果和富含维生素的饮食。避免酗酒，适当运动可减轻胰岛素抵抗，防止超重和肥胖，多饮水，每日尿量达 2000～3000ml 将有利于尿酸的排泄。睡前多饮水使夜尿增加，有助于小结石的排出和控制感染，夜尿的稀释可延缓结石的增长速度，不使用抑制尿酸排泄的药物如噻嗪类利尿药等。

2. 碱化尿液

此为防治尿酸结石的重要措施。碱化尿可使尿酸结石溶解。常用碳酸氢钠 3～6g/d。大的肾盂结石，可将碱化药经膀胱镜输尿管导管向肾盂内注入，反复冲洗，可使肾盂内尿酸结石溶解，以解除结石引起的尿路梗阻。

3. 药物治疗高尿酸血症

(1) 促进尿酸排泄的药物：适用于肾功能尚好的患者，主要是抑制近端肾小管对尿酸盐的重吸收，增加尿酸的排泄，从而降低尿酸的水平。

① 苯溴马隆：常用量 25～100mg/Qd；

② 丙磺舒：初始剂量为 0.25g/Bid。两周后可逐渐增加剂量，每日最大剂量不超过 2g。

③ 磺砒酮：一般初始剂量 50mg/Bid；渐至 100mg/Tid，最大剂量每日 800mg。

(2) 抑制尿酸生成药物：主要有别嘌醇，每次 100mg，每日 2～4 次，最大剂量每日可至 600mg。待尿酸降至 360μmol/L 以下，则可减量至维持耐受水平的最适宜剂量。

4. 关节炎的防治

急性期应迅速控制急性发作，避免过早

停药。急性期控制关节炎疼痛的药物以秋水仙碱效果最好,其作用是抑制白细胞的常趋化,干扰尿酸盐的炎性反应,但无降低血尿酸的作用。常用空腹法,初始口服剂量为1mg,随后每小时0.5mg或每2小时1mg,直到症状缓解,或出现恶心、呕吐、水样腹泻等胃肠道不良反应。第一日最大剂量6~8mg,若用到最大剂量症状无明显改善时,应及时停药。

此外,非甾体抗炎药亦可用以治疗关节炎,对上述药物常规治疗无效或因严重不良反应不能使用者可考虑使用糖皮质激素或ACTH短疗程治疗。慢性关节炎期可服用别嘌醇或促尿酸排泄药物治疗。

二、并发症

(一)肾盂肾炎

【概述】

尿路感染是由于尿酸结石梗阻尿路引起,多表现为肾盂肾炎,肾盂肾炎可反复发作,不易控制。

【诊断】

1. 临床表现

全身感染症状明显,常常发热、寒战、体温升高38~40℃,伴有恶心、呕吐、腹泻、心率加快及肌肉酸痛等,严重者可出现革兰阴性杆菌败血症表现。而尿频、尿痛、尿急及下腹部疼痛等膀胱炎的症状可有可无。体检是肋脊角区和季肋点压痛阳性,和肾区叩痛阳性,常常输尿管压痛阳性。有些患者尿革兰染色可检测到细菌,尿中出现白细胞管型,急性期可出现血尿。

2. 实验室和辅助检查

(1)尿常规检查:尿液常规检查可见红细胞、白细胞或结晶,尿蛋白常为阴性或微量,尿pH为酸性尿,沉渣内白细胞多数显著增加,如发现白细胞管型,有助于肾盂肾炎的诊断。少部分病者有较明显的镜下血尿,少数可有肉眼血尿。

(2)尿白细胞:有症状的尿感常有脓尿(又称白细胞),即清洁尿标本尿沉渣的白细胞超过5个/HP,更为准确的是用血细胞计数板计算($\geqslant 8\times 10^6$/L)。如标本不清洁,尤其是混进白带,可严重影响检查结果。白细胞酯酶试纸也可测出脓尿,本方法简便,但敏感性较镜检差一些。脓尿对尿感的诊断有一定帮助,但决不能单纯依靠脓尿确诊尿感,因除白带污染外,泌尿生殖系统非感染性炎症(如间质性肾炎)、结核分枝杆菌、真菌和衣原体感染等均可以出现脓尿。

(3)尿细菌学检查:尿感诊断的确立,主要依靠尿细菌学检查。

①尿沉渣定量培养:其临床意义为尿含菌量超过10^5/ml,为有意义的细菌尿,常为尿感;$10^4 \sim 10^5$/ml者为可以阳性,需复查;如为少于10^4/ml,则可能是污染。

②尿沉渣镜检细菌:清洁中段尿的没有染色的沉渣用高倍镜(较暗视野)找细菌,如平均每个视野超过20个细菌(包括动或不动的),即为有意义的细菌尿,其符合率可达约90%以上。此法可以迅速获得结果,并可按致病菌情况选用恰当的抗菌药物。

(4)血常规:急性肾盂肾炎血白细胞升高,中心粒细胞核左移。血沉可增快。

(5)影像学检查:尿感急性期不宜做X线静脉肾盂造影检查(IVP),单纯性尿酸结石可透过X线,故腹部平片不显影,可做B超检查以明确梗阻和结石。混合型结石可在X线显影。

女性IVP的适应证为:①复发的尿感;

②疑为复杂性尿感;③拟诊为肾盂肾炎;④感染持续存在,对治疗反应差。

男性首次尿感亦应作 IVP。IVP 的目的是找寻有否能用外科手术纠正的易感因素。从小儿就有尿感反复发作史者,除 IVP 外,还应作排尿期膀胱-输尿管反流检查。

3. 诊断要点

(1)符合下列指标之一者,即可确诊为尿路感染:①新鲜中段非离心尿革兰染色后油镜观察,大于 1 个菌/HP;②新鲜清洁中段尿细菌培养计数超过 10^5/ml;③膀胱穿刺的尿培养阳性。

(2)符合下列指标之一均提示肾盂肾炎:①明显的全身感染症状,如发热、寒战、体温升高、恶心、呕吐、肌肉酸痛及末梢白细胞显著升高;②明显腰痛和腰肋角压痛、叩痛;③尿中白细胞管型和(或)颗粒管型;④尿液 NAG 酶升高;⑤尿液视黄醇结合蛋白升高;⑥尿 Tamm-Horsfall 蛋白升高和(或)血 Tamm-Horsfall 蛋白抗体阳性;⑦肾小管功能损伤,如夜尿增多、低渗尿、低比重尿及肾性糖尿等;⑧尿抗体包裹细菌阳性;⑨急性肾衰竭、肾周围脓肿、肾乳头坏死等并发症;⑩影像血检查提示肾盂病变。

【鉴别诊断】

1. 尿道综合征

常见于妇女,患者有尿频、尿急、尿痛及排尿不适等尿路刺激症状,但多次检查均无真性细菌尿。部分可能由于膀胱逼尿肌与膀胱括约肌功能不协调、妇科或肛周疾病、神经焦虑等引起,也可能是衣原体等非细菌感染所致。

2. 肾结核

本病的膀胱刺激症状更为明显,一般抗生素治疗无效,尿沉渣可找到抗酸杆菌,尿培养结核分枝杆菌阳性,而普通细菌培养为阴性。静脉肾盂造影可发现肾实质虫蚀样缺损等表现。部分患者伴有肾外结核,抗结核治疗有效,可资鉴别。但要注意肾结核常可能与尿路感染并存,尿路感染经抗生素治疗后,任残留有尿路感染症状或尿沉渣异常者,应高度注意肾结核的可能性。

3. 慢性肾小球肾炎

慢性肾盂肾炎当出现肾功能减退、高血压时应与慢性肾小球肾炎相鉴别。后者多为双侧肾脏受累,且肾小球功能受损较肾小管功能受损突出,并常有较明确的蛋白尿、血尿和水肿病史;而前者常有尿路刺激征,细菌学检查阳性,影像学检查可表现为双侧肾脏不对称性缩小。

【治疗】

1. 清除结石

因尿酸结石往往可在原位溶解,故不需行手术治疗,可通过碱化尿液和降低尿中尿酸使结石溶解。

2. 抗感染治疗

在给药前应先作尿培养,病象较轻者可选用喹诺酮类药口服,病象较重者可选用诺氟沙星、氨苄青霉素加庆大霉素、氨苄青霉素加舒巴坦、头孢三嗪等抗生素静脉注射。待有尿培养报告出来后,根据药敏调整用药,并使用较长疗程。结石去除以后,在 6~8 个月内每月行尿细菌培养,两年中,每两个月行尿细菌培养。

(二)急性肾衰竭

【概述】

大量尿酸通过肾脏排泄,尿酸结晶在肾小管、集合管和肾盂急骤沉积,引起肾小管管腔内压力增高,肾小球囊内压增高,致使肾小球滤过率急剧下降,形成少尿型急性肾功能衰竭。本病多见于各种原因引起的急性高尿酸血症肾病。

【诊断】

1. 临床表现

(1) 水、电解质、酸碱平衡紊乱：表现为水过多，代谢性酸中毒，高钾血症，低钠血症，低钙和高磷血症等。

(2) 各系统功能障碍：消化系统症状，如食欲减退、恶心、呕吐、腹胀、腹泻等，严重者可发生消化道出血；呼吸系统除容量过多和感染的症状外，尚可出现呼吸困难、咳嗽、憋闷、胸痛等尿毒症肺炎症状；循环系统多因尿少及体液过荷、出现高血压及心力衰竭、肺水肿表现，因毒素滞留、电解质紊乱、贫血及酸中毒引起各种心律紊乱及心肌病变；神经系统受累出现意识障碍、躁动、谵妄、抽搐、昏迷等尿毒症脑病症状；血液系统受累可有出血倾向及轻度贫血现象。在急性肾衰竭同时或在疾病发展过程中还可合并多个脏器衰竭，死亡率高。

2. 实验室与辅助检查

(1) 血液检查：有轻、中度贫血；血清尿酸较肌酐和尿素氮升高显著，血清钾浓度升高，大于 5.5mmol/L；碳酸氢根浓度多低于 20mmol/L；血清钠浓度正常或偏低；血钙降低，血磷升高。

(2) 尿液检查：尿常规检查多为＋～＋＋，常以中、小分子蛋白为主。尿沉渣检查可见肾小管上皮细胞、上皮细胞管型和颗粒管型及少许红、白细胞等；尿比重降低且较固定，多在 1.015 以下，尿尿酸排出量与尿肌酐比值大于 1.0。

(3) 影像学检查：超声、静脉肾盂造影检查可见双肾增大，有肾盂、肾盏、输尿管扩大积液现象；放射性核素肾图见梗阻图形。CT、MRT 对测量肾脏大小、结构、诊断肾盂积水和发现结石均有帮助。

3. 诊断要点

符合尿酸肾病的诊断标准，出现肾功能急性、进行性减退，结合相应临床表现，实验室与辅助检查，并排除其他原因导致的肾功能衰竭，即可诊断。急性肾衰竭一般是基于血肌酐的绝对值或相对值的变化来诊断。

【鉴别诊断】

1. CKD 基础上的急性肾功能衰竭

CKD 可从存在贫血、骨病、神经病变、双侧肾缩小和 GFR 下降等得到提示。

2. 肾前性急性肾功能衰竭

肾前性常见的病因包括各种原因的液体丢失和出血，有效动脉血容量减少，引起肾灌注减少，和肾内血流动力学改变。体检可发现皮肤、黏膜干燥、低血压、颈静脉充盈不明显。此外补液试验、血浆尿素氮与肌酐比值大于(10～15)：1，尿液诊断指标尿渗透压大于 500mOsm/L，尿钠浓度小于 20mmol/L，尿肌酐/血肌酐大于 40，钠排泄分数小于 1 均支持诊断。

3. 肾性急性肾功能衰竭

急性肾小球肾炎、急性间质性肾炎或肾病综合征大量蛋白尿期亦可引起肾衰竭。另有部分由系统性血管炎导致。微血管病，如溶血性尿毒症综合征、恶性高血压及产后等也引起急性肾衰竭，通常可根据各种疾病所具有的特殊病史以资诊断。

4. 疾病导致的肾衰竭尿酸升高明显

横纹肌裂解引起的急性肾衰竭、铅中毒、多囊肾、止痛剂肾病、梗阻性肾病引起的双侧肾盂积水、家族性肾病和髓质囊肿病等。可通过测定尿中尿酸/尿肌酐比值鉴别。尿酸肾病引起的急性肾衰竭上述比值大于 1.0 而其他病因引起的急性肾衰竭，此比值常小于 1.0，可资鉴别。

【治疗】

尿酸肾病引起的肾衰竭需应用大剂量别嘌醇纠正高尿酸血症,维持体液平衡和机体营养状况和正常代谢,纠正高钾血症和代谢性酸中毒,控制感染和治疗心力衰竭。

此外还应积极进行血液透析,因大多数患者经透析治疗后肾衰可逆转。

第九节 脂蛋白肾病并发症

一、脂蛋白肾病

【概述】

脂蛋白肾病是与脂类代谢异常密切相关,病理以肾小球毛细血管腔内大量脂蛋白栓样物质堆积,伴以血浆载脂蛋白 E(ApoE)升高为特征的一类独立肾小球疾病。实验室检查常有血浆载脂蛋白 E 的升高和遗传变异。1987 年 Saito 等首次报道了本病,1989 年 Sakaguchi 等将本病作为一种独立的疾病并命名为脂蛋白肾病。

【诊断与鉴别诊断】

1. 临床表现

本病多见于男性,男女比例约为 5.3∶3。发病年龄范围较广,年龄从 4~69 岁不等,平均 31.5±17.5 岁。病变主要累及肾脏,且以肾小球受损为主。全部患者均有明显蛋白尿,24 小时尿蛋白定量在 0.5~18g 之间,有的患者可进展至肾病综合征范围的蛋白尿,少数病例同时伴有镜下血尿。脂蛋白肾病病人多有高脂血症,尽管大多数病人以三酰甘油升高为主,但是病人血脂的改变仍缺乏特征性。实验室最具特征性的指标是血清 ApoE 水平异常升高。

2. 诊断要点

脂蛋白肾病的诊断主要依靠肾活检。光镜下肾小球体积增大,高度膨胀的毛细血管袢,内含栓状改变的栓子,组织化学染色脂蛋白阳性,电镜下证实为脂蛋白栓塞,加之血清 ApoE 水平异常升高,诊断并不困难。但有少部分患者肾小球毛细血管袢腔内脂蛋白栓塞表现不典型,仅表现为肾小球系膜增生性病变和系膜插入导致的基底膜双轨样改变,而到疾病晚期肾小球则表现为局灶节段性或球性硬化。因此,为避免光镜检查在诊断上的局限性,利用免疫组化技术进行 ApoE 和 ApoB 染色是脂蛋白肾病诊断和鉴别诊断中必不可少的环节。

【治疗】

脂蛋白肾病目前尚无满意的治疗方案,如糖皮质激素、免疫抑制剂及抗凝等治疗均无显著疗效,甚至可能加重肾脏病变。降脂药物可有效地改善高脂血症,但对改善肾功能、缓解蛋白尿的疗效尚不肯定。血浆置换是推荐的方法之一,可缓解高脂血症、蛋白尿及脂蛋白血症,但重复肾活检发现治疗并不能改善肾小球病变的进行性恶化,因此其疗效不能肯定。本病预后不太理想。终末期脂蛋白肾病患者接受肾移植手术,但移植肾均出现脂蛋白肾病的再发。目前对于脂蛋白肾病的治疗主要有以下几个方面。

1. 一般治疗

同其他脂蛋白尿的患者一样,脂蛋白肾病的治疗不仅应减少蛋白尿,保护肾功能,延缓肾功能恶化的进展也是治疗的重要措施。严重水肿的患者应控制水、盐的摄入，对于大量蛋白尿患者建议控制蛋白质摄入 0.8g/(kg·d)，减少尿蛋白的排泄，从而减轻尿液中大量蛋白对肾小管间质的损伤，以保护肾功能。大部分脂蛋白肾病患者合并高血压。控制血压是重要的治疗措施，患者的血压应控制在 125/75mmHg 以下，药物首选血管紧张素转换酶抑制剂(ACEI)或血管紧张素Ⅱ受体拮抗剂(ARB)。对于经过限水、限盐仍明显水肿的患者，可适当使用利尿剂。

2. 降脂治疗

目前为止，对于脂蛋白肾病药物降脂的疗效仅限于个案报道，且结论不一。Amenomori 等利用普罗布考治疗了 1 例脂蛋白肾病患者取得了良好的疗效，尿蛋白转阴，血脂水平恢复正常。但该例患者表型为 ApoE 2/2，临床表现为中等量蛋白尿、Ⅲ型高脂蛋白血症和黄色瘤；肾脏病理改变为少量脂蛋白栓子-系膜区及毛细血管袢有大量 IgA 沉积。Watanabe 等同样利用普罗布考治疗了 1 例脂蛋白肾病患者，临床血脂恢复正常但尿蛋白未转阴，重复肾活检脂蛋白栓子未见减少。Saito 等报道 2 例长期治疗的脂蛋白肾病患者中，1 例短期内 LDL 吸附治疗有效，但肾病性蛋白尿抑制未消失；另 1 例近期三酰甘油水平明显增高，肾功能减退。日本学者报道了成功治疗 2 例脂蛋白肾病患者。1 例患者为 30 岁女性，临床表现为肾病综合征和Ⅲ型高脂血症，ApoE 基因型为 ApoE 2 Kyoto，经过 2 年的降脂治疗(苯扎贝特 400mg/d)后，重复肾活检显示脂蛋白栓塞消失，血浆 ApoE 明显下降。另 1 例患者为 36 岁女性，临床表现为肾病综合征和Ⅲ型高脂血症，ApoE 基因型为 ApoE 3 Sendai，经过 11 个月的降脂治疗(非诺贝特 300mg/d＋普罗布考 500m/d)后尿蛋白消失，重复肾活检也提示脂蛋白栓塞消失。

3. 免疫吸附

针对脂蛋白肾病药物起效慢，疗效不确切的问题，使用免疫吸附疗法治疗脂蛋白肾病患者取得了不错的效果。治疗后随着血脂，尤其是 ApoE 水平的下降，尿蛋白迅速减少，重复肾活检证实免疫吸附疗法能清除肾小球局部沉积的脂蛋白。因此，免疫吸附治疗能显著改善患者症状，减少尿蛋白，改善肾功能。长期随访显示，吸附治疗有保护肾功能，延缓疾病进展的作用。对脂蛋白肾病患者定期行免疫吸附治疗有益于延缓疾病进展，改善患者预后。

二、并发症

高脂血症

【概述】

脂蛋白肾病病人多有高脂血症，且大多数病人以三酰甘油升高为主。但是病人血脂的改变仍缺乏特征性。实验室最具特征性的指标是血清 ApoE 水平异常升高。

【诊断】

符合脂蛋白肾病的诊断标准。

1. 临床表现

根据程度不同，高血脂的症状也表现不一。轻度高血脂通常没有任何不舒服的感觉，有症状多表现为头晕、神疲乏力、失眠健忘、肢体麻木、胸闷、心悸等。另外，高脂血症常常伴随着体重超重与肥胖。长期血脂高，脂质在血管内皮沉积所引起的动脉粥样硬化，会引起冠心病和周围动脉疾病等，表现为心绞痛、心肌梗死、脑卒中和间歇性跛行(肢体活动后疼痛)。此外，还有少数高血脂的症状可出现角膜弓和脂血症眼底改变。角膜弓又称老年环,若发生在40岁以下,则多伴有高血脂症,以家族性高胆固醇血症多见,但特异性不强。高脂血症眼底改变是由于富含三酰甘油的大颗粒脂蛋白沉积在眼底小动脉上引起光折射所致,常常是严重的高三酰甘油血症并伴有乳糜微粒血症的特征表现。

2. 实验室检查

一般成年人空腹血清中总胆固醇超过5.72mmol/L,三酰甘油超过1.70mmol/L,可诊断为高脂血症,而总胆固醇在5.2～5.7mmol/L者称为边缘性升高。可有以下四种结果:

(1)高胆固醇血症:血清总胆固醇含量增高,超过5.72mmol/L,而三酰甘油含量正常,即三酰甘油小于1.70mmol/L。

(2)高三酰甘油血症:血清中三酰甘油含量增高,超过1.70mmol/L,而总胆固醇含量正常,既总胆固醇小于5.72mmol/L。

(3)混合型高脂血症:血清中总胆固醇和三酰甘油含量均增高,即总胆固醇超过5.2mmol/L,三酰甘油超过1.70mmol/L。

(4)低密度脂蛋白血症:血清高密度脂蛋白-胆固醇(HDL-胆固醇)含量降低小于9.0mmol/L。

【鉴别诊断】

1. 原发性高脂血症

原发性高脂血症是由遗传基因缺陷或基因突变、饮食习惯、生活方式及其他自然环境因素等所致的脂质代谢异常。

2. 继发性高脂血症

继发性高脂血症是由某种明确的基础疾患所引起。如常见的能引起继发性高脂血症的基础疾患有糖尿病、甲状腺功能低下、肾病综合征、阻塞性肝胆疾患、肝糖原储存疾患、胰腺炎、乙醇中毒、特发性高钙血症、多发性骨髓瘤、巨球蛋白血症及红斑狼疮、神经性厌食症等。某些药物如噻嗪类利尿药、含女性激素的口服避孕药、甲状腺素、促进合成代谢的类固醇激素以及某些β受体阻滞药等,也能引起继发性高脂血症。当这些基础疾患被治愈或控制之后,或当有关药物被停用之后,继发性高脂血症即可望得到纠正。

【治疗】

总的治疗原则是积极治疗原发病,并可适当地结合饮食控制和降脂药物治疗。

1. 控制理想体重

许多流行病学资料显示,肥胖人群的平均血浆胆固醇和三酰甘油水平显著高于同龄的非肥胖者。除了体重指数(BMI)与血脂水平呈明显正相关外,身体脂肪的分布也与血浆脂蛋白水平关系密切。一般来说,中心型肥胖者更容易发生高脂血症。肥胖者的体重减轻后,血脂紊乱亦可恢复正常。

2. 运动锻炼

体育运动不但可以增强心肺功能、改善胰岛素抵抗和葡萄糖耐量,而且还可减轻体重、降低血浆三酰甘油和胆固醇水平,升高HDL胆固醇水平。

3. 戒烟

吸烟可升高血浆胆固醇和三酰甘油水平,降低HDL-胆固醇水平。停止吸烟1年,血浆HDL-胆固醇可上升至不吸烟者的水平,冠心病的危险程度可降低50%,甚至接近于不吸烟者。

4. 饮食治疗

血浆脂质主要来源于食物,通过控制饮食,可使血浆胆固醇水平降低5%～10%,同时有助于减肥。并使降脂药物发挥出最佳的效果。多数Ⅲ型高脂蛋白血症患者通过饮食治疗,同时纠正其他共存的代谢紊乱,常可使血脂水平降至正常。

5. 药物治疗

(1)他汀类:即三羟基三甲基戊二酰辅酶A(HMG-CoA)还原酶抑制剂,具有良好调脂疗效的一类调脂药物,也是目前临床使用最广泛的一类调脂药物。目前常用的他汀类药物有洛伐他汀、辛伐他汀、普伐他汀、氟伐他汀、阿托伐他汀等。

(2)贝特类:即苯氧芳酸衍生物。目前,常用的有非诺贝特、吉非贝齐和苯扎贝特。综合一系列大规模随机双盲对照研究的结果,贝特类药物降低血清三酰甘油的水平20%～60%,总胆固醇的水平10%～20%,LDL-C的下降为5%～20%;升高HDL-C的水平为5%～20%。贝特类药物还有一定的降低血浆纤维蛋白原的作用。

(3)烟酸类:烟酸属于B族维生素,但用量超过维生素作用的剂量时有调节血脂的作用。烟酸类药物可使用于除纯合子家族性高胆固醇血症以及Ⅰ型高脂蛋白血症以外的任何类型的高脂血症患者。绝对禁忌证为慢性肝病和严重痛风。相对禁忌证为糖尿病、高尿酸血症,消化性溃疡。

(4)树脂类(胆酸螯合剂):该类药物有考来烯胺和考来替泊,它们都是不为肠道所吸收的高分子阴离子交换树脂。该类药物的共同特点是阻止胆酸或胆固醇从肠道吸收,促进胆酸或胆固醇随着粪便排出,促进胆固醇的降解。服用树脂类药物后,总胆固醇可以下降10%～20%,LDL-C可以下降15%～25%,三酰甘油可以没有变化也可以由于引起原有的VLDL水平增加而使得血清三酰甘油的水平更高,因此必要时可以加用降低VLDL的药物。该类药物的疗效与剂量有关,常从每天20g开始增加到30g左右,分3～4次服用。

(5)普罗布考(Probucol):在服药期间可以见到患者黄瘤的消退。另外,普罗布考还是一种强氧化剂,能预防LDL的诱变,有利于抑制动脉粥样硬化的形成和发展。

(6)鱼油-Omega3脂肪酸:海鱼油调节血脂的机制尚不十分明确,可能是抑制了肝内脂质以及脂蛋白的合成,促进了胆固醇从粪便中的排出。另外,它还能扩张冠状动脉,减少血栓形成,延缓动脉粥样硬化的进展。很可能还与前列腺素的代谢,血小板以及白细胞功能的改善有关。常见的副作用为鱼腥味引起的恶心。有消化道出血病史的患者不能长期使用鱼油制剂。该类制剂的疗效和安全性还有待于长期应用的证实。

第十节 多囊肾并发症

一、多囊肾

【概述】

多囊肾是遗传性疾病。根据遗传学特点,分为常染色体显性遗传性多囊肾(ADPKD)和常染色体隐性遗传性多囊肾(ARPKD)两类。常染色体显性遗传性多囊肾常见。ADPKD为常染色体显性遗传,其特点为具有家族聚集性,男女均可发病,两性受累机会相等,连续几代均可出现患者。常染色体显性遗传性多囊肾又称成人型多囊肾,是常见的多囊肾病。由于对本病的认识日益深入,预后明显改善。ARPKD是常染色体隐性遗传。父母几乎都不同样病史。常染色体隐性遗传性多囊肾又称婴儿型多囊肾,为多囊肾中少见类型。常于出生后不久死亡,只有极少数较轻类型,可存活至儿童时代甚至成人。

ADPKD常见于成年时出现症状。囊肿在出生时即已存在,随时间推移逐渐长大,抑或在成年时发生和发展尚未完全阐明。但大多数患者的病变可能在胎儿时期即已存在,绝大多数为双肾异常,两侧病变程度不一致。其特征是全肾布满大小不等的囊肿,直径由刚能分辨至数厘米不等,乳头和锥体常难以辨认。肾盂肾盏明显变形。囊内有尿样液体,出血或感染时呈不同外观。囊肿呈进行性长大,可能与细胞增殖的相关过程、细胞分泌功能的改变以及囊肿周围组织受损有关。ARPKD囊肿上皮细胞经培养后显示了与ADPKD不相同的性质:ADPKD囊液中有内毒素或Gram阴性细菌,而ARPKD囊液中则无。

【诊断与鉴别诊断】

1. 临床表现

临床上多数患者可有家族史、男多于女,表现各异。

(1) 肾脏肿大:可大于正常5~6倍,有时为患者就诊的主要原因。两侧可有明显差别。肾脏肿大早期需影像学检查才能发现,严重者腹部触诊即能触及。

(2) 腰、腹不适或疼痛:为多数病人的首发症状,呈持续性或阵发性不等,劳累后加重。这是肾和囊肿增大,肾脏包膜张力增加或牵引肾蒂血管神经引起的。

(3) 镜下或肉眼血尿:常为首发症状,约半数人出现,常呈发作性,发作时腰痛加剧,剧烈运动、创伤、感染可诱发或加重。

(4) 蛋白尿和白细胞尿:20~40岁病人中有20%~40%有轻度持续性蛋白尿,24小时尿蛋白定量一般在2g以下。白细胞尿较多见,但不一定意味着尿路感染。

(5) 高血压:是本病常见的早期表现,并可直接影响预后。

(6) 肾功能损害:一般在30岁以前很少发生肾功能衰竭,至60岁时约有半数病人已丧失肾脏功能而需替代治疗。

2. 诊断要点

(1) 病史:有遗传家族史。

(2) 症状:因梗阻、感染或囊肿内出血而增重的肾脏对肾血管蒂的牵拉,可引起一侧或双侧肾内痛。镜下或肉眼全程血尿常见且可相当严重。当血块或结石下行时可表现肾绞痛。患者可自行发现有一腹部包块。感染(寒战、发热、肾区痛)是多囊肾的常见并发症。膀胱刺激症状可以是首发症状,随着肾功能不全的发生,可出现头痛、恶心呕吐、乏力、体重减轻。

(3) 体征:常可触及一侧或双侧肾脏,表面呈结节感。并发感染时,可有压痛。60%~70%的病人可出现高血压,随即可找到心脏扩大的证据。出现肾盂肾炎或囊肿发生感染时,可出现发热。尿毒症期可有明显的贫血和体重减轻。眼底镜检查可发现典型的中到重度的高血压改变表现。

(4) 实验室检查:贫血不仅可由慢性失血引起,更多的是因尿毒症所伴发的对造血机能的抑制所致。尿常规可见蛋白尿及肉眼或镜下血尿,脓尿和菌尿也属常见。尿浓缩功能发生进行性减退。肾清除率试验可显示各种程度的肾功能受损情况。约有1/3的多囊肾患者是以尿毒症而被发现的。

(5) X线检查:在腹平片中,双侧肾影通常增大,甚至达5倍于正常大小,肾脏长度超过16cm时应疑有此病。在排泄性静脉造影时行体层摄影有助于确立诊断,体层摄影可显示透明的多发囊肿。在体层摄影及逆行尿路造影片中,肾脏常增大而肾盏形态则十分怪异(如蜘蛛样畸形):肾盏增宽、变平、扩大并常弯曲包绕附近周围的囊肿。这种改变往往在一侧肾脏较轻甚至不发生,因而易导致误诊为肿瘤或其他肾疾病。囊肿并发感染时,肾周围炎可使肾影及至于腰大肌影都模糊不清。血管造影可显示囊肿周围弯曲的小血管及囊肿本身所形成的"负"影(无血管分布)。

(6)超声检查:B超显示双肾有为数众多之暗区。

(7)CT扫描:多发囊肿薄囊壁内充满的囊液及较正常增大了的肾脏,使这一成像方式在确诊时极为精确(95%)。CT显示双肾增大,外形呈分叶状,有多数充满液体的薄壁囊肿。

(8)肾核素检查:γ-闪烁扫描将显示增大的肾影中有许多无血管的"冷点"。

【治疗】

目前尚无任何有效的方法可以阻止疾病的发展。早期发现,防止并发症的发生与发展,及时正确地治疗已出现的并发症至关重要。治疗原则上以非手术疗法为主,外科手术治疗仅限于顽固性疼痛、肾动脉受压、肾盂输尿管梗阻及结石、积脓等并发症时的治疗。

1. 一般治疗

一般情况下,病人检查出多囊肾后,首先要保持乐观的心态,如果尚未对病人正常生活造成影响的,平时需注意不要或少吃过咸、辣等刺激性的食物,忌烟酒、浓茶、咖啡及含乙醇的饮料,作息时间要规律,情绪要平稳乐观;如果对病人正常生活造成影响的,平时要注意以上几条,还要进行治疗,而且越早越好,否则任其发展到肾功能衰竭尿毒症,为时已晚。

2. 对症治疗

(1)疼痛:分为急性和慢性疼痛两种,急性疼痛病因有囊肿出血、感染或结石;慢性疼痛病因多为肾脏体积增大导致的结构扭曲。急性疼痛首先针对病因进行治疗,剧烈疼痛需要用麻醉止痛剂。慢性疼痛一般采取保守治疗,一些患者疼痛为一过性,故可以先观察。疼痛持续或较重时首选非阿片类止痛剂,避免长期使用止痛药非甾体抗炎药,以防肾损害。如果疼痛严重,止痛剂不能缓解且影响患者生活的,可考虑囊肿穿刺硬化治疗、囊肿去顶减压术甚至肾脏切除术。

(2)囊肿出血和血尿:出血囊肿不与几何系统相通时,仅出现季肋部疼痛,而无肉眼血尿。出血囊肿与集合系统相通时则出现肉眼血尿。ADPKD患者囊肿出血或肉眼血尿多为自限性,故一般卧床休息,止痛,适当饮水防止血凝块阻塞输尿管等保守治疗效果较好。极少数情况下,囊肿出血破入后腹膜,引起大量出血需要住院予以输血治疗。保守治疗无效的患者经CT检查或血管造影后,行选择性肾动脉栓塞治疗或肾脏切除。血透患者出现反复发作性血尿,应选用低分子肝素或肝素透析,并考虑经导管选择性肾动脉栓塞术,但肾内感染者禁用。

(3)高血压:高血压是ADPKD患者最常见的并发症之一,也是促进肾功能恶化的重要因素,严格控制血压可延缓肾功能减退,降低死亡率。ADPKD患者降压目标值是130/80mmHg,高血压早期应限盐,保持适当体重,适量运动。药物治疗首选血管紧张素转换酶抑制剂(ACEI)、血管紧张素Ⅱ受体拮抗剂(ARB)和钙通道阻滞剂(CCB)。ACEI和ARB类药物针对ADPKD时过度活跃的肾素-血管紧张素-醛固酮系统,并能降低肾小球毛细血管内压,疗效在病程早期尤为明显。对于药物不能控制的高血压,可考虑囊肿去顶减压术或肾脏切除术。

(4)泌尿系感染:泌尿系感染是ADPKD患者常见的并发症,及时治疗膀胱炎和无症状性菌尿,能防止病菌进一步逆行感染、导致肾盂肾炎或囊肿感染。一旦发现感染,应选用敏感的抗生素,且剂量要足,疗程不宜过短。如感染反复发作,应检查有无梗阻、肾周脓肿或结石等并发症存在。

(5)结石:静脉尿路造影和CT检查明确诊断。结石如有症状,可采用体外超声波碎石或经皮肾切开取石术,成功率较高。如为小结石,无须处理,积极控制感染,鼓励患者多饮水。

3. 肾脏替代治疗

60岁ADPKD患者约50%进入终末期肾衰竭,男性肾衰竭患者进展较女性快。当进展到终末阶段需要采取替代治疗,因ADPKD肾衰竭患者贫血程度较其他病因所致者轻,所以ADPKD肾衰竭患者更适合行血液透析治疗。腹膜透析液可使用,但增大的肾脏使有效的腹膜透析面积下降,可能影响腹透的效果。肾移植是ADPKD肾衰竭患者的又一选择。

4. 手术治疗

囊肿去顶减压术能减轻囊肿对肾实质的压迫,保护了大多数剩余肾单位免遭挤压和进一步损害,使肾缺血状况有所改善,部分肾功能单位得到恢复,延缓了疾病的发展。手术成功的关键是尽可能早施行手术,囊肿减压必须彻底,不放弃小囊肿和深层囊肿的减压。双侧均应手术,一般双侧手术的间隔时间为半年以上。晚期病例如已有肾功能损害处于氮质血症、尿毒症期,不论是否合并有高血压,减压治疗已无意义,手术打击反可加重病情。

5. 中药治疗

目前中医在治疗多囊肾方面采取保守治疗(服用中药),效果甚好。中医采用整体观念和辨证论治,认为多囊肾是外因和内因共同作用的结果,通过梯级导流,逐步让囊肿液体排出,达到使囊肿逐步缩小的目的。虽然目前中医也不能攻克基因问题,但是保守治疗的效果是西医无法比拟的,并且基本无毒副作用,不易复发。

二、并发症

(一)尿路感染

详见第六章第一节"尿路感染"。

(二)肾结石和肾囊内钙化

详见第六章第四节"肾结石"。

(三)慢性肾功能衰竭

详见第二章"慢性肾衰竭"。

(四)囊肿癌变

【概述】

ADPKD的囊中是否能引起癌变至今尚有争议。据统计,其发生率是增加的。由于多囊肾和肾癌有可能同时存在,所以当患者肾区疼痛或(和)血尿规律改变、体重下降、血沉增快、出现于肾功能不符合的贫血,或出现红细胞增多症时,应警惕合并肾癌。

【诊断】

1. 病史

有多囊肾的病史。

2. 临床表现

早期可无任何症状,晚期典型症状为血尿、腰痛、肾区肿大(三联征),有时患者因为病灶转移来就诊。

3. 实验室检查

(1) X线平片：X线平片可以见到肾外形增大，轮廓改变，偶有肿瘤钙化，在肿瘤内局限的或广泛的絮状影，亦可在肿瘤周围成为钙化线、壳状，尤其年轻人肾癌多见。

(2) B超：为最廉价、安全、简便的检测方法。对肾细胞癌的肿瘤内丰富血流有很高的检出率，而肾盂癌的肿瘤内几乎没有血流。

(3) CT：CT检查的精确度最高，达96%，目前CT扫描是检出和定性诊断小肾癌的最佳方法。缺点是部分腺瘤或嗜酸细胞瘤或伪增强的小肾囊肿有可能误诊为小肾癌，显示静脉内癌栓不如磁共振检查。

(4) MRI：可鉴别高密度囊肿与肾癌，因此是肾功能不全、造影剂过敏患者可选择的影像学诊断手段。对于增强CT难以诊断的小肾肿块，应用更敏感的脂肪抑制动态增强MRI具有鉴别诊断意义。MRI在显示肾静脉或下腔静脉受累、周围器官侵犯及肿瘤出血、坏死、囊变等方面优于CT。缺点是空间分辨率较低，且费用较高，故一般在CT检查难以诊断时应用。

(5) 血管造影：可进行腹主动脉和肾动脉造影。另外肾癌大多血供丰富，表现为造影剂池样聚集、肾包膜血管增多。故数字减数造影(DSA)可清楚显示新生血管、侧支循环、血管。通过血管造影，可发现肾癌特征性的极富血管征象。也可借助下腔静脉造影以了解肾静脉是否受累。过去本法是诊断肾细胞癌的主要方法，目前本法仅用于教学诊断和动脉栓塞术的放射介入治疗。

【鉴别诊断】

1. 肾错构瘤

肾错构瘤又称肾血管平滑肌脂肪瘤，是一种较为常见的肾脏良性肿瘤，随着影像学检查的普遍开展，越来越多见于临床。典型的错构瘤内由于有脂肪成分的存在，在B超、CT和MRI图像上都可作出定性诊断，临床上容易与肾细胞癌进行鉴别。肾错构瘤B超示肿块内有中强回声区，CT示肿块内有CT值为负数的区域，增强扫描后仍为负值，血管造影显示注射肾上腺素后肿瘤血管与肾脏本身血管一同收缩；肾细胞癌B超示肿块为中低回声，肿块的CT值低于正常肾实质，增强扫描后CT值增加，但不如正常肾组织明显，血管造影显示注射肾上腺素后肾脏本身血管收缩，但肿瘤血管不收缩，肿瘤血管特征更明显。

2. 肾脏淋巴瘤

肾脏淋巴瘤少见但并不罕见。Dimopoulos等报告，在210例肾脏肿瘤病人中，有6例为原发性肾脏淋巴瘤。肾脏淋巴瘤在影像学上缺乏特点，呈多发结节状或弥漫性湿润肾脏，使肾脏外形增大。腹膜后淋巴结多受累。

【治疗】

当肾囊肿出现癌变后，治疗主要手段是手术切除。放射治疗、化学治疗、免疫治疗等效果不理想，亦不肯定，有统计肾癌配合放疗对5年生存无影响。肾癌手术分为单纯性肾癌切除术和根治性肾癌切除术，目前公认的是根治性肾癌切除术可以提高生存率。

第九章

慢性肾衰竭替代治疗并发症

第一节 血液透析并发症

一、血液透析

【概述】

血液透析(hemodialysis,HD)是通过生物物理机制,将血液与透析液同时引入透析器内,在透析膜两侧呈反方向流动,借助于膜两侧的溶质梯度、渗透梯度和水牙梯度,通过弥散、对流、吸附清除血液中各种内源性和外源性"毒素";通过超滤和渗透清除体内潴留的水分,同时可以补充需要的物质,纠正电解质和酸碱平衡,使透析患者机体内环境接近正常,从而达到治疗目的。

血液透析虽不能替代正常肾脏的内分泌和新陈代谢功能,但替代了正常肾脏的部分排泄功能,延长患者的生命,是抢救急、慢性肾衰竭的最有效措施之一。

【血液透析的适应证和禁忌证】

1. 适应证

(1)急性肾功能衰竭(acute renal failure):血液透析治疗急性肾功能衰竭的目的:①消除体内过多的水分及毒素;②维持酸碱平衡;③为临床用药及营养治疗创造条件;④避免出现多器官功能障碍综合征等并发症。

凡急性肾功能衰竭合并高分解代谢者[每日血尿素氮(BUN)上升超过10.7mmol/L(30mg/dl),血清肌酐(SCr)上升超过176.8μmol/L(2.0mg/dl),血钾上升1~2mmol/L,HCO_3^-下降≥2mmol/L]应立即进行透析。

非高分解代谢者,但符合下述第一项并有任何其他一项者,即可进行透析:①无尿48小时以上;②BUN≥21.4mmol/L(60mg/

dl);③SCr≥442μmol/L(5mg/dl);④血钾≥6.5mmol/L;⑤HCO_3^-<15mmol/L,CO_2结合力<13.4mmol/L;⑥有明显水肿、肺水肿、恶心、呕吐、嗜睡、躁动或意识障碍;⑦误输异型血或其他原因所致溶血、游离血红蛋白>12.4mmol/L。

(2)慢性肾功能衰竭(chronic renal failure):血液透析治疗慢性肾功能衰竭的目的:①维持患者生命,恢复工作;②对有可逆性因素慢性肾功能衰竭急性加重患者,血液透析治疗可帮助渡过危险期;③配合肾移植。

血液透析不仅可作为肾移植患者的术前准备,而且可作为移植后出现急性肾功能衰竭,急、慢性排斥反应或肾移植失败的应急措施。

慢性肾功能衰竭血液透析的时机尚无统一标准,由于医疗及经济条件的限制,我国多数患者血液透析开始较晚,故影响透析疗效。目前,国内外多数学者主张早期透析。

透析指征:①内生肌酐清除率(Ccr)<10ml/min;②BUN>28.6mmol/L(80mg/dl),或SCr>707.2μmol/L(8mg/dl);③血尿酸增高伴有痛风者;④高钾血症;⑤代谢性酸中毒;⑥口中有尿毒症气味,伴食欲丧失和恶心、呕吐等;⑦慢性充血性心力衰竭、肾性高血压或尿毒症性心包炎用一般治疗无效者;⑧出现尿毒症神经系统症状,如性格改变、不安腿综合征等。

(3)急性药物或毒物中毒:凡能够通过透析膜清除的药物及毒物,即分子量小、不与组织蛋白结合,在体内分布较均匀,均可采取透析治疗。应在服毒物后8～12小时内进行,病情危重者可不必等待检查结果即可开始透析治疗。

下列情况并非透析禁忌证:①呼吸暂停;②难治性低血压;③昏迷;④肺部感染;⑤原有肝、肾、肺疾患或糖尿病者。

通过血液透析可以清除的药物有:①镇静、安眠、麻醉药:巴比妥类、格鲁米特、甲丙氨酯、甲喹酮、副醛、水合氯醛、氯氮平、地西泮等;②醇类:甲醇、乙醇、异丙醇等;③止痛剂:阿司匹林、水杨酸类、非那西丁、对乙酰氨基酚等;④抗生素类:氨基糖苷类抗生素、四环素、青霉素类、利福平、异烟肼、磺胺类、万古霉素等;⑤内源性毒素:氨、尿酸、乳酸、胆红素等;⑥金属类:铜、钙、铁、钴、镁、汞、钾、锂、铋等;⑦卤化物:溴化物、氯化物、碘化物、氟化物等;⑧兴奋剂:苯丙胺、甲基丙胺、单胺氧化酶抑制剂、苯乙肼、异噁唑酰肼等;⑨其他:砷、硫氰酸盐、苯胺、重铬酸钾、利舍平(利血平)、地高辛、麦角胺、樟脑、四氯化碳、环磷酰胺、氟尿嘧啶、一氧化碳、奎宁、氯磺丙脲等。

(4)其他疾病:严重水、电解质及酸碱平衡紊乱,一般疗法难以奏效者;肝性脑病、肝肾综合征;肝硬化顽固腹水。

2. 禁忌证

近年来,随着透析技术的改进,血液透析已无绝对禁忌证,只有相对禁忌证。①休克或低血压(收缩压<80mmHg(10.7kPa))者;②严重的心肌病变导致的肺水肿及心力衰竭;③严重心律失常;④有严重出血倾向或脑出血;⑤晚期恶性肿瘤;⑥极度衰竭、临终患者;⑦精神病及不合作者或患者本人和家属拒绝透析者。

二、急性并发症

血液透析并发症包括急性并发症与远期并发症。急性并发症是指在透析过程中发生的并发症,发生快,病情重,需急诊处理;远期并发症是在透析相当长一段时间后发生的并发症,起病缓慢,但病情重,危害更大,需加强防治。

即使在现代化的透析中心,血液透析急性并发症亦难以避免。这些急性并发症可以十分严重,甚至导致患者死亡。因此,应最大限度地降低急性并发症的发生率,努力提高透析质量,确保透析患者治疗中的安全。

(一)低血压

【概述】

低血压是血液透析中最常见的急性并发症。随着透析患者老龄化,高血压和糖尿病肾病患者的增加,低血压的发生率亦有增高趋势。

【诊断】

1. 临床症状

低血压的早期表现,如打哈欠、嗳气、便意、背后发酸。主要表现为恶心、呕吐、胸闷、无力、冷感、面色苍白、出汗、头晕、眼前发黑及肌肉痉挛,甚至发生一过性意识丧失。

2. 诊断要点

按常规测量血压的方法,肱动脉血压小于 90/60mmHg;65 岁以上者血压小于 100/60mmHg;原有高血压者,收缩压较原水平下降 30% 以上者。

【鉴别诊断】

1. 急性心肌梗死

急性心肌梗死亦可出现低血压的症状,并伴胸骨后压榨性或窒息性疼痛并放射至左肩、左臂,心电图及心肌酶谱检查可以鉴别。

2. 急性失血

血液透析中的急性失血引起的低血容量性休克亦可出现低血压的症状,不同部位的出血可根据其症状加以鉴别。如消化道出血可兼有呕血、黑便;颅内血可有神经系统症状。

3. 低血糖

低血糖发作时可有面色苍白、出汗、晕厥、昏迷、低血压的症状,测定即时血糖即可鉴别。

4. 失衡综合征

失衡综合征表现为恶心、呕吐、头痛,甚者有昏迷症状,与低血压类似,多见于透析血尿素氮和肌酐较高或相当高的患者,且在施行血液透析治疗的最初 1 或 2 次时发生。头颅 CT 扫描对鉴别诊断有帮助。

【治疗】

一旦发现低血压或出现低血压症状时,应立即给予积极处理或抢救。

(1)减慢血流量,降低跨膜压。

(2)透析改为单超或改变透析程序,必要时减少或停止超滤。

(3)患者取仰卧位,床脚抬高,增加回流量,有呕吐者予以头侧向一边,以保持呼吸道通畅,若伴有心悸者可给予低流量吸氧。

(4)连续监测血压至血压回稳后改常规监测。

(5)上述处理无效,快速补液,0.9% 氯化钠溶液 150~200ml 快速在侧管中滴入,或输入 5% 碳酸氢钠或平衡盐水 250~500ml 以扩充血容量,或者补充高渗液体,可给予 50% 葡萄糖液,效果欠佳者可重复使用至血压回稳,有糖尿病者禁用含糖液体。应该注意的是,若输入量较多时,应在超滤量中加上多输入的液量。

(6)如补液后血压仍不升,可使用血管活性药物如多巴胺 40mg、间羟胺 20mg 加入 5% 葡萄糖液 300ml 中静脉滴注。或用升压药多巴胺 20mg 加 0.9% 氯化钠溶液 60ml,微泵 6~8ml/h,根据血压情况调节液速或终止血液透析。

(7)改高钠透析。

(8) 将透析液温度设置在35℃。

(二) 失衡综合征

【概述】

所谓失衡综合征 (dialysis disequilibrium syndrome) 是一组全身性和神经系统症状。主要原因是透析患者脑脊液压力和尿素水平高于血液中水平，因而导致继发性脑水肿。

诱发因素为：①高血压；②首次透析；③透析前有中枢神经系统症状；④高效透析。

【诊断】

失衡综合征常见于儿童、老年人和透析前有中枢神经系统症状的患者，早期表现为恶心、呕吐、烦躁、头痛，常伴有脑电图异常，可发生于透析中或透析刚结束时，常持续数小时至24小时，此后症状逐渐缓解。严重者出现惊厥、意识障碍、昏迷，甚至死亡。透析前后血渗量差大于 $25mOsm/(kg \cdot H_2O)$ 时，支持失衡综合征诊断。头颅CT扫描对诊断及鉴别诊断有参考价值。

【鉴别诊断】

1. 低血压

低血压患者有恶心、呕吐、意识障碍等类似失衡综合征的症状，但透析中继发低血压多发生在超滤过度的情况下，头颅CT扫描对鉴别诊断有帮助。

2. 低血糖

低血糖发作时可有晕厥、昏迷的症状，与失衡综合征相似，即时血糖及头颅CT扫描可鉴别。

【治疗】

最简单的方法是缩短透析时间，增加透析频率。对于严重水肿、酸中毒、血尿素氮过高或首次透析患者，不宜采用大面积或高效透析器。透析液钠浓度以140～150mmol/L为宜，不宜应用低钠透析液来纠正患者的高钠状态。

失衡综合征呈自限性，轻度失衡综合征可用高渗葡萄糖或3％盐水40ml静脉推注。严重者应停止透析，静脉滴注20％甘露醇250ml。癫痫样发作时，可静脉注射地西泮5～10mg，5～10分钟可重复1次或给予苯巴比妥类药物。

(三) 心律失常

【概述】

血液透析过程中出现心律失常比较常见，病因是多方面的。透析过程中的急性液体、电解质和酸碱平衡变化是心律失常的重要原因。另外，对于平时存在心律失常正在使用抗心律失常药物的患者，由于透析清除而出现心率失常。存在心脏基础疾病的更容易出现心律失常，例如缺血性心脏病、心肌肥厚、充血性心力衰竭、心包炎、传导系统钙化等。

【诊断】

维持性血液透析患者心律失常的临床表现与非血液透析患者一样，借助心电图可以明确诊断。

【鉴别诊断】

同非透析患者。

【治疗】

血液透析患者心律失常应根据不同病因和心律失常类型进行分别处理。首先应针对潜在性心脏病应变，然后才考虑药物治疗。

高钾血症所致高度房室传导阻滞,宜用乳酸钠静脉注射或滴注,给予葡萄糖酸钙,并立即透析治疗,但血钾不宜得过低。

维持性血液透析患者可采用低钾透析液,透析间期亦可发生低钾血症,应注意调整。特别是应用洋地黄者,透析中应避免过多,过快脱水,血钾不应低于3.5mmol/L。抗心律失常药物要相应调整,地高辛、普鲁卡因胺(别名普鲁卡因酰胺)、丙吡胺(别名双异丙吡胺)剂量为非透析患者的25%,奎尼丁为50%~75%,而盐酸胺碘酮(别名乙胺碘呋酮)、利多卡因、普鲁卡因胺、维拉帕米、普萘洛尔、溴苄胺和苯妥英钠等剂量不变,但仅限急诊用药。严重贫血者应用EPO或输血。

严重的心律失常应立即停止透析,缓慢回血,顽固性心律失常不耐受血液透析者,尤其有严重器质性心脏病变者,应考虑CAPD。

(四)低血糖

【概述】

血液透析过程中低血糖并不少见,但是由于部分患者临床表现不明显,或表现的面色苍白、出汗、心率加快、晕厥、昏迷、低血压,常常被认为是透析时超滤过度和透析失衡,而未引起重视,常规给予生理盐水或葡萄糖溶液输入;临床症状缓解,而很少追究其原因。随着终末期肾衰竭接受血液透析治疗患者增加,低血糖发生率而有增加趋势,应予以重视,并给予有效的预防和及时正确的处理。

【诊断】

1. 临床表现

患者表现无特异性,多在血液透析过程进行至2~3小时出现饥饿感、心慌、胸闷、血压降低、出汗或大汗淋漓、眩晕、黑蒙、抽搐、意识障碍等综合征。

2. 诊断要点

确定诊断有赖于血糖测定。依据Whipplc三联征,即低血糖症状、血糖低于3.0mmol/L、供糖后低血糖症状迅速缓解,来确定本病。

【鉴别诊断】

1. 低血压

低血压发作时亦可有面色苍白、出汗、晕厥、昏迷的症状,透析中继发低血压多发生在超滤过度的情况下,测量及时血糖可鉴别。

2. 失衡综合征

失衡综合征亦可有头痛、惊厥、意识障碍、昏迷等症状,多见于透析血尿素氮和肌酐较高或相当高的患者,且在施行血液透析治疗的最初1或2次时发生。测定即时血糖及头颅CT扫描对鉴别诊断有帮助。

【防治】

应注意血糖监测,尽量防止低血糖的发生,具体措施有以下几点:

(1)透析前了解患者进食情况,尤其是透析前一餐的进食情况,如未进食或进食过少,应在透析1小时左右鼓励患者适量进食。

(2)对于老年患者,尤其是糖尿病肾病患者,在血液透析过程中发生低血糖症,可在透析结束前60分钟输注50%葡萄糖而不引起透析后血糖升高。这既可以增加有效血容量,同时又可以补充患者尤其是糖尿病肾病患者透析过程中的糖丢失。

(3)对于糖尿病患者应密切注意血糖变化,适时调整胰岛素用量,必要时透析前停用一次降糖药,或减少或完全停用降糖药。

(4)如有条件,可根据患者情况使用含糖透析液。主张透析液中的葡萄糖含量应超过5.5mmol/L以防止透析性低血糖症的发生。

(5)适当调整血管紧张素转换酶抑制药

的剂量。

(五) 急性溶血

【概述】

血液透析中发生急性溶血,是一种少见但非常严重的并发症,可以导致患者死亡。有临床意义的溶血常是由于透析程序自身有关的技术问题造成的,透析液温度过高或高渗也是溶血的原因。

【诊断】

1. 临床表现

面色苍白,畏寒或体温中度升高,有胸部紧压感、心悸、心绞痛、呼吸困难、烦躁、腹痛、背部痛,甚至昏迷,静脉回流血呈深红葡萄酒色。大量溶血可导致高钾血症,出现肌肉无力,并最终导致心脏停搏。

2. 检查

(1) 红细胞破坏增多:①血样离心后,血浆呈粉红色;②游离血红蛋白含量升高;③血清结合珠蛋白降低;血细胞比容下降。

(2) 胆红素代谢及其代谢产物增多:①血清间接胆红素增高;②尿胆原、粪胆原增多;③血清铁增高。

(3) 生化检查:①肝功能,ALT升高;②电解质,出现高钾血症、代谢性酸中毒、低钙血症;③乳酸脱氢酶(LDH)升高。

【鉴别诊断】

溶血性贫血之急性溶血患者面色苍白,有寒战、高热、腰背及四肢酸痛等,与本病相似,红细胞形态检查和骨髓穿刺检查有助鉴别。

【治疗】

一旦发现溶血伴高钾血症者,应停止透析。透析管道及透析器中的血液切勿回输体内,并给予吸氧、输血,及时处理高钾血症。患者病情稳定后,应尽快重新开始透析。

(六) 消化道出血

【概述】

尿毒症本身就有出血倾向,而透析过程中抗凝剂的使用加重了这种出血倾向。出血时间是监测透析患者出血倾向的最好指标。保证较高的血色素、充分透析可纠正血小板功能不良。

【诊断】

不同部位出血的临床表现及诊断要点同非透析患者。

【鉴别诊断】

同非透析患者。

【治疗】

对于有严重出血的患者,为避免抗凝剂加重出血,可考虑无肝素透析,方法是透析过程中每15~30分钟用生理盐水冲洗体外循环管路(注意适当增加脱水量,将冲洗用的盐水清除),使用无肝素透析时注意适当增加血流速和尽量减少脱水速度,以防透析器凝血。其他可使用的抗凝方案包括体外肝素化或体外枸橼酸抗凝。

(七) 首次使用综合征

【概述】

所谓首次使用综合征(first-use syndrome)是指使用新透析器在短时间内产生变态反应。因大量血液与透析器、消毒剂、透析液接触所致。

【诊断】

根据临床表现、处理方式的不同,将首次使用综合征分为 A 型(过敏型)和 B 型(非特异型)两型。

1. A 型首次使用综合征

发生率为 0.04%,是透析中罕见的严重并发症,多数在透析开始 5~30 分钟内发生。轻者有胸痛、皮肤瘙痒、鼻过敏、眼部水肿,腹绞痛或腹泻、血压下降;重者出现呼吸困难、全身烧灼感,胸腹剧痛、血压下降、休克,偶有心脏骤停甚至死亡。

2. B 型首次使用综合征

较 A 型常见,发生率为 3‰~5‰。B 型首次使用综合征表现为透析开始后 1 小时内,出现胸痛和(或)背痛等非特异性反应,通常不甚严重,多见于使用铜仿膜或其他纤维素膜透析器者,而采用聚丙烯腈膜、聚砜膜、聚甲基丙烯酸甲酯膜或聚碳酸膜透析器者不发生或很少发生。

【鉴别诊断】

1. A、B 两型首次使用综合征的鉴别

在使用新透析器透析时发生的上述反应首先考虑本病。从二者的发病率、发病时间、症状及严重程度上加以鉴别,以决定对患者的不同治疗。

2. 心绞痛

心绞痛也可出现胸痛的症状,以胸骨体上段或中段之后多见,长放射至左肩、左臂内侧达无名指和小指,或至颈、咽或下颌部。常有体力劳动或情绪激动等诱因,一般在 3~5 分钟内症状逐渐消失,或是舌下含服硝酸甘油症状能在几分钟内缓解。心电图检查、超声心动图检查可帮助鉴别。

【治疗】

1. A 型首次使用综合征

轻者给予一般对症治疗就可以缓解;重者应立即停止透析,体外循环血液不宜再回输给患者,给予吸氧、抗组胺、糖皮质激素及肾上腺素等药物治疗,禁用环氧乙烷消毒的透析器。如出现呼吸、心脏骤停,必须立即行心肺复苏术。

2. B 型首次使用综合征

通常治疗予吸氧及对症治疗,加强观察,症状通常在 1 小时后减轻,所以可不终止透析。透析器重复使用、新透析器使用前充分冲洗等,可减少首次使用综合征的发生率。

三、远期并发症

(一)透析相关性淀粉样变

【概述】

透析相关性淀粉样变(dialysis related amyloidosis,DRA)是长期透析患者常见而严重的并发症。这类淀粉样沉积物中的主要成分是 β_2 微球蛋白(β_2-M),故又称之为 β_2 淀粉样变。淀粉样沉积主要发生于关节和关节周围骨组织,导致"腕管综合征(carpal tunnel syndrome,CTS)"、"侵蚀性或破坏性骨关节病"及"囊性骨损害"等致残性病变。DRA 的发生率随患者年龄和透析时间增长而增加,大多数病例发生于透析治疗 5~10 年之后。

【诊断】

1. 临床表现

(1)腕管综合征:早期常表现为双侧手部第 1~4 指(正中神经分布区域)或第 4~5 指

(尺神经分布区域)的掌面感觉异常,如压迫未能及时解除,会出现掌部关节运动障碍和鱼际肌萎缩。

(2)弹响指:由于淀粉样物质沉积于手屈指肌腱近端,使掌指关节水平发生狭窄性腱鞘炎,导致指间关节不能顺利屈伸。

(3)关节肿胀、破坏性关节炎:以肩关节受累最常见,可有肩关节疼痛、肿胀、僵硬,有时可有破坏性脊柱椎间隙的狭窄、椎体骨侵蚀及囊腔形成,但很少有骨质增生,好发于C_4~C_6颈椎,产生相应的疼痛、麻木、肿胀与活动受限,也可发生于膝、肘、踝及指关节。

2. 检查

(1)血 $β_2$-MG 的测定:其值明显增高,提示有 DRA 发生的基础。

(2)血中透明质酸浓度明显增高:因透明质酸的浓度可反映滑膜病变的程度,从而有助于 DRA 的诊断。

(3)高分辨的超声检查:最常见为肩关节,肩轴厚大于 0.8cm 是由于三角肌下脂肪垫增厚侧向移位,使得其与肩峰之间距离增宽,或有关节腔内可见结节状或索条状沉淀物,也可见股骨头颈部关节囊增厚。

(4)X 线、CT、MRI 检查:可显示骨皮质的破坏。

(5)核医学检查用 ^{125}I 标记的 P 成分(二磷酸盐)或 ^{131}I 标记的 $β_2$-MG 进行闪烁照相可发现淀粉样物质沉着部位,但特异性不强。

【鉴别诊断】

继发性甲状旁腺功能亢进可有关节疼痛和骨关节的侵蚀性改变,与此病相似。继发性甲状旁腺功能亢进骨吸收囊性变常发生与管状骨的骨干或干骺端,如肋骨、髂骨翼,而 DRA 的囊性骨损害主要发生于髋、腕、肩等滑膜关节处,并且 DRA 的囊性骨损害与继发性甲状旁腺功能亢进的程度不一致。

【治疗】

1. 改善血液净化治疗的方法

可采用生物相容性好的透析膜,如 F60、AN69、PAN 与聚丙烯腈膜等,或使用对 $β_2$-MG 吸附性好的吸附器和高通透的滤器进行透析滤过或血浆吸附。避免血液透析时渗透压过快、过显著降低,避免透析液的内毒素污染,用超净的反渗水作为透析用水等。

2. 药物治疗

尚无特效药物,非甾体抗炎镇痛药可以缓解症状,但不能减少 $β_2$-MG。大量使用千金藤素可以改善腕管综合征的症状。有人使用蛋白分解酶可以防止淀粉样物质的产生和沉积。

3. 手术治疗

DRA 的晚期,可影响沉积部位关节的功能,可试以手术矫正,如腕管切开术和关节镜下滑膜切开术等。

4. 肾移植

尽早进行肾移植,避免 $β_2$-MG 的蓄积;避免到达 DRA 的程度;并即使有了 DRA,肾移植也可减轻其症状,但已沉积的 $β_2$-MG 能否清除尚无定论。

(二)营养不良

【概述】

我国透析患者营养不良发生率在40%~60%。目前,营养不良已成为影响透析患者预后的重要因素之一,可导致机体免疫力低下,易频发感染,患者病死率增加。

【诊断】

1. 临床症状

体重下降、饮食变化消化道症状(主要包括厌食、恶心、呕吐和腹泻等)、乏力、消瘦。

2. 诊断要点

血透患者理想的营养评估应检测许多个指标,评估营养状态的不同方面。没有单独的生化指标或临床测量能完整评估营养状态。联合使用蛋白能量摄入、内脏蛋白的生化指标、身体组成和人体测量,互相补充,评估营养状态。相对简单的生化指标有血清白蛋白、血清前白蛋白、肌酐、尿素氮。血清白蛋白小于35g/L,血清前白蛋白小于0.3g/L,常提示蛋白摄入不足。

【鉴别诊断】

1. 肿瘤

肿瘤病人可出现营养不良的症状,不同部位的肿瘤有相应的临床表现,肿瘤标志物检查、CT有助鉴别。

2. 肺结核

肺结核亦可有营养不良的症状,此外还有长期低热、盗汗、咳嗽、咳痰、咯血、胸痛、气急等症状,痰涂片找抗酸杆菌和X线、CT检查可以鉴别。

3. 消化道疾病

慢性消化道疾病除营养不良外,可有反酸、胃脘痛、腹痛的症状,胃镜、结肠镜检查可鉴别。

【治疗】

(1)饮食:蛋白质、热量、脂肪、水和电解质、维生素、微量元素、饮食个体化。

(2)充分透析及保护残余肾功能。

(3)防止酸中毒。

(4)体育锻炼。

(5)激素治疗:主要包括促红细胞生成素、生长激素、胰岛素样生长因子和雄激素等。

(6)营养补充。

(三)肝炎病毒感染

病毒性肝炎是最常见的肝脏炎症性改变的病因,是一种由多种肝炎病毒引起的传染性疾病,具有传染性强、传播途径复杂、流行广泛、发病率高等特点。

血液透析患者是血源性传播疾病的高危人群,以乙型和丙型最为常见。血液透析患者感染肝炎病毒后不仅影响生活质量,也是增加并发症、病死率和移植肾失去功能的重要原因,严重影响患者的长期存活。

肝炎病毒感染的诊断、鉴别诊断及有关治疗同非透析患者。

第二节 腹膜透析并发症

一、腹膜透析

【概述】

腹膜透析(peritoneal dialysis,PD)是利用腹膜作为半透膜,通过反复置换透析液,从而使身体内的毒素和过多的水分排出体外的治疗方式。腹膜的通透性高,无论是小分子还是中分子或大分子物质,都能很好地被清除。因此,PD可以用于各种需要清除毒素、毒物或水分的临床情况。PD特别是连续不卧床腹膜透析(CAPD),由于其简易、有效及方便,已经成为临床上重要的肾脏替代治疗方法之一。

【腹膜透析的适应证和禁忌证】

1. 适应证

(1)慢性肾功能衰竭:腹膜透析主要适应于慢性肾功能衰竭的患者,尤其适合老年、年幼、血管不佳、出血倾向、心血管功能不稳定以及糖尿病患者。

(2)急性肾功能衰竭:对于急性肾衰包括急性肺水肿、高钾血症等,如无血液透析设备,也可进行腹膜透析,一般选用大剂量 IPD 等方法。如伴颅脑内出血等重要器官出血的急性肾衰,或伴严重心血管功能紊乱如心肌梗死、严重低血压的急性肾衰患者则尽可能选用腹膜透析。

(3)急性药物、毒物中毒,严重水、电解质紊乱,酸碱失衡必要时也可考虑使用腹透。

(4)其他:如急性胰腺炎、牛皮癣等。

2. 禁忌证

(1)腹部皮肤广泛感染,无法置管,或严重感染性肠道疾患。

(2)腹部大手术 3 日内,腹部留置引流管。

(3)腹腔血管疾患,严重肺功能不全。

(4)晚期妊娠、腹腔肿瘤、大多囊肾致腹腔容积和腹膜面积严重减少。

(5)多发性腹膜粘连、纤维化。

(6)未修补疝,食管裂孔疝,腹腔与胸腔有交通。

(7)严重高分解代谢、严重高脂血症。

(8)严重营养不良、高度腹水、精神病患者及不合作者。

实际上,除腹腔和腹部广泛感染粘连而无法置管是腹膜透析的绝对禁忌证外,其他只是相对禁忌证。

二、并发症

(一)腹膜炎

【概述】

腹膜炎一直是腹膜透析的主要并发症之一,尽管近年来随着腹膜透析连接管路的不断改进,腹膜炎的发生率已显著下降,腹膜炎依然是腹膜透析的首要并发症。临床上最常见的感染途径是在进行透析液交换过程中污染所致。

【诊断】

1. 临床表现

腹膜炎的临床表现取决于许多因素。细菌性腹膜炎的症状常于细菌侵入腹腔后12~24 小时出现,透出液变浑浊是最早出现和最常见的症状(发生率 95%),甚至可于腹痛之前出现。腹痛亦是常见症状,腹痛多为急性发作,开始为轻度,局限性,若未及时治疗,则会逐渐加剧。也可表现轻微隐痛,腹部不适或烧灼感等。有少数患者可伴有恶心、呕吐。一些患者有发热。少数患者有寒战,但发生败血症者极其罕见。数天以后,可发生腹胀和胃肠功能障碍。在 CAPD 中,一向畅通的透析管突然梗阻,应注意腹膜炎的可能。腹膜炎的症状和体征无一个具有高度特异性,均需要化验透出液以协助诊断。

2. 诊断要点

(1)CAPD 患者腹膜炎的诊断标准:必须具备有下列 3 项中的 2 项:①有腹膜炎症状和体征,尤其是腹痛和(或)发热或(和)透出液混浊;②透出液常规检查示白细胞大于 100×10^6/L,且中性分叶核粒细胞占 50%以上,尤其是后者更有意义;③透出液革兰染色或细菌培养找到致病菌。

(2) 为了便于早期治疗,有下列情况之一,即可疑为腹膜炎:①经几个透析周期后,透出液仍混浊;②不明原因的局部或整个腹部疼痛、压痛;③不明原因的发热;④透出液中的白细胞数增加;⑤迟发性透析管引流不畅。

【鉴别诊断】

同非腹膜透析患者。

【治疗】

必须强调及早治疗,提高腹膜炎的疗效,减少腹膜炎的不良后果。要在知道致病菌之前就开始初始治疗。

(1) 腹腔冲洗,并将 CAPD 改为 IPD 方案。冲洗可将腹腔内的炎性物质冲出,而迅速减轻腹痛。

(2) 腹透液中加入抗生素,在培养结果尚未出来以前,选择兼顾革兰阳性及阴性的药物,结果出来后,根据药物敏感试验选择药物。重症感染在腹腔用药的同时全身应用抗生素。

(3) 透析液中加肝素:防止纤维块堵塞透析管及减少腹膜炎后的腹膜粘连。

(4) 拔除 PD 管的指征

① 真菌性腹膜炎伴 PD 管皮肤出口或皮下隧道感染,经治疗无效者。

② 同一病菌引起的反复发作的腹膜炎。

③ 拔除导管后若有必要,可在 1~3 周以后重新置管。

(二) 硬化性腹膜炎

【概述】

长期的腹膜透析可能会导致腹膜硬化(sclerosis peritoneal, SP),腹膜硬化包括不同程度的腹膜改变,通常可概括为两种:一种为腹膜单纯硬化(simple sclerosis, SS),是长期腹膜透析常见的并发症;一种为硬化性腹膜炎(sclerosing peritonitis, SP)或硬化性包裹性腹膜炎(sclerosing encapsulating peritonitis, SEP),一般少见但病情严重。硬化性腹膜炎是指腹膜硬化很快进展,伴有炎症浸润、腹膜钙化和典型血管改变。

【诊断】

1. 临床表现

SP 首先是腹膜功能丢失,也可以没有腹膜功能改变。SP 症状包括厌食、恶心、腹泻、便秘、腹胀、发热、体重下降、腹痛、腹部肿块、完全或不完全肠梗阻、出血性胸腔积液或腹水等,发病经常是隐匿的、出现不明确的肠道症状,一些病例可以急性发作,以肠梗阻为主要表现。

2. 检查

即使严重的腹膜炎,普通 X 线及对比造影结果也可以阴性。提示 SP 的表现有小肠袢扩张伴液平面,腹膜和小肠壁钙化,有时可见肠壁增厚,在对比造影显示 SP 的征象为通过延迟的肠蠕动障碍,不同程度肠梗阻伴一些肠袢高蠕动、小肠袢分离(表示固定和僵硬)超声波检查有特异性,除了常见的梗阻和包裹性腹水外,经常可见典型小肠壁增厚。CT 能提供更清楚的梗阻、包裹性腹水、钙化和肠壁增厚的证据。尽管组织活检是有创性的,但准确测出硬化的厚度,可以得到可靠的诊断依据,并可直接了解炎症的程度,为是否选择抗生素治疗做参考。

【鉴别诊断】

1. 慢性胃肠炎症

有腹痛、恶心、腹胀、腹泻症状与硬化性腹膜炎相似,但不伴有肠梗阻症状,X 线及

CT检查可协助诊断。

2. PD引起的腹膜炎

有腹痛、恶心、发热症状与硬化性腹膜炎类似，但透出液变浑浊，透出液常规检查及X线检查可协助诊断。

【治疗】

1. 常规处理

硬化性腹膜炎一经怀疑或诊断，应立即拔管，退出腹膜透析。一些人可以明显改善症状，可能是非生理性刺激被消除，病情得以缓解。

2. 全肠道外营养（TNP）

TNP以使肠道休息，期待肠梗阻自然缓解，这是以往对SEP的主要治疗方法。然而，长期TNP会使身体免疫功能低下，经常会出现感染并发症，以至严重感染、败血症死亡。因此，需要寻找更有效的治疗方法。

3. 免疫抑制剂治疗

SEP患者服用环磷酰胺、硫唑嘌呤或秋水仙碱可见腹水消失、肠蠕动恢复。然而，在一些影像学CT观察中仍可见肠道包裹的存在，提示肠梗阻有可能复发。皮质激素和其他免疫抑制剂应在症状出现后尽早应用，并且应注意严格控制药物可能诱发的感染。TNP、皮质激素及免疫抑制剂治疗，有可能防止SEP的发展。在经皮质激素和其他免疫抑制剂治疗SEP病状无改善者，应选择手术治疗。

4. 手术治疗

手术治疗有选择性腹膜切除，肠粘连松解术伴部分腹膜切除或部分肠切除，但术后死亡率高达60%，特别是肠吻合术后。手术中避免肠吻合及损伤肠管非常重要。在腹透时间长及腹膜有钙化者，考虑外科手术治疗要慎重。

其他文献报告的治疗方法包括腹腔注射环磷酰胺、胆碱、黄体酮、他莫卡芬（三苯氯氨）。一些SP患者有慢性感染表现或组织学证实，可应用抗生素治疗。Guido等经验在退出腹透并拔管前用一个疗程的腹腔内抗生素治疗，同腹膜炎的治疗方案，参考上次病原菌给药。拔管后转入血透，并用激素和环磷酰胺治疗，以后再选择激素＋硫唑嘌呤。

SP死亡率约为20%～93%，因此需要更好的治疗手段。

（三）疝

【概述】

腹膜透析患者疝发生率约10%～15%，多见于年老肥胖女性，多产妇以及那些腹透管置入术后频繁发生渗漏、既往接受过疝修补术的患者。腹透液留置于腹腔可引起腹内压力增高，腹腔压力增高与注入的透析液量相关。咳嗽、坐位用力时、立位均可引起腹内压增高，特别是老年患者，肥胖者运动时，腹内压增高更为明显。腹内压及腹壁张力升高可导致腹壁的先天性及后天性薄弱区形成疝，最常见的是切口疝。

【诊断】

腹壁切口处逐渐膨隆，出现包块。患者站立及鼓腹时明显，平卧时缩小或消失。较小的切口疝可无其他症状。较大的切口疝可出现腹部不适和牵拉感，也可出现食欲减退、恶心、腹部隐痛或便秘等。检查时可见切口处有包块，疝囊壁薄弱者可见肠型及蠕动波，包块回纳后，可清楚扪及疝环边缘。腹腔CT影像学检查可见疝形成。

【鉴别诊断】

慢性消化道疾病可表现为食欲减退、恶心、腹痛等症状，与本病症状类似，CT检查可鉴别。

【治疗】

腹壁疝除向体表突出难看外,很少发生嵌顿。对形成疝的患者,应适当减少透析液存腹的量以降低腹腔内压。而其他类型疝由于存在肠嵌顿及肠绞窄的风险,需要行手术修补术。对于术后复发疝的治疗包括改为夜间透析,因为患者取仰卧位时腹透液产生的张力下降,另外还可以使用低容量腹膜透析,但需增加透析交换次数。

(四)透析液漏

【概述】

大阴唇、阴囊、阴茎水肿是令腹膜透析患者痛苦的并发症。早期报道认为10%的CAPD患者可发生生殖器水肿,而最近报道认为其发生率小于10%,且女性发生率低于男性。极个别报道发现腹透液可通过子宫直肠陷凹到达阴道穹隆或经过输卵管渗漏进入阴道。

【诊断】

1. 临床表现

可表现为大阴唇、阴囊、阴茎水肿。另外,透析液可通过缺损的腹膜进入腹壁的软组织内形成水肿,体查时患者取立位,可以发现腹壁形状不均匀,如果腹透液渗漏至皮肤浅表层,可见腹壁苍白而潮湿,皮肤表面可见到皮带及腹透管所致的皮肤压痕较原来明显及加深。

2. 检查

放射性核素扫描对腹壁水肿和生殖器水肿的诊断很有价值。经透析液注入腹腔1mci ^{99m}Tc硫化物胶体后,患者站立并向前倾斜以促进含同位素的腹透液进入渗漏处,然后行腹部γ照相可以成功鉴别并定位渗漏部位是腹壁还是鞘状突。步行后延迟扫描图有助于发现渗漏部位。

CT扫描也有助于诊断渗漏及生殖器水肿的原因。如含碘的泛影葡胺可加入到透析液中,采用大容量透析液以提高腹内压可提高诊断敏感性。CT扫描可以显示含造影剂的腹透液经前腹壁下行聚积于阴囊。造影剂在鞘状突呈细线状下行聚积于生殖器,进入阴囊后还可以区分含造影剂的液体是形成睾丸鞘膜积液还是经过鞘膜囊形成阴囊壁水肿。

【鉴别诊断】

肾性高度水肿亦可表现为大阴唇、阴囊、阴茎水肿,但一般伴全身明显水肿,腹膜透析患者可通过放射性核素扫描和CT检查加以鉴别。

【治疗】

腹壁和生殖器水肿的治疗包括卧床,如有症状需抬高阴囊,必要时可用腹膜透析机行腹膜透析。腹壁渗漏患者,可中断腹膜透析1~2周或转为夜间腹膜透析,白天干腹,2周时间已足够使渗漏处伤口愈合,大多数患者可恢复CAPD。无效者,可手术修补破损部位。

(五)胸腔积液

【概述】

腹内压升高可引起腹透液从腹腔通过横膈渗入胸膜腔形成胸腔积液。

【诊断】

1. 临床表现

少量胸腔积液可无症状,仅常规胸部

X线检查可见发现胸腔积液,而大量胸腔积液可引起呼吸窘迫。

2. 检查

体格检查可发现胸腔积液体征,如下肺叩诊音为实音,呼吸音减弱等。胸部X线检查发现胸腔积液多为右侧。

胸腔积液原因不明时可行胸腔穿刺协助诊断。如果发现胸腔积液性质为透析液,即穿刺液糖浓度常高于40mmol/L,且蛋白浓度低则支持胸腹瘘的诊断。

【鉴别诊断】

1. 左心衰竭

左心衰竭出现的气促症状可类似于胸腔积液,而充血性心衰患者可表现为端坐呼吸、极度焦虑和咳吐含泡沫的黏液痰、发绀等肺部淤血症状,X线检查可协助诊断。

2. 胸膜炎

胸膜炎出现的气促症状与胸腔积液类似,可伴胸痛症状,胸腔穿刺抽液检查可以确诊。

【治疗】

严重胸腔积液引起呼吸窘迫时可立即行胸腔穿刺抽液缓解症状,停止腹膜透析后胸腔积液即可迅速减少。小部分胸腔积液难以缓解的患者,右胸腔及腹腔之间极可能存在单向或活瓣式的交通,这种情况胸腔穿刺抽液有助于加快胸腔积液的消除。

之后的治疗取决于患者是否继续行腹膜透析,患者出现胸腔积液后常要求转为血透,这种情况胸腔积液消失后则不需其他处理。

(六)腰背痛

【概述】

CAPD患者腰背痛发生率较高,这是因为患者腹腔中注入腹透液直立时可改变脊柱的弯曲度。腹部肌肉组织松弛的患者,腹透液潴留于腹腔可使腹部前突,重心前移,使腰部脊柱前凸更为明显。

【诊断】

1. 临床表现

许多行腹膜透析的患者年纪较大,而且多年患病后营养状态差,且一些患者可能服用过皮质类固醇激素或曾行腹部手术,故腹部肌张力下降,可引起脊柱前凸明显,另外老年尿毒症患者往往有腰椎间盘的退行性变、椎关节强直、脊柱前移及骨质疏松等疾患,故透析液存留于腹腔时,腹部肌肉力量薄弱及本身的脊柱病变等综合因素可引起严重的腰背痛。透析液容量大时疼痛更为明显。

2. 检查

脊柱X线检查可提示脊柱前凸明显、腰椎间盘的退行性变、骨结构改变及骨质疏松等疾患。

【鉴别诊断】

肾结石可有腰背疼痛的症状,与本病相似,肾结石的疼痛多发生于患侧肋脊角或上腹部,可伴血尿,并发感染时可有尿频、尿急、尿痛的症状。X线检查、B超检查和尿液分析检查可辅助鉴别。

【治疗】

(1)训练腰部肌肉,采用适当的姿势站立、弯腰以减轻背部的压力,卧位骨盆倾斜运动,必要时可使用骨骼肌松弛剂或消炎镇痛药以缓解症状。长期腰背痛需进一步检查病因,可行脊柱的X线检查以了解骨的结构。

(2)透析方案应改为自动腹膜透析,可适当降低透析液容量,若需要大容量透析可在晚上进行。

（七）胃肠道并发症

【概述】

胃肠道并发症可能与腹内压有关，腹内压升高使食管贲门连接处压力升高而发生食管反流及痉挛。

【诊断】

患者有恶心、呃逆、呕吐、腹胀等上腹症状。

【鉴别诊断】

非腹透患者X线检查出现横膈下出现游离气体提示胃穿孔，需剖腹检查。然而，腹膜透析时空气可随腹透液进入腹腔而出现气腹，空气可被吸收，往往无需特别处理。但如果出现少量气体同时伴有腹痛时必须考虑肠穿孔、胃穿孔的可能性。

【治疗】

应少食多餐，避免进食降低食管张力的食物，如酒、巧克力，减少透析液容量，使用H_2受体阻滞剂及质子泵抑制剂，促进胃肠动力药常常有效，包括多潘立酮、吗丁啉、西沙比利及红霉素等。

第三节　肾移植并发症

一、肾移植

【概述】

肾移植（kidney replacement）是将供肾者一个肾脏植入病人（受肾者）体内治疗各种不可逆肾脏疾病导致的肾脏衰竭的有效替代疗法，目前已经成为终末期肾病治疗的主要手段。肾移植病人和（或）肾存活率得到了明显提高，病人生活质量改善，工作能力恢复，使其逐渐成为终末期肾病治疗的首选方法。

【适应证】

由于肾移植手术的成功率和长期成活率的提高，几乎所有终末期肾衰竭病人都是肾移植潜在的候选者，包括慢性肾小球肾炎、慢性肾盂肾炎、糖尿病肾病、狼疮性肾炎、慢性间质性肾炎、多囊肾及遗传性肾炎、不可逆的急性肾衰竭、高血压肾病、梗阻性肾病、中毒性肾病。

【禁忌证】

1. 绝对禁忌证

恶性肿瘤未控制者；HIV感染者；活动性结核感染者、活动性溃疡未愈合时；肝炎或肝功能不全者；全身衰竭不能耐受手术者。

2. 相对禁忌证

严重贫血未纠正；肿瘤治愈后未超过观察期，HBV及HCV感染有病毒复制的证据时，器质性精神疾患；依从性较差的病人；复发性肾脏疾病；复发性全身疾病及代谢性疾病在肾源缺乏时均应列为相对禁忌。

【组织配型】

肾移植成功的关键是供肾者与受肾者组织学相匹配。由于人类具有对外来非自身器官的排斥能力，这种能力来自各人相异的免疫系统。因此在移植前应作各种免疫配伍试验。

（1）ABO 血型交配：供受者应为同一血型或可输血的血型。

（2）淋巴细胞毒性试验：可确定受者血循环中是否存在对抗供者抗原的抗体。

（3）淋巴细胞组织相容性抗原的鉴定（组织定型）：在确定供受者之间的抗原结构后，来判断两者组织的相容程度。

（4）混合淋巴细胞培养试验：将供受者的淋巴细胞放在一起培养，从淋巴细胞转化为母细胞型的百分率来判断两者组织相容性程度。这项试验对预测移植后果有较大价值。

总之，通过上述试验可判断一个供肾是否适用于一个受者，并可作移植后结果的初步预测。

【术前准备】

1. 术前常规检查

（1）血型、血常规、尿常规及肝、肾功能及电解质检查；

（2）凝血功能测定；

（3）结核菌及乙肝、丙肝、HIV、CMV 病毒检测；

（4）消化道钡餐；

（5）群体反应性抗体测定及交叉组织配型；

（6）胸片、心电图、消化系统、髂血管超声检查。

2. 改善病情

包括控制血压、清除病灶、改善心功能，纠正水、电解质及酸碱平衡紊乱。

3. 透析治疗

（1）维持性血液透析的病人应注意充分透析，术前 24 小时最好血液透析 1 次；

（2）腹膜透析病人应在术前 4 小时放出腹透液，并封管。

（3）未行透析的病人如酸中毒很重，体内毒素水平较高，应尽量安排透析 1～2 次。

4. 移植前输血

近年来公认给受肾者输全血可以提高肾移植的存活率，其机制尚不明确。输血的最佳时间应控制在移植前 3 个月以内，而不在乎输血次数，输 5 个单位已足够。

【移植成功标准】

肾移植术后的尿量反映移植肾的功能。当手术恢复供肾血循环后 2～10 分钟，即可见尿液排出，约为 300～600ml/h，每 24 小时尿量可达 7000ml 以上，大量电解质和钠、钾亦随尿排出，若不及时补液和补充电解质，极易发生脱水及低钠血症和低钾血症，甚至死亡。此多尿期约持续 1～2 天，多于 48 小时后尿量逐渐减少达正常范围（约 1500ml/24h）。如术后发生少尿或无尿，可能是超急排异反应、急性肾小管坏死、肾动脉血栓或尿路梗阻所致。如诊断不明确时可作肾活检以助确诊；如为超急排异反应所致，应立即摘除移植肾等待再次移植；如为急性肾小管坏死多为可逆性，少尿、无尿期需作透析治疗以清除毒素及体内过多水分，渡过难关。

二、外科并发症

外科并发症指由于外科手术所致的并发症。按发生时间的早晚可分为早期与晚期（延迟性）并发症两类。早期并发症发生于手术后数小时或数天内，发病率较高，病情危重。如出血、移植肾破裂、移植肾动、静脉栓塞、伤口感染等，需要立即明确诊断，及时处理；晚期（延迟性）并发症多发生在手术后数天、数月或数年的时间内，如血尿、感染、移植肾动脉狭窄、动-静脉瘘等。近 10 年来由于外科技术的进步，肾移植术后外科并发症已逐渐少见,本节主要讨论术后出血及常见的泌尿系统并发症。

(一)术后早期出血

【概述】

常发生于术后 24~48 小时之内,出血的原因有以下几种:

(1)动、静脉吻合口缝合不良、吻合口破裂出血。

(2)尸体移植时,漏扎了供肾的分支动脉。

(3)病人因尿毒症导致的血小板减少,凝血功能障碍。

(4)受者由于长期血液透析时应用了大剂量抗凝剂等。

【诊断】

临床大量出血时病人可出现冷汗、苍白、脉搏快而弱、血压下降等急性出血性休克征象,常伴有移植肾区疼痛、腹胀、腹膜刺激征等,大量出血时可危及生命。

【鉴别诊断】

注意观察引流瓶内的血性液体的变化,如果引出较多的血性液体,容易诊断,反之诊断较难;应注意生命体征和移植肾区的变化,如果移植肾区丰满、隆起,输血后血压虽有回升但不久又下降,应特别警惕有无内出血,可借助 B 超检查助诊,一旦诊断确定,应尽早手术探查。

【治疗】

(1)密切注意血压、脉搏变化。

(2)注意观察伤口有无出血,观察伤口引流量。

(3)一旦确诊急性出血应立即行探查手术。

(4)情况紧急时可急诊行移植肾切除。

(5)探查时如发现肾周感染,即使移植肾功能良好,亦须及时行肾切除术。

(6)为防止再次出血,探查时须仔细结扎髂动脉分支。

(二)迟发性出血

【概述】

大多出现于手术后数天、数月或数年内。可因感染、外伤、排斥、剧烈震动或血透时应用了过多的抗凝剂所致。其中感染为迟发性出血的较常见原因。

【诊断】

病人可在感染或某种剧烈震动情况下突感移植肾区疼痛,有时可表现为剧痛,可局限或延伸到背、肋、肛门、外生殖器等部位,也可无明显疼痛而仅有移植肾区肿胀。随着病情的发展,可出现腹膜刺激征、冷汗、烦躁、血压下降等出血性休克的表现。

【鉴别诊断】

B 超、CT 及膀胱造影检查可以鉴别膀胱及移植肾周围是否有血肿压迫,膀胱镜检查可以明确膀胱内有无血块、输尿管膀胱吻合口处有无活动性出血。

【治疗】

一旦出现上述症状应立即手术探查,彻底止血。必要时,为挽救病人生命可行移植肾切除术。

(三)输尿管梗阻

【概述】

肾移植术后泌尿系梗阻的发病率较高,

其中以输尿管梗阻多见。输尿管梗阻常见的原因有远端输尿管坏死、纤维化；移植肾压迫输尿管；输尿管扭曲；吻合口狭窄；血块阻塞；精索静脉曲张；腹膜后纤维化；脓肿；淋巴囊肿；肾盂输尿管扭曲等。

【诊断】

依靠病史、体征、超声检查、放射性核素肾图、MRI（水成像技术）等检查了解移植肾功能以及上尿路梗阻情况，或采用大剂量静脉肾盂造影或逆行肾盂造影检查了解梗阻的部位和程度。

【鉴别诊断】

下尿路梗阻的病人移植前少尿，可因长期透析，膀胱长期不用而使膀胱收缩功能失调或因手术时间过长，膀胱内未放置导尿管，导致膀胱过度膨胀，逼尿肌失去收缩功能，出现排尿功能障碍、尿潴留，或由于膀胱颈部水肿、挛缩或慢性前列腺炎等因素引起，术前应注意询问病史、体检。

【治疗】

术时常规置输尿管支架，术后早期可排除输尿管吻合口阻塞所致的少尿无尿；拔支架管后梗阻，B超可协助诊断；肾积液而梗阻位置未明确，作移植肾穿刺造瘘解除梗阻，后通过造影明确诊断；不全梗阻者可通过支架扩张或手术解除梗阻。

三、排斥反应

除同卵孪生外，任何两个个体之间均不可能有完全相同的组织相容性抗原。受体将供体的肾视为非自身的抗原、通过免疫系统进行识别，并针对移植物抗原的出现而发生一系列细胞和体液免疫反应，最终使移植肾失去功能而不能存活，这个过程称为排斥反应。根据排斥反应发生的时间、机制、病理改变和临床进展的不同，可分为超急性、加速性、急性和慢性排斥反应四种类型。

（一）超急性排斥反应

【概述】

超急性排斥反应（HAR）是受体对移植物的一种迅速而剧烈的免疫应答性反应，是指移植肾在血液循环恢复后几分钟或几小时，甚至24~48小时内发生的、以体液性免疫反应为主的不可逆性的排斥反应。它来势迅猛，反应强烈，造成移植肾急速地丧失功能。

【诊断】

1. 临床表现

超急性排斥可以发生在手术台上。其主要表现为肾色泽由鲜红出现紫纹，进而呈暗红，乃至紫褐色并失去光泽；移植肾由饱胀感变为柔软，体积缩小，肾脏搏动消失，肾动脉搏动有力，而肾静脉塌陷，泌尿停止。少数出现寒战、高热。上述情况一般都在移植肾恢复血流后10~45分钟内发生。

术后的超急性排斥主要表现为尿量突然明显减少甚至无尿，有的病人可出现明显的肉眼血尿并逐渐无尿，可伴有移植肾区剧烈疼痛及血压升高。

2. 检查

超急性排斥反应非常少见。如术中或术后72小时内发生移植肾外观花斑、紫暗，突然无尿，移植肾体积增大、肾肿痛，多普勒超声无血流量，肾活检时不出血，肾活检结果示肾内凝血、血栓形成，在排除了低血压、低血容量、血管吻合口栓塞、狭窄及输尿管梗阻等因素后，可诊断为超急性排斥反应。

【鉴别诊断】

1. 急性弥散性血管内凝血

二者在小血管及毛细血管腔内均可见血管内凝血、微血栓形成。但超急性排斥反应中还可见以中性粒细胞在血管腔的靠边及腔内的积聚为特点的血管内皮炎（尤以肾小球血管腔最为明显）。

2. 急性肾小管坏死

移植肾急性肾小管坏死引起的无尿主要发生在血管吻合之后，可持续数天或数周，易于排斥反应引起的少尿或无尿相混淆。鉴别要点为急性肾小管坏死时，移植肾表面色泽多为鲜红色，肾充实度正常，甚至因过分灌注整个肾脏呈紧张饱满感。

3. 肾动脉、静脉阻塞

肾动脉或静脉阻塞在最初几天内，通常尚未出现组织坏死表现，故移植肾活检在肾动脉或静脉阻塞早期的诊断价值较小。在数天或1周后，仅表现为肾皮质坏死，这有助于同超急性排斥反应进行鉴别。

4. 灌注损伤与无尿

移植肾灌注损伤可能由于灌注压的不适当以及套管的机械性损伤所致。一般有自限性倾向，多在几周内自行恢复。早期移植肾活检对鉴别诊断有帮助。

【治疗】

随着肾移植术前开展敏感的交叉配型以及避免ABO血型不符合者之移植以来，典型的超急性排斥反应已不多见，但非典型的超急性排斥反应仍时有发生。一旦发生超急性排斥反应，对任何治疗措施都不敏感，只能切除肾。预防超急性排斥反应最好的方法是严格术前准备、防止其发生。

（二）加速性排斥反应

【概述】

加速性排斥反应（ACR）是指病人在同种异体肾移植术后72小时至7天内出现的排斥反应，大多数为不可逆的急性体液性排斥反应，病理改变以小血管炎症和纤维素样坏死为主要特征。其发病机制尚不明了，多次反复输血、多次妊娠和再次移植的病例，因体内已产生预先致敏抗体的存在是加速排斥反应的主要原因。预后差，发病后50%～75%移植肾丧失。

【诊断】

1. 临床表现

移植后尿多，肾功能慢慢恢复，血肌酐下降，数日后突然出现少尿、无尿、血尿、水肿，常有发热，移植肾区胀痛，移植肾肿大，压痛甚至肾脏破裂，血压升高，少数出现休克及精神症状。

2. 诊断要点

(1) 持续高热或低热，而无感染证据。

(2) 突然尿量减少或无尿，并排除外科并发症。

(3) 显著肉眼血尿，特别是术后已拔除导尿管，尿色转清后又呈现红血尿或有长条形状血块形成。

(4) 移植肾显著肿大，质地坚硬伴剧烈疼痛。

(5) 短期内（常在1～4周内）肾功能明显减退或消失；血肌酐呈进行性持续上升并伴有尿毒症症状。

(6) 尿液中FDP持续出现。

(7) 放射性核素肾图动态观察，出现蓄积型肾图或转为无功能肾图，膀胱放射性出现时间延迟或消失或膀胱曲线与肾图曲线近于两条缓慢上升的水平线,两者比值恒定小于1。

(8)肾活组织检查显示前述血管炎和肾小管坏死病变。

(9)经治疗无效,移植肾动脉造影可见血管分支显影欠佳并不规则,外周分支明显减少或不显影。

(10)手术探查见肾高度肿胀,表面呈暗红色散在梗死灶。

【鉴别诊断】

1. 急性肾小管坏死

尿量明显增多后再突然减少,血肌酐下降后再升高,肾脏肿胀伴疼痛和高热等,均不支持急性肾小管坏死诊断。采用核素锝肾血管造影有助于鉴别诊断;若显示血流良好,则可能为急性肾小管坏死,血流差者则可能为排斥反应或动脉堵塞。

2. 尿路感染

短时间内尿路感染罕见血压显著增高、少尿和肾功能进行性减退,再结合肾图改变可资鉴别。

3. 肾动脉栓塞和肾动脉大分支血栓形成

这些外科情况早期无发热,全身反应也不明显,有助于鉴别。不能排斥外科情况时,应及时手术探查。

【治疗】

(1)甲泼尼龙500~1000mg/d,静脉滴注,连用3天;

(2)ATG(ALG)或单克隆抗体OKT_3治疗,10~14天;

(3)他克莫司(FK506)配合霉酚酸酯(MMF)、血浆置换或CRRT治疗;

(4)如经以上治疗无效,可考虑切除移植肾。

(三)急性排斥反应

【概述】

急性排斥反应(AR)是指在肾移植1周后发生的排斥反应,也是临床最常见的排斥反应。可以发生在除同卵孪生供肾以外的所有肾移植受者及移植后的整个过程。急性免疫排斥反应包括细胞免疫、体液免疫和两者兼有的排斥反应类型。急性排斥反应的发病机制多属迟发型超敏反应的细胞免疫现象,主要是细胞免疫反应,但抗体也参与了这一反应。其病理改变以间质水肿和不同程度炎症和免疫活性细胞浸润为主。

【诊断】

(1)临床表现为突然发热,尿量减少,移植肾质硬、肿大、压痛、乏力、腹胀;

(2)血肌酐升高;

(3)免疫指标CD_4^+、CD_8^+升高,IL-2受体升高;

(4)多普勒超声:移植肾肿大,血流速度减缓,阻力指数升高;

(5)临床症状消失,Scr及免疫指标下降,多普勒超声显示血流恢复,阻力指数降低等为AR逆转的标准。

移植肾穿刺活检是诊断最可靠的方法,对疑有急性排斥病例尽早作此项检查以明确诊断。

【鉴别诊断】

1. 急性血管性排斥反应的鉴别诊断

(1)与结节性动脉周围炎、过敏性血脉管炎等区别,后者的病变不如排斥反应中那样广泛,也缺乏增殖性闭塞性动脉病及肾小管炎等排斥反应的特征改变。

(2)与急性肾盂肾炎鉴别:在肾小管腔中

有中性粒细胞,呈现中性粒细胞性小管炎,间质有轻微肿胀。

2. 急性细胞性排斥反应的鉴别诊断

(1)移植肾灌注后现象:移植肾灌注后,肾间质可出现灶性淋巴细胞浸润,但由于发现当时移植肾并无功能障碍及以后肾功能也无减退的病人也可出现这种现象,故现认为单独出现这种浸润无诊断意义,只有伴随于"肾小管炎"时,才有急性排斥反应的诊断意义。

(2)感染:移植肾细胞排斥反应与肾移植后应用免疫抑制剂引起的肾脏的感染及移植肾术前存在的慢性间质性肾炎均以炎细胞的浸润为共同点。但两者在浸润的炎细胞种类上有差别。排斥反应中炎细胞的种类往往以淋巴细胞、免疫母细胞为主,浸润细胞为单核细胞及嗜酸性细胞则排斥可能性大,而无或仅有很少的中性粒细胞浸润。但与术前就存在的急性间质性肾炎最难区分。在感染时浸润的炎细胞往往以中性粒细胞为主、有时于浸润灶中还见病原体、为真菌及细菌等。

【治疗】

1. 甲泼尼松冲击治疗

首次剂量一般为 0.5~1g/d 加入 5%葡萄糖溶液 250ml 静脉滴注,用药 3~5 天,但 1 个疗程的冲击剂量一般不超过 3g。如急性排斥在短期内连续发生,1 个月内的冲击量应严格控制在 5g 以内。

2. 抗淋巴细胞抗体

可应用 ATG、ALG 或 OKT_3 等治疗,尤其是对于强烈的 AR 或激素冲击疗效较差的病例,应立即应用抗淋巴细胞抗体治疗,根据排斥程度应用同一种制剂 7~14 天。

3. 免疫抑制剂调整

目前大部分病人都用 CsA 的二联或三联治疗,因此,发生急性排斥反应可能是 CsA 的剂量不足或其他原因,需调整用药量,去除引起排斥反应的可能因素。如应用硫唑嘌呤+泼尼松(Aza+Pred)常规治疗的病人发生 AR,加用 CsA 常会得到控制,对于停用 CsA 发生的急性排斥反应,应再复用,控制一段时间后再考虑停用,停用时要慢慢减量,并密切观察 2~3 个月。对于难治性排斥反应加用 MMF 或 FK506 治疗,可收到一定疗效。此外,环磷酰胺可与激素同时应用,剂量为 200mg/d 静脉滴注,每两天 1 次,应用 3~5 次,有一定的疗效,需注意白细胞下降反应。

4. 血浆置换

清除体内循环的淋巴细胞毒抗体及免疫复合物,对体液反应为主的血管性排斥反应效果较好。

(四)慢性排斥反应

【概述】

慢性排斥反应(CR)是综合性因素所致的移植器官或组织功能逐渐恶化的排斥过程。移植后短至数周长至几年都可发生慢性排斥反应,大多有反复发作的急性排斥反应病史。目前,CR 这一广泛使用的术语逐渐被慢性移植肾肾病(CAN)所取代。CAN 的定义为"在没有急性排斥反应、没有明显药物中毒、没有复发或新生性特异性肾病的情况下,同种异体移植 3 个月后所发生的,具有特征性病理改变的移植肾功能下降"。

【诊断】

1. 临床表现

主要表现与慢性肾小球肾炎相似,先以出现蛋白尿、血尿为主要表现,以后肾功能渐进性损害,血肌酐、尿素氮逐渐升高,可伴有高血压、高血脂、贫血等。

2. 检查

(1) 彩色多普勒检查显示移植肾体积缩小，肾实质回声增强，皮质、髓质交界不清。肾血流减少，阻力指数及搏动指数升高。

(2) 放射性核素扫描显示肾实质对核素摄取减少，排泄延迟、清除不全。

(3) MRI 示肾缩小，形态不规则，皮髓质分辨消失。

3. 病理诊断

CAN 的病理诊断是以内膜增殖性闭塞性动脉病（OTA）及系膜基质增多的肾小球病及间质纤维化为诊断要点。

【鉴别诊断】

1. 慢性肾小球肾炎

复发性肾小球肾炎是指受者的肾炎转染到供肾，即在受者的移植肾内重现了原肾的病变；再发性肾小球肾炎是指受者体内的移植肾发生了与原先肾炎不相关的抗原引起的另一类型的肾炎，即发生了一种新的肾炎。而排斥反应肾小球病是作为慢性排斥的一部分（肾小球的排斥反应）。可通过原病肾的病理检查与复发性肾炎鉴别，与再发性肾炎的区别有赖于各类别肾炎的病理固有特点。

2. 肾动脉粥样硬化性肾改变

慢性排斥反应的移植性闭塞性动脉病与肾动脉粥样硬化的血管改变的共同特点是动脉壁出现增殖性改变。两者的区别在于粥样硬化时在动脉的病变中常有脂质沉着，并且病变常为偏心性的局限性分布；而移植性动脉硬化的病变广泛，几乎见于所有动脉，无脂质沉着。

3. 慢性非破坏性间质性肾炎

慢性非破坏性间质性肾炎间质的瘢痕组织中纤维细胞多，胶原纤维致密，炎细胞浸润多；CAN 硬化性间质中，细胞少、基质多，纤维稀疏，炎细胞较少。

【治疗】

目前，对慢性排斥反应治疗上尚无特效逆转肾功能的方法。不应用大剂量激素的冲击治疗，应适当调整 CsA 用量，加用 MMF 或改用 FK506 治疗，予低蛋白饮食，适当选用一些抗凝剂及抗血小板药物，并积极处理和防治高脂血症及高胆固醇血症。如无逆转可能，应停免疫抑制剂，恢复血透治疗，等待再次移植。若移植肾萎缩，无发热，无血尿、大量蛋白尿以及无移植肾区不适，可保留移植肾，否则应予以切除。

四、感　染

感染是肾移植术后最常见的并发症，直接威胁到移植肾的存活和肾移植受者的生活质量或生命。尽管随着新的免疫抑制药物环孢素（CsA）、抗胸腺细胞球蛋白（ATG）、单克隆抗体、他克莫司（FK506）等的临床应用，免疫抑制治疗方案的不断更新变化，外科手术技术的不断提高和日趋熟练，使肾移植受体感染的发生率和病死率显著下降，但感染仍是造成移植受体的主要死因之一。本文将讨论肾移植术后最常见的感染。

（一）肺部感染

【概述】

肾移植术后患者与正常人群及其他住院患者相比，其呼气道感染的发病率高，特别是患者肾移植术后需服用免疫抑制剂，而导致细胞免疫缺损，其感染的病原类型相当广泛。肾移植术后 1 年大约有 2/3 的病人并发感染，而细菌感染占 50% 以上，故这里主要讨论的类型为细菌感染。

【诊断】

1. 临床表现

各种细菌性肺炎的临床表现有许多共性：咳嗽、咳痰、不同程度的发热、胸闷、胸痛、气急、严重者可出现气促或呼气困难等。由于肾移植病人应用免疫抑制剂，自身抵抗力低下，肺部感染有时起病隐匿，早期症状、体征多不典型或被掩盖，或症状、体征不相符，肺部体征表现可不一，肺部听诊呼吸音粗，部分病人可闻及少许湿啰音，有的病人则无明显阳性体征。

2. 检查

（1）X 线：胸部 X 片显示肺部局部或某一肺叶出现阴影。但胸片异常的出现可能比免疫功能正常者要晚，表现多样且不典型，并常与临床表现不同步，因此需与临床密切结合，重视短期内复查。

（2）CT：当胸片阴性或胸片表现不典型时，胸部 CT 检查有助于确定病变及范围，并指导选择最佳的侵入性检查手段。

（3）病原体检查：一般做痰液涂片、细菌培养及药物敏感试验，必要时考虑做纤维支气管镜检查，取分泌物培养或进行肺组织活检，并做各种微生物学检查。

【鉴别诊断】

1. 急性排斥反应

由于肾移植病人有时伴有排斥反应存在，在肺部感染早期易与急性排斥反应所致的发热相混淆，因此对不明原因的发热，无论肺部体征表现如何，应注意排除肺炎的存在。

2. 肺栓塞

可以出现肺动脉高压及右心功能不全的相应体征，如肺动脉瓣区第二心音亢进（P2＞A2），肺动脉瓣区及三尖瓣区可闻及收缩期反流性杂音，也可听到右心房性奔马律和室性奔马律。通过放射性核素肺扫描可帮助鉴别。

3. 心源性水肿

心源性水肿的典型特征是端坐呼气，出现奔马律，颈静脉怒张，周围水肿，胸片显示心脏增大、肺静脉增宽。

4. 卡氏肺囊虫感染

卡氏肺囊虫感染患者的发热及呼气困难的程度通常与胸片异常表现相一致，最终出现双侧肺部渗出性病变，但临床肺部病理体征并不明显。

【治疗】

1. 对症治疗

对症治疗包括吸氧、祛痰、必要时适时使用呼吸机等。

2. 抗生素的选用

主要根据多次、多途径病原菌培养及药敏试验的检验结果，及时调换抗生素。在分离到病原体并测出药敏结果之前，应根据已知的临床资料采取经验性治疗，要采用广谱抗生素联合治疗并要求覆盖所有可能的病原菌。为了避免药物间的相互作用及抗生素的毒性反应，建议将 β-内酰胺类抗生素、小剂量喹喏酮类抗生素作为肾移植术后抗感染治疗的基本用药。

3. 免疫抑制方案的调整

应权衡感染与排斥的关系，随时调整免疫抑制剂的用量，以避免过度抑制或出现排斥反应。重症肺部感染的诱因之一是免疫抑制过度，因此可将三联治疗改为二联治疗，停用对造血系统抑制作用强的药物，如 MMF、Aza，同时将 CsA 维持在低量。

4. 全身支持治疗

全身支持治疗包括纠正低蛋白血症，改善肺间质病变；纠正水电解质紊乱；维持酸碱平衡；给予充分的营养支持等。

(二)尿路感染

【概述】

尿路感染是肾移植受者最常见的细菌感染并发症之一。其主要发病原因有以下几点:

(1)肾移植患者本身免疫功能低下,术后服用大剂量的免疫抑制剂,抗感染能力下降。

(2)患者原肾存在有感染灶,如慢性肾盂肾炎、多囊肾等,移植术后由于抗感染能力下降,潜伏的感染灶复发。

(3)供肾原有感染灶或由于取肾过程中污染肾源。

(4)输尿管-膀胱吻合口的逆流性感染。

(5)术后导尿管引流时间过长。

肾移植术后合并泌尿系感染可以直接影响患者的移植肾功能。

【诊断】

1. 临床表现

主要是发热伴尿频、尿急、尿痛等尿路刺激症状,但肾移植术后发生尿路感染时的临床症状大都比较隐匿、轻微而不典型。

2. 检查

(1)尿常规:可以发现尿中有红、白细胞或脓细胞。

(2)尿培养:中段尿细菌培养,细菌计数多于 10^5/ml 或更高时,则证实患者患有泌尿系感染;但对于肾移植患者,如果细菌计数少于 10^5/ml 时,并不能完全排除泌尿系感染的可能。

【鉴别诊断】

1. 全身性感染疾病

注意尿感的局部症状,并做尿沉渣和细菌学检查,鉴别不难。

2. 肾结核

肾结核膀胱刺激症多较明显,晨尿结核杆菌培养可阳性,尿沉渣可找到抗酸杆菌,静脉肾盂造影可发现肾结核 X 线征,部分患者可有肺、生殖器等肾外结核病灶。肾结核可与尿感并存,如经积极抗菌治疗后,仍有尿感症状或尿沉渣异常者,应考虑肾结核。

3. 尿道综合征

本征仅有膀胱刺激症,而无脓尿及细菌尿,尿频较排尿不适更突出,有长期使用抗生素而无效的病史。

【治疗】

(1)一旦确诊尿路感染应根据药物敏感试验应用抗生素;同时注意全身支持疗法,增加蛋白质的补充。

(2)必要时应减少或停用免疫抑制剂,后者的适应证是:①持续高热、疑有菌血症或败血症者。②尿涂片或培养反复出现真菌者。③尿路感染反复不愈,同时存在移植肾功能不佳者。

(三)CMV 感染

【概述】

巨细胞病毒感染是感染人巨细胞病毒(HCMV)的一种全身性感染综合征。它是免疫抑制状态下的肾移植病人的一种常见并发症,严重的 HCMV 感染,尤其是 CMV 肺炎,病程短、进展快、易合并细菌、真菌、原虫等混合感染,严重影响肾移植术后的人/肾存活率。CMV 感染在不同的器官移植中,其主要的临床表现基本相似,即包括直接临床表现及间接临床表现,但最显著的区别是移植器官的感染程度比患者自身器官的感染程度更加严重。

【诊断】

1. 临床表现

肾移植术后CMV感染的临床表现有较大差异,不同个体多种多样,由仅表现为轻度临床症状至严重多器官损害,甚至造成死亡。约2/3病人有不同程度的发热,可呈低热、中度热甚至高热,且发热持续时间不等,常伴头痛、乏力、全身不适、肌肉酸痛及关节疼痛,并可因病毒侵犯不同脏器而引起相应症状,表现为肺炎、胃肠炎、肝炎、视网膜炎、脑炎等。

2. 实验室检查

(1)非特异性检查:中性粒细胞减少,血小板减少,单核细胞增多,轻度异型淋巴细胞增多及轻度肝功能损害等。

(2)特异性检查

①病毒分离检查:由于HCMV在人成纤维细胞中复制周期长,产生特异性细胞病变慢,因而病毒分离检查不能满足临床早期诊断的要求。

②血清学检查:抗HCMV-IgG抗体水平由阴转阳或抗体滴度升高4倍以上表明近期有活动性CMV感染的指标,但由于肾移植病人免疫功能低下,抗体产生常延迟或缺失,故阳性率较低。

③HCMV抗原检测:通常CMV抗原血症的出现明显早于临床症状的出现和血清学的改变,且抗原血症程度与CMV病严重性一致,故为目前较好的早期诊断CMV病的方法之一。

④HCMV核酸检测:近年来采用定量PCR方法可检测DNA水平,对区分感染及病毒活动有一定帮助。

⑤免疫电镜:直接观察病毒颗粒,做病毒鉴定。

【鉴别诊断】

需要与其他病原菌引起的相关器官的感染相鉴别。

1. 细菌性肺炎

CMV肺部感染者通常早期胸片表现为间质性肺部感染,肺纹理增粗或双侧散在的星状肺间质浸润,严重者肺野模糊,少数病人可有肺泡实变、结节样、网状或毛玻璃样改变,也有的病人胸片显示弥漫性及边缘不清的结节性浸润病灶。肾移植受者并发细菌性肺炎时,早期X线表现不典型。此外,病原学检查可明确诊断。

2. 病毒性肝炎

CMV感染可以引起肝炎表现。CMV性肝炎主要表现为全身不适、低热、白细胞减少、血小板减少和肝功能异常。消化道症状和血清转氨酶增高都不及病毒性肝炎明显。从临床标本中分离出病毒,有助于鉴别诊断。

3. 传染性单核细胞增多症

巨细胞病毒病肝、脾肿大是由于CMV病毒对靶器官细胞的作用所致,传染性单核细胞增多症则与淋巴细胞增殖有关。巨细胞病毒病中咽痛和颈淋巴结肿大较少见,血清中无嗜异性凝集素及EB病毒抗体,鉴别诊断有赖于病毒分离及特异性抗体测定。

【治疗】

(1)更昔洛韦(GCV)是目前治疗HCMV感染的首选药物。通常用法为GCV 5mg/kg静脉滴注1小时以上,每12小时重复1次,持续14~21天,以后继以5mg/(kg·d)的维持量,维持治疗1~2个月。

(2)及时且适当地撤减免疫抑制药物。通常停用Aza,减少CsA用量,重症患者需停用CsA。

(3)加强营养支持治疗,调节水电解质

平衡。

(4) 预防和治疗二重感染。

(5) 应用免疫增加剂,如静脉输入人血白蛋白、丙种球蛋白、CMV 特异性免疫球蛋白等。

五、心血管系统并发症

肾移植术后患者容易出现各种各样的心血管系统疾病(CVD),目前一项调查研究显示,CVD 是引起肾移植术后患者死亡的最常见原因。本节重点讨论几个常见的并发症的鉴别诊断与治疗。

(一)高血压

【概述】

高血压是肾移植术后最常见、最严重的血管性并发症,可发生在肾移植术后的任何时期,且发病率相当高,早期发生率达 80%。多种因素可以导致移植术后高血压:

(1) 激素和 CsA 是目前最常用的免疫抑制药物,可以引起血压升高。

(2) 患者原肾可以引起高血压。

(3) 移植肾动脉狭窄可以导致高血压。

(4) 移植肾慢性肾功能不全可以导致高血压,这是临床最常见的发病因素。

(5) 肾移植术前透析治疗期间出现高血压的患者,移植术后发生高血压的比例较移植术前血压正常者为多。

(6) 尸体肾移植术后患者出现高血压的比例高于活体肾移植患者。

(7) 糖尿病导致慢性肾功能衰竭的患者移植术后出现高血压的比例高于慢性肾炎、多囊肾,而肾小管间质性疾病为病因的患者移植术后出现高血压的比例最低。

【诊断】

(1) 高血压多呈持续性,严重程度不等,眼底检查大多表现为良性损害,部分病人可出现左心室肥厚、心力衰竭或高血压脑病。

(2) 急性排斥反应所致的高血压大多突然发生,一般在 20~24/13~16kPa 之间。常合并发热、体重增加,移植肾疼痛、压痛,血肌酐急性上升,尿量突然减少,超声波检查示肾体积增大等。

(3) 慢性排斥反应则常表现为中度或严重的高血压,肾功能逐渐下降。

(4) 移植肾动脉狭窄引起的高血压多较严重,对药物治疗反应较差,常可在肾移植区听到血管杂音。

(5) 受者原来病肾的高血压,大多蛋白尿很少,肾功能检查良好,但高血压持续存在。

【鉴别诊断】

各种不同病因引起的高血压相互鉴别。

1. 肾功能延迟恢复

移植术后数天内出现的高血压,首先应考虑患者是否存在移植肾功能延迟恢复,临床特点为少尿,Scr 升高。

2. 急性排斥反应

当移植肾功能恢复后再出现的高血压,应考虑患者是否存在急性排斥反应,临床特点为移植肾肿大,Scr 升高。可依靠肾穿刺活检来确诊。

3. 急性 CsA 中毒

在移植术后 3 个月内,由于急性排斥反应在此期间出现的比例最高,而 CsA 的用量也较大,因此此时出现的高血压应考虑是否存在 CsA 相关性高血压,临床特点为 CsA 浓度升高,轻中度 Scr 升高,降低 CsA 浓度后症状缓解。

4. 慢性排斥反应

慢性排斥反应引起的高血压临床特点为肾功能减退,轻中度蛋白尿,肾活检显示血管病变、肾小球硬化、间质纤维化。

5. 移植肾动脉狭窄

逐渐出现难治性高血压,进行性肾功能减退,通过血管造影及开博通试验可明确诊断。

6. 慢性 CsA 中毒

临床特点为肾功能减退,无蛋白尿,肾活检显示条索状间质纤维化。

7. 原发肾病复发

肾功能正常或减退,有蛋白尿。

【治疗】

1. 对因治疗

(1)由急性排斥反应引起者,控制排斥反应后,血压可恢复正常。

(2)由原来肾脏病变引起者,如高血压持续存在,药物治疗不能控制且程度严重,应行双侧原肾切除术,如条件不允许,行原双肾动脉栓塞对肾移植高血压病人有一定价值。

(3)移植肾动脉狭窄所致的高血压,可行肾动脉扩张术、狭窄段切除再吻合术等。

(4)类固醇皮质激素引起的高血压与醛固酮分泌的增加有关,可用抗醛固酮和利尿药物治疗。

(5)有环孢素 A 毒性表现则减少其用量。

(6)如果有移植肾的原肾疾病或移植肾继发性肾炎则予以相应治疗。

2. 对症治疗

移植后高血压与一般治疗慢性肾炎或尿毒症引起的高血压基本相似,通常需要两种或多种降压药物联合应用。

(1)钙通道阻滞剂被认为是治疗移植后高血压的首选药物,它不仅能够直接对抗环孢素 A 介导的血管收缩作用,使肾动脉扩张,降低肾脏血管的阻力,从而改善肾血流量和肾功能,而且本身对肾脏有良好的保护作用。

(2)肾素-血管紧张素转换酶抑制剂是另一类治疗移植后高血压的一线药物,尤其应用在与排斥有关的高血压且效果良好。肾素-血管紧张素转换酶抑制剂的代谢由肾脏排泄,对肾脏有一定毒副作用以及粒细胞减少,因而用药后需注意检测白细胞和尿液蛋白量的变化。

(二)高脂血症

【概述】

肾移植术后高脂血症的发病率相当高,其主要特征是高胆固醇和低密度脂蛋白血症。目前,许多资料已显示,移植术后如果患者合并有高胆固醇血症、高三酰甘油血症或低 HDL 血症,CVD 的发病率明显增加。高脂血症的发病原因较多,包括移植前高脂血症状态,免疫抑制剂及其他药物因素,激素的影响等。

【诊断】

血清 TC 升高;血清 TG 升高;血清 HDL-C 减低;血清 LDL-C 升高。

【鉴别诊断】

需与其他原因引起的高脂血症相鉴别。

1. 糖尿病

有糖尿病史,临床主要有多尿、多饮、多食及体重减轻等症状,FPG≥7.0 或 OGTT 2hPG≥11.1 或随机血糖超过 11.1。

2. 甲状腺功能减退症

有甲减病史,重度者出现特征性非凹陷性水肿,如特征性黏液性水肿面容等,实验室

检查 T_3、T_4、FT_3、FT_4 降低，TSH 降低。

3. 某些药物因素

β受体阻滞剂可增加胰岛素的抵抗性，使耐糖能力下降，TG 升高；长期应用利尿剂可影响病人的血清胆固醇代谢，使胆固醇和 TG 水平增加。

【治疗】

(1)由于 LDL 的升高是移植术后高脂血症最常见的异常表现，因此，应根据国际 NVEP 标准指导治疗方案。

①如果患者中出现中度 LDL 升高，可建议患者采用饮食治疗，并结合体育锻炼，如果体重超出正常范围，应指导患者减少体重；

②如果患者出现重度 LDL 升高，应采用饮食治疗结合降脂药物治疗。如果患者未合并有 CVD，LDL＞160mg/dl 时应考虑降脂治疗，如果患者合并有 CVD，则 LDL＞100mg/dl 时应考虑降脂药物治疗。

(2)肾移植患者中，对于绝大多数患者，饮食治疗同时服用 HMG-CoA 还原酶抑制剂是首选方案。如果患者还同时服用 CsA 或 FK506 免疫抑制剂，应减少 HMG-CoA 还原酶抑制剂用量的 1/2。如果患者已采用了首选方案，但高水平的 LDL 仍继续存在，如果此患者还是 CVD 的高危患者，应考虑用胆酸螯合剂，但此药应在服用 CsA 间期服用，以免影响 CsA 的吸收。

(3)如果患者还同时合并有 LDL 升高及三酰甘油升高，应采用低脂疗法，同时应用 HMG-CoA 还原酶抑制剂。

第十章

肾脏病激素与免疫抑制剂治疗并发症

一、肾脏病激素与免疫抑制剂治疗

近年来慢性肾脏病（CKD）的发病率在逐年升高，CKD 的治疗是棘手的问题，常用免疫抑制剂来治疗蛋白尿较多者，其作用机制主要为控制肾脏的炎症反应。CKD 的治疗中常需要联合糖皮质激素（GC）和其他免疫抑制剂治疗，而对于频繁复发、激素依赖及激素抵抗的患者联合用药可能获得较为满意的疗效，改善肾脏病的长期预后。

此外，随着肾移植更加广泛地开展和免疫抑制剂研究的不断进步，移植肾存活率呈大幅度的稳步提高，肾移植病人出现大批 10 年，甚至 20 年以上的存活群。获得此成功的关键与免疫抑制剂的不断发展和护理质量的提高有着密切的关系。但是，困扰着人们的是使用免疫抑制剂后并发症一直未能得到根本解决，又因肾移植病人术后长期服用免疫抑制剂，因此，人们更加致力于免疫抑制剂的开发和研制，寻找高效、低毒的免疫抑制药物。

免疫抑制剂大体经历了三个临床阶段：硫唑嘌呤和泼尼松阶段、抗淋巴细胞球蛋白阶段和环孢素阶段、免疫抑制剂发展的阶段。

近年来免疫抑制剂和具有免疫调节作用药物的应用发生了很大变化，新的药物不断出现，而有的药物则逐渐退出历史舞台。目前，在临床上使用最多的是泼尼松、泼尼松龙、甲泼尼龙、硫唑嘌呤、环磷酰胺、苯丁酸氮芥、甲氨蝶呤、来氟米特、吗替麦考酚酯、环孢素、他克莫司等。

为了提高免疫抑制剂的效果，临床上出现不同的联合用药方案，即二联、三联、四联用药方案等。但这些制剂都是非特异的，缺乏选择性和特异性，表现为既抑制免疫病理反应，又干扰正常免疫应答，总体水平上抑制免疫功能，从而降低了患者对感染和肿瘤的抵抗能力，多易发生感染，并有其他并发症。因此，我们不仅要会应用免疫抑制剂，还必须了解其并发症的危害性，并积极预防和护理。

二、并发症

(一)感染

【概述】

大量激素及免疫抑制剂的应用,常导致机会感染。糖皮质激素的使用量超过相当于每日口服 10mg 泼尼松的剂量或累积超过 700mg,感染的发生率就明显上升,而且条件致病菌的感染发生率大大超过不使用糖皮质激素的患者。除细菌感染外,病毒和真菌的感染也同样增加。另外,由于糖皮质激素可以抑制发热等感染中毒症状,常常掩盖感染,使之不易被早期发现而延误治疗。本节中讨论常见的肺部感染。

【诊断】

1. 临床表现

发热,咳嗽,痰少,并出现渐进性呼气困难,肺部听诊呼气音粗,干湿啰音极少。

2. 检查

(1)CT:双肺为局灶性或弥漫分布的毛玻璃样阴影;也可呈现广泛斑片状阴影。

(2)血常规:可有白细胞升高;中性粒细胞比例轻度增高。

(3)病原学检查:痰液涂片查病原体,痰细菌、真菌培养,痰抗酸杆菌检查,血清流感病毒、呼吸道合胞病毒、腺病毒、弓形虫、风疹病毒及单纯疱疹病毒抗体检测,CMV-IgG、IgM 检测等。

【鉴别诊断】

1. 卡氏肺囊虫肺炎

PCP 的诊断主要靠病原学检查来确诊,通常以肺组织或下呼吸道分泌物标本发现卡氏肺孢子虫的包囊和滋养体为金标准。痰液阳性检出率低,支气管肺泡灌洗液和经支气管肺活检敏感率可高达 90%~95%,高度怀疑病例对试验性治疗有效者,可获得临床诊断。

2. CMV 肺炎

通常早期胸片表现为间质性肺部感染,肺纹理增粗或双侧散在的星状肺间质浸润,严重者肺野模糊,少数病人可有肺泡实变、结节样、网状或毛玻璃样改变,也有的病人胸片显示弥漫性及边缘不清的结节性浸润病灶。病原学检查可明确诊断。

3. 细菌性肺炎

临床表现为咳嗽、咳痰、可有不同程度的发热、胸闷、胸痛、气急、严重者可出现气促或呼气困难等。肺部体征表现不一,听诊部分病人呼吸音粗,部分病人可闻及少许湿啰音,有的病人则无明显的阳性体征。病原学检查为可靠诊断依据。

4. 真菌感染

肺念珠菌病的主要临床表现为发热、咳嗽、咳白色黏液痰或胶质样小块状物,有时痰中带血或咯血,听诊可闻及双肺湿啰音;外周血常规检查可见白细胞增多,X 线检查显示肺纹理增加,可见大小不等、形状不一的片状或斑点状阴影,部位多位于中下肺,不累及肺尖。肺曲霉菌病急性期病人可有发热、咳嗽、咳绿色或绿色颗粒状痰、咯血、呼吸困难等;胸部典型 X 线表现为在肺部空腔中可见一实质性球形阴影,球体上方有一新月形透亮区,球体可随体位变动。通过病原学检查获得可靠诊断。

【治疗】

在寻找病原学证据的同时,患者在常规抗细菌感染的基础上,加用抗病毒治疗和抗真菌治疗联合应用,根据患者病情的严重程度疗程相应为2～4周,对于存在呼吸衰竭的患者给予无创呼吸机辅助呼吸,必要时改为有创呼吸机辅助呼吸。

(二)消化性溃疡

【概述】

大剂量的激素常引起消化道应激性溃疡,胃黏膜糜烂、溃疡、出血,与非甾体类消炎药合用发病率明显增加。长程大剂量激素对胃黏膜分泌、酸碱平衡、黏膜血流供应等动态现象有破坏,使胃腔表面黏液和黏膜上皮细胞组成的胃黏膜屏障损害,使胃酸、胃蛋白酶分泌增高,抑制胃黏液分泌,降低胃肠黏膜的抵抗力,而可诱发或加重胃十二指肠溃疡,严重者可造成消化道出血,甚至穿孔。故在大剂量冲击治疗期间,应注意观察患者的消化道症状,定期检测便潜血。

【诊断】

1. 临床表现

节律性上腹部疼痛、反酸、嗳气、腹胀,查体剑突下或上腹压痛,可有黑便。

2. 检查

(1)X线钡餐:直接征象为龛影。间接征象有局部压痛、胃大弯侧痉挛性切迹、十二指肠球部激惹及变形。在溃疡合并穿孔、活动性出血时禁行钡餐检查。

(2)胃镜:病灶多呈圆形或椭圆形,偶尔呈线形,边缘锐利,基底光滑,表面覆盖灰白色或灰黄色苔膜,周围黏膜充血、水肿,有时见皱襞向溃疡集中。

(3)HP检测。

(4)粪便隐血检查。

(5)胃液分析:主要用于胃泌素瘤的辅助诊断,对消化性溃疡的诊断价值不大。

【鉴别诊断】

1. 慢性胃炎

有无慢性胃炎病史;临床表现无消化性溃疡节律性疼痛特点,行胃镜检查可确诊。

2. 功能性消化不良

患者常有上腹痛、烧灼感、反酸、嗳气、上腹饱胀等症状,鉴别诊断依靠X线钡餐和胃镜检查。

3. 十二指肠炎

为十二指肠局限或弥漫性炎症,可继发于DU,临床症状与DU相似,X线钡餐造影表现为DU的间接征象,需胃镜检查确诊。

4. 胃癌

胃镜与活组织检查确诊。

5. 胃泌素瘤

患者表现为顽固性、多发性溃疡,并多伴有腹泻及明显消瘦,内科治疗经久不愈,术后易复发,血清胃泌素水平增高,胃酸明显增加。CT检查有助于诊断,胰泌素刺激试验可以确诊。

【治疗】

(1)抑制胃酸分泌:H_2受体拮抗剂;质子泵抑制剂。

(2)保护胃黏膜药物:硫糖铝;枸橼酸铋钾;前列腺素E;麦滋林-S-颗粒。

(3)并发症处理

①急性上消化道出血:一般治疗,平卧休息、禁食、吸氧、密切观察病情;药物治疗,口服抑制胃酸分泌药物;止血治疗,三腔二囊管止血、内镜下治疗、介入治疗。

②急性穿孔:及早外科手术治疗。

(三)骨质疏松

【概述】

糖皮质激素在生理上可以影响成骨细胞的分化、成熟,对于骨骼的发育起重要作用。但当超过生理量时,可致骨质疏松、股骨头坏死、骨折发生率增加。糖皮质激素导致骨质疏松的主要机制包括以下方面:

(1)抑制成骨细胞增生,促进其凋亡,从而抑制新骨的形成。

(2)抑制成骨细胞胶原Ⅰ基因的表达,促进胶原酶3的表达以分解胶原Ⅰ和Ⅱ,导致骨基质减少。

(3)促进破骨细胞分化并靠近骨表面。

(4)减少肠道钙吸收,促进肾脏钙排泄。

【诊断】

1. 临床症状

疼痛是骨质疏松症最常见、最主要的症状。此外,轻微外伤可致骨折或脊柱后突畸形也是骨质疏松患者的重要体征。

2. X线平片

主要表现为骨密度减低,骨小梁减少、变细、分支消失,脊柱骨小梁以水平方向的吸收较快,进而纵行小梁也被吸收,残留的骨小梁稀疏排列呈栅栏状。

3. 实验室检查

骨质疏松症伴有骨折的患者,血清钙低于无骨折者,而血清磷高于无骨折患者。如伴有软骨病,血磷、血钙偏低,碱性磷酸酶增高。尿磷、尿钙检查一般无异常发现。尿羟脯氨酸增高,其排出量与骨吸收率成正相关。

【鉴别诊断】

1. 骨软化症

(1)X线片:可见骨质广泛疏松;横骨小梁消失,纵骨小梁纤细,骨皮质变薄。不发生骨膜下骨皮质吸收。

(2)实验室检查:血钙、磷降低而碱性磷酸酶则升高。

2. 多发性骨髓瘤

(1)临床表现:主要为贫血、骨痛、肾功能不全、出血、关节痛。X线片可见脊柱、肋骨和骨盆等处弥漫性骨质疏松。

(2)实验室检查:骨髓像呈增生性反应,骨髓中出现大量骨髓瘤细胞,此为最主要的诊断依据。

3. 原发性甲状旁腺机能亢进症

(1)临床表现:为高血钙、低血磷症。X线片可见骨膜下皮质吸收、脱钙,弥漫性骨质疏松,骨囊性变。

(2)实验室检查:本病患者早期血钙大多增高,平均在 2.2~2.7mmol/L 以上,对诊断很有意义;血磷多数低于 1.0mmol/L;90% 患者的血清免疫活性甲状旁腺激素(IPTH)明显高于正常值;尿钙增多。

【治疗】

使用阿法骨化醇或 $1,25(OH)_2D_3$ 可有效预防糖皮质激素使用者骨质疏松的发生,但是活性维生素 D_3 对于已形成的骨质疏松没有明显的改善作用,且较易发生高钙血症的缺点,因而不主张作为一线药物使用。双膦酸盐制剂具有抑制破骨细胞以及延长成骨细胞寿命的功能,不仅可以减少骨钙丢失,而且可以增加骨密度、减少骨折发生率,其在长期使用糖皮质激素患者中的保护作用,已经得到大多前瞻性随机对照试验的证实。因此,作为长期使用糖皮质激素患者的骨骼保护,应首选双膦酸盐制剂及钙剂,重度骨质疏松的患者还可考虑加用活性维生素 D_3。

若患者对双膦酸盐制剂有禁忌或不能耐受,还可选用降钙素,它具有同样的效果,且对骨折患者有降低疼痛的作用。

老年患者,若性激素水平明显下降,给予男性患者睾酮、女性患者雌激素,也有利于对抗糖皮质激素导致的骨质疏松。

定期测定患者24小时的尿钙排出量,若大于400mg,建议限盐并口服氢氯噻嗪以减少尿钙的排出。

(四)白细胞增多

【概述】

主要是靠近血管内皮的中性粒细胞更多地进入循环中,一般对患者没有太大影响,但有时易掩盖感染引起的白细胞升高,耽误后者的诊断。因此,在使用糖皮质激素时,应提高警惕,特别是当白细胞高于$15\times10^9/L$时,应认真排查潜在感染的可能。

【诊断】

外周血中白细胞总数或某一类型的白细胞绝对数超过正常值。

【鉴别诊断】

需与细菌感染所致的白细胞增多鉴别。

应用糖皮质激素后与细菌感染均可致白细胞数值增高,出现幼稚粒细胞、淋巴细胞和嗜酸粒细胞减少。观察发现应用激素的患者虽然白细胞增高甚至出现幼稚粒细胞,但是杆状核粒细胞多不增高且伴有多分叶成熟粒细胞增多,另外无中毒颗粒及空泡等感染表现,以上可以与细菌感染所致白细胞增多相鉴别。

【治疗】

确诊为糖皮质激素的不良反应造成,无需特殊治疗。

(五)贫血

【概述】

有些免疫抑制剂有直接的骨髓抑制作用,使红细胞的生成受到影响。

【诊断】

(1)周围血细胞检查:
①MCV和MCHC的测定;
②网织红细胞计数;
③外周血涂片检查,仔细观察红细胞、白细胞、血小板形态方面的改变,注意有无异常细胞。

(2)骨髓检查:通常采用骨髓穿刺物涂片检查,必要时需要做骨髓活检。

(3)各种溶血性贫血试验、血清铁和铁蛋白测定等。

【鉴别诊断】

缺铁性贫血时有明确的缺铁病因和临床表现;小细胞低色素性贫血;血清铁少于$8.9\mu mmol/L$,总铁结合力大于$64.4\mu mmol/L$,转铁蛋白饱和度小于15%;血清铁蛋白小于$12\mu g/L$,$FEP>4.5\mu g/gHb$;骨髓铁染色阴性。

【治疗】

排除其他原因引起的贫血,确诊是应用免疫抑制剂引起的副作用,可给予刺激红细胞生成的药物。贫血严重者,可以考虑更换其他免疫抑制剂。

(六)肝脏损害

【概述】

与通常药物性肝细胞损害的机制一样,

免疫抑制剂在肝脏内经过细胞色素 P_{450} 的作用,代谢转化为一些毒性产物如亲电子基、自由基和氧基,这些毒性产物与大分子物质共价结合造成脂质过氧化,破坏细胞膜的完整性和细胞膜的 Ca^{2+}-ATP 酶系统,使细胞内外环境 Ca^{2+} 的稳定状态平衡被破坏,最终造成肝细胞的死亡。对于环孢素的肝脏毒性的研究也表明,有报道大剂量的环孢素可以增加肝细胞内活性氧的代谢压力以及增加肝细胞内 Ca^{2+} 的含量,最终导致肝细胞的损伤,但是详细的作用机制还不甚清楚。

环孢素的肝脏毒性作用具有明显的时相性和剂量相关性,与血药浓度密切相关。一般说来,环孢素引起的肝细胞损害并不严重,减量或者停药大多都可以很快得到缓解。

硫唑嘌呤引起的肝脏损害具有一些特殊性,可引起肝窦周围纤维化、静脉血管亚阻塞性损伤和肝内胆小管再生性增生等,会导致门脉高压。临床实践中发现,病毒性肝炎的病人常因为应用硫唑嘌呤诱发比较严重的肝脏损害,而且停药后肝脏病变并不停止,呈进行性发展的趋势。

糖皮质激素与硫唑嘌呤有直接促进 HBV 表达的作用。虽然体外实验证实环孢素、他克莫司、霉酚酸酯等药物并不影响 HBV 的表达,但是在体内他们可以通过抑制免疫应答和炎症反应而有利于 HBV 复制、转录和表达。

【诊断】

免疫抑制剂引起肝脏损害的诊断,应注意以下关键问题:

(1)有长期或大量应用免疫抑制剂的病史。

(2)有肝脏损害的症状和体征,如进行性黄疸、乏力、纳减、恶心和呕吐等。

(3)实验室检查:肝功能检查有血清总胆红素明显升高,以直接胆红素升高为主(直接胆红素的比例可占 90% 以上),血清 ALT、AST 仅轻至中度升高,而 ALP、GGT 显著升高。

(4)除外其他原因引起的肝脏损害。

【鉴别诊断】

需与其他原因引起的肝脏损害相鉴别。

1. 病毒性肝炎

血清中一般可以检测出相应病毒学标志,如 HBsAg、HBeAg、HBV-DNA 或抗HBc、HCV-RNA 等,其水平在不同的病人可以相差很大。

2. 自身免疫性肝炎

本病临床特征为女性多见,可能是全身自身免疫性疾病的表现之一,除了有肝损害外,还有其他器官的炎症,呈慢性活动性肝炎表现。检查可见高球蛋白血症和肝脏相关自身抗体出现,病理切片改变则表现为肝细胞呈片状坏死和桥状坏死,多有浆细胞、淋巴细胞和单核细胞浸润。

【治疗】

1. 停止或调整免疫抑制剂

对于三联(糖皮质激素、环孢素及环磷酰胺或硫唑嘌呤或他克莫司等)治疗的病人,首先应该停止应用显著降低机体细胞免疫功能并有可能引起肝脏损害的药物如环孢素、他克莫司等,如病情持续恶化,应该调换应用霉酚酸酯。一般而言,环孢素的肝脏毒性作用是剂量相关性的,故应定期检测环孢素的血药浓度,使平时环孢素的用量严格控制在最佳血药浓度范围之内,以减少可能的肝肾毒性。

2. 支持治疗

对症治疗的方法很多,但主要是保护肝细胞防止进一步坏死促进肝细胞尽快新生。

(七)肾脏损害

【概述】

大剂量环孢素首次应用于肾移植治疗时,会引起原发性肾功能丧失,尤其在局部缺血时间较长时。在所有接受有效免疫抑制治疗的病人中都有某种程度的肾血管收缩。接受环孢素治疗超过12个月的肾移植患者出现进行性肾功能不全,虽然环孢素过大的初始剂量可引起慢性肾毒性,减少剂量肾毒性仍可进展。环孢素诱导的慢性血管收缩可导致入球小动脉和肾单位因局部缺血萎缩而发生不可逆损害。

【诊断】

临床上环孢素的慢性肾毒性特征表现为缓慢进展的高血压、氮质血症和蛋白尿。

【鉴别诊断】

1. 移植肾的慢性排斥反应

彩色多普勒检查显示移植肾体积缩小,肾实质回声增强,皮质、髓质交界不清,肾血流减少,阻力指数及搏动指数升高;放射性核素扫描显示肾实质对核素摄取减少,排泄延迟、清楚不全;MRI示肾缩小,形态不规则,皮髓质分辨消失;病理学检查可明确鉴别。

2. 急性排斥反应与CsA早期肾毒性

CsA早期肾毒性时尿量减少程度小于25%,血肌酐值升高幅度小于25%,而且进展缓慢;而AR时尿量减少程度大于50%,血肌酐值升高幅度大于50%,而且升高迅速。此外,通过检测患者肾功能对减少CsA剂量或增加免疫抑制剂的反应,进行诊断性治疗,也是鉴别CsA早期肾毒性与AR的有效方法。

【治疗】

CsA早期肾毒性具有迅速可逆的特点,若减少CsA剂量肾功能就可能恢复。通过治疗窗监测CsA血药浓度是十分客观的指标,有明显的临床意义。但是在调整CsA剂量时,应考虑到血药浓度受患者吸收、代谢、其他药物相互作用等多种因素的影响,个体差异非常大,所以还应结合临床及其他检验指标进行CsA剂量调整。其次要避免使用增加CsA肾毒性的药物,联合用药可降低CsA剂量,一般起始剂量不宜大于8mg/(kg·d)。应用钙离子通道阻滞剂与CsA合用,可减轻CsA肾毒性。钙离子拮抗剂是一种较理想的CsA肾毒性预防药物,对CsA引起的急、慢性肾损害均有预防作用。

此外,冬虫夏草对CsA急、慢性毒性均有明显保护作用,人工虫草百令胶囊具有抗排斥作用,可以替代"CsA、硫唑嘌呤、泼尼松"三联用药中的硫唑嘌呤,与CsA有协同作用,因而被广泛用于器官移植术后治疗和辅助治疗。

(八)出血性膀胱炎

【概述】

环磷酰胺进入人体后经肝脏代谢形成有强大烷化作用的磷酰胺氮芥,同时也产生副代谢产物丙烯醛。丙烯醛可以与膀胱黏膜上皮结合,引起黏膜损伤,小剂量长期应用及大剂量短期应用都可引起出血性膀胱炎。

【诊断】

1. 临床表现

主要为血尿及程度不一的尿频、尿急、尿痛。血尿多为肉眼血尿,从终末血尿到全程血尿不等,如出血量多及坏死的黏膜组织脱落明显,可致血凝块形成,并可造成尿路梗阻引起排尿困难、尿潴留甚至肾积水、肾功能损害;有时因出血量多,时间长,可有贫血及血流动力学改变。尿频、尿急、尿痛一般比较明显,严重者甚至 10 余分钟一次,可引起膀胱痉挛,膀胱容量减少。

2. 检查

膀胱镜检及活检是诊断 HC 的重要方法,可直接观察到膀胱特异性病理改变,如弥漫性黏膜糜烂、片状充血、瘀血、出血、黏膜程度不一的片状脱落;HC 活检的病理改变为黏膜水肿、出血性炎症、肌肉间质出血。

【鉴别诊断】

需与其他原因所致的膀胱继发性出血相鉴别。

1. 感染

尿常规、尿培养结果可排除是否是由感染引起的膀胱继发性出血,无菌性血尿应考虑行病毒学检查。

2. 结石

B 超检查可明确鉴别。

3. 肿瘤

详细询问病史,可行免疫学检查。

【治疗】

急性者在用环磷酰胺后几天即可出现,停药后可较快恢复。迟发性一般在治疗后 4～6 周出现,出现血尿的患者中 56% 为镜下血尿,44% 为肉眼血尿。如血尿较轻,可减量,若减量后观察膀胱炎仍持续或加重,即便药物效果较好,也应停药。

出血性膀胱炎治疗首先应增加输液量及利尿,促进病人排尿,碱化尿液,减少血块形成,防止尿道阻塞,如经以上治疗血块形成仍较多,可间断插尿管,膀胱冲洗减少血块形成并可促进膀胱自发止血。巯乙基磺酸钠可以和膀胱内的丙烯醛特异性地结合,形成无毒性的复合物,同时它可以降低 4-羟基 CTX 的降解速度,减少 CTX 的毒性,用法是在应用 CTX 同时给予巯乙基磺酸钠,并在用药后的 3、6、9 小时各重复 1 次,总剂量为 CTX 的 120%～160%,此法可以作为出血性膀胱炎的预防治疗。

参 考 文 献

1. 叶任高,李幼姬,刘冠贤.临床肾脏病学[M].第2版.北京:人民卫生出版社,2007
2. 叶任高,陆再英.内科学[M].第6版.北京:人民卫生出版社,2004
3. 叶任高,姜中培,阳晓.肾脏病手册.北京:中医古籍出版社,2001
4. 王吉耀.内科学.北京:人民卫生出版社,2005
5. 陈灏珠.实用内科学.北京:人民卫生出版社,2000
6. 黎磊石,刘志红.中国肾脏病学.北京:人民军医出版社,2008
7. 邹和群,赖德源.实用临床肾病学.北京:中国医药科技出版社,2001
8. 陈楠.肾小管间质疾病诊疗新技术[M].北京:人民军医出版社,2002
9. 董得长.内科各系统疾病与肾脏.北京:人民卫生出版社,1996
10. 彭文伟.现代感染性疾病与传染病学.北京:科学出版社,2000
11. 李梦东,王宇明.实用传染病学.北京:人民卫生出版社,2004
12. 林善琰.当代肾病学.上海:上海科技出版社,2001
13. 韩瑞发,马腾骧.肾移植分子免疫基础与临床.北京:人民军医出版社,2005
14. 张玉海,杨培谦.肾脏外科.北京:人民卫生出版社,2002
15. 黄颂敏,刘先蓉.肾脏疾病鉴别诊断与治疗学.北京:人民军医出版社,2006
16. 王海燕.肾脏病学.第3版.北京:人民卫生出版社,2008
17. 郑克立.肾移植并发症的诊断与治疗.新医学,1999,30(3):133～134
18. 张彩云,王惠智.免疫抑制剂使用后并发症的预防与护理.山西医药杂志,2000,29(3):263
19. 王涌,陈香美,刘述文.糖皮质激素联合免疫抑制剂治疗肾脏疾病并发肺部机会性感染的诊断与治疗.中国实用内科杂志,2009,29(4):346～349
20. 吴秀华.长程大剂量激素治疗肾病并发消化性溃疡.江苏医药,1996,22(4):268
21. 范兴忠,李宏.新型免疫抑制剂肾毒性的研究进展.国外医学·泌尿系统分册,2000,20(增刊):9～10
22. 罗洪波,杨罗艳,赵小昆.出血性膀胱炎的诊断与治疗.临床泌尿外科杂志,2003,18(3):183～184
23. Kodner CM, Kudrimoti A. Diagnosis and management of acute interstitial nephritis[J]. Am Faro Physician, 2003, 67(12):2527～2534
24. 陈楠.急性间质性肾炎的诊治进展[J].临床肾脏病杂志,2002,2(1):36～38
25. Clarkson MR, Giblin L, O'Connell FP, et al. Acute interstitial nephritis:clinical features and respo nse to eortieostemid therapy[J]. Nephml Dial Transplant, 2004, 19(11):2778～2783
26. Mehndm S, God A. A reversible cau84～of acute renal failure[J]. Postgrad Med J, 2001, 77:478～480
27. Thumfart J, Muller D, Rudolph B, et al. Isolated sarcoid granulomatous interstitial nephritis responding to infliximab them-py[J]. Am J Kidney Dis, 2005, 45(2):411～414
28. Feehally J, Floege J, Johnson RJ. Conprehensive-ClinicalNephrology, 2007, 681～689, 703～716
29. Curhan GC, Knight EL, Rosner B, et al. Lifetime nonnarcoic analgesic use and decline in renal function in women. Arch Intern Med, 2004, 164:1519～1524
30. 李晓玫,苏涛.解热镇痛药导致的肾损害.医师进修杂志,2003,26:8～10
31. 王芳,王梅,王海燕.动脉粥样硬化患者肾动脉狭窄患病率的调查.中华内科杂志,2002,41:24～27

32 张欣,王梅,王海燕.血管紧张素转换酶抑制剂对单侧动脉粥样华硬化性肾动脉狭窄患者肾功能的影响.中华肾脏病学杂志,2005,21:433~437

33 Dammacco F, Luccarelli G, Prte M, et al. The role of recombinant human erythropoien alpha in the treatment of chronic anemia in multiple myeloma Rev Clin Exp Hematol Suppl 2002,1:S32~38

34 Rodriguez Soriano. Renal Tublar Acidosis: The Clinical Entit. J Am Soc Nephrol, 2002, 13:2160~2170

35 Rodriguez Soriano. J. New insights into the pathogenesis of renal tubular acidosis-From functional to molecular studies. Pediatr Nephrol,2000,14:1121~1136

36 Karet FE. Inherited renal tubular acidosis. Adv Nephrol,2000,30:147~161

37 Salusky 1 B, Goodman W G. Cardiovasoular calcification in end-stage renal diseese[J]. Nephrol DialTransplant,2002,17(2):336~339

38 邱维强.肾性骨病诊断与治疗研究进展[J].临床荟萃,2001.16(1):33~34

39 Spasovski GB, Bone biopsy as a diagnostic tool in the assessment of renal osteodystrophy, Int J Artif Organs. 2004 Nov;27(11):918~923

40 Jaworska M, Szulinska Z, Wilk M. Development of a capil-lary electrophoretic method for the analysis of amino acidscontaining tablets J Chromatogr A,2003,993(1~2):165~172

41 D'Haese PC, Spasovski GB, Sikole A. et al. A multicenterstudy on the effects of lanthanum carbonate(Fosrenol) and calcium carbo nate on renal bo ne disease in dialysis patients. Kidney Int Suppl,2003(85):73~78

42 Tsuruoka S, Wakaumi M, Sugimoto K, et al. Chronotherapy of high-dose active vitamin 133 in haemod ialysis patientswith secondary hyperparathyroidsm; a repeated dosing study. Rr J ain Pharmacol,2003,55(6):531~537

43 Turk U, Akbulut M, Yildiz A, et al. Comparative effect oforal pulse and intravenous calcitriol treatment in hemodialy-sis patients: the effect on serum IL-1 and IL-6 levels and bone mineral density. Nephron,2002,90(2):188~194

44 沈汉超.高血压肾病诊治进展.心脑血管病防治,2002,2(2):5~6

45 阮彩霞,陈秋月,李玉玲.恶性高血压肾损害的临床分析.临床肾脏病杂志,2002,2(4):187~188

46 范荣梅.高血压病的个体化治疗.现代医药卫生,2004,20(7):527~528

47 李锋,蔡安平.高血压肾病早期干预治疗的效果观察.山东医药,2005 45(22):25~26

48 袁伟杰,崔若兰.对高血压肾损害临床应进一步思考的问题.中华肾脏病杂志,2005 21(10):572~573

49 尤丹瑜,万建新,吴可贵.高血压肾损害.中华高血压杂志,2007,15(4):275~276

50 周岩.动脉粥样硬化性缺血性肾病的诊断和治疗肾脏病与透析.肾移植杂志,2006,15(4):354~356

51 柳昔赦.缺血性肾病诊治研究进展.安徽医学,2006,27(2):166~167

52 周莉,付平,沙朝晖,钟慧,唐万欣,崔天蕾.缺血性肾病与抗凝治疗.临床荟萃,2006,21(6):436~437

53 刘必成,汤宁宁.重视对慢性缺血性肾病的诊治.中国厂矿医学,2007,20(5):449~450

54 毕增祺,郑法雷.慢性缺血性肾脏疾病的诊断与治疗.中华内科杂志,2000,39(6):418~419

55 孙光.肾癌的诊断和手术治疗进展.现代泌尿外科杂志,2007,12(2):74~76

56 王肇炎.肾癌的靶向药物治疗进展.实用肿瘤杂志,2008,23(6):491~494

57 黄毅彬,陈仕平.偶发性肾癌诊治进展.海南医学,2006,17(12):133~135

58 周桥.WHO 泌尿系统肿瘤分类(2004)及相关进展.临床与实验病理学杂志,2005,21(5):520~524

59 章咏赏. 泌尿外科疾病诊疗指南. 北京:科学出版社,1993

60 朱有华,王来根,闵志廉. 泌尿外科学. 医学生临床指南. 上海:第二军医大学出版社,2001

61 Scialpi M, Di Maggio A, Midiri M, et al. Small renal masses: assessment of lesion characterization and vascularity on dynamic contrast-enhanced MR imaging with fat suppression. AJR Am J Roentgenol JT-AJR. American journal of roentgenology,2000,175(3):751~757

62 张大宏,孙文超. 保留肾单位的腹腔镜肾肿瘤切除手术方法及技巧. 中华泌尿外科杂志,2006,27(5):332~334

63 Jemal A, Siegel R, Ward E, et al. Cancer statistics, 2007. CA Cancer J Clin JT-CA: a cancer journal for clinicians,2007,57(1):43~66

64 李小平,陈震,孟志强. 中西医结合治疗肾癌肝转移7例. 中医药学刊,2003,21(11):1930~1930,1967

65 Rouviere O, Bouvier R, Negrier S, et al. Non-metastatic renal-cell carcinoma: is it really possible to define rational guidelines for post-treatment follow-up?. Nat Clin Pract Oncol JT-Nature clinical practice. Oncology, 2006, 3(4):200~213

66 赵长林,唐磊,徐惠绵. 转移性肾癌的治疗现状与进展. 临床肿瘤学杂志,2008,13(2):183~187

67 张正望,钱伟庆,单哉. 索拉非尼治疗转移性肾癌的疗效评估与不良反应(附3例报告和文献复习). 复旦学报:医学版,2009,36(1):93~96

68 石泓哲,李长岭. 转移性肾癌的非手术治疗现状. 现代泌尿外科杂志,2008,13(1):74~76

69 潘峰. 黄芪注射液辅助化疗增效减毒临床研究. 山东中医药大学学报,2003,27(2):137~139

70 韩子敏,王巧凤,高福音等. 黄芪与川芎嗪注射液加免疫化学治疗转移性肾癌的临床观察. 中国中西医结合肾病杂志,2005,6(8):481~482

71 林向阳,连文峰,宫香宇. 肾癌合并静脉癌栓的诊断和治疗. 中国现代药物应用,2008,2(4):85~86

72 吴阶平. 泌尿外科学. 济南:山东人民出版社,2004

73 张劲,池一凡,祝海. Ⅳ型下腔静脉肾癌癌栓的诊治体会(附2例报告并文献复习). 中国癌症杂志,2008,18(11):876~878

74 关有彦,李宁忱,周利群. 输尿管癌预后相关因素的临床研究. 中华外科杂志,2007,45(18):1260~1263

75 安宁豫,江波,蔡幼铨. 原发输尿管癌的MRI诊断并与其他影像诊断方法的比较. 中华放射学杂志,2004,38(8):811~815

76 夏连营,王广有. B超在原发性输尿管肿瘤诊断中的应用. 中华超声影像学杂志,1998,7(4):230~232

77 邓京平. 原发性输尿管癌诊治研究. 医学研究杂志,2008,37(5):55~57

78 周全,卢洪凯,刘鲁东. 原发性输尿管癌的诊断与治疗. 实用医技杂志,2006,13(18):3159~3160

79 Flanigan RC, Yonover PM. The role of radical nephrectomy in metastatic renal cell carcinoma. Semin Urol Oncol JT-Seminars in urologic oncology,2001,19(2):98~102

80 Parkin DM, Bray F, Ferlay J, et al. Global cancer statistics, 2002. CA Cancer J Clin JT-CA: a cancer journal for clinicians, 2005, 55(2):74~108

81 吕镔. 超声诊断在膀胱癌分期中的意义. 中国超声诊断杂志,2002,3(7):525~527

82 邱创嘉. 膀胱癌螺旋CT诊断和分期. 河北医学,2006,12(5):465~467

83 莫友发,高代平,张礼鹃. 膀胱癌的MRI诊断价值. 医学影像学杂志,2007,17(3):227~230

84 黄世明,倪江雯,魏学斌. 膀胱癌的诊断与治疗-膀胱癌的诊断. 山东医药,2009,49(22):112

85 Oosterlinck W. Guidelines on diagnosis and treatment of superficial bladder cancer. Minerva

Urol Nefrol JT-Minerva urologica e nefrologica＝The Italian journal of urology and nephrology,2004,56(1):65～72

86 Moskovitz B, Meyer G, Kravtzov A, et al. Thermo-chemotherapy for intermediate or high-risk recurrent superficial bladder cancer patients. Ann Oncol JT-Annals of oncology:official journal of the European Society for Medical Oncology/ESMO,2005,16(4):585～589

87 曹志成.膀胱癌治疗进展.中西医结合学报,2007,5(1):85～91

向您推荐我社部分优秀畅销书

临床诊断与鉴别诊断

书名	价格
心脏血管外科疾病诊治技术与思路	88.00
皮肤性病诊断与鉴别诊断	428.00
儿科症状鉴别诊断学	89.00
肿瘤并发症鉴别诊断与治疗	34.00
口腔科疾病并发症鉴别诊断与治疗	29.00
眼科疾病并发症鉴别诊断与治疗	52.00
精神疾病与共病鉴别诊断与治疗	45.00
消化系疾病并发症鉴别诊断与治疗	28.00
儿科疾病并发症鉴别诊断与治疗	29.00
泌尿外科疾病并发症鉴别诊断与治疗	23.00
内分泌病并发症鉴别诊断与治疗	38.00

注:邮费按书款总价另加20%

图书在版编目(CIP)数据

肾脏疾病并发症鉴别诊断与治疗/石君华主编.-北京:科学技术文献出版社,2010.8

(临床并发症丛书)

ISBN 978-7-5023-6725-1

Ⅰ.①肾… Ⅱ.①石… Ⅲ.①肾疾病-并发症-诊疗 Ⅳ.①R692.06

中国版本图书馆 CIP 数据核字(2010)第 158550 号

出　版　者	科学技术文献出版社
地　　　址	北京市复兴路 15 号(中央电视台西侧)/100038
图书编务部电话	(010)58882938,58882087(传真)
图书发行部电话	(010)58882866(传真)
邮购部电话	(010)58882873
网　　　址	http://www.stdph.com
E-mail	stdph@istic.ac.cn
策　划　编　辑	李　洁
责　任　编　辑	李　洁
责　任　校　对	唐　炜
责　任　出　版	王杰馨
发　行　者	科学技术文献出版社发行　全国各地新华书店经销
印　刷　者	富华印刷包装有限公司
版(印)次	2010 年 8 月第 1 版第 1 次印刷
开　　　本	787×1092　16 开
字　　　数	450 千
印　　　张	20.5
印　　　数	1～4000 册
定　　　价	43.00 元

© 版权所有　违法必究

购买本社图书,凡字迹不清、缺页、倒页、脱页者,本社发行部负责调换。